D1664871

Pathologie

Herausgegeben von C. Thomas

- Allgemeine Pathologie
- Spezielle Pathologie
- Histopathologie
- Makropathologie
- Histopathologie kompakt
- Audiovisueller Kurs in Histopathologie

C. Thomas
Pathologie

Histopathologie

14. Auflage

C. Thomas

Histopathologie

**Lehrbuch und Atlas
zur Befunderhebung und
Differenzialdiagnostik**

Unter Mitwirkung von

**E. Alexandrakis
H.-D. Foß
M. Hagedorn
R. Moll
K.-M. Müller
W. Pankow
A. Ramaswamy
J. Rüschoff
K. Salfelder**

14., neu bearbeitete
und aktualisierte Auflage

Mit 677 meist mehrfarbigen
Abbildungen
in 1013 Einzeldarstellungen

Schattauer Stuttgart
New York

Hinweis zur Benutzung des Buches:
Rot hervorgehobener Text markiert wichtigen Lernstoff, blau sind im Zusammenhang relevante Erkrankungen und grün sind belebte Krankheitserreger hervorgehoben.

Die Deutsche Bibliothek – CIP-Einheitsaufnahme
Ein Titeldatensatz für diese Publikation
ist bei Der Deutschen Bibliothek erhältlich

Besonderer Hinweis:
Die Medizin unterliegt einem fortwährenden Entwicklungsprozess, sodass alle Angaben, insbesondere zu diagnostischen und therapeutischen Verfahren, immer nur dem Wissensstand zum Zeitpunkt der Drucklegung des Buches entsprechen können. Hinsichtlich der angegebenen Empfehlungen zur Therapie und der Auswahl sowie Dosierung von Medikamenten wurde die größtmögliche Sorgfalt beachtet. Gleichwohl werden die Benutzer aufgefordert, die Beipackzettel und Fachinformationen der Hersteller zur Kontrolle heranzuziehen und im Zweifelsfall einen Spezialisten zu konsultieren. Fragliche Unstimmigkeiten sollten bitte im allgemeinen Interesse dem Verlag mitgeteilt werden. Der Benutzer selbst bleibt verantwortlich für jede diagnostische oder therapeutische Applikation, Medikation und Dosierung.
In diesem Buch sind eingetragene Warenzeichen (geschützte Warennamen) nicht besonders kenntlich gemacht. Es kann also aus dem Fehlen eines entsprechenden Hinweises nicht geschlossen werden, dass es sich um einen freien Warennamen handelt.

© 2006 by Schattauer GmbH, Stuttgart, Germany
Verlag für Medizin und Naturwissenschaften
Hölderlinstraße 3, 70174 Stuttgart
E-Mail: info@schattauer.de
Internet: http://www.schattauer.de
Printed in Germany

Lektorat: Gisela Katscher, Stuttgart
Umschlaggestaltung: Eva Hahnel, Miesbach
Druck und Einband: Mayr Miesbach, Druckerei und Verlag GmbH, Am Windfeld 15, D-83714 Miesbach, Germany

1. Auflage 1965 / 2. Auflage 1967 / 3. Auflage 1968 / 4. Auflage 1971 / 5. Auflage 1973 / 6. Auflage 1975 / 7. Auflage 1977 / 8. Auflage 1981 / 9. Auflage 1983 / 10. Auflage 1986 / 11. Auflage 1992 / 12. Auflage 1998 / 13. Auflage 2001

Fremdsprachige Ausgaben
7 englische Ausgaben
3 spanische Ausgaben
6 japanische Ausgaben
2 italienische Ausgaben
1 französische Ausgabe
1 indonesische Ausgabe

ISBN 3-7945-2429-2

Vorwort

In dieser 14. Auflage der **Histopathologie** wurden – gegenüber den früheren Auflagen – erhebliche Änderungen vorgenommen. Dies trifft nicht nur für den **Inhalt** (Faktenwissen) zu, sondern auch für die **Art der Wissensvermittlung** (Einbeziehung moderner Computer-Technologie), die **Anpassung an die neue Approbationsordnung** und ein **differenziertes Ansprechen verschiedener Zielgruppen** (Medizinstudium sowie die pathologisch-anatomische Diagnostik in der täglichen Praxis).

- **Neue Approbationsordnung.** Die neuen Vorgaben in der Lehre sehen – besonders im klinischen Teil des Studiums – eine sehr ausgeprägte Verlagerung zum Gruppenunterricht vor; in dem einen oder anderen Lehrfach (z.B. Pathologie) wird weit gehend auf die klassische Hauptvorlesung verzichtet. Das Ziel einer stärker praxisorientierten Ausbildung kommt zwar dem allgemeinen Wunsch der Studierenden entgegen, geht aber auch gleichzeitig von der Voraussetzung aus, dass das benötigte Faktenwissen durch mehr Eigenleistung (Eigenstudium) und Initiative erworben wird. Im Lehrfach **Pathologie** werden im Rahmen der praxisorientierten Ausbildung die Kurse (Histopathologie und Demonstrationskurs) sowie die klinisch-pathologischen Konferenzen in den Vordergrund gestellt. Auf diese Änderungen gehen die Bücher **Makropathologie** und **Histopathologie** ein. In der **Makropathologie** werden die Pathogenese und der makroskopische Befund (von Bedeutung für die operativen Disziplinen und für die Interpretation der bildgebenden Verfahren) dargestellt. Die **Histopathologie** geht auf den histologischen Befund und die klinisch-pathologische Korrelation ein. Somit bilden beide Bücher erst zusammen eine Einheit.

- **Histopathologie, ein Buch für das Medizinstudium oder für die Praxis?** Diese Frage stellte uns in der Vergangenheit immer vor ein Problem. Gekauft wird das Buch von den Studierenden, die es aber auch später – in der Regel als weit gehend überholte Auflage – in der täglichen Praxis benutzen. Mit dieser 14. Auflage versuchen wir, diesem Problem gerecht zu werden: Im Buch wird bevorzugt das für das Medizinstudium benötigte Faktenwissen abgehandelt. Die wesentlich umfangreichere Darstellung aktueller klinisch-pathologischer Fragen und spezialisierter Untersuchungsmethoden (Zytopathologie, molekulare Pathologie) sowie die ICD-10-Kodierung werden in der Begleit-CD angeboten.

- **Was ist neu?** In dieser Auflage wurden bei der Bearbeitung des Faktenwissens zwei Schwerpunkte gesetzt. Die Bezeichnung der verschiedenen Organtumoren wurde an die neuen Richtlinien der WHO (World Health Organization – Classification of Tumours) – soweit bereits veröffentlicht – angepasst. Die Immunhistochemie stellt den zweiten Schwerpunkt dar. Dabei handelt es sich zwar um eine hoch spezialisierte histopathologische Untersuchungsmethode, die aber sehr umfangreiche klinisch bezogene Auswirkungen in Diagnostik und Therapie gezeigt hat. Studierende und klinisch tätige Ärzte sollten daher die Möglichkeiten, aber auch die Grenzen der Immunhistochemie kennen und richtig einschätzen.

- **Begleit-CD.** Mit dem Angebot einer Begleit-CD folgen wir nicht einem modischen Trend, sondern setzen eine moderne Methode der Wissensvermittlung gezielt ein. Geplant ist eine Aktualisierung dieser CD während der Laufzeit einer Auflage (in der Regel 4 bis 5 Jahre). Gleichzeitig soll die CD auch als Update für ältere Auflagen der **Histopathologie** dienen. Über den Inhalt der CD kann sich der Leser über die Datei *CD-Inhalt* informieren.

● **Grundlagen der klinischen Medizin (GKM).** In dieser Reihe, die 1988 – lange vor der aktuellen Approbationsordnung – erschien, wurden die Grundlagen (Anatomie, Mikrobiologie, Physiologie und Pathologie) integriert dargestellt. Die Reihe wurde wegen der hohen Herstellungskosten nicht weiter geführt. Mit dem Einsatz der elektronischen Datenverarbeitung könnte sie wieder – wesentlich preisgünstiger – ins Leben gerufen werden. Als Pilotbeitrag dient Band 3 (»Atemwege«) dieser Reihe, der auf der Begleit-CD angeboten wird. Das Ziel der Reihe ist, den Studierenden das für den Gruppenunterricht und die klinischen Vorlesungen benötigte Grundwissen in kompakter Form mit einem besonders umfangreichen Atlas anzubieten. Mit diesem Pilotbeitrag stellen wir die GKM-Reihe zur Diskussion (mit der herzlichen Bitte um eine Stellungnahme und Kritik über E-mail: ThomasPathologie@aol.com).

● **Danksagung.** Wie in der Vergangenheit (über 30 Jahre Zusammenarbeit mit dem Schattauer Verlag und der Druckerei Mayr/Miesbach) ist es für den Herausgeber eine besonders angenehme Pflicht, den Dank an alle Mitwirkenden auszusprechen: Dieser gilt den Autoren und Mitwirkenden sowie dem Schattauer Verlag (den Geschäftsführern D. Bergemann und Dipl.-Psych. Dr. W. Bertram) und der Druckerei Mayr/Miesbach.

Marburg, im Herbst 2005   **Prof. Dr. C. Thomas**

Herausgeber und Autoren

Herausgeber

Prof. Dr. C. Thomas
Ehem. Geschäftsführender Direktor
des Medizinischen Zentrums für Pathologie
der Philipps-Universität Marburg
Klinikum Lahnberge
Hopfengarten 16
35043 Marburg-Bauerbach

Autoren und Mitwirkende

Dr. E. Alexandrakis
Prof. Dr. J. Rüschoff
Pathologisches Institut
der Städtischen Krankenanstalten
Mönchebergstraße 41/43
34125 Kassel

Prof. Dr. H.-D. Foß
Institut für Pathologie und Zytologie
Oberweg 53 – Hebronberg
35041 Marburg

Prof. Dr. M. Hagedorn
Hautklinik der städtischen Kliniken Darmstadt
Akademisches Lehrkrankenhaus
der Johann Wolfgang Goethe-Universität Frankfurt
Heidelberger Landstraße 379
64297 Darmstadt-Eberstadt

Prof. Dr. R. Moll
Dr. A. Ramaswamy
Pathologisches Institut
der Philipps-Universität Marburg
Conradistraße
35043 Marburg

Prof. Dr. K.-M. Müller
Institut für Pathologie
Berufsgenossenschaftliche Kliniken
Bergmannsheil
Bürkle-de-la-Camp-Platz 1
44789 Bochum

Prof. Dr. W. Pankow
Direktor der Klinik für Innere Medizin
Abteilung Pneumologie und Infektiologie
Vivantes-Klinikum Neukölln
Rudower Straße 48
12351 Berlin

Prof. Dr. K. Salfelder
Laboratorio de Investigación en Patología
Facultad de Medicina
Universidad de los Andes
Mérida
Venezuela

Quellennachweis von Text und Abbildungen

Thomas C.
Histopathologie. 11. Aufl.
Stuttgart, New York: Schattauer, 1992

Thomas C.
Makropathologie. 8. Aufl.
Stuttgart, New York: Schattauer, 1993

Thomas C (Hrsg).
Grundlagen der klinischen Medizin.
Stuttgart, New York: Schattauer

    Band 1:
    Thomas C, Gebert G, Hombach V.
    Herz & Gefäße. 1989

    Band 2:
    Schmitz-Moormann P, Thomas C,
    Gebert G, Gerok W.
    Verdauungsapparat. 1992

    Band 3:
    Thomas C, Gebert G, Wichert P v.
    Atmungsorgane. 1996

    Band 4:
    Mennel H-D, Gebert G, Bewermeyer H.
    Nervensystem. 1990

    Band 5:
    Gebert G, Thomas C.
    Endokrines System. 1992

    Band 6:
    Gröne H-J, Eisenhauer T, Ulshöfer B,
    Gebert G, Thomas C.
    Harnapparat & männliches Genitale. 1993

    Band 7:
    Rüschoff J, Emons G, Gebert G, Thomas C.
    Weibliches Genitale. 1993

    Band 8:
    Adler C-P, Krause W, Gebert G.
    Knochen & Gelenke. 1992

    Band 9:
    Falk S, Gebert G, Mitrou PS, Stutte HJ,
    Thomas C.
    Blut & Lymphsystem. 1994

    Band 10:
    Thomas C, Brunner H, Hagedorn M, Salfelder
    K, Weuta H.
    Infektionskrankheiten. 1993

    Band 11:
    Hagedorn M, Thomas C, Gebert G.
    Haut. 1990

Büttner R, Thomas C.
Allgemeine Pathologie. 2. Aufl.
Stuttgart, New York: Schattauer, 2001

Thomas C (Hrsg.).
Spezielle Pathologie.
Thomas C.
Stuttgart, New York: Schattauer, 1996

Inhalt

1 Allgemeine Pathologie

1 Allgemeine Begriffsbestimmungen 2

**2 Pränatale Differenzierungs-
und Wachstumsstörungen** 2

3 Kreislaufstörungen 3
3.1 Hyperämie (Blutfülle) 3
3.2 Kreislaufversagen 4
3.3 Hypertonie 6
3.4 Thrombose 6
3.5 Embolie 7
3.6 Blutungen 8
3.7 Arterienveränderungen 9
3.8 Venenveränderungen 10
3.9 Kapillarveränderungen 10
3.10 Lymphgefäßveränderungen 10

4. Stoffwechselstörungen 10
4.1 Angeborene Matrixdefekte 10
4.2 Störungen des
    Kohlenhydratstoffwechsels 10
4.3 Störungen des Purinstoffwechsels 11
4.4 Störungen der Basalmembran 11
4.5 Störungen des Bindegewebes 11
4.6 Störungen im Fettstoffwechsel 14
4.7 Störungen im Mineralhaushalt 14
4.8 Pigmentstörungen 14
4.9 Speicherkrankheiten 16
4.10 Nekrose – Tod 18

5 Entzündungen 19

6 Immunologische Krankheiten 22
6.1 Grundtypen der allergischen Reaktion . 22
6.2 Autoaggressionskrankheiten 24
6.3 Defektimmunopathien 25
6.4 Transplantatimmunologie 25
6.5 Tumorimmunologie 26

**7 Postnatale Differenzierungs-
und Wachstumsstörungen** 26
7.1 Atrophie 26
7.2 Hypertrophie – Hyperplasie 26
7.3 Metaplasie 26
7.4 Ektopie – Dystopie – Heterotopie 27
7.5 Dysplasie 28
7.6 Riesenzellbildung 28
7.7 Präneoplasien 28
7.8 Neubildungen 30

2 Nervensystem

Zentrales Nervensystem 36
Speicherkrankheiten 36
Neurodegenerative Krankheiten 38
Vaskuläre Krankheiten 40
Entzündungen 44
    Meningitis 44
    Enzephalitis 45
    Viral bedingte Entzündungen 45
    Parasitäre ZNS-Krankheiten 48
    Neurolues 49
    Rickettsiosen 49
    Mykosen 50
Übertragbare spongiforme Enzephalopathien .. 52
Demyelinisierende Krankheiten 53
Tumoren 54
    Neuroektodermale Tumoren 54
    Primitive neuroektodermale
    Tumoren (PNET) 56
    Tumoren bei hereditären Syndromen .. 57
    Sellatumoren – Keimzelltumoren 58
    Maligne Lymphome 59
    Meningeome 59

Peripheres Nervensystem 60
Neuropathien und Neuritiden 60
Hereditäre Neuropathien 60

Neuritis 60
Nervenscheidentumoren 61

3   Atmungsorgane

Obere Luftwege 64
Allergische Sinusitis/Rhinitis 64
Chronische Sinusitis/Rhinitis 64
Stimmbandpolyp 65
Kehlkopfpapillom 65
Kehlkopfleukoplakie 66
Kehlkopfkarzinom 66

Lunge 67
Akutes Lungenödem 67
Chronische Blutstauung 68
Atemnotsyndrom 69
Pulmonale Hypertonie 70
Lungenembolien 71
Hämorrhagischer Lungeninfarkt 72
Atelektase 73
Lungenemphysem 73
Pneumokoniosen 75
Lungenanthrakose 76
Lungenasbestose 76
Lungenalveolarproteinose 77
Lungenlipidspeicherung 77
Lungenamyloidose 77
Lungenkalzinose 77
Bronchitis 78
Asthma bronchiale 79
Intraalveoläre Pneumonien 80
Chronische karnifizierende Pneumonie 82
Interstitielle Pneumonien 83
Lungenfibrose 84
Lungentuberkulose 85
Atypische Mykobakteriosen 87
Lungenparasitosen 88
Lungenmykosen 88
Lungensarkoidose 91
Extrinsische allergische Alveolitis 92
Wegener-Granulomatose 92
Karzinoidtumor 93
Adenoidzystisches Karzinom 93
Kleinzelliges Karzinom 94
Plattenepithelkarzinom 94
Anaplastisches Karzinom 95
Adenokarzinom 96
Bronchioloalveoläres Karzinom 96
Chondrom – Adenochondrom 97
Lungenmetastasen 97

Pleura 98
Pleuritis 98
Pleuratumoren 99

Immunhistochemie 100
Immunhistochemie der
Lungenzellen und Lungentumoren 100
Immunhistochemische Differenzialdiagnose
der bösartigen Pleuratumoren 100

4   Kreislaufapparat

Herz 102
Hypertrophie – Atrophie 102
Kardiomyopathien 103
Kreislaufstörungen 105
    Koronare Herzkrankheit 105
    Ischämische Herzkrankheit 106
        Myozytolyse 106
        Myokardinfarkt 106
Entzündungen 108
    Myokarditis 108
        Akute unspezifische Myokarditis .. 108
        Infektiöse Myokarditiden 108
    Endokarditis 110
        Abakterielle Endokarditis 111
        Bakterielle Endokarditis 111
    Endokardfibrose 112
    Perikarditis 112
Iatrogene Herz-Gefäß-Veränderungen 114

Gefäße 115
Arteriosklerose 115
Medianecrosis Erdheim-Gsell 116
Angiitis 117
Gefäßprothesen 120
Varizen 121
Thrombose 121

Herz-Gefäß-Tumoren 123
Herztumoren 123
Gefäßtumoren 124

5   Verdauungsapparat

Mundhöhle 129
Erkrankungen der Zahnregion 129
Zahn- und Gingivatumoren 130
Erkrankungen der Speicheldrüsen 131

Ösophagus 133
Refluxösophagitis 133
Barrett-Syndrom 134
Kandidaösophagitis 134

Magen 135
Gastritis 135
Magenulkuskrankheit 137
Magenschleimhautdysplasien 138
Magenpolypen – Magenadenome 138
Magenkarzinome 139
Nicht epitheliale Magentumoren 140

Dünndarm 141
Stoffwechselstörungen 141
Entzündungen 142
Tumoren 144

Dickdarm 146
Appendizitis 146
Karzinoidtumor der Appendix 148
Colitis ulcerosa 149
Besondere Kolitisformen 150
Tumoren 151
Kolorektales Karzinom 153

Analregion 154
Hämorrhoiden – Pilonidalsinus –
Condylomata acuminatum –
Maligne Analtumoren 154

Leber 155
Kreislaufstörungen 155
Stoffwechselstörungen 157
Entzündungen 163
Spezifische Entzündungen 168
Leberveränderungen durch Drogen,
Gifte oder Medikamente 172
Leberfibrosen 173
Leberzirrhosen 173
Tumoren 176
    Gutartige Lebertumoren und
    tumorartige Veränderungen 176
    Bösartige Lebertumoren 177
Leberveränderungen bei
Systemerkrankungen 180

Gallenblase 181
Stoffwechselstörungen 181
Tumoren und tumorartige Veränderungen 181
Entzündungen 182

Exokrines Pankreas 183
Angeborene Erkrankungen 183
Entzündungen 183
Tumoren 184

Peritoneum 185
Entzündungen 185
Tumoren 185

6   Harnapparat

Niere 188
Fehlbildungen 188
Hereditäre Glomerulopathien 190
Kreislaufstörungen 191
    Vaskuläre Nierenerkrankungen 191
    Nierennekrosen 192
    Glomerulosklerose 193
Stoffwechselstörungen 193
Entzündungen 197
    Glomerulonephritis 197
    Ausscheidungsnephritis 202
    Interstitielle Nephritis 202
Niereninsuffizienz 206
Krankheiten des Nierentransplantats 207
    Abstoßungsreaktionen 207
Tumoren 208
    Epitheliale Tumoren 208
    Nephroblastische Tumoren 210
    Andere Tumoren und tumorartige
    Veränderungen 212

Ableitende Harnwege 213
Erkrankungen der Ureteren 213
    Metaplasien in den ableitenden
    Harnwegen 214
Harnblasenentzündungen 215
Harnblasentumoren 215
Erkrankungen der Urethra 217

Immunhistochemie 218
Immunhistochemie der Nierentumoren 218
Immunhistochemie der Tumoren der
ableitenden Harnwege 218

7   Männliches Genitale

Hoden 220
Atrophie – Involution 220
Entzündungen 220
Tumoren 221

Germinative Hodentumoren 221
Nicht germinative Hodentumoren 224

Prostata 225
Hyperplasien 225
Entzündungen 225
Präneoplasien 226
Tumoren 227

Penis 229
Entzündungen 229
Präkanzerosen und Tumoren 229

Geschlechtskrankheiten bei Mann und Frau 229
Gonorrhö 229
Ulcus molle 229
HPV-induzierte genitale Warzen 229
Lues 229
Infektionen durch Chlamydia trachomatis ... 230
Trichomoniasis 230

Immunhistochemie 231
Immunhistochemie der Hodentumoren 231
Immunhistochemie der Prostataveränderungen 232

8   Weibliches Genitale – Mamma

Ovar 234
Entwicklungsstörungen 234
Ovarialzysten 234
Ovarialtumoren 235
Immunhistochemie der Kystadenome . 236

Tube 240
Entzündungen 240
Tumoren 240

Uterus 241
Entzündungen 241
Störungen der Follikelphase 242
Störungen der Sekretionsphase 243
Schleimhautektopien 243
Tumoren und Präneoplasien 244
Tumorartige Veränderungen des Endometriums 247

Vagina 248
Gardner-Ganghyperplasie – Adenose 248

Vulva 248
Chronische Vulvaerkrankungen 248
Tumoren und Präneoplasien 248

Mamma 249
Mastopathie 249
Gutartige duktale Epithelproliferation 250
Mastitis 250
Mammatumoren 251
    Gutartige epitheliale Tumoren 251
    Nicht invasive Mammakarzinome ... 252
    Invasive Mammakarzinome 253
    Mammakarzinome mit spezieller Differenzierung 253
Mischtumoren 255
Gynäkomastie 255
Immunhistochemie der Mammaveränderungen 256

9   Schwangerschaft

Schwangerschaftserkrankungen 258
Mütterliche Krankheiten 258
Abort – EUG 259
Reifungsstörungen 259
Reifungs- und Anlagestörungen 261
Tumoren und tumorartige Veränderungen ... 262
Plazentatumoren 262
Tumoren des Trophoblasten 262
Tumorartige Veränderungen des intermediären Trophoblasten 263

Immunhistochemie 264
Immunhistochemische Reaktionen 264

10   Endokrines System

Hypophyse 266
Nicht tumoröse Erkrankungen 266
Tumoren 266

Epiphyse 267
Tumoren 267

Schilddrüse 268
Entzündungen 268
Struma 269
Schilddrüsentumoren 271
    Follikuläres Schilddrüsenadenom 271
Schilddrüsenkarzinome 272

Epithelkörperchen 275
Tumoren – Hyperplasien 275

Nebenniere 276
Tumoren der Nebennierenrinde 276
Tumoren des Nebennierenmarks 277

Endokrines Pankreas 278
Veränderungen bei Diabetes mellitus 278

Gastroenteropankreatisches System . . 279
Hyperplasien – Tumoren 279

Neuroendokrines System 279
Tumoren 279

Paraganglien 282
Tumoren 282

11 Haut – Weichteile

Haut 284
Erbkrankheiten und Fehlbildungen 284
Entzündungen 284
    Viruserkrankungen 284
    Bakterielle Erkrankungen 285
    Mykotische Erkrankungen 286
    Parasitosen 288
Hautreaktionen durch nicht belebte
Ursachen 290
Hautveränderungen bei
Systemerkrankungen 290
Blasen bildende Dermatosen 291
Kollagenosen 292
Stoffwechselkrankheiten 293
Kutane Paraneoplasien 294
Papulöse Hauterkrankugen 295
Hautveränderungen bei rheumatischem
Fieber und rheumatoider Arthritis 295
Fibrosierende und atrophische
Hautveränderungen 296
Vaskuläre Hauterkrankungen 297
Erkrankungen des subkutanen Fettgewebes . . . 297
Hauttumoren 298
    Epitheliale Tumoren und tumorartige
    Veränderungen 298
    Tumoren der Hautanhangsgebilde . . . 300
    Tumorartige Hautveränderungen
    und Zysten 303
Präkanzerosen der Haut 305
Tumoren und tumorartige Veränderungen
des Melanin bildenden Systems 306
    Gutartige Pigmenttumoren 306

Prämaligne Pigmentveränderungen . . 308
Maligne Pigmenttumoren 308

Weichteile 310
Tumoren und tumorartige Veränderungen
des Weichteilgewebes 310
    Tumoren des fibrösen Gewebes –
    Fibromatosen 310
    Tumoren des Fettgewebes 313
    Tumoren der Muskulatur 314
    Tumoren mit xanthomatösen
    Veränderungen 315
    Besondere Weichteiltumoren 315
Urticaria pigmentosa – Mastozytom –
Mastozytose 316
Mycosis fungoides 317

Immunhistochemie 318
Immunhistochemie der Hautveränderungen . . . 318
Immunhistochemie der Weichteile 318

12 Hämolymphopoetisches System

Lymphknoten 320
Immundefektsyndrome 320
Altersveränderungen 321
Ektopien in Lymphknoten 321
Ablagerung endogener Substanzen 321
Reaktive Lymphknotenveränderungen 323
Fremdkörperreaktionen 327
Lymphknotenveränderungen
bei Kollagenosen 328
Lymphknotentumoren 329
Maligne Hodgkin-Lymphome 330
    Lymphozytenreicher Typ 330
    Klassisches Hodgkin-Lymphom 330
Non-Hodgkin-Lymphome 332
Histiozytäre Neubildungen 339
Generalisierte Mastozytose 340
Extramedulläre Blutbildung 341
Lymphknotenmetastasen 341

Milz 342
Kreislaufstörungen 342
Entzündungen 343
Speicherkrankheiten 343
Pigmente 344
Nicht neoplastische Bluterkrankungen 345

Thymus 346
Involution – Fehlbildungen 346
Hyperplasie 346

Tumoren 346

Tonsillen 347
Tonsillitis – Angina 347
    Virusbedingte Tonsillitiden 347
Tumoren 348

Knochenmark – Blut 349
Bildungsstörungen der Erythrozyten 349
Differenzierungsstörungen 350
Korpuskuläre hämolytische Anämien 350
Myeloproliferative Erkrankungen 351
    Myelodysplastische Syndrome 351
    Akute Leukämien 352
    Chronische Leukämien 353
Polyzythämien 354
Essenzielle Thrombozythämie 354

13 Bewegungsapparat

Knochen 356
Entwicklungsstörungen 356
Metabolische und endokrine Osteopathien . . . 360
Osteosklerosen 361
Knochenfraktur 362
Knochenentzündungen 363
Knochennekrosen 364
Knochengranulome 365
Riesenzellhaltige Granulome 366
Knochentumoren 367
    Knorpeltumoren 367
    Knochen bildende Tumoren 370
    Fibrohistiozytäre Knochentumoren . . . 372
    Vaskuläre Knochentumoren 373
    Knochentumoren unbekannter
    Histogenese 374
    Neubildungen aus embryonalen
    Strukturen 374
    Knochenmetastasen 374
Tumorähnliche Knochenläsionen 375

Gelenke 376
Degenerative Gelenkerkrankungen 376
    Arthrosis deformans 376
    Osteochondrosis dissecans 378
    Meniskopathie 378
Entzündliche Gelenkerkrankungen 379
    Infektiöse Arthritis 379
    Reaktive Arthritis 380
    Rheumatoide Arthritis 381
    Spondylarthritis ankylopoetica 382
    Arthritis psoriatica 383
Kristallarthropathien 383
    Gichtarthropathie 383
    Kalziumpyrophosphat-Arthropathie . . 385
Tumoren und tumorähnliche Veränderungen
der Gelenke 386
    Pigmentierte villonoduläre Synovitis . . 386
    Benigner Riesenzelltumor 387
    Synoviales Sarkom 387
    Synoviale Chondromatose 388
Erkrankungen der Sehnenscheiden und
Schleimbeutel 389
    Tendovaginitis 390

Muskel 391
Morphologische Gewebesyndrome 391
Myopathieformen 392
    Progressive Muskeldystrophie 392
Myotone Erkrankungen 392
    Kongenitale Myotonien 393
Episodische Lähmungen 394
Myopathien mit bekannten
Stoffwechselstörungen 394
Myositiden 395
Myasthenie 396

Sachregister 398

Allgemeine Pathologie

Inhalt

1	**Allgemeine Begriffsbestimmungen**	2
2	**Pränatale Differenzierungs- und Wachstumsstörungen**	2
3	**Kreislaufstörungen**	3
3.1	Hyperämie (Blutfülle)	3
3.2	Kreislaufversagen	4
3.3	Hypertonie	6
3.4	Thrombose	6
3.5	Embolie	7
3.6	Blutungen	8
3.7	Arterienveränderungen	9
3.8	Venenveränderungen	10
3.9	Kapillarveränderungen	10
3.10	Lymphgefäßveränderungen	10
4.	**Stoffwechselstörungen**	10
4.1	Angeborene Matrixdefekte	10
4.2	Störungen des Kohlenhydratstoffwechsels	10
4.3	Störungen des Purinstoffwechsels	11
4.4	Störungen der Basalmembran	11
4.5	Störungen des Bindegewebes	11
4.6	Störungen im Fettstoffwechsel	14
4.7	Störungen im Mineralhaushalt	14

4.8	Pigmentstörungen	14
4.9	Speicherkrankheiten	16
4.10	Nekrose – Tod	18
5	**Entzündungen**	19
6	**Immunologische Krankheiten**	22
6.1	Grundtypen der allergischen Reaktion	22
6.2	Autoaggressionskrankheiten	24
6.3	Defektimmunopathien	25
6.4	Transplantatimmunologie	25
6.5	Tumorimmunologie	26
7	**Postnatale Differenzierungs- und Wachstumsstörungen**	26
7.1	Atrophie	26
7.2	Hypertrophie – Hyperplasie	26
7.3	Metaplasie	26
7.4	Ektopie – Dystopie – Heterotopie	27
7.5	Dysplasie	28
7.6	Riesenzellbildung	28
7.7	Präneoplasien	28
7.8	Neubildungen	30

[handschriftliche Notiz am oberen Rand: Pneumokoniosen: Anthrakose – Einatmen Einlagerung von Ruß- oder Kohlepartikel]

1 Allgemeine Begriffsbestimmungen

Die Begriffe **Erkrankung** und **Krankheit** werden häufiger als Synonyma verwendet. Die Erkrankung stellt aber einen Vorgang (Prozess in Bewegung), die Krankheit (Morbus) einen Zustand dar. Als **Krankheitszustand** bezeichnet man in Anlehnung an die WHO *jede Störung der Gesundheit, also einen Verlust des völligen körperlichen, seelischen und sozialen Wohlbefindens.* Zwischen Krankheit und Gesundheit lassen sich keine scharfen Grenzen ziehen. Die Bezeichnung *völliges Wohlbefinden* dürfte wohl kaum für einen Menschen zutreffen, auf der anderen Seite kann ein durch Dauerbehandlung (z. B. eines Diabetes mellitus oder einer Hypertonie) beschwerdefreier Mensch nicht – im weitesten Sinne – als *gesund* angesehen werden. Organveränderungen, wie z. B. eine Lungenanthrakose, müssen nicht unbedingt mit einem Verlust des Wohlbefindens einhergehen, das letztlich für den Begriff *krank sein* entscheidend ist. Aus diesem Grunde ist – von der Morphologie her gesehen – zwischen *krank machenden* und *nicht krank machenden Organ- und Gewebeveränderungen* zu unterscheiden. Letztlich sei darauf hingewiesen, dass ein Mensch – auch ohne Störung seines Wohlbefindens – krank sein kann, z. B. bei einem okkulten Karzinom. Umgekehrt: Ein subjektives Krankheitsgefühl, das sich nicht durch einen Befund objektivieren lässt (»der eingebildete Kranke«), hebt das seelische Wohlbefinden auf und entspricht somit dem Verlust der Gesundheit.

Im Arbeitsrecht sowie in der Renten- und Sozialversicherung bezieht sich der Begriff »Erkrankung« *auf eine körperliche, seelische oder soziale Störung, die einer Krankenpflege bedarf und mit einer Arbeitsunfähigkeit oder zumindest mit einer verminderten Arbeitsleistung einhergeht.*

Eine **Erkrankung/Krankheit** weist folgende klinische Manifestationsformen auf:

- Ein **Symptomenkomplex** besteht aus vereinzelten subjektiven und/oder objektiven Befunden, die nicht unbedingt gemeinsam vorkommen müssen, sodass ihre Aussagekraft sehr eingeschränkt ist (z. B. Fieber und Tachykardie bei einer Infektionskrankheit).
- Beim **Syndrom** liegt eine Koppelung von subjektiven und objektiven Befunden vor, die statistisch signifikant gehäuft vorkommen, aber nicht auf eine einheitliche Ursache zurückzuführen sind. Dementsprechend können Verlauf, Prognose und Therapie sehr unterschiedlich sein. Ein Syndrom wird in der Regel nur eine Arbeitsdiagnose darstellen und nicht das Endziel der diagnostischen Bemühungen (genaue Bestimmung der Ätiologie) sein.
- Bei der **Krankheit** (Morbus, Wortteil *nosos*) handelt es sich um ein gut definiertes Bild mit einer charakteristischen klinischen Manifestation (Befunde und Symptome), einem weitgehend vorhersagbaren Krankheitsverlauf und einem – zumindest in seinen Richtlinien – festgelegten Therapieplan.
- Ein **Leiden** (Wortteil *pathos*) ist der Restzustand einer nicht voll ausgeheilten, langwierigen bzw. dauerhaften Erkrankung. Eine vollständige Wiederherstellung wird als Restitutio ad integrum bezeichnet.
- Ein **Übel** ist eine chronische Erkrankung, die subjektiv als besonders unangenehm empfunden wird.
- Beim **Gebrechen** besteht eine chronische, sichtbare und behindernde Erkrankung (z. B. Gehbehinderung nach einem Hirninsult).
- Das **Siechtum** stellt eine langwierige Erkrankung dar, die zum körperlichen Zerfall (Kachexie, Marasmus) führt. *[handschriftliche Notiz: Marasmus = chron. Mangelernährung]*
- Ein **Unwohlsein** ist eine leichte, vorübergehende Beeinträchtigung des Wohlbefindens.

2 Pränatale Differenzierungs- und Wachstumsstörungen

Begriffsbestimmung. Als **Fehlbildung** (Missbildung) bezeichnet man morphologisch erfassbare und zum Zeitpunkt der Geburt bereits nachweisbare Anlage-, Wachstums- oder Differenzierungsstörungen, die über die speziesbezogene Variationsbreite der Norm gehen. In diesen Formenkreis gehören auch verschiedene rein funktionelle Störungen. Viele Fehlbildungen stellen einen überwiegend makroskopischen Befund dar (z. B. Herz-Gefäß-Missbildungen), andere lassen sich bevorzugt histologisch erfassen (z. B. verschiedene Formen der Speicherkrankheiten). Leichte Abweichungen der Norm stellen **Anomalien** dar; sie haben in der Regel keinen Krankheitswert. Fehlentwicklungen, die sich auf Gewebeebene abspielen, werden als **Dysplasien** bezeichnet (z. B. Nierendysplasien) und sind von den erworbenen Dysplasien (z. B. Präneoplasien in der Portio) abzugrenzen.

Fehlbildungen können sich als Anlage-, Wachstums- oder Differenzierungsstörung manifestieren. Entscheidend ist der Zeitpunkt (teratogenetische

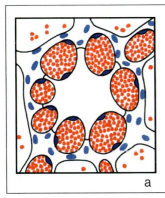 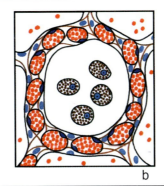 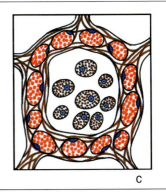

a b c

Abb. 1-1. Blutstauung im kleinen Kreislauf. a) In der **akuten Stauungsphase** sind die Kapillaren in den Alveolarsepten ausgeweitet und prall mit Blut gefüllt. Sie ragen knospenartig in die Alveolarlichtung vor. **b)** In einem **fortgeschrittenen Stadium** sind die Kapillaren blutreich, aber nicht mehr so stark ausgeweitet. In den Alveolarlichtungen finden sich vereinzelte Herzfehlerzellen. **c)** Im **Endstadium** entwickelt sich eine braune Stauungsinduration. Die blutreichen Kapillaren werden von Bindegewebe in den Alveolarsepten eingeschlossen (Stauungsinduration). In den Alveolarlichtungen finden sich zahlreiche mit Hämosiderin beladene Makrophagen.

Determinationsperiode) der Einwirkung einer bestimmten endo- oder exogenen Ursache. Man unterscheidet:

– **Gametopathien.** Missbildungen, die auf eine Veränderung der Gameten (Ei- oder Samenzelle) zurückzuführen sind und mit einer chromosomalen Störung im befruchteten Ei (Zygote) einhergehen. Bei einigen Krankheitsbildern sind typische feingewebliche Veränderungen nachzuweisen (Recklinghausen-Syndrom, Adenomatosis coli, Mukoviszidose [zystische Fibrose]).

– **Blastopathien** sind Folge einer Schädigung des befruchteten Eies bis zum 18. Entwicklungstag. Hier sind die überwiegend makroskopisch darstellbaren kompletten und inkompletten Doppelmissbildungen zu nennen.

– **Embryopathien** stellen das Ergebnis einer schädigenden Wirkung nach dem 18. Entwicklungstag und vor dem Ende des 3. Schwangerschaftsmonats dar. Auch hier handelt es sich überwiegend um isolierte oder komplexe Organveränderungen, die sich makroskopisch nachweisen lassen und Ausdruck einer Entwicklungsstörung sind.

– **Fetopathien** sind Störungen im Wachstum, die auftreten, wenn es zu einer entzündlichen oder degenerativen Einwirkung auf Organe oder Systeme des Feten nach dem 3. Schwangerschaftsmonat kommt. Beispiele, die mit typischen feingeweblichen Veränderungen einhergehen, sind die Feuersteinleber als Manifestation der Lues

connata, die Zytomegalie, die Toxoplasmose, die Listeriose, die Fetopathia diabetica u. a.

3 Kreislaufstörungen

Begriffsbestimmung. Zu den Kreislaufstörungen zählen Erkrankungen des Röhrensystems (Arterien, Kapillaren, Venen und Lymphgefäße), der Pumpe (Herz und Herzhüllen) oder des Inhalts (Blut, Lymphe) sowie die durch Kreislaufstörungen hervorgerufenen Organ- und Gewebeveränderungen.

3.1 Hyperämie (Blutfülle)

Eine verstärkte Ansammlung von Blut in einem Organ oder System bezeichnet man als Hyperämie. Sie ist prinzipiell auf zwei Ursachen zurückzuführen:

• Die **aktive Hyperämie** entsteht, wenn eine verstärkte Blutfülle erforderlich ist (z. B. zum Antransport von korpuskulären und plasmatischen Blutanteilen bei einer Entzündung). Die lokal vermehrte Blutmenge sammelt sich in erweiterten Arteriolen an, sodass die betroffene Körperregion warm (*Calor*) und rot (*Rubor*) erscheint.

• Die **passive Hyperämie** (Blutstauung) entwickelt sich als Folge eines ungenügenden Abtransports von Blut (z. B. funktionell durch eine Insuffizienz des dahinter geschalteten Herzventrikels oder organisch durch ein Abflusshindernis). Das venöse, kalte Blut sammelt sich zunächst in den erweiterten Venolen, später im Kapillarbett an, sodass die Körperregion kalt und zyanotisch erscheint.

Eine **Blutstauung** kann akut oder langsam, progredient auftreten. Die klinischen und die morphologischen Manifestationen hängen vom betroffenen Kreislauf ab.

• Eine **akute Stauung im pulmonalen Kreislauf** ist meist Folge eines akuten Versagens des linken Ventrikels (Myokardinfarkt) und geht zunächst mit einer verstärkten Blutfülle in den Lungenkapillaren einher. Anschließend entwickelt sich das akute intraalveoläre Lungenödem.

• Die **chronische Blutstauung im pulmonalen** Kreislauf kann die Folge einer chronischen Linksherzinsuffizienz sein. Besonders ausgeprägte Stauungszeichen finden sich bei einer fortgeschrittenen Mitralstenose. Histologisch steht nicht mehr die Blutfülle im Vordergrund, sondern eine progrediente Fibrose, die an den faserreichen verdickten Alveolarsepten zu erkennen ist (Stauungsinduration). Außerdem kommt es zu einer Extravasation von Erythrozyten (Mikroblutungen), die in den Alveolarlichtungen von Makrophagen aufgenommen werden. Durch Abbau von Hämoglobin wird Hämosiderin freigesetzt, dass der Lungenschnittfläche eine braune Farbe verleiht (braune Stauungsinduration).

• Eine **akute Blutstauung im großen Kreislauf** ist zunächst in der Leber als verstärkte läppchenzentrale Blutfülle zu erkennen. Bei besonders schweren Fällen treten Nekrosen der Hepatozyten auf.

• Auch die **chronische Blutstauung im großen Kreislauf** zeigt die morphologisch auffälligsten Veränderungen in der Leber: Die läppchenzentrale Blutstauung nimmt zu und führt zur Ausbildung von Stauungsstraßen. Im weiteren Verlauf kommt es zu einer Stauungsfibrose, die auch in anderen Organen (Niere) nachzuweisen ist.

Folge einer Hyperämie ist der Anstieg des hydrostatischen Druckes im Kapillarbett. Übersteigt dieser den onkotischen Druck und den Gewebedruck, dann kommt es zu einem Austritt von Flüssigkeit. Bei einer passiven Hyperämie handelt es sich um eine eiweißarme Flüssigkeit (Transsudat). Bei einer aktiven Hyperämie führt ein Endothelschaden zu einer erhöhten Durchlässigkeit, sodass es zum Austritt einer eiweißreichen Flüssigkeit (Exsudat) kommt. Der Flüssigkeitsaustritt kann in das Zwi-

schengewebe stattfinden und wird als Ödem bezeichnet. Dieses kann generalisiert (Anasarka) oder lokalisiert (Knöchel-, Lidödem) auftreten. Bei einem Flüssigkeitsaustritt in Körperhöhlen spricht man von einem Erguss (Aszites, Hydrothorax, Perikarderguss u. a.). Bei schwerer Endothelschädigung kann es zusätzlich zu einem Austritt von Fibrinogen kommen, das zu Fibrin polymerisiert (fibrinöses Exsudat). Bei extremer Zellschädigung können auch Erythrozyten die Gefäßlichtung verlassen (hämorrhagisches Exsudat). Eine besondere Form eines Ödems stellt die meist anoxämisch bedingte intrazelluläre Wasseransammlung (Zellödem oder hydropische Schwellung) dar, die auf eine Zellmembranschädigung mit einem Versagen der Natrium-Kalium-Pumpe hinweist.

3.2 Kreislaufversagen

[handschriftliche Notiz: Hypoxidose: mangelnde Zellatmung PO2↓]

Eine **generalisierte Kreislaufinsuffizienz** tritt als Störung im gesamten Organismus auf und ist Ausdruck eines zentralen (Herzinsuffizienz) oder eines peripheren Versagens (periphere Strombahn). Bei einem voll ausgebildeten, generalisierten Kreislaufversagen mit gestörter Mikrozirkulation und fortschreitender Hypoxidose spricht man von einem **Schock**. Unter Berücksichtigung der Ursache unterscheidet man kardiale, septische, anaphylaktische und hypovolämische (hämorrhagische) Formen. Terminal kommt es zu einem peripheren Versagen, das durch eine disseminierte intravasale Gerinnung (**DIC: Disseminated Intravascular Coagulation**) kompliziert wird. Beim Schock sind verschiedene Organe betroffen (Schocknieren, Schocklunge [ARDS, IRDS], Schocknekrosen der Leber, Purpura cerebri u. a.). Im Rahmen der intravasalen Gerinnung kommt es als Folge der Verbrauchskoagulopathie zur Haut- und Organblutung (Hautpetechien, Purpura cerebri, Magen-Darm-Blutungen). Endstadium des Schocks ist die irreversible letale Hypotonie.

Lokale Kreislaufinsuffizienz. Die ungenügende Sauerstoffversorgung eines Organs (Hypoxidose) kann Folge

– einer verminderten Blutzufuhr (Ischämie) durch Einengung oder Verlegung einer Arterienlichtung,

– einer ungenügenden Menge an zirkulierendem Blut (Anämie),

– einer ungenügenden Sauerstoffsättigung der Erythrozyten durch umweltbedingte (geringe Sauerstoffkonzentration in der Atemluft), durch pulmonale (gestörte oder verlängerte alveolokapilläre Transitstrecke) oder durch toxische Ursachen (CO-Vergiftung) oder

– einer gestörten Aufnahme von Sauerstoff durch die Zelle sein.

Folgen einer Hypoxidose sind Funktionsstörungen der Zelle, die bis zum Zelltod reichen können. Je nach Ausmaß der Kreislaufinsuffizienz kommt es zu folgenden funktionellen und/oder morphologischen Veränderungen:

– Eine **relative** oder **temporäre Ischämie** liegt vor, wenn es vorübergehend zu einer unzureichenden Sauerstoffversorgung in einem Organ kommt. Leichte Formen der Ischämie manifestieren sich funktionell (verminderte Leistung, Schmerzen), schwere Formen gehen mit degenerativen Zellveränderungen (Verfettung) einher. Beispiele:

– Die **Angina pectoris** manifestiert sich als präkordialer Schmerz im Rahmen einer relativen Koronarinsuffizienz (meist durch eine einengende Koronarstenose bedingt).

– Als **Claudicatio intermittens** bezeichnet man die schmerzhafte insuffiziente Durchblutung der unteren Extremitäten bei Arteriosklerose oder bei Endarteriitis obliterans.

– Eine **Angina abdominalis** entwickelt sich besonders nach reichlichen Mahlzeiten bei bestehender Einengung des Truncus coeliacus oder der A. mesenterica superior.

– **Transitorische ischämische Attacken** (TIA) sind vorübergehende zentralnervöse Funktionsstörungen durch mangelnde zerebrale Durchblutung.

– Ein **Infarkt** ist eine Nekrose, die durch Mangeldurchblutung infolge eines arteriellen Verschlusses hervorgerufen wird. Da das betroffene Areal blutarm bleibt, spricht man von einem anämischen Infarkt (z. B. in Niere, Milz und Myokard). Kommt es zu einer sekundären Einblutung, dann bezeichnet man die Nekrose als hämorrhagischen Infarkt (z. B. in Lunge oder Darm).

– Eine **Infarzierung** entsteht durch die Verlegung von Venenlichtungen, sodass sich das sauerstoffarme Blut im Kapillarbett staut und die Zufuhr von sauerstoffreichem Blut verhindert. Die Folge ist eine blutreiche Nekrose (Hirninfarzierung nach Sinusthrombose, Darminfarzierung nach Mesenterialvenenverschluss).

– Die **Gangrän** ist eine besondere Form der ischämisch bedingten Nekrose, die nach Verschluss einer Arterie trocken oder nach Verlegung der Venen feucht sein kann. Es ist eine typische Ma-

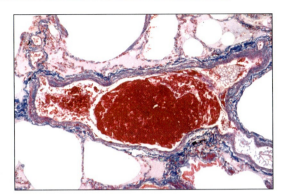

Abb. 1-2. Disseminierte intravaskuläre Gerinnung bei Schock. In der Lichtung eines Pulmonalgefäßes ein Azan-roter Fibrinthrombus. Azan-Fbg.

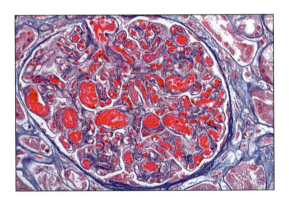

Abb. 1-3. Disseminierte intravaskuläre Gerinnung bei Schock. In der Lichtung der Glomerulusschlingen finden sich homogene Fibrin- und Thrombozytenablagerungen. Azan-Fbg.

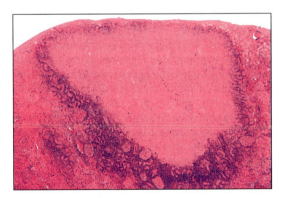

Abb. 1-4. Anämischer Niereninfarkt. Große homogene eosinrote Nekrose mit einem leukozytären Randsaum. HE-Fbg.

hämorrhagischer Infarkt
Nekrose + sekundäre Einblutung

Nekrose + leukozytären Randsaum

nifestationsform der Extremitätennekrose (z. B. bei Diabetes mellitus). Der Begriff Gangrän ist von einer gangränösen Entzündung abzugrenzen, die durch Fäulniserreger hervorgerufen wird (z. B. gangränöse Appendizitis).

3.3 Hypertonie

Als Hypertonie bezeichnet man die dauerhafte oder krisenförmige Erhöhung des Blutdrucks. Eine Hypertonie kommt in allen Abschnitten des Kreislaufs (am häufigsten im großen Kreislauf, wesentlich seltener im pulmonalen Kreislauf) sowie intrakardial und in Venen vor.

• **Hypertonie des großen Kreislaufs.** Etwa 70% der Hypertonien sind als essenziell oder idiopathisch, d. h. unbekannter Genese, einzuordnen. Zu den **bekannten Ursachen** zählen die renalen Hypertonien renovaskulärer (Nierenarterienstenose) oder renoparenchymatöser (Glomerulonephritis, Pyelonephritis) Genese, kardiovaskuläre Hypertonien (Aortenisthmusstenose, Verlust der Windkesselfunktion der Aorta), endokrine Hypertonien (Phäochromozytom, Cushing-Krankheit, Hyperthyreodismus) und neurogene Hypertonien nach Schädigung zentraler Vasomotorenzentren.

Folgen der Hypertonie sind eine Hypertrophie der linken Herzkammerwand (Zeichen einer Druckbelastung), eine hypertensive Vaskulopathie vom arteriosklerotischen oder arteriolosklerotischen Typ (Nephrosklerose = renal fixierter Hochdruck) und Blutungen (hypertone Hirnmassenblutung).

• **Pulmonale Hypertonie.** Eine dauerhafte Erhöhung des Blutdrucks im kleinen Kreislauf kommt bei einem verminderten venösen Abfluss (Mitralstenose), bei einer Einengung eines Astes der A. pulmonalis (vasoobstruktive Form bei Lungenembolie), bei einer Verminderung des Kapillarbettes (vasorestriktive Form bei Lungenfibrosen) oder als vasokonstriktorische Hypertonieform (beim obstruktiven Lungenemphysem) vor. Die idiopathische pulmonale Hypertonie (**Ayerza-Krankheit**) ist sehr selten. Folgen sind eine Rechtsherzbelastung (konzentrische Hypertrophie des rechten Ventrikels). Ist die primäre Ursache der Druckerhöhung in der Lunge lokalisiert, dann spricht man von einem **Cor pulmonale**.

• **Erhöhung des Venendrucks.** Eine Druckerhöhung (z. B. bei Varizen der unteren Extremitäten) führt zu einer »Arterialisation« der Venenwand: Die Intima ist deutlich verdickt und erinnert makro-

skopisch an eine Arterie. Besonders ausgeprägt sind diese Veränderungen im Bereich der Pfortader bei portalem Hochdruck (z. B. bei Leberzirrhose).

3.4 Thrombose

Die Thrombose ist eine intravitale Gerinnung, die in jedem Abschnitt des Herz-Kreislauf-Apparates vorkommen kann:
– im **Herzen** als Parietalthrombus über einem Myokardinfarkt, in einem Herzwandaneurysma, im Herzohr oder als Endocarditis verrucosa auf den Herzklappen
– in **Kapillaren** als hyaliner Thrombus bei disseminierter intravasaler Gerinnung
– in **Arterien** als Parietalthrombose über einem atheromatösen Geschwür oder in der Lichtung eines Aneurysmas
– in **Venen** bei Thrombophlebitis oder Phlebothrombose.

Unter Berücksichtigung der **Entstehungsart und der Zusammensetzung eines Thrombus** unterscheidet man:
– **Abscheidungsthrombus.** Es handelt sich um eine in Schüben oder kontinuierlich ablaufende Thrombose, die bevorzugt über einer Endothelläsion (z. B. in der Aorta oder im Endokard) stattfindet. Die verschiedenen Bestandteile des Blutes (Erythrozyten, Leukozyten, Thrombozyten und Fibrin) sind in getrennten Schichten abgelagert.
– Der **Gerinnungsthrombus** stellt eine verfestigte Blutsäule dar. Dementsprechend sind die verschiedenen Blutbestandteile – wie im zirkulierenden Blut – durchmischt. Diese Thrombusart kommt bevorzugt in Venen (Phlebothrombose) vor und kann von einer Entzündung begleitet oder eingeleitet werden (Thrombophlebitis).
– **Gemischte Thromben** bestehen aus den beiden oben genannten Formen (Thrombuskopf als Abscheidungsthrombus und Thrombusschwanz als Gerinnungsthrombus).
– **Hyaline Thromben** sind homogene eosinrote Massen, die fast ausschließlich aus Fibrin und Thrombozyten bestehen.

Verlauf und Folgen einer Thrombose
– **Thrombolyse.** Besonders unter der Einwirkung von Medikamenten kann es zu einer vollständigen Auflösung eines Thrombus kommen.
– **Gefäßobturation.** Meist führt eine Thrombose in mittelgroßen Gefäßen zu einem narbigen Verschluss.
– Über eine **Organisation** (hämosiderinhaltiges Granulationsgewebe) und Rekanalisation (multi-

Cor pulmonale: Druckerhöhung in der Lunge

• _Ayerza-Krankheit: idiopathische pulmonale Hypertonie_

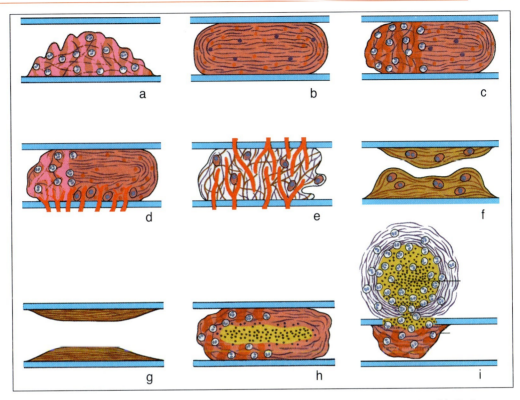

Abb. 1-5. Gefäßthrombose und ihre Folgen. a) Parietaler Abscheidungsthrombus. **b)** Gerinnungsthrombus. **c)** Gemischter Thrombus. **d)** Thrombus mit beginnender Organisation (neugebildete Kapillaren durchwandern die Gefäßwand. **e)** Thrombus mit fortgeschrittener Organisation. Der Thrombus wird von Kapillaren durchzogen. Beginnende Fibrosierung. **f)** Rekanalisierter fibrosierter, noch zellreicher Thrombus. **g)** Polsterförmige Intimafibrose als Rest einer organisierten Thrombose. **h)** Thrombus mit zentraler puriformer Erweichung. **i)** Vereiterter Thrombus mit perivaskulärer Abszedierung.

ple kleine Lichtungen aus dilatierten Kapillaren) kann die Gefäßkontinuität wieder hergestellt werden. Später bleiben kleine intraluminale Stränge (Strickleitersystem) zurück. In seltenen Fällen kommt es zu einer Verkalkung der Thromben (Phlebolithen).

– Bei einer **puriformen Erweichung** wird der Thrombus durch bakterielle Kontamination verflüssigt.

– **Thrombembolie.** Abgelöste Teile eines Thrombus können auf dem Blutwege verschleppt werden und – als Thrombembolus – zur Verlegung der Lichtung eines peripheren Gefäßes (meist einer Arterie) führen.

3.5 Embolie

Als Embolie bezeichnet man die hämatogene Verschleppung von festen, flüssigen oder gasförmigen Elementen. Dabei handelt es sich in den meisten Fällen um Thrombembolien; es kommen aber auch Verschleppungen von Luft, Fruchtwasser, Fett, Tumorzellen sowie von normalen Zellen (Knochenmark-, Fett- oder Hirnzellen nach Trauma) vor.

– **Thrombembolien.** Bei den venösen Thrombembolien handelt es sich um verschleppte Thromben aus den unteren Extremitätenvenen, die in die Pulmonalarterien gelangen. Arterielle Thrombembolien stammen meist von einem Parietalthrombus (Herz, Aorta) und verlegen eine Extremitäten- oder Organarterie (Niere, Milz, Gehirn, Darm). Als paradoxe oder gekreuzte Embolien bezeichnet man einen verschleppten Thrombus aus einer Vene des großen Kreislaufs, der – über ein offenes Foramen ovale – in das arterielle System des großen Kreislaufs gelangt.

– **Fettembolien** kommen nach einem schweren Trauma vor und liegen hirschgeweihartig verzweigt in den Kapillaren der Lunge. Das Fett

Atheromatose: degenerativ-nekrotisierende Veränderungen der Intima der Arterien bei Aterosklerose

lässt sich in der Sudanfärbung oder im ungefärbten Quetschpräparat nachweisen.

- **Tumorembolien** gehören zu den häufigsten hämatogenen Absiedelungen. Der Ausbreitungsweg (arteriell, venös oder portal) hängt von der Lokalisation des Primärtumors ab.
- **Infizierte** oder **septische Embolien** gehen in der Regel von einer bakteriellen Endokarditis aus und rufen einen vereiterten Infarkt (bevorzugt in Nieren, Lungen, Milz und Gehirn) hervor.
- **Cholesterinembolien** bestehen aus kleinsten Ansammlungen von Cholesterinnadeln (bei konventioneller Einbettung und Färbung als Cholesterinkristalllücken). Bei einer schweren geschwürigen Atheromatose treten sie bevorzugt in Milz- und Nierenarteriolen auf.
- **Gewebe- oder Parenchymembolien.** Knochenmarkembolien kommen als kleine Ansammlungen von Knochenmarkzellen in der Lichtung von kleinen Pulmonalarterien nach einer Knochenfraktur vor. Sie werden regelmäßig nach Reanimation mit Rippenfrakturen beobachtet. Nach schweren Traumen lässt sich gelegentlich Hirn- oder Lebergewebe in Lungenarterien finden.
- **Fruchtwasserembolien** sind Folge eines hohen intraabdominellen Drucks während der Geburt. Amnionflüssigkeit gelangt über die Uterusvenen in die Lungen. In der Lichtung der Pulmonalarterien liegen kleinere Ansammlungen von Amnionepithelien.
- **Luft- oder Gasembolien.** Etwa 100 ml Luft im Blut führen zur Bildung von Blutschaum, der direkt oder indirekt das Gerinnungssystem in kleinen Gefäßen aktiviert. Im Blut freigesetzter Stickstoff ist eine typische Komplikation der Taucherkrankheit (**Caisson-Krankheit**).
- Zu den **Fremdkörperembolien** zählen verschleppte Katheterspitzen oder intravenös applizierte Drogen.

3.6 Blutungen

Als Blutung bezeichnet man den Austritt von Blut aus dem Herz-Kreislauf-System in das Weichteilgewebe, in Organe oder in Körperhöhlen.

- **Rhexisblutungen** entstehen nach einer Wandzerreißung eines Gefäßes oder einer Herzwand. Die Ursache kann exogen (Stich-, Biss- oder Schnittwunden) oder endogen (Herzwandruptur bei transmuralem Myokardinfarkt, Aneurysmaruptur, Gefäßarrosion durch Entzündungen, peptische Ulzera oder Tumoren) bedingt sein. Neu gebildete Kapillaren im Rahmen einer granulierenden Entzündung neigen zu Ruptur und Blutung

(z. B. Blutungen bei einer Pleuritis/Perikarditis in Organisation). Eine erhöhte Erythrozytendurchlässigkeit kommt auch bei schweren Entzündungen (hämorrhagisches Exsudat) vor. Austritte von kleinen Mengen von Erythrozyten stellen eine Mikroblutung dar (z. B. bei chronischer Blutstauung der Lungen).

- **Diapedeseblutungen** entwickeln sich infolge einer pathologischen Durchwanderung von Erythrozyten durch die Gefäßwand und kommen im Rahmen einer hämorrhagischen Diathese vor.

Als **hämorrhagische Diathese** bezeichnet man die Bereitschaft zu einer verstärkten und verlängerten Blutung, die auch spontan auftreten kann. Sie kommt bevorzugt in der Haut, der Magen-Darm-Schleimhaut, im Nierenbecken sowie subpleural und subepikardial vor. Zu den Ursachen einer hämorrhagischen Diathese zählen:

- **Störungen der Thrombozyten** (Thrombozytopathien). Zerstörung oder zu geringe Bildung von Thrombozyten (aplastische Anämie, Knochenmarkverdrängung, Thrombozytensequestration). Eine Thrombozytopenie kann auch idiopathisch sein (thrombozytopenische Purpura Werlhof).
- **Störungen der Blutgerinnung** (Koagulopathien) können angeboren (Hämophilie) oder erworben (Verlust oder mangelnde Bildung von Gerinnungsfaktoren, z. B. bei Leberzirrhose, Verbrauchskoagulopathie) sein.
- **Störungen der Gefäßwand** (Vaskulopathien) manifestieren sich als erhöhte Fragilität der Gefäßwand (besonders der Kapillaren) sowie bei verschiedenen Krankheiten (Teleangiectasia hereditaria haemorrhagica Osler, thrombotisch-thrombozytopenische Purpura, Vitamin-C-Mangel).

Unter Berücksichtigung der **Größe und Ausdehnung der Blutung** unterscheidet man folgende Begriffe.

- **Hämatom:** umschriebene, mit örtlicher Schwellung einhergehende Gewebeblutung
- **Suggilationen/Suffusionen:** große, flächenhafte Blutungen
- **Petechien:** punktförmige Blutungen
- **Ekchymosen:** kleinfleckige Blutungen
- **Purpura:** generalisierte, punktförmige Blutungen (z. B. Purpura cerebri)
- **Blutung in eine Körperhöhle:** Hämoperikard, Hämoperitoneum, Hämothorax (Hämaskos), Hämarthros (Blutung in eine Gelenkhöhle)

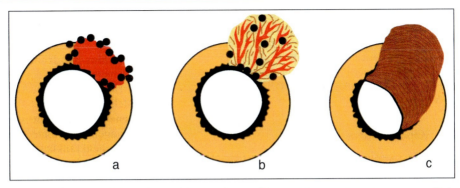

Abb. 1-6. Polyarteriitis nodosa. a) In der **akuten Phase** sieht man eine sektorförmige fibrinoide Nekrose mit leukozytärer Reaktion. **b)** In einem **späteren Verlauf** kommt es im Bereich der Wandnekrose zur Bildung eines kapillarhaltigen Granulationsgewebes. **c)** Im **Narbenstadium** wird die Wandnekrose durch kollagenfaserreiches Narbengewebe ersetzt.

– **Meläna:** Blutung in den Magen-Darm-Kanal aus einer hochsitzenden Blutungsquelle
– **Epistaxis:** Blutung aus den Nasenhöhlen
– **Hämoptyse:** Bluthusten aus einer intrapulmonalen Blutungsquelle.

3.7 Arterienveränderungen

• **Arteriosklerose.** Zu den wichtigsten Veränderungen der Arterien zählt die Arteriosklerose mit den verschiedenen Manifestationsformen.
– Atherom der Aorta oder der Koronararterien
– Mediaverkalkung der A. femoralis
– Arteriosklerose der mittelgroßen Arterienäste (z. B. der Nierenarterie)
– Arteriolosklerose/Hyalinose der kleinen Arterienäste und Arteriolen.

• **Arterienaneurysma.** Es handelt sich um eine umschriebene, irreversible Aussackung einer Arterienwand, die angeboren oder erworben sein kann. Man unterscheidet echte und falsche Aneurysmen sowie das Aneurysma dissecans. Typische Lokalisationen sind
– das Hirnbasisaneurysma,
– das arteriosklerotisch bedingte Aneurysma der Bauchaorta,
– das früher luisch, heute auch arteriosklerotisch bedingte Aneurysma der Brustaorta,
– das Aneurysma cirsoideum der A. lienalis und
– das Aneurysma dissecans der Aorta.

• **Arteriitis.** Im Bereich der Arterien kommen spezifische und unspezifische Entzündungen vor. Zu den besonderen Entzündungsformen zählen die Arteriitis temporalis, Polyarteriitis nodosa, Arteriitis Takayasu und Thrombangiitis obliterans.

3.8 Venenveränderungen

• **Varizen** stellen eine pathologische und irreversible Erweiterung der Venenlichtung dar. Sie kann anlagebedingt sein (Wand- oder Venenklappenschwäche) oder erworben (postthrombotisches Syndrom) sein. Zu den typischen Lokalisationen der Varizen zählen
– Varizen der unteren Extremitäten, die von der Erweiterung der kleinen oberflächlichen Venen (Besenreiservarizen) bis zu den Stammvarizen reichen.
– Ösophagusvarizen stellen einen Umgehungskreislauf bei portaler Hypertonie (z. B. bei Leberzirrhose) dar.
– Varixknoten sind kleine knotenförmige Erweiterungen der Venen.
– Als Caput medusae bezeichnet man die Erweiterung der periumbilikalen Venen bei portaler Hypertonie.
– Hämorrhoiden stellen eine Hyperplasie des anorektalen arteriovenösen Schwellkörpers dar.

• **Venenarterialisation.** Bei einer lang dauernden intravenösen Druckerhöhung (z. B. bei portaler Hypertonie) kommt es zu einer Intimaverdickung aus kollagenen und elastischen Fasern, sodass das Gefäß makroskopisch einer Arterie entspricht.

• **Phlebitis – Thrombophlebitis.** Die Entzündung der Venenwand (mit oder ohne Thrombose) kann als Begleitreaktion im Rahmen einer örtlichen Entzündung oder als eigenständiges Krankheitsbild

(Thrombophlebitis) auftreten. Unter Berücksichtigung des betroffenen Gefäßes spricht man von einer Omphalophlebitis (Entzündung der Umbilikalvene) oder von einer Pylephlebitis (Entzündung der Pfortader). Bei einer Phlebothrombose stehen nicht die Entzündungszeichen, sondern die Thrombose im Vordergrund.

3.9   Kapillarveränderungen

• **Kapillarektasie.** Die Teleangiektasie ist eine Erweiterung der Kapillarlichtung, die isoliert oder im Rahmen komplexer Krankheitsbilder vorkommen kann.

• **Intrakapilläre Thrombose.** Die Verlegung der Kapillarlichtung durch Fibrin- und Thrombozytenthromben ist die morphologische Manifestation einer disseminierten intravasalen Gerinnung (DIC).

3.10 Lymphgefäßveränderungen

• **Lymphangiitis.** Eine isolierte Entzündung der Lymphgefäße tritt beim rezidivierten Erysipel sowie bei verschiedenen Parasitosen (Filariosen) auf. Die Folge kann ein Lymphödem sein, das in seiner Extremform als Elephantiasis bezeichnet wird.

• **Lymphangiosis.** Die Verlegung der Lichtung von Lymphgefäßen durch Karzinomzellen bezeichnet man als Lymphangiosis carcinomatosa.

4 Stoffwechselstörungen

Begriffsbestimmung. Die Gruppe der angeborenen (inborn errors) und erworbenen Stoffwechselkrankheiten ist formal- und kausalpathogenetisch heterogen zusammengesetzt. Auch die pathologisch-anatomischen und physiopathologischen Manifestationsformen sind sehr unterschiedlich. Störungen in der Stoffwechselkette treten bei der Inkorporation (Aufnahme), dem Transport, der Utilisation (Verwertung) oder der Elimination (Ausscheidung) auf. Sie reichen von der Ablagerung normaler oder pathologischer Substanzen (Speicherkrankheiten) über degenerative Zellveränderungen bis zum Zelltod.

4.1 Angeborene Matrixdefekte

Angeborene Matrixdefekte sind Folge eines genetisch bedingten Enzymdefektes, der eine Störung in der Bildung und Reifung sowie im Abbau der Fasern und der Grundsubstanz zur Folge hat.

• **Angeborene Defekte der kollagenen und elastischen Fasern** kommen bei folgenden Krankheitsbildern vor:
– **Ehlers-Danlos-Syndrom:** Überelastizität der Haut, Überstreckbarkeit der Gelenke, Zerreißbarkeit der Haut und Gefäße, Aneurysma dissecans, Zwerchfellhernien.
– **Osteogenesis imperfecta:** verminderte Bildung von Kollagen I. erhöhte Knochenbrüchigkeit (»Glasknochenkrankheit«), Schlottergelenke, dünne Haut, durchscheinende blaue Skleren.
– **Marfan-Syndrom:** dominant erbliche Krankheit mit einem Defekt des Fibrillin-Gens. Das Syndrom setzt sich aus Hochwuchs, Arachnodaktylie, Schlaffheit der Gelenke, Bänder und Sehnen zusammen. Zu den Komplikationen zählt das Aneurysma dissecans der Aorta.
– Beim **Proteaseninhibitormangel** werden Varianten des Proteaseinhibitors (Z- und S-Protein) gebildet, die gegenüber dem normalen M-Protein eine verminderte Aktivität zeigen. Die beim Zerfall von Granulozyten frei werdenden lysosomalen Kollagenasen und Elastasen werden nicht vollständig blockiert; Folgen sind Lungenemphysem, Leberzirrhose, Gefäßfibrose und Haut-Gelenk-Veränderungen.

• **Angeborene Stoffwechselstörungen der Proteoglykane** sind selten. Meist handelt es sich um genetisch bedingte Enzymdefekte des Glykosaminoglykanabbaus mit Speicherung der Abbauprodukte in den Lysosomen (Mukopolysaccharid-Speicherkrankheiten). Diese Krankheiten kommen in mehreren Formen und Unterformen vor.

4.2 Störungen des Kohlenhydratstoffwechsels

• **Glykogenosen** stellen eine Krankheitsgruppe dar, bei denen der Stoffwechsel von Glykogen gestört (Enzymdefekt) ist, sodass es pathologisch in Zellen (Leber, Muskel) abgelagert wird. Das morphologische Bild ist durch eine vergrößerte Zelle mit einem optisch leeren (glykogenreichen) Zytoplasma und einem nicht peripherwärts verdrängten Zellkern gekennzeichnet. Der Glykogennachweis gelingt durch Spezialuntersuchungen (wasserfreies Fixierungsmittel, Färbungen mit Karmin nach Best oder PAS/Diastase).

Wichtigste Krankheit unter den **Kohlenhydratstörungen** ist der **Diabetes mellitus**. Es handelt sich um ein multifaktorielles Leiden, das durch eine Hyperglykämie bei relativer oder absoluter Insulininsuffizienz, eine inadäquate B-Zell-Funktion oder eine periphere Insulinresistenz gekennzeichnet ist. Die Krankheit kann primär durch einen Untergang der Insulin produzierenden B-Zellen der Langerhans-Inseln entstehen oder sekundär nach Zerstörung von Pankreasgewebe (Pankreatitis, Hämochromatose, fibrös-zystische Pankreasfibrose) bzw. bei hormonellen Überfunktionssyndromen (Cushing-Krankheit, Akromegalie) auftreten. Zu den wichtigsten feingeweblichen Befunden, die im Rahmen eines Diabetes mellitus auftreten, zählen: Veränderungen der Langerhans-Inseln (Insulitis mit zytotoxischen T-Lymphozyten, Hyalinose/Amyloidose), Gefäßveränderungen (Mikroangiopathie: Arteriolosklerose, Glomerulosklerose Kimmelstiel-Wilson), Leberveränderungen (Verfettung der Hepatozyten, Kupffer-Zellverfettung, Glykogenkerne in den Hepatozyten) und Nieren (Armanni-Zellen = hydropische Schwellung der distalen Tubulusepithelien, Infektanfälligkeit = Pyelonephritis, nekrotisierende Papillitis).

4.3 Störungen des Purinstoffwechsels

• Die **Gicht** tritt primär (genetisch bedingt) oder sekundär bei verstärkter Zellzerstörung (zytostatisch behandelte Leukämien oder maligne Lymphome) auf. Typisch sind histologisch nachweisbare Natriumuratablagerungen sowie Fremdkörpergranulome mit eingeschlossenen Harnsäurekristallen. Diese Veränderungen kommen auf Gelenkflächen, im Weichteilgewebe (Gichttophus) sowie im Nierenzwischengewebe (interstitielle Nephritis) vor.

• Als **Pseudogicht** (Chondrokalzinose) bezeichnet man eine Kristallarthropathie, bei der es zu einer pathologischen Ablagerung von Kalziumpyrophosphathydrat im Knorpel großer Gelenke sowie in der Gelenkkapsel kommt.

4.4 Störungen der Basalmembran

Zu den **erworbenen Veränderungen der Basalmembran** zählt die Verdickung der kapillären Basalmembran. Sie liegt bei der diabetischen Mikroangiopathie, der hypertensiven Vaskulopathie und bei einigen Immunglomerulonephritiden vor. Beim Diabetes mellitus kommt es bevorzugt zu einer diffusen oder nodulären Verdickung einzelner Glomerulusschlingen (**Kimmelstiel-Wilson-Krankheit**), die mit einer gesteigerten Eiweißdurchlässigkeit einhergeht. Die hypertensive Kapillarwandverdickung ist Folge einer druckbedingten Aktivitätssteigerung der Endothelzellen. Eine Verdickung der Kapillarwand entsteht bei Immunglomerulonephri-

tiden infolge einer verstärkten Bildung von Basalmembransubstanz, die durch Immunkomplexe ausgelöst wird. Eine Zerstörung von Basalmembranen erfolgt durch Entzündungen (freigesetzte lytische Enzyme) oder durch Tumoren.

4.5 Störungen des Bindegewebes

• **Störungen in der Kollagensynthese.** Erworbene Kollagenfaserveränderungen sind häufig und fast immer mit Stoffwechselstörungen der elastischen Fasern und/oder der Grundsubstanz vergesellschaftet.

– **Fibrose/Sklerose.** Die Fibrose entsteht durch eine Vermehrung der kollagenen Fasern infolge einer Störung der Selbstregulation der Kollagenfasersynthese oder durch verstärkte Stimulation der Kollagen bildenden Zellen. Im Rahmen der Fibrose nimmt ein Organ eine feste Konsistenz an (Induration). Zu den **Sonderformen** der Fibrose zählen die Narben (Schwielen). Besonders breite, hyalinisierte neugebildete Kollagenfaserbündel werden als Sklerose bezeichnet.

– In der Anfangsphase der **Arteriosklerose** bilden die Myozyten in der Gefäßintima verstärkt Kollagen vom Typ III und IV.

– **Chronische eiweißreiche Ödeme** lösen eine Fibroblastenproliferation aus. Besonders ausgeprägte Fibrosen kommen beim Lymphödem (Ödemsklerose) und bei der Strahlenvaskulopathie vor. In diesen Formenkreis gehören auch die Stauungsfibrosen der Lunge und der Leber, die sich bei chronischer Herzinsuffizienz entwickeln.

– Eine **proliferative entzündliche Reaktion** liegt bei chronischen Entzündungen sowie in der Ausheilungsphase der akuten Entzündung vor und ist durch eine verstärkte Neubildung von kollagenen Fasern gekennzeichnet.

– Nekrosen werden im Rahmen der **Organisation** durch kollagenfaserreiches Narbengewebe ersetzt.

– Eine **Fibrose** kann bei Tumoren auftreten. Gut- und bösartige Neubildungen der Fibroblasten (Fibrom, Fibrosarkom) gehen gelegentlich mit einer ausgeprägten Kollagenfaserneubildung einher. Karzinomzellen stimulieren das ortsständige Bindegewebe und rufen eine stärkere Faservermehrung hervor (desmoplastische Reaktion bei szirrhösen Karzinomen).

– Fibrosen liegen auch als **eigenständiges Krankheitsbild** vor, so z. B. bei der idiopathischen retroperitonealen Fibrose (**Ormond-Krankheit**).

– Als **Kollagenosen** wird eine Gruppe von immunologisch bedingten Krankheiten bezeichnet, die

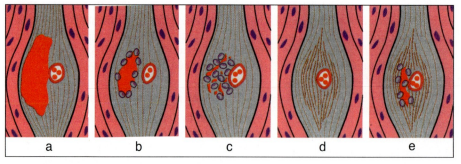

Abb. 1-7. Fibrinoide Nekrose bei Myocarditis rheumatica. a) Im akuten Stadium liegt eine flüchtige homogene eosinrote fibrinoide Nekrose in der Umgebung eines Koronararterienastes. **b)** Die Nekrose wird von Granulomzellen umgeben. **c)** Organisation: Im weiteren Verlauf wird die Nekrose durch ein zelliges Exsudat resorbiert. **d)** Im Narbenstadium liegt eine spindelförmige kollagenfaserreiche Narbe vor. **e)** Bei einem Rezidiv entsteht eine fibrinoide Nekrose im Bereich der Myokardnarbe.

meist chronisch rezidivierend verlaufen und gelegentlich mit einer Fibrose einhergehen. Besonders ausgeprägte Formen treten bei der Sklerodermie auf.

Eine **erworbene Verminderung des Kollagens** kommt selten vor und ist Folge einer herabgesetzten Synthese, Reifung oder einer verstärkten Zerstörung (Kollagenolyse). Eine Synthesehemmung besteht beim Vitamin-C-Mangel. Ein verstärkter Abbau von Kollagen tritt bei jeder Entzündung auf, wenn Granulozyten und Makrophagen im Entzündungsfeld Kollagenase freisetzen.

• **Pathologie des Elastins.** Die Elastogenese kann gehemmt, überschießend oder fehlgeleitet sein. Typische altersbedingte Elastinveränderungen kommen in der Haut (Altershaut mit verminderter Elastizität), in den Lungen (Emphysem) und in den Gefäßen (Aortenektasie) vor. Eine überschießende, oft pathologische Elastinablagerung wird als **Elastose** bezeichnet: Sie kommt in der Haut (aktinische Elastose: UV-exponierte Haut bei älteren Menschen), im Herzen (Fibroelastose als Folge einer erhöhten Druckbelastung) sowie in der Mamma (in der Umgebung von Blutgefäßen bei Mastopathie und Karzinomen) vor. Eine Zerstörung von Elastin tritt eindrucksvoll bei einer Mesaortitis luica und bei Riesenzellenarteriitis temporalis auf.

• **Hyalin/Hyalinose.** Hyalin ist die Bezeichnung für eine lichtmikroskopisch homogene, eosinrote Substanz, die intra- und extrazellulär vorkommt. Dabei kann es sich um eine normale (Schilddrüsen-

kolloid) oder um eine pathologische Substanz handeln:

– Beispiel eines **intraepithelialen Hyalins** sind die hirschgeweihartig verzweigten, besonders beim Alkoholabusus vorkommenden Mallory-Körperchen im Zytoplasma der Hepatozyten. Hier sind auch die Russell-Körperchen, die im Rahmen einer Sekretionshemmung im Zytoplasma der Plasmazellen auftreten, zu nennen. Hyaline intrazytoplasmatische Tröpfchen entstehen in den Tubulusepithelien der Nieren nach Rückresorption von Eiweißkörpern.

– Das **epitheliale Hyalin** wird von Epithelzellen sezerniert. Hier ist das Schilddrüsenkolloid zu erwähnen, das die Schilddrüsenfollikel ausfüllt.

– **Hyalin** kommt in präformierten Hohlräumen als Mikrothromben bei einer disseminierten intravasalen Gerinnung (DIC), als hyaline Membranen in den respiratorischen Bronchiolen und Alveolargängen im Rahmen eines respiratorischen Distress-Syndroms beim Neugeborenen (IRDS) oder beim Erwachsenen nach toxischer Lungenschädigung (ARDS) vor. Ferner werden homogene Eiweißzylinder in der Lichtung der Nierentubuli als hyaline Zylinder bezeichnet.

– **Vaskuläres Hyalin** liegt in der Wand kleiner Arterien und Arteriolen (Gefäßhyalinose) bei einer arteriellen Hypertonie vor. Es entsteht durch eine verstärkte Bildung von Kollagen IV, Laminin und Fibronektin durch Endothelzellen und subintimale Myozyten. Ursache ist ein erhöhter hydrostatischer Druck.

– **Bindegewebiges Hyalin** tritt in Narben, Tumoren, tumorartigen Veränderungen sowie in den

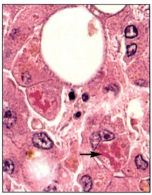

Intraepitheliales Hyalin. Mallory-Körperchen in Hepatozyten **(Pfeil)** bei Fettleberhepatitis. HE-Fbg.

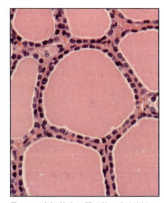

Extraepitheliales Hyalin. Schilddrüsenkolloid in den Follikellichtungen. HE-Fbg.

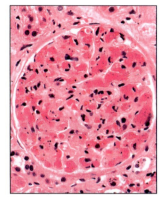

Hyalin in präformierten Hohlräumen. Fibrinthromben in Glomerulusschlingen bei DIC. HE-Fbg.

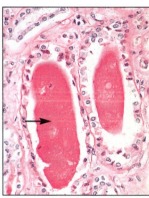

Hyalin in präformierten Hohlräumen. Hyaline Eiweißzylinder **(Pfeil)** in Tubuluslichtungen. HE-Fbg.

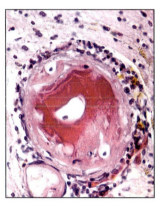

Gefäßhyalin. Hyaline Wandverdickung einer Arteriole mit Einengung der Lichtung. HE-Fbg.

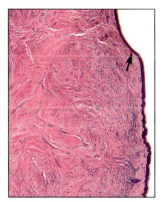

Bindegewebiges Hyalin. Kollagenfaservermehrung bei Narbenkeloid. Atrophische Epidermis **(Pfeil)**. HE-Fbg.

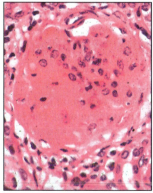

Bindegewebiges Hyalin. Verödeter Glomerulus als Beispiel einer Narbe. HE-Fbg.

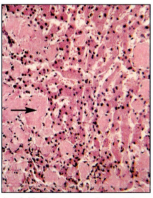

Amyloid. Homogene eosinrote Ablagerungen **(Pfeil)** zwischen den Leberbälkchen. HE-Fbg.

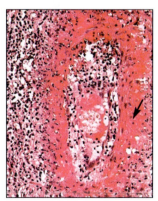

Fibrinoide Nekrose. Homogene eosinrote Wandnekrose **(Pfeil)** einer Arterie. HE-Fbg.

Abb. 1-8. Manifestationsformen des Hyalins

serösen Häuten auf. Besonders in der Pleura parietalis (Pleuraplaques, Pleurahyalinose) und in der Milzkapsel (»Zuckergussmilz«, Perisplenitis cartilaginea) sieht man plattenförmige, knorpelartige Hyalinablagerungen.

Histologisch handelt es sich um eine strukturlose, homogene, eosinrote, weitgehend zellfreie Substanz. Hyalinisierte Narben sind derb und werden bevorzugt nach Verbrennungen, bei Silikose sowie bei einer tumorartigen Überschussbildung von Narbengewebe (Narbenkeloid) beobachtet. Hier sind auch verschiedene Krankheitsbilder zu nennen, die mit einer örtlichen Fibrose einhergehen (**Fibromatosen:** Desmoid, Palmarfibromatose Dupuytren, Plantarfibromatose oder Ledderhose-Krankheit u. a.).

– **Amyloid** (siehe Seite 17)

– **Fibrinoide Nekrosen.** Als Fibrinoid bezeichnet man eine Gewebereaktion, die in ihren färberische Eigenschaften teilweise dem Fibrin entspricht. Die Veränderung entsteht bei verschiedenen Erkrankungen: Nekrosen bei Polyarteriitis nodosa, Rheumatismus nodosus, Myocarditis und Endocarditis rheumatica sowie im Ulkusgrund beim peptischen Magenulkus.

4.6 Störungen im Fettstoffwechsel

Eine **Verfettung** liegt vor, wenn es zu einer exzessiven intrazytoplasmatischen Ablagerung von Fetten (meist neutrale Fette) kommt. Dieser Prozess ist von einer Vermehrung von Fettzellen (Fettzelleinlagerung oder -durchwachsung) abzugrenzen, die umschrieben für eine Lipomatosis (Herz, Lymphknoten, Pankreas), pseudohypertrophe Muskelatrophie oder Vakatwucherung im Nierenhilum sowie generalisiert für Adipositas (Fettsucht) charakteristisch ist. Eine Zellverfettung (Leber, Myokard) tritt bevorzugt bei Anoxämie oder nach Einwirkung von bestimmten Giften (Alkohol) auf.

4.7 Störungen im Mineralhaushalt

Störungen im **Natrium-** und **Kaliumhaushalt** gehen vorwiegend mit physiopathologischen Störungen einher. Dies trifft auch für die Säure-Basen-Homöostase sowie für Spurenelemente zu. Störungen im Kalziumstoffwechsel zeigen morphologische Veränderungen im Skelettsystem, aber auch einzelne Organe (Nieren, Lunge) können betroffen sein. Eine verstärkte Mobilisierung von Kalzium führt zu Osteoporose.

Pathologische Kalkablagerungen
– **Dystrophe Verkalkungen** werden in alten Nekrosen (Tuberkulome, Fettkalkspritzer), in Atheromen großer Arterien, in der Haut (Calcinosis cutis) sowie bei bestimmten Tumoren (Psammomkörperchen in Ovarial- und Schilddrüsenkarzinomen) beobachtet.
– **Metastatische Verkalkungen** sind atypische Kalkablagerungen bei Hyperkalzämie (Hyperparathyreoidismus). Betroffen sind: Nieren (Nephrokalzinose), Lungenalveolen (Bimssteinlunge) und Magenschleimhaut.

4.8 Pigmentstörungen

• **Lipofuszin** ist ein eisenfreies, intrazelluläres, feinkörniges Pigment von gelbbrauner Eigenfarbe. Es ist meist läppchenzentral in der Leber und in Kernnähe in Myokardfaser nachzuweisen. Verstärkte Ablagerungen lassen sich in atrophischen Organen (braune Atrophie von Leber, Herz oder Hoden) nachweisen. Differenzialdiagnostisch ist das Lipofuszin vom Hämosiderin durch die negative Berliner-Blau-Reaktion abzugrenzen.

• **Siderin** ist ein eisenhaltiges intrazelluläres Pigment, das als Spaltprodukt von Hämoglobin als Hämosiderin bezeichnet wird. Das Pigment ist grobkörnig, von rostbrauner Farbe; die Berliner-Blau-Reaktion positiv. Eine verstärkte Pigmentablagerung wird als Hämosiderose bezeichnet. Betroffen sind Leber, Milz, Lungen, Nieren, Myokard und andere Organe. Zu den Ursachen zählen eine exzessive Erythrozytenzerstörung (Hämolyse), eine vermehrte Zufuhr (Bluttransfusionen) oder eine verstärkte Dünndarmresorption von Eisen. Eine generalisierte Hämosiderose liegt bei der Siderophilie (Hämochromatose) vor.

• **Hämatoidin** ist ein tafelförmiges, eisenfreies Blutpigment, das extrazellulär vorkommt und beim Abbau von Blut (Hämatom) gebildet wird. Die Farbe wechselt von rot zu gelb (Bilirubin) und grün (Biliverdin).

• **Melanin.** Das eisenfreie, primär intrazelluläre Pigment ist von dunkelbrauner bis schwarzer Farbe. Eine selektive Melanindarstellung gelingt durch Versilberung (Masson-Hamperl-Färbung). Melanin kann bei angeborenen oder erworbenen Erkrankungen fehlen (Albinismus, Vitiligo, Leukoderm). Eine verstärkte diffuse Melaninbildung liegt bei Melanosen vor oder tritt umschrieben in Nävi und Melanomen auf. Ein melaninähnliches Pigment entsteht bei

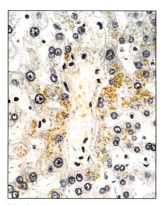

Lipofuszin. Im Zytoplasma der Hepatozyten um die Zentralvene ein hellbraunes, feinkörniges Pigment. H-Fbg.

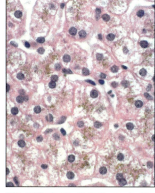

Hämosiderin. Im Zytoplasma der Hepatozyten ein dunkelbraunes, grobkörniges Pigment. HE-Fbg.

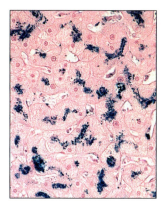

Hämosiderin. Berliner-Blau-positives Pigment im Zytoplasma der Hepatozyten.

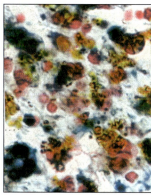

Hämatoidin. Extrazelluläres eisenfreies Pigment von goldgelber Farbe in einer älteren Blutung. Berliner-Blau-Reaktion.

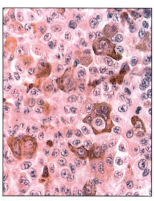

Melanin. Mit einem braunen Pigment beladene Melanomzellen. HE-Fbg.

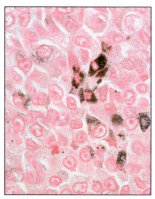

Melanin. In der Versilberung nach Masson-Hamperl stellt sich das intrazytoplasmatische Melanin schwarz dar.

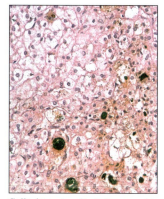

Gallepigment. Dunkelbraune bis schwarze Pigmentablagerungen zwischen den Hepatozyten bei Cholestase. HE-Fbg.

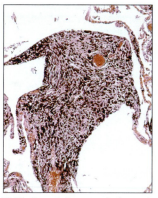

Kohlepigment. Lungenanthrakose mit ausgeprägter Pigmentablagerung im Zwischengewebe der Alveolarsepten. HE-Fbg.

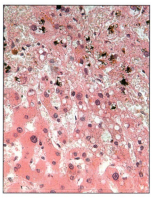

Formalinpigment. In blutreichen Gewebepartien (chronische Blutstauung der Leber) Ablagerung von schwarzem Formalinpigment. HE-Fbg.

Abb. 1-9. Pigmente

einer Störung des Stoffwechsels der Homogentisinsäure (Defekt der Homogentisinsäureoxidase). Dabei kommt es zu einer Ausschwemmung mit dem Harn (Alkaptonurie) bzw. zu einer Ablagerung (Ochronose) im Knorpel, in der Haut und im Bindegewebe, die eine dunkelbraune bis schwarze Farbe annehmen.

• **Gallepigment.** Im histologischen Präparat wird Gallenfarbstoff meist als gallig imbibiertes Eiweiß dargestellt. Es handelt sich um ein homogenes, eisenfreies Pigment, das intrazytoplasmatisch als kleine gelbe Tröpfchen dargestellt wird (Leberikterus). Ferner kommt es extrazellulär zwischen den Zellen (Gallezylinder) oder als amorphe Massen in präformierten Hohlräumen (Lichtung von Gallengängen, in Pseudodivertikeln in der Gallenblasenwand) vor. In diesen Fällen nimmt das Gallepigment einen gelben bis dunkelbraunen oder grünen Farbton (in Abhängigkeit von der Farbstoffkonzentration) an. Auch Nekrosen können gallig imbibiert sein: nekrotische Hepatozyten bei Virushepatitis, nekrotische Fettzellen bei Pankreatitis. Bei einer renalen Ausscheidung von Gallenfarbstoff (Nierenikterus) sind die Eiweißzylinder in den Tubuluslichtungen – besonders im Markbereich – gelb bis grün verfärbt.

• Zu den **exogenen Pigmenten** zählt an erster Stelle das **Kohlepigment**, das in Lungen und Lymphknoten als Anthrakose abgelagert wird. Kohlenstaub weist keine wesentlichen pathogenen Eigenschaften auf.

• **Artefakt.** Unter den Kunstprodukten, die im Rahmen einer histologischen Beurteilung vorkommen können, ist das Formalinpigment zu nennen. Es handelt sich um ein dunkelbraunes bis schwarzes Pigment, das in blutreichen Arealen vorkommt, wenn die Gewebeprobe nach der Fixierung nicht ausreichend gewässert wurde. Der Nachweis gelingt durch Pigmentausbleichung (Kardasewitsch- oder Verocay-Reaktion).

4.9 Speicherkrankheiten

Man unterscheidet angeborene und erworbene Krankheiten. Zu den angeborenen Formen zählen:

• **Speicherung von Kohlenhydraten.** Der Begriff Glykogenose umfasst mehrere verschiedene Krankheitsformen, bei denen das vermehrt gebildete, normale oder pathologisch strukturierte Glykogen in verschiedenen Organen (Leber, Herzmuskel, Niere,

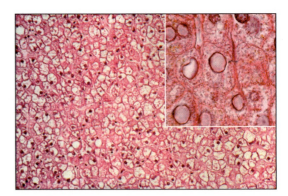

Abb. 1-10. Glykogen. Glykogenose der Leber mit optisch leeren Hepatozyten. Inset: Glykogenkerne in Hepatozyten bei Diabetes mellitus. HE-Fbg.

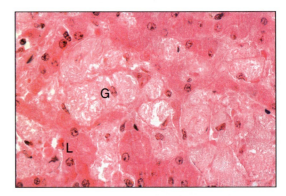

Abb. 1-11. Gaucher-Krankheit. Zwischen den Leberbälkchen (**L**) große Gaucher-Zellen (**G**) mit einem »zerknitterten« Zytoplasma. HE-Fbg.

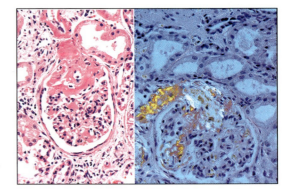

Abb. 1-12. Nierenamyloidose. Links: homogene eosinrote Ablagerungen in Glomerulusschlingen. HE-Fbg. Rechts: Kongorot + POL.

Gehirn, Blutzellen) gespeichert wird. Glykogen stellt sich im Routinepräparat (HE-Färbung) nur noch als kleine zytoplasmatische Aufhellungen dar. Dabei wird aber der Kern – im Gegensatz zur Verfettung – nicht verdrängt, sondern bleibt in der Zellmitte liegen. Wasserhaltige Medien (Fixierung, Einbettung, Färbung) lösen den Stoff heraus.

Zur **Darstellung von Glykogen** ist eine wasserfreie Fixierung (z. B. in 100%igem Alkohol) oder die Herstellung eines Kryostatschnittes vom unfixierten Gewebe zu empfehlen. Anschließend wird das Präparat mit PAS gefärbt (Glykogen stellt sich als kleine purpurrote Tröpfchen dar). Ein zweiter Schnitt wird vor der PAS-Färbung mit einer Diastase-Lösung bei 37 °C inkubiert. Das herausgelöste Glykogen ist jetzt nicht mehr nachweisbar. Dieser letzte Schritt dient als Kontrolle gegenüber schleimhaltigen Substanzen, die von der Diastase nicht herausgelöst werden.

Zu den **wichtigsten Glykogenspeicherkrankheiten** zählen:

- **Glykogenose Typ I** (Gierke-Krankheit) ist eine hepatorenale Glykogenspeicherkrankheit. Bei diesen Patienten fehlt in Leber, Nieren, Dünndarmschleimhaut und Thrombozyten die an das endoplasmatische Retikulum gebundene Glucose-6-Phosphatase, die aus dem Glucose-6-Phosphat die Glucose abspaltet. Es kommt zu einer Anreicherung von Glykogen in Leber und Nieren (Zellen mit feinstgranuliertem oder vakuolisiertem Zytoplasma).
- Bei der **Glykogenose Typ II** fehlt das Enzym α-1,4-Glucosidase, das am lysosomalen Glykogenabbau beteiligt ist. Es entsteht eine vermehrte Speicherung von normal strukturiertem Glykogen in Leber, Myokard, Skelettmuskulatur, Zentralnervensystem, peripheren Nerven, Milz und Lunge. Besonders bei der früh infantilen Form kommt es zur Kardiomegalie, Hepatosplenomegalie und Muskelhypotonie.

• **Speicherungen von Fetten.** In diesen Formenkreis gehören die **Lipoidosen**: Es handelt sich um eine pathologische Anreicherung von Abkömmlingen des Sphingosins. Die Enzymstörungen rufen verschiedene klinische Varianten hervor. Ihre Differenzierung gelingt heute biochemisch an Gewebeproben oder an Kulturen. Die biochemische Untersuchung kann auch pränatal an Kulturen von Amnionzellen oder Chorionzotten durchgeführt werden.

- **Gaucher-Krankheit.** Dieser Krankheit liegt ein Mangel an Glucocerebrosidase zugrunde. Es kommt zu einer Speicherung von Glucocerebrosid bevorzugt in den Zellen des mononukleären Phagozytensystems (MPS): Milz- und Kupffer-Zellen sind besonders betroffen (Hepatosplenomegalie). Histologisch findet man im HE-Präparat die typischen Gaucher-Zellen: große, abgerundete Zellen mit einem zerknitterten hellen Zytoplasma und einem zentralen Zellkern. Diese Zellen sind PAS-negativ und enthalten saure Phosphatase.
- Das **Niemann-Pick-Syndrom** ist gekennzeichnet durch eine Speicherung von Sphingomyelin infolge einer ungenügenden Aktivität der Sphingomyelinase. Die Speicherung erfolgt in den Zellen des MPS, aber auch andere Systeme (Ganglienzellen im ZNS) sind betroffen. Histologisch sieht man bis 40 μm große Zellen mit einem schaumigen, PAS-negativen Zytoplasma.
- Die **Krabbe-Krankheit** gehört in den Formenkreis der Leukodystrophien des ZNS.
- **Tay-Sachs-Krankheit** (siehe Seite 36).

Unter den **erworbenen pathologischen Ablagerungen** ist die **Amyloidose** zu nennen. Eine Amyloidose kann isoliert tumorförmig (Amyloidtumor im oberen Respirationstrakt), isoliert diffus (Myokard [Amyloidose], Gehirn [Alzheimer-Krankheit], Gelenke, Schilddrüse [im Stroma eines medullären Karzinoms]) oder systemisch (bevorzugt im MPS: Leber und Milz, aber auch in Nieren, Nebennieren und anderen Organen) vorkommen. Unter **Berücksichtigung der formalen Pathogenese** lassen sich folgende Amyloidarten unterscheiden:

- **AA-Typ** (Amyloidprotein A = Akute-Phase-Protein) bei reaktiven Amyloidosen nach chronischen Entzündungen (rheumatoide Arthritis, Bronchiektasen, chronische Osteomyelitis)
- **AL-Typ** (Immunglobulin-Leichtketten l/k) bei Plasmozytom
- **AF-Typ** bei der familiären hereditären Amyloidose
- **AP-Typ** (Präalbumin) bei der senilen Herzamyloidose, im Gehirn (Alzheimer-Krankheit) und in den Langerhans-Inseln
- **AE-Typ** (Peptidhormone) beim C-Zell-Karzinom der Schilddrüse oder bei einer Amyloidose der Langerhans-Inseln
- **AB-Typ** (α₂-Mikroglobulin) bei lang dauernder Hämodialyse. Ablagerungen in Sehnenscheiden und Knochen.

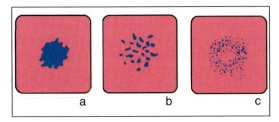

Abb. 1-13. Kernveränderungen bei Einzellnekrosen. a) Kernpyknose. **b)** Karyorrhexis. **c)** Karyolysis.

Amyloid lässt sich durch seine metachromatischen Eigenschaften (Kongorot-Färbung) selektiv nachweisen. Gesichert wird die Diagnose durch die Doppelbrechung der Amyloidablagerungen im polarisierten Licht. Die verschiedenen Amyloidkomponenten sind immunhistochemisch zu identifizieren.

Exogen bedingte Speicherkrankheiten. In diesen Formenkreis gehören vorwiegend Lungenerkrankungen (Pneumokoniosen), die durch Inhalation organischer oder anorganischer Substanzen entstehen. Histologisch steht meist eine diffuse (Lungenfibrose) oder herdförmige Bindegewebsvermehrung (Silikoseknötchen) im Vordergrund. Zu den wichtigsten Pneumokoniosen zählen Silikose (Quarz), Berylliose (Beryllium), Asbestosen (Asbest), Byssinose (Baumwolle), Lungensiderose (Eisenoxid) u. a.

4.10 Nekrose – Tod

Unter Nekrose versteht man den Zell- oder Gewebetod. Man unterscheidet:
- **Untergang von Einzelzellen,** wie er physiologischerweise im Rahmen der Zellmauserung (Apoptose = genetisch programmierter Zelltod) oder – unter pathologischen Bedingungen – nach Einwirkung einer Noxe stattfindet. Die Zelle löst sich aus dem Gewebeverband (z. B. aus den Lebertrabekeln). Das Zytoplasma ist verstärkt homogen eosinrot. Später kommt es zu einem Verlust der differenzierten Zellstrukturen (z. B. Querstreifung der Muskelzellen). Der Kern ist zunächst hyperchromatisch (Kernpyknose), anschließend fragmentiert (Karyorrhexis), und zuletzt löst er sich auf (Karyolysis). Apoptosen zerfallen reaktionslos, während Einzellnekrosen mit einer entzündlichen Abbaureaktion einhergehen.
- den **Untergang von Zellgruppen** bei verschiedenen infektiösen Erkrankungen (Virushepatitis) oder nach toxischen Einwirkungen (alkoholische Fettleberhepatitis)

- **Massenzellnekrose,** wie bei einer akuten Leberdystrophie (fulminante Hepatitis, Knollenblätterpilzvergiftung)
- **Gewebenekrosen,** selektiver Untergang von Gewebe (z. B. von glatter Muskulatur oder von kollagenen Fasern) bei immunologischen Reaktionen
- **Organtod,** z. B. nach Unterbindung einer organversorgenden Arterie
- **Tod des Gesamtorganismus.**

Formen einer Nekrose
- **Koagulationsnekrosen.** Im Vordergrund steht die Denaturierung von Eiweiß, die mit der intrazytoplasmatischen Aufnahme einer nur geringen Menge an Wasser einhergeht. Diese Nekroseart kommt bevorzugt bei Infarkten, seltener nach Einwirkung von Säuren vor.
- **Kolliquationsnekrosen** treten in lipidreichen Organen mit geringem Eiweißgehalt auf und gehen mit einer Verflüssigung einher (Hirnnekrosen). Diese Nekroseform wird durch hydrolytische Enzyme (Autolyse = zelleigene Enzyme) hervorgerufen.
- **Käsige Nekrosen** sind für eine Tuberkulose typische Koagulationsnekrosen, die verkalken können (Kreideherd). In diesen Formenkreis gehören auch die Gummen (Lues im Tertiärstadium).
- Die Bezeichnung **fibrinoide Nekrose** geht auf die färberischen Eigenschaften zurück: Die Nekrose verhält sich wie homogenes oder fein granuliertes eosinrotes Fibrin. Diese Nekroseform ist typisch für bestimmte immunologisch bedingte Erkrankungen (Polyarteriitis nodosa, rheumatisches Fieber).
- Die **gangränöse Nekrose** ist eine Form der Entzündung, die durch Fäulniserreger hervorgerufen wird oder nach einer unzureichenden Blutversorgung (trockene oder feuchte Gangrän) auftritt.
- Die **Fettgewebsnekrose** stellt eine besondere Form des Gewebeuntergangs dar. Nach einer traumatischen Einwirkung auf Fettgewebe (z. B. auf die Brustdrüse) wird Fett freigesetzt und von Makrophagen phagozytiert (lipophage Granulome). Zusammenfließende Fetttropfen bilden größere Ölzysten. Bei einer enzymatisch bedingten Fettgewebsnekrose liegt eine Fettspaltung vor, die zu einer Freisetzung von Triglyzeriden und Fettsäuren führt. Letztere binden Kalzium und bilden die charakteristischen Fettkalkspritzer.

Folgen einer Nekrose. Nekrosen werden zunächst demarkiert (hämorrhagischer, später leukozytärer Randsaum). Durch Einwirkung proteolytischer En-

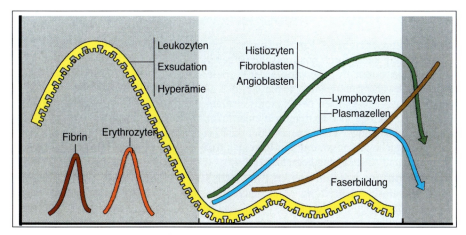

Abb. 1-14. Gewebereaktionen im Verlauf einer Entzündung. Schematische Darstellung.

zyme wird das nekrotische Gewebe aufgelöst. Kleinere Nekrosereste werden von Makrophagen abgeräumt und durch Granulationsgewebe ersetzt. Abgeschlossen wird der Prozess durch eine Parenchymregeneration (Reparation) oder durch einen kollagenfaserreichen narbigen Ersatz.

5 Entzündungen

Begriffsbestimmung. Die Entzündung ist die Reaktion des Organismus auf die Einwirkung einer schädigenden Noxe. Sie hat zunächst zum Ziel, diese Noxe zu beseitigen und den gesetzten Schaden zu begrenzen (Demarkation), später die veränderten oder nekrotischen Zellen abzuräumen (Organisation) und durch Parenchym (Regeneration) bzw. durch eine Narbe zu ersetzen. Somit ist die Entzündung selbst zunächst kein schädigender Prozess; im Rahmen dieser Körperreaktion kann es aber zu schweren morphologischen und funktionellen Störungen kommen.

Kausale Pathogenese. Die Entzündungen werden hervorgerufen durch Einwirkung von
- **unbelebten Noxen:** mechanische Noxen (Druck, Stoß, Stich, Schnitt), physikalische Noxen (Hitze, Kälte, Strom, ionisierende Strahlen), chemische Noxen (Säure, Laugen, Gifte), Allergene und körpereigene Toxine (Urämie).
- **belebten Erreger:** Bakterien, Viren, Protozoen, Parasiten und Pilze.

Unspezifische Entzündungen rufen eine uncharakteristische Gewebereaktion hervor, die nicht auf die Ursache schließen lässt. Als Beispiel sind die Ent-

zündungen durch eiterbildende Erreger zu nennen. **Spezifische Entzündungen** zeigen charakteristische Gewebeveränderungen, die mit genügender Sicherheit auf eine bestimmte Noxe (in der Regel ein belebter Erreger wie Tuberkulose, Mykosen, Lues u. a.) hinweisen.

Systematik unter Berücksichtigung des klinischen Verlaufs
- **Akute Entzündungen** weisen einen raschen Krankheitsverlauf von Stunden oder Tagen auf. Sie beginnen – bei belebten Ursachen nach entsprechender Inkubationszeit – mit ausgeprägten klinischen Symptomen. Die Erkrankung kann schnell zum Tode führen oder ausheilen. Ein Übergang in eine chronische Phase ist bei einigen Formen möglich.
- **Chronische Entzündungen** entstehen häufig primär mit nur geringen Symptomen, können aber auch sekundär aus einer akuten Entzündung hervorgehen. Sie erstrecken sich über einen längeren Zeitraum (Monate bis Jahre). Im Laufe der Zeit kann es zu erheblichen atrophischen oder hypertrophischen Gewebereaktionen kommen. Eine vollständige Ausheilung findet in der Regel nicht statt.
- Besonders schnell ablaufende und in ihrer Symptomatik dramatische Entzündungen werden als **perakut** bezeichnet. **Subakute** oder **subchronische** Entzündungen nehmen innerhalb der akuten und der chronischen Formen eine Zwischenstellung ein und sind von diesen zeitlich oder nach ihrer Symptomatik nicht mehr streng zu trennen.

Systematik unter Berücksichtigung der Ausbreitung

– **Lokale umschriebene Entzündungen.** Eine Entzündung kann durch anatomische Gegebenheiten oder durch ein Überwiegen der körpereigenen Abwehrmechanismen gegenüber den aggressiven Eigenschaften der Noxen (Virulenz) lokalisiert bleiben. Die Extremform einer lokalisierten Entzündung ist der Abszess, der durch eine faserreiche Abszessmembran in seiner Ausbreitung und Ausdehnung begrenzt wird.

– **Lokale diffuse Entzündungen.** Eine örtliche schrankenlose Ausbreitung einer Entzündung kommt als Phlegmone vor. Diese Form wird bei hoher Virulenz beobachtet und/oder durch den besonderen anatomischen Aufbau des betroffenen Organs begünstigt. Zu den typischen Beispielen zählen die phlegmonöse Appendizitis und die Weichteilphlegmone (Mundbodenphlegmone).

– Eine **generalisierte Entzündung** liegt vor, wenn gleichzeitig mehrere Organe oder Systeme betroffen sind. Die Ausbreitung der Erreger erfolgt auf direktem Wege *(per continuitatem)*, kanalikulär (in einem vorgebildeten Hohlraum: Magen-Darm-Trakt, Luftwege, Harnwege), lymphogen oder hämatogen.

Bei einer **hämatogenen Streuung** unterscheidet man

– die **Bakteriämie:** vorübergehender Nachweis von Keimen im Blut, aber ohne klinische Symptomatik.

– die **Sepsis:** wiederholter Nachweis von Erregern im zirkulierenden Blut mit Vermehrung und entsprechender klinischer Symptomatik.

– die **Septikopyämie:** Sepsis mit metastatischer Absiedelung in bestimmten Organen (z. B. in Nieren, Lungen, Gehirn). Die Absiedelungen entsprechen einer abszedierenden Entzündung.

Systematik unter Berücksichtigung der entzündlichen Gewebereaktionen

– Die **exsudative Entzündung** geht mit dem Austritt einer serösen Flüssigkeit und/oder Fibrinogen bzw. mit einer verstärkten Schleimbildung einher.

– Die **seröse Entzündung** ist die einfachste Reaktionsform; sie ist gekennzeichnet durch eine lokale Hyperämie (Rötung), die von einem Flüssigkeitsaustritt begleitet wird. Der Schaden an den Kapillarendothelien ist gering, sodass diese nur eine eiweißarme Flüssigkeit durchlassen.

– Die **katarrhalische Entzündung** weist auf eine überwiegend mit Schleimbildung einhergehende Reaktion hin (Schnupfen oder Koryza, katarrhalischer Infekt). Werden auch reichlich Zellen abgestoßen, dann besteht eine katarrhalisch-desquamative Entzündung.

– Bei einer **fibrinösen Entzündung** liegt eine stärkere Schädigung des Endothels vor, die den Austritt einer an Fibrinogen reichen Flüssigkeit erlaubt. Das Fibrinogen wird zu Fibrin polymerisiert und bildet an der Oberfläche von serösen Häuten zottige Auflagerungen (Beispiele: fibrinöse Perikarditis oder Pleuritis). Diese Entzündungsform ist typisch für die Urämie; sie kommt auch als begleitende Serosareaktion eines darunter liegenden Prozesses (Infarkt = Epicarditis epistenocardica, Entzündung = Begleitpleuritis) vor. In einem von Schleimhaut ausgekleideten Hohlorgan (obere Luftwege, Dünn- und Dickdarm) bilden sich Pseudomembranen. Dabei kann die Schleimhaut noch weitgehend erhalten sein (pseudomembranöse oder diphtherische Entzündung) oder bereits zerstört sein (pseudomembranös-nekrotisierende oder diphtheroide Entzündung). Eine fibrinöse Entzündung kann durch Abstoßung (z. B. im Bereich der oberen Luftwege) oder durch Organisation (z. B. in serösen Häuten mit Ausbildung von flächenhaften oder strangförmigen Verwachsungen) ausheilen.

– Bei der überwiegend **zellulären Gewebereaktion** stehen Zellinfiltrate (Leukozyten, Erythrozyten) oder Veränderungen der Zellen (Nekrose, Atrophie, Hypertrophie, Metaplasie) im Vordergrund.

– Bei der **eitrigen Entzündung** kommt es zu einer aktiven Durchwanderung der Leukozyten vom Blut durch die Endothelwand in das umgebende Gewebe. Die Granulozyten besitzen die Fähigkeit der Mikrophagozytose. Sie werden durch pyknotischen Zerfall in Eiterzellen umgewandelt; ferner können sie proteolytische Enzyme freisetzen. Zu den **Sonderformen einer eitrigen Entzündung** zählen die Phlegmone (schrankenlose Ausbreitung einer eitrigen Entzündung), der **Abszess** (umschriebene Ansammlung von Eiterzellen mit Untergang von örtlichem Gewebe und Ausbildung einer peripheren Pseudomembran) und das Empyem (Ansammlung von Eiter in einem vorgebildeten Hohlraum). Als **abszedierend** bezeichnet man eine umschriebene eitrige Entzündung mit Gewebeuntergang und Einschmelzung, aber ohne Kapselbildung. Eitrige Entzündungen werden durch bestimmte belebte

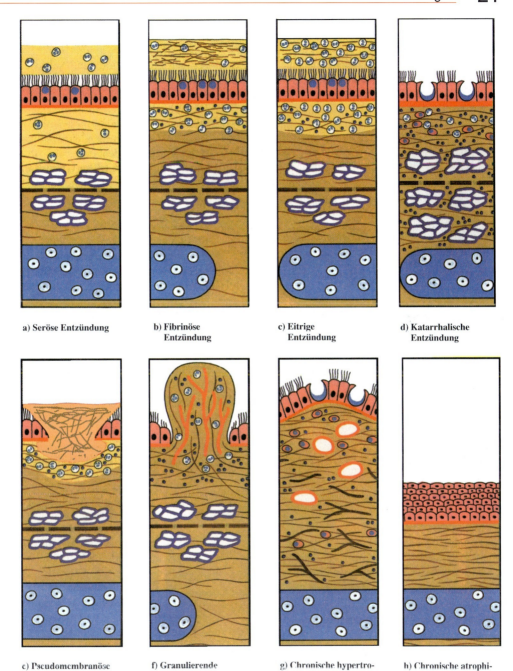

a) Seröse Entzündung

b) Fibrinöse Entzündung

c) Eitrige Entzündung

d) Katarrhalische Entzündung

e) Pseudomembranöse Entzündung

f) Granulierende Entzündung

g) Chronische hypertrophische Entzündung

h) Chronische atrophische Entzündung

Abb. 1-15. Entzündungsformen am Beispiel der Entzündungen der Bronchien. a) Seröse Entzündung mit Stromaödem. **b)** Fibrinöse Entzündung mit Ausbildung einer Pseudomembran. **c)** Eitrige Entzündung mit dichten Ansammlungen von segmentkernigen Leukozyten. **d)** Katarrhalische Entzündung mit Becherzellvermehrung und verstärkter Schleimbildung. **e)** Pseudomembranöse Entzündung mit Schleimhautnekrose. **f)** Granulierende Entzündung. Granulationsgewebe breitet sich in der Lichtung aus. **g)** Chronische hypertrophische Bronchitis mit faserreicher Verdickung der Schleimhaut. **h)** Chronische atrophische Entzündung mit Plattenepithelmetaplasien.

Erreger (z. B. Eiter bildende Kokken) hervorgerufen. Sie sind in den meisten Fällen Ausdruck einer akuten Verlaufsform, können aber auch als chronische eitrige Entzündung (z. B. eine chronische Osteomyelitis) vorkommen.

– Eine **hämorrhagische Entzündung** setzt einen deutlichen Endothelschaden voraus, sodass die korpuskulären Blutelemente (Erythrozyten) passiv austreten können. Der Nachweis einer hämorrhagischen Komponente ist immer ein Zeichen für die Schwere der Erkrankung (z. B. bei Tuberkulose oder malignen Tumoren). Besonders häufig kommen hämorrhagische Entzündungen bei bestimmten viralen Infekten mit Kapillarlähmung (z. B. Grippetracheitis, Grippepneumonie) vor.

– Eine **gangränöse Entzündung** geht mit einer Besiedelung durch Fäulniserreger (z. B. Clostridien) einher.

– **Nekrotisierende Entzündungen.** Die direkte Einwirkung von belebten Noxen auf das Gewebe ist nur in geringem Maße für eine Gewebenekrose verantwortlich. Diese entsteht in den meisten Fällen erst im Rahmen der entzündlichen Reaktion (z. B. durch lokale Zirkulationsstörungen, immunologische Reaktion) oder bei fehlender Reaktion des Organismus (z. B. bei Agranulozytose). Nicht belebte Noxen (Wärme, ionisierende Strahlen, Laugen oder Säuren) rufen dagegen – bei entsprechender Stärke und Dauer der Einwirkung – unmittelbar einen ausgedehnten Gewebeuntergang hervor. Diese Form der Schädigung bezeichnet man als alterative Entzündung.

• **Chronische Entzündungen** führen nach unterschiedlich langer Entwicklungsdauer zu einer Atrophie (atrophische Entzündung), zu einer Hypertrophie (hypertrophische Entzündung) oder zu einer Metaplasie des betroffenen Gewebes.

Eine **granulierende Entzündung** besteht aus einem kapillarreichen Gewebe mit vereinzelten Entzündungszellen und Bindegewebszellen im Stroma.

Die **granulomatöse Entzündung** weist eine Vermehrung örtlicher Zellen (Kapillaren, Histiozyten, Makrophagen, Fibroblasten) auf. Diese Entzündungsform ist durch eine komplexe Gewebereaktion gekennzeichnet, bei der Nekrosen, Bindegewebe, neu gebildete Kapillaren und Makrophagen in unterschiedlicher quantitativer Zusammensetzung vorkommen können. Granulome treten bei verschiedenen spezifischen Entzündungen, immunolo-

gischen Erkrankungen sowie als Fremdkörperreaktion auf.

– Das **Sarkoidosegranulom** besteht nur aus einer zelligen Proliferation; eine Nekrose fehlt. Diese Form kommt bei der Boeck-Krankheit sowie bei der rein produktiven Tuberkulose vor.

– Das **tuberkulöse Granulom** setzt sich aus Epitheloidzellen, Lymphozyten und Langerhans-Riesenzellen zusammen, die eine zentrale käsige Nekrose einschließen.

– Das **pseudotuberkulöse Granulom** zeigt eine retikulozytär abszedierende Reaktion (Nekrosen mit Granulozyten und histiozytärer Demarkation). Diese Entzündungsform tritt bei Yersiniose (Y. pseudotuberculosis) und bei einigen viralen Entzündungen auf.

– Das **rheumatische Granulom** weist eine kleine zentrale Bindegewebenekrose (fibrinoide Nekrose) auf, die später von großen Zellen (Anitschkow-Zellen) umgeben und zu einer bindegewebigen Narbe abgebaut wird.

– Das **rheumatoide Granulom** besteht aus einer zentralen Bindegewebenekrose (fibrinoide Nekrose) mit wallartig begrenzenden Histiozyten.

– Das **Fremdkörpergranulom** zeigt eine fibröszellige Reaktion und schließt einen Fremdkörper ein, der von mehrkernigen Riesenzellen umgeben wird.

6 Immunologische Krankheiten

Die Unversehrtheit des Individuums ist von einer effektiven Abwehr gegen mögliche Noxen abhängig und stützt sich auf unspezifische (nicht adaptive), angeborene (»Resistenz«) und auf spezifische, nach der Geburt erworbene Abwehrmechanismen. Beide Systeme sind durch Kopplung über Mittlersubstanzen eng verzahnt. Die Reaktionen der unspezifischen Abwehrsysteme richten sich gegen alle potenziell schädigenden Stoffe oder Mikroorganismen und benötigen keine vorherigen Kontakte mit dem Krankheitserreger. Das spezifische Abwehrsystem setzt dagegen einen ersten Kontakt voraus, um Abwehrstoffe zu bilden. Das Immunsystem kann von der normalen Reaktionslage (Normergie) abweichend verstärkt (Hyperergie), vermindert (Hypoergie) oder gar nicht (Anergie) reagieren. Bei einer Hyperergie kommt es zu einer immunreaktiv bedingten Schädigung des Organismus durch frei gewordene Substanzen oder aktivierte Zellen. In diesen Fällen spricht man von einer Allergie oder Überempfindlichkeitsreaktion und bezeichnet das entsprechende Organ oder Gewebe als sensibili-

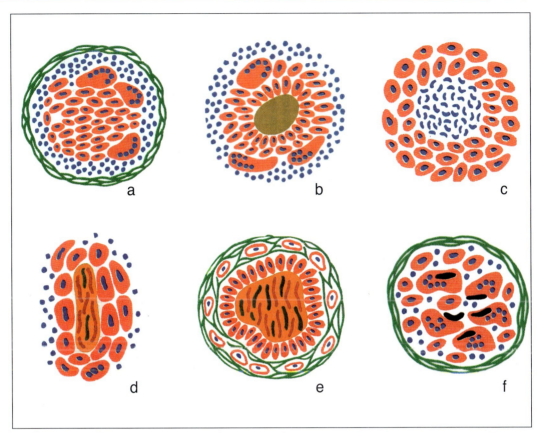

Abb. 1-16. Granulome. a) Granulom vom Sarkoidtyp. Im Zentrum finden sich dichte Ansammlungen von Epitheloidzellen, die mehrkernige Riesenzellen vom Langhans-Typ einschließen. Die mittlere Schicht besteht aus Lymphozyten. Die äußere Begrenzung besteht aus einem schmalen Saum von kollagenen Fasern. **b) Granulom vom tuberkulösen Typ.** Eine zentrale käsige Nekrose wird von Epitheloidzellen und Langhans-Zellen umgeben. Außen findet man Lymphozyten. **c) Granulom vom Pseudotuberkulose-Typ.** Eine knotenförmige Ansammlung von Epitheloidzellen schließt eine zentrale leukozytenreiche Nekrose ein. **d) Rheumatisches Granulom.** Eine zentrale fibrinoide Nekrose wird von Epitheloidzellen und Lymphozyten umgeben. **e) Rheumatoides Granulom.** Eine zentrale fibrinoide Nekrose wird von einem Epitheloidzellsaum umgeben. Außen finden sich kollagene Fasern, Fibroblasten und Makrophagen. **f) Fremdkörpergranulom.** Im Vordergrund stehen ungeordnete mehrkernige Riesenzellen, die Fremdkörper umgeben oder einschließen. Dazwischen finden sich Lymphozyten. Die Peripherie zeigt eine unterschiedlich starke Fibrosierung.

siert. Allergische Reaktionen können humoral (Grundtypen I bis III) oder zellulär (Grundtyp IV) bedingt sein. Neuerdings wird eine zusätzliche Reaktionsform der humoralen Allergie als Typ V bezeichnet.

6.1 Grundtypen der allergischen Reaktion

• Beim **Anaphylaxietyp** (Grundtyp I, Reagintyp, Soforttyp) sind die an Mastzellen gebundenen Immunglobuline vom IgE (Reagine) Träger der allergischen Reaktion, die unter bestimmten Vorausset-

zungen bei den meisten Menschen vorkommen kann. Einige Menschen reagieren »spontan« gegen eine Reihe von Umweltantigenen (Pollen, Staub, Farbstoffe und Pilze). Diese Disposition (Atopie) tritt familiär gehäuft auf und ist wahrscheinlich genetisch bedingt. Krankheitsäquivalente des Grundtyps I sind der anaphylaktische Schock sowie die atopisch bedingten Krankheiten: Asthma bronchiale, Heuschnupfen, Neurodermitis und Nesselfieber (Urtikaria).

- **Zytotoxische Immunreaktionen** (Grundtyp II) werden von Antikörpern vom IgG- oder IgM-Typ ausgelöst, die mit antigenen Bestandteilen von Zellen oder Basalmembranen reagieren. Vielfach wirken körpereigene Zellen als Antigene, z. B. im Rahmen von Autoaggressionskrankheiten. Die Antigen-Antikörper-Reaktion kann zu einer Zusammenballung (Agglutination) von Zellen führen oder über die Beteiligung des Komplementsystems zur Abtötung und Auflösung bzw. zu einer Opsonierung und Phagozytose der Zellen. Krankheitsäquivalente sind der hämolytische Transfusionszwischenfall, immunhämolytische Anämien und Antibasalglomerulonephritis beim Goodpasture-Syndrom.

- Bei **Immunkomplexreaktionen** (Grundtyp III) bilden sich größere Immunkomplexe, die reichlich Komplement binden und an Gefäßen präzipitieren. Freigesetzte Mediatoren des Komplementsystems stimulieren die Einwanderung von neutrophilen Granulozyten, deren Enzyme die eigentliche Schädigung verursachen und eine Entzündung hervorrufen. Krankheitsäquivalente sind die Serumkrankheit, die akute und die chronische Form der Immunkomplexglomerulonephritis sowie die Farmerlunge.

- **Hyperergie Grundtyp IV.** Die Überempfindlichkeitsreaktion vom verzögerten Typ (Spätreaktionen) werden durch spezifisch sensibilisierte T-Lymphozyten hervorgerufen und manifestieren sich in vier verschiedenen Formen:
  - **Träger des lymphotoxischen Typs** sind sensibilisierte zytotoxische Lymphozyten, die sich dem Antigen bzw. den Antigen tragenden Zellen anlagern und sie zerstören. Typische Krankheitsäquivalente dieser Reaktion sind die akute Transplantatabstoßung, die Graft-versus-host-Reaktion und eine Reihe von Autoaggressionskrankheiten. Auch die Tuberkulinreaktion ist eine Manifestation dieses Reaktionstyps.
  - Die **granulomatöse Reaktion** tritt bei einer Antigenpersistenz oder bei rekurrierender Infektion auf. Zu den Ursachen zählen fakultativ intrazellulär lebende Bakterien (z. B. Tuberkelbakterien). Die Entwicklung der Granulome wird durch Induktor-T-Zellen verursacht, deren Lymphokine zu einer Einwanderung, Vermehrung und Aktivierung von Makrophagen führen. Überdies wandeln sie Makrophagen in Epitheloidzellen um, die zu Riesenzellen vom Langhans-Typ zusammenfließen können.
  - Der **Kontaktallergietyp der verzögerten Reaktion** tritt vorwiegend an der Haut auf. Auslösend sind meist Haptene, die in die Haut eindringen

und sich dort mit körpereigenem Eiweiß verbinden. Bei einem erneuten Antigenkontakt sammeln sich sensibilisierte Lymphozyten innerhalb von 24 bis 48 Stunden im Kontaktbereich an und reagieren dort mit dem Antigen. Charakteristisch ist, dass sich die Ekzemreaktion primär an der Kontaktstelle mit der allergenen Substanz entwickelt.
  - Der **Basophilentyp der verzögerten Immunreaktion** wird durch subkutane Injektion kleiner Dosen von Proteinantigenen hervorgerufen und ist bei Hautverletzungen durch Parasiten (Insektenstiche, Zerkarien) besonders ausgeprägt. Histologisch enthält das Infiltrat reichlich Mastzellen. Pathogenetisch wirken sensibilisierte Induktor-T-Zellen, die den chemotaktischen Faktor der basophilen Leukozyten freisetzen. Die eingewanderten Mastzellen reagieren – über ihren Fc-Rezeptor – mit lokal gebildeten Immunkomplexen mit Degranulierung und Freisetzung vasoaktiver Substanzen.

- Beim **Rezeptor-Antikörper-Typ** (Grundtyp V), der früher dem Grundtyp II zugeordnet wurde, bildet der Organismus Antikörper gegen Hormonrezeptoren. Die an den Rezeptor gebundenen Antikörper können die Hormonwirkung auf die Zelle blockieren oder sie stimulieren. Krankheitsäquivalente sind die Autoimmunthyreose, die Myasthenia gravis, der insulinresistente Diabetes u. a.

6.2 Autoaggressionskrankheiten

Autoaggressionskrankheiten (Autoimmunkrankheiten) beruhen auf einer Aufhebung der Toleranz des Organismus gegenüber bestimmten Autoantigenen. Bei organspezifischen Autoantigenen reagiert das Immunsystem nur mit einem Organ. Kreuzreaktionen mit den entsprechenden Organen anderer Spezies sind häufig. Bei nicht organspezifischen Autoantigenen kommt es zu einer systemischen Immunreaktion, Kreuzreaktionen aber fehlen. Autoimmunreaktionen treten auf:
- wenn das Immunsystem Kontakt zu körpereigenen Substanzen bekommt, mit denen es normalerweise nicht in Berührung steht (Augenlinse, Glaskörper, Schilddrüsenkolloid, Markscheiden, Spermatozoen, Intrinsic-Faktor)
- wenn körpereigene Substanzen in ihrer Molekularstruktur so verändert werden, dass sie als Autoantigene wirken (Gewebenekrosen, Verbrennungen und Gewebeeinschmelzungen, Virusbefall, Medikamente mit Haptenwirkungen)

– wenn körpereigene Substanzen gemeinsame determinierende Gruppen mit einem Fremdantigen aufweisen (Kreuzreaktion)
– wenn ein Verlust an Suppressorzellen oder eine Vermehrung der Helferzellen stattfindet.

Da die Autoaggressionskrankheiten vielfach familiär gehäuft vorkommen, nimmt man an, dass die Immunreaktivität gegen körpereigene Antigene einer genetischen Kontrolle unterliegen. **Typische Autoaggressionskrankheiten** sind die chronische Thyreoiditis (Hashimoto), die Myasthenia gravis, die chronische atrophische Gastritis vom Korpustyp (Gastritis Typ A) und die Kollagenosen.

6.3 Defektimmunopathien

Störungen in der spezifischen Infektabwehr werden als Defektimmunopathien bezeichnet. Sie kommen primär (kongenital) oder sekundär (erworben) vor und können das B-Zell-System, das T-Zell-System sowie beide Systeme gleichzeitig betreffen. AIDS ist ein weltweit verbreitetes erworbenes Immundefektsyndrom. Von besonderer Bedeutung sind die medikamentös bedingten Immundefekte, wie sie nach Behandlung mit Zytostatika, Immunsuppressiva oder Röntgenstrahlen auftreten. Alle Immundefekte führen zu einer erhöhten Infektanfälligkeit. Bei Störungen in der humoralen Immunität besteht eine erhöhte Anfälligkeit für bakterielle Infektionen. Bei Defekten im zellulären Abwehrsystem stehen Infektionen durch Viren, Pilze und Protozoen im Vordergrund. Bei T-Zell-Defektimmunopathien (besonders bei AIDS) treten maligne Tumoren gehäuft auf.

6.4 Transplantatimmunologie

Eine Schlüsselstellung im Rahmen von Transplantationsreaktionen nehmen die Histokompatibilitätsantigene ein. Je stärker der Unterschied zwischen Empfänger und Spender hinsichtlich der Transplantationsantigene ist, umso früher und umso häufiger kommt es zu einer Transplantatabstoßung. Ferner beeinflusst auch die Art des Transplantats die Abstoßung. Die stärksten Abwehrreaktionen finden sich bei Haut-, Dünndarm- und Knochenmarktransplantaten. Bei Nieren- und Herztransplantaten ist die Abstoßungsreaktion mittelstark. Bei Lebertransplantaten kann sie so schwach sein, dass das Organ ohne jegliche immunsuppressive Therapie toleriert wird (Spontantoleranz). Der Verlauf der Abstoßungsreaktion wird von der Antigenexpression der verschiedenen Gewebezellen sowie von der metabolischen Aktivität und der Regenerationsfähigkeit der Parenchymzellen bestimmt. Die stärkste Expression von Histokompatibilitätsantigenen (Klasse I und II) weisen beim Menschen die Gefäßendothelien auf. Dementsprechend laufen hier die ausgeprägtesten Immunreaktionen ab.

Je nach **zeitlichem Auftreten der Abstoßungsreaktion** unterscheidet man hyperakute, akute und chronische Transplantatabstoßungen.

– **Hyperakute (perakute) Abstoßungsreaktionen** werden in der Regel durch präformierte zytotoxische Antikörper verursacht, wobei die Sensibilisierung durch vorangegangene Bluttransfusionen, Transplantationen oder Schwangerschaften erfolgt sein kann. Sie treten innerhalb von Minuten bis Stunden auf. Feingeweblich sieht man bei der Abstoßungsreaktion Ansammlungen von segmentkernigen Granulozyten, Nekrosen der Gefäßwand und Thrombosen.
– Die **akute Abstoßungsreaktion** ist vorwiegend eine zellvermittelte Immunreaktion, an der sowohl die CD8-positiven als auch die CD4 positiven Effektor-T-Lymphozyten teilnehmen. Sie tritt nach 2 bis 10 Tagen auf und ist durch eine zunehmende Infiltration mit Lymphozyten gekennzeichnet. Später wandern auch Makrophagen ein. Nach dem 10. Tag werden zusätzlich Antikörper wirksam, die zu fibrinoiden Nekrosen kleiner und mittelgroßer Arterien sowie zur stenosierenden Intimawucherung der Arterie führen.
– Die **chronische Abstoßungsreaktion** wird nur nach Transplantation von Organen beobachtet; sie tritt nach Wochen bis Jahren auf. Ursache ist eine chronische allergische Reaktion vom Immunkomplextyp.

Die **Graft-versus-host-Reaktion** (GVHR) ist die Folge einer Sensibilisierung von immunkompetenten, mit dem Transplantat übertragenen Lymphozyten des Spenders gegen Antigene des Empfängers. Voraussetzung für eine GVHR ist eine immunologische Inkompetenz des Empfängers. Dabei lassen sich ähnlich wie bei der Transplantatabstoßung eine akute und eine chronische Reaktion nachweisen. Beim Menschen wird eine GVHR nach Knochenmarktransplantation beobachtet. Die akute Reaktion ist durch die Symptomtrias (Dermatitis, Gastroenteritis und Hepatomegalie mit Ikterus und Transaminasenanstieg) gekennzeichnet. Die chronische Reaktion führt zu Bildern, die Autoimmunkrankheiten ähneln, wie die chronische aggressive Hepatitis,

Sjögren-Syndrom, Sklerodermie, Lupus erythematodes und Malabsorptionssyndrom.

6.5 Tumorimmunologie

An der Zerstörung von Tumorzellen sind das B- und T-Zell-System beteiligt. Eine entscheidende Rolle spielen wahrscheinlich die natürlichen Killerzellen (NK-Zellen) und die aktivierten Makrophagen, die Tumorzellen ohne spezifische Stimulierung zerstören können. Die Aktivierung der Makrophagen erfolgt hauptsächlich durch Lymphokine tumorspezifischer T-Zellen. Die Wirkung der NK-Zellen wird durch das von diesen Zellen gebildete Interferon verstärkt. Trotz dieser immunologischen Überwachung kommt es zur Entstehung und Entwicklung von bösartigen Tumoren. Verschiedene Mechanismen werden diskutiert.

– **Humorale Antikörper** oder **Immunkomplexe** maskieren die tumorspezifischen Antigene und entziehen die Tumorzellen dem Zugriff der übrigen Zellen.
– Die Tumorzellen setzen größere Mengen von **tumorspezifischen Antigenen** frei, die die Rezeptoren an der Oberfläche der Effektorzellen (NK-Zellen, K-Zellen, zytotoxische T-Zellen) abdecken (eine Reaktion dieser Zellen mit den Tumorzellen bleibt aus).
– Die Tumorzellen bilden zu **wenig spezifische Antigene**, sodass das Immunsystem nicht oder nur ungenügend stimuliert wird.
– Die mit dem Alter absinkende Leistungsfähigkeit des Immunsystems führt zu einer **ungenügenden Bereitstellung von immunkompetenten Zellen**.
– Eine tumorbedingte **Aktivierung der T-Suppressor-Lymphozyten** löst eine Toleranz gegenüber dem Tumorantigen aus.
– Die **Abwesenheit bestimmter Gene**, die für die Erkennung tumorspezifischer Antigene erforderlich sind, verhindert eine Stimulierung des Immunsystems durch den bösartigen Tumor.

7 Postnatale Differenzierungs- und Wachstumsstörungen

7.1 Atrophie

Als **Atrophie** bezeichnet man die erworbene Verkleinerung eines Organs (im fortgeschrittenen Alter = Involution oder physiologische Atrophie). Die Atrophie ist von der Hypoplasie abzugrenzen, bei der ab dem Zeitpunkt der Geburt das Organ klein bleibt. In diesen Fällen kommt es bei paarigen Organen (z. B. Nieren) zu einer kompensatorischen Hypertrophie des kontralateralen Organs.

Die Atrophie kann Folge einer Verminderung der Zellzahl (numerische oder quantitative Atrophie) oder einer Verkleinerung der einzelnen Zellen (qualitative Atrophie) sein. Verschiedene Ursachen kommen für diese Veränderungen in Frage:

– Fehlende oder herabgesetzte Funktion (*Atrophia ex non uso:* Muskelatrophie in einer stillgelegten Extremität)
– Mangelnde Durchblutung oder fehlende nervale Stimulierung (Muskelatrophie bei Lähmung)
– Atrophie bei Kachexie.

Eine Atrophie, die mit einer verstärkten Zelleinlagerung von Lipofuszin einhergeht, verleiht dem Organ eine dunkelbraune Farbe (braune Atrophie der Leber oder des Myokards). Der atrophiebedingte parenchymatöse Substanzverlust kann gelegentlich durch eine Vermehrung von Fettgewebe (Vakatwucherung) ersetzt werden. Dieser Befund ist typisch für das Hilumgewebe von Schrumpfnieren.

7.2 Hypertrophie – Hyperplasie

Die erworbene Vergrößerung eines Organs kann als **Hypertrophie** durch die Vergrößerung der einzelnen Zellen bedingt sein. Dies trifft für die Verdickung einer Herzkammerwand zu. Bei der **Hyperplasie** nimmt das Organ durch eine Zellvermehrung an Masse zu. Diese Veränderung kommt typischerweise bei endokrinen Organen vor. Bei der Pseudohypertrophie wird die Organvergrößerung durch Einlagerung von Gewebe (z. B. Fettgewebe in einem atrophischen Muskel) oder Substanzen (z. B. Amyloid) hervorgerufen.

7.3 Metaplasie

Als Metaplasie bezeichnet man die Umwandlung eines Gewebes in eine andere Gewebeart. Relativ häufige Beispiele sind:

– Die **Plattenepithelmetaplasie**. Ein metaplastisches mehrschichtiges Plattenepithel entsteht durch Vermehrung der Basal- oder Reservezellen und kann mit oder ohne Verhornung einhergehen. Diese Veränderung kommt im Zylinderepithel der Atemwege sowie in der Cervix uteri vor. Als Metaplasie kann auch die Umwandlung eines nicht verhornten in ein verhorntes Epithel (z. B. Mundhöhle) bezeichnet werden. Eine Sonderform stellt die Leukoplakie dar, die klinisch als weißer Fleck imponiert. In ihrer einfachen Form

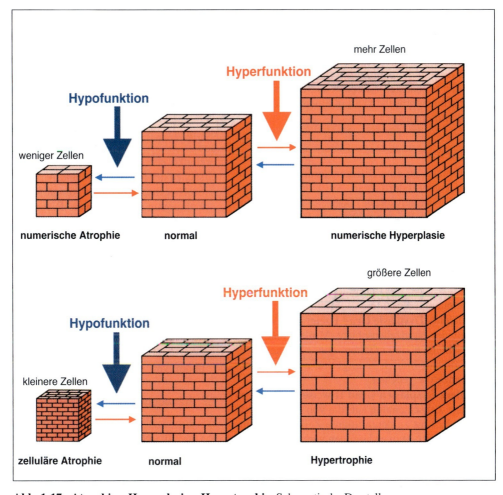

Abb. 1-17. Atrophie – Hyperplasie – Hypertrophie. Schematische Darstellung.

manifestiert sie sich als umschriebene Epithelverdickung mit Verhornung. Schwere Formen gehen mit einer gesteigerten Proliferation und mit Atypien einher und stellen dann eine Präkanzerose dar.

– Die **Becherzellmetaplasie** ist gekennzeichnet durch eine Vermehrung von Becherzellen (z. B. in den Atemwegen) nach einer Reizeinwirkung

– Bei der **enteralen Metaplasie** der Magenschleimhaut liegt eine Becherzellvermehrung mit Paneth-Zellen vor, die an Darmschleimhaut erinnert; sie kommt im Rahmen einer chronischen Gastritis vor.

– **Knorpel- und Knochengewebe** können als Metaplasien im Weichteilgewebe oder im Tumorstroma vorkommen. Die Myositis ossificans entsteht in einer quer gestreiften Muskulatur nach traumatischer Einwirkung.

– **Fettzellenmetaplasie.** Knochenmark kann sich bereits unter physiologischen Bedingungen in ein Fettzellmark umwandeln.

7.4 Ektopie – Dystopie – Heterotopie

Von der Metaplasie sind die Begriffe Ektopie, Dystopie und Heterotopie abzugrenzen; dabei handelt es sich um eine Verlagerung eines Organs oder von Gewebe in ein anderes Organ. Als Beispiel ist die Endometriosis externa zu nennen, eine Verlagerung von endometrialen Drüsen mit umgebendem Stroma außerhalb des Uterus: Ovarien, Tuben, Peritoneum, Lymphknoten, Dünndarmwand. In den zervikalen Lymphknoten findet man gelegentlich ektopes

Schilddrüsengewebe, das eine Metastase vortäuscht. Es kann auch entlang des Ductus thyreoglossus bis zum Zungengrund verlagert sein. Ektopes Nebennierenrindengewebe wird nicht selten als kleines Knötchen unter der Nierenkapsel, seltener am Hoden beobachtet. Ektopes Pankreas- oder Magenschleimhautgewebe kann in einem Meckel-Divertikel vorkommen.

7.5 Dysplasie

Die Dysplasie ist eine Differenzierungsstörung in einem Gewebe oder Organ. Sie kann angeboren (zystische Nierendysplasie) oder erworben (Portiodysplasie) sein. Bei der erworbenen Dysplasie liegt eine Reifungsstörung vor, sodass sich Basalzellen in den oberen Zelllagen eines Plattenepithels nachweisen lassen. Reifungsstörungen kommen auch als intraepitheliale Einzelzellverhornungen (Dyskeratosen) vor. Je nach Schweregrad unterscheidet man drei Dysplasiegrade.

– Die **leichte Dysplasie Grad I** zeigt eine Verbreiterung der Basalzellenschicht. Mittlere und obere Zellschichten sind erhalten. Diese Formen werden als entzündlich bedingt und noch nicht als Präkanzerose gedeutet.
– **Mittlere Dysplasien Grad II** weisen eine aufgehobene Zellschichtung auf, die von der Basalzellenschicht bis zu den mittleren Zelllagen reicht. Mitosen oder Atypien kommen vereinzelt vor.
– Bei der **schweren Dysplasie Grad III** ist die normale Schichtung vollständig aufgehoben. Mitosen und Atypien sind reichlich vorhanden. Der Befund entspricht in seinem biologischen Verhalten einem Carcinoma in situ.

Die Veränderungen werden in der Portio uteri unter dem Begriff **CIN I** bis **III** (Cervical Intraepithelial Neoplasia) zusammengefasst. Inzwischen werden diese Bezeichnungen auch für andere Organe verwendet (**VIN** = Vulvadysplasien, **VaIN** = Vaginaldysplasien, **PIN** = Prostatadysplasien).

7.6 Riesenzellbildung

Riesenzellen sind durch ihre Größe gekennzeichnet (meist 10-mal größer als ein Erythrozyt). Sie entstehen durch Fusion von Zellen oder durch unvollständige Zellteilung. Ihr Nachweis ist meist von diagnostischer Bedeutung. Ein- oder mehrkernige Riesenzellen können unter normalen Bedingungen (Riesenzellen im Knochenmark [Megakaryoblasten, Megakaryozyten] oder in der Plazenta [choriale Riesenzellen]) sowie als pathologischer Befund vorkommen. Die Zellen sind epithelialen, mesenchymalen oder gliösen Ursprungs. Unter Berücksichtigung der Anordnung der Zellkerne unterscheidet man geordnete (z. B. Langhans-Riesenzelle) und ungeordnete Riesenzellen (Tumor- oder Fremdkörperriesenzellen). Formalpathogenetische Ursachen der Riesenzellen sind:
– Stoffwechselstörungen: Touton-Riesenzellen
– Entzündungen: Langhans-Riesenzelle, Fremdkörperriesenzellen, Viruserkrankungen (Masern, Zytomegalie)
– Hyperplasien und tumorartige Veränderungen: Epulis gigantocellularis.
– Tumorriesenzellen: stark verwilderte maligne Tumoren (Karzinome und Sarkome) zeigen große, ungeordnete mehrkernige Tumorzellen. Bei einigen Neubildungen und Systemerkrankungen kommen typische Riesenzellen (z. B. Hodgkin- und Sternberg-Reed-Zellen beim Hodgkin-Lymphom) vor.

7.7 Präneoplasien

Präneoplasien sind Tumorvorstufen (Präkanzerose = Vorstufe der bösartigen epithelialen Neubildungen). Dabei ist zu berücksichtigen
– wie häufig bestimmte Organ- oder Gewebeveränderungen in eine bösartige Neubildung übergehen und
– wie lange es bis zu dieser Entartung dauert.

Bei den Präneoplasien handelt es sich um bestimmte Organveränderungen (z. B. Leberzirrhose, Colitis ulcerosa, Paget-Krankheit des Knochens), die in ihrem späteren Verlauf durch einen bösartigen Tumor kompliziert werden oder um Gewebeveränderungen (Carcinoma in situ, Bowen-Krankheit, Queyrat-Krankheit, proliferierende Leukoplakie), die später in ein infiltrierend wachsendes Karzinom oder Sarkom übergehen. Präkanzerosen, die in über 70% der Fälle in weniger als 5 Jahren in einen bösartigen Tumor übergehen, werden als **obligat**, Veränderungen, die seltener oder später entarten, als **fakultativ** bezeichnet.

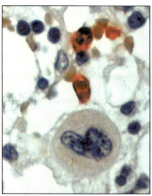

Knochenmarkriesenzelle (Megakaryo-zyt). Chlorazetatesterase-Reaktion.

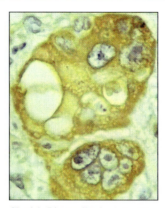

Choriale Riesenzellen in einer norma-len Plazenta. Immunhistochemischer Gonadotropin-Nachweis.

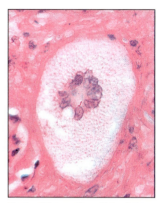

Touton-Riesenzellen. Vakuolisiertes Zytoplasma. Zentral kranzförmig ange-ordnete Zellkerne. HE-Fbg.

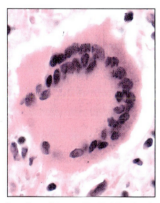

Langhans-Riesenzelle. Hufeisenförmi-ge Anordnung der Kerne. HE-Fbg.

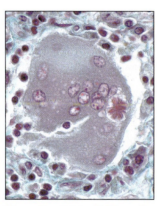

Riesenzelle mit Asteroid-Körper. Zy-toplasmaeinschluß bei Sarkoidose. Goldner-Fbg.

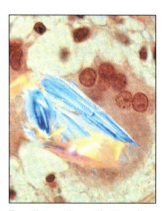

Fremdkörperriesenzelle. Doppelbre-chende Fremdkörper in einer Fremdkör-perriesenzelle. HE-Fbg. – POL.

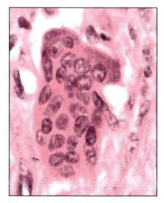

Riesenzelle bei Epulis gigantocelulla-ris. HE-Fbg.

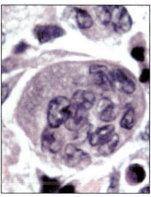

Tumorriesenzelle in einem verwilder-ten Sarkom. HE-Fbg.

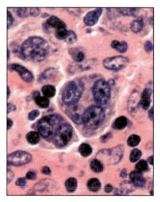

Sternberg-Reed-Zelle bei Hodgkin-Lymphom. Riesenzelle mit zentralen, sich überlappenden Kernen. HE-Fbg.

Abb. 1-18. Normale und pathologische Riesenzellen

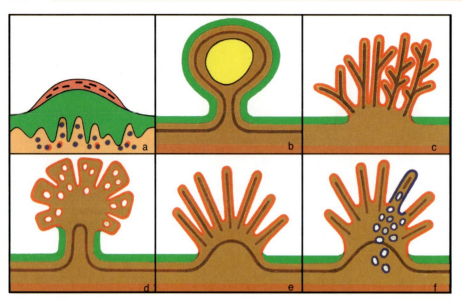

Abb. 1-19. Gutartige Tumoren und tumorartige Veränderungen. a) Leukoplakie.
b) Pseudopolyp durch ein submuköses Lipom. **c)** Harnblasenpapillom. **d)** Tubuläres Dickdarmadenom. **e)** Villöses Dickdarmadenom. **f)** Villöses Adenome mit schweren Atypien und
beginnender Wandinfiltration.

7.8 Neubildungen

Begriffsbestimmung. Neubildungen (echte Geschwülste, Tumoren) sind abnorme Gewebemassen
aus körpereigenen Zellen, die in ihrem irreversiblen
Wachstum nicht der Regulation übergeordneter
Zentren des Organismus unterliegen.

Die **Systematik der echten Tumoren** erfolgt nach
verschiedenen Gesichtspunkten.

• **Ursprung der Neubildung.** Man unterscheidet
primäre und sekundäre Tumoren. Letztere entwickeln sich als Metastase – fern von dem Muttergewebe, aus dem die Neubildung hervorgegangen ist
– und sind somit immer als bösartig einzustufen.

• **Dignität.** Es handelt sich um einen klinischen
Begriff, der auf das biologische Verhalten der Neubildung hinweist und durch folgende Eigenschaften
gekennzeichnet ist:
– **Gutartige Neubildungen** zeigen ein langsames,
expansives Wachstum, infiltrieren nicht das ortsständige oder umgebende Gewebe, setzen keine
Fernmetastasen und neigen nach vollständiger
Entfernung nicht zum Rezidiv. In der Regel weisen sie nur geringe klinische Symptome auf.
– **Bösartige Tumoren** zeigen ein rasches, destruktives Wachstum mit Gefäßinvasion. Sie können

Metastasen setzen und neigen zum Rezidiv. Häufiger werden sie zumindest in einem fortgeschrittenen Entwicklungsstadium von ausgeprägten
klinischen Symptomen begleitet.

– Sind die klinischen Malignitätszeichen nur gering ausgeprägt, dann spricht man von einem
niedrig malignen Tumor (low grade). Bei besonders ausgeprägten Malignitätszeichen bezeichnet man die Neubildung als **hoch maligne**
(high grade).

Die **Dignität einer Neubildung** wird empirisch
vom histologischen Bild abgeleitet. Dabei ist zu beachten, dass die Neubildung mit einem gutartigen
histologischen Bild bei entsprechender Lokalisation
durchaus ein bösartiges Verhalten zeigen kann. Als
wichtigstes Malignitätskriterium wird die Fähigkeit
zur Metastasierung angesehen. Tumoren, die in der
Regel keine oder Spätmetastasen setzen, aber mit
einem lokal destruktiven Wachstum einhergehen
oder frühzeitig rezidivieren, wurden früher als se-
mimaligne eingestuft. Heute hat man jedoch die
meisten Neubildungen eindeutig eingestuft (so z. B.
das Zylindrom als adenoid-zystisches Karzinom,
das Basaliom als Basalzellenkarzinom und auch
den Karzinoidtumor – mit Ausnahme der Appen-
dixlokalisation – als maligne kodiert). Diese semi-
malignen Neubildungen werden z. T. als niedrig

Dignität der Tumoren: Unterschiede zwischen gut- und bösartigen Neubildungen

Merkmale	Gutartiger Tumor	Bösartiger Tumor
Alter	vorwiegend bei Jugendlichen	vorwiegend bei älteren Menschen
Tumorlokalisation	In allen Organen und Systemen kommen gut- und bösartige Tumoren vor. Die Dignität hängt letztlich vom biologischen Verhalten der jeweiligen Neubildung ab: So kann sich ein histologisch gutartiger Tumor bösartig verhalten (z. B. ein Angiom im Gehirn).	
Klinische Symptomatik	eher arm, unspezifisch; zahlreiche Ausnahmen (z. B. endokrine Geschwülste)	ausgeprägt, häufig aber erst im fortgeschrittenen Stadium
Verlaufsdauer	lang (Jahre, Jahrzehnte)	eher kurz (Monate)
Spezifische Zelleistung	häufiger vorhanden	fehlt meistens
Wachstum (Basalmembran)	expansiv, verdrängend erhalten	infiltrativ, destruierend durchbrochen
Metastasen (örtliche Blut- und Lymphgefäße)	fehlen frei	häufiger vorhanden tumorinfiltriert
Rezidiv	kann vorkommen	häufig
Organveränderungen	Druckatrophie	Destruktion, Nekrosen
Tumorkapsel	Pseudokapsel	fehlt
Konsistenz	unterschiedlich	meist weich
Schnittfläche	einheitlich	bunt (Blutungen, Nekrosen)
Gewebetyp (Muttergewebe)	reif (= homolog)	unreif (= heterolog)
Zellreichtum	oft zellarm	zellreich
Zellgröße und -form	regelmäßig, isomorph	unregelmäßig, polymorph
Zellatypien	fehlen	vorhanden
Mitosen (Zahl und Typ)	selten, typisch	zahlreich, atypisch
Chromatin	regelmäßig verteilt	unregelmäßig verteilt, dicht
Chromosomen	euploid	aneuploid, Anomalien
Nukleolus	entspricht den Zellen des Muttergewebes	unterschiedlich groß, prominent mehrere Nukleolen
Kern-Zytoplasma-Relation	regelrecht	zu Gunsten des Kerns verschoben
Zytoplasmaanfärbbarkeit	regelrecht	häufig leicht basophil
Differenzierte Zellstrukturen	erhalten	fehlen häufiger

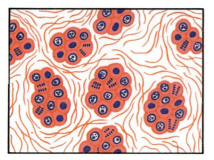

Solides Karzinom

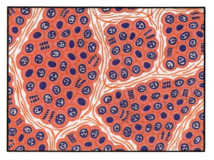

Medulläres Karzinom

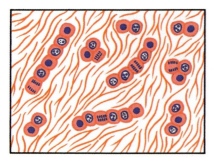

Szirrhöses Karzinom

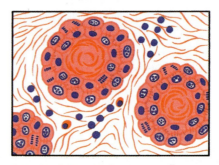

Verhorntes Plattenepithelkarzinom

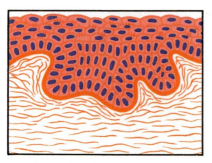

Basaliom (Basalzellenkarzinom)

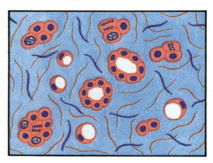

Gallertkarzinom mit Siegelringzellen

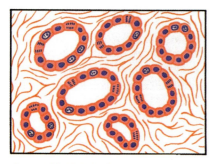

Drüsenbildendes Adenokarzinom

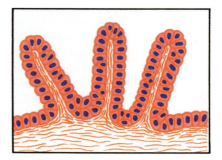

Papilläres Karzinom

Abb. 1-20. Morphologie der epithelialen Tumoren. Schematische Darstellung.

maligne eingeordnet. Nicht selten lässt sich die Gewebeveränderung aber nicht eindeutig einem gut- oder bösartigen Tumor zuordnen. In diesen Fällen spricht man von einem Grenzfall (Borderline-Tumor). Die meisten Borderline-Tumoren sind aber als niedrig maligne Neubildungen einzuordnen.

• Unter Berücksichtigung des morphologischen Bildes und der Ausbreitung der Geschwulst wird die **Prognose** ermittelt und anhand der Überlebensraten (prozentualer Anteil der Überlebenden oder tumorfreien Patienten mit einem bestimmten Tumor) quantifiziert. In der Regel wird ein Zeitraum von 5 Jahren angegeben (**5-Jahres-Überlebensrate** = 5-JÜR). Dabei ist zu berücksichtigen, dass Patienten, die 5 Jahre nach Krebsbehandlung noch leben, nicht als sicher geheilt anzusehen sind. Es wird lediglich festgestellt, dass sie tumorfrei oder besser frei von objektiven und subjektiven Tumorbefunden sind. Bei einigen Tumoren entscheidet sich das Schicksal des Patienten bereits nach 2 Jahren (z. B. bei germinativen Hodentumoren), bei anderen Neubildungen (Mamma- und Nierenkarzinome) können Rezidive und Metastasen auch noch nach 10 und 20 Jahren auftreten.

• **Morphologie.** Für die epithelialen Tumoren wird die morphologische Systematik bevorzugt. Beispiele sind solide, drüsenbildende, follikuläre, papilläre Karzinome und andere. Zystische Neubildungen werden als Kystome bezeichnet.

• **Histogenese.** Zahlreiche Neubildungen (insbesondere mesenchymale und neurogene Tumoren) werden nach dem Muttergewebe, aus dem sie hervorgegangen sind, benannt (Endung -om für gutartige, -sarkom für bösartige Geschwülste). Beispiele: Fettgewebe = Lipom/Liposarkom, Knorpel = Chondrom/Chondrosarkom, Muskel = Myom/Myosarkom, Gefäß = Angiom/Angiosarkom.

• **Besondere Kriterien.** Einige Neubildungen werden mit einem Eigennamen (Hodgkin-Lymphom, Ewing Sarkom) versehen. Als Mischtumoren bezeichnet man Neubildungen, die aus mehr als einem Keimblatt bestehen. Sind Abkömmlinge aller drei Keimblätter nachweisbar, dann spricht man von einem Teratom, das je nach Differenzierungsgrad reif oder unreif sein kann.

• **Ausbreitung der Tumoren.** Gutartige Tumoren zeigen ein vorwiegend expansives Wachstum. Sie verdrängen das umgebende Gewebe, das druckatro-phisch wird. Maligne Tumoren weisen ein überwiegend infiltrierend-destruktives Wachstum auf.

– Ein Tumor kann sich direkt, *per continuitatem* oder diskontinuierlich ausbreiten. An der Oberfläche (Innenfläche eines Organs) kann sich die Geschwulst vorwölben, zentral ulzeriert oder tellerförmig um eine zentrale Nekrose wuchern. In den meisten Fällen ist die Größe der Neubildung (Tumordurchmesser oder Infiltrationstiefe) prognostisch relevant. Der Begriff **Frühkarzinom** wurde für das auf die Mukosa oder Submukosa beschränkte Magenkarzinom eingeführt, um es wegen seiner wesentlich besseren Prognose von einem invasiven Magenkarzinom (mit Infiltration der Muscularis propria) abzugrenzen. Als **Mikrokarzinom** bezeichnet man die beginnende Stromainfiltration. Im Gegensatz zum Carcinoma in situ liegt hier bereits eine Durchbrechung der Basalmembran vor, die Infiltrationstiefe überschreitet jedoch nicht 5 mm. Auch dieser Begriff hat seine klinisch-prognostische und therapeutische Relevanz.

– Eine weitere Ausbreitungsform ist die **lymphogene Metastasierung**. Der Tumor infiltriert lokal Lymphgefäße und wächst in diesen bis zu den regionalen (erste Station) und lokoregionalen Lymphknoten (nächste Stationen). Lymphknotenmetastasen stellen die häufigste Absiedlung der Karzinome dar.

– **Hämatogene Metastasen** entstehen durch eine Ausbreitung von Tumoremboli auf dem Blutwege. Bevorzugt befallene Organe sind Lunge, Leber, Gehirn, Nieren und Knochen.

– Bei den **Serosametastasen** handelt es sich um eine direkte, diskontinuierliche Tumorausbreitung in einem serösen Hohlraum (Peritoneum, Pleura, Perikard). Gelöste Tumorzellen oder kleine Zellkomplexe eines Magen- oder Ovarialkarzinoms können sich auf der Serosa festsetzen (Implantationsmetastasen) und hier nach Anschluss an die Gefäßversorgung weiter proliferieren. Eine ähnliche Metastasierungsform gilt auch für die seltene intrathekale Ausbreitung (im Liquorraum) einer Neubildung im zentralen Nervensystem.

Kodierung der Tumoren. Die Tumordiagnose ist die Grundlage der Therapie, der Prognose und der epidemiologischen Erfassung der verschiedenen Krebsarten. Daher ist von einer Tumordiagnose zu fordern, dass sie sich auf eine international bekannte und anerkannte Systematik und Nomenklatur stützt. Ferner ist sie vollständig (Aufzählung aller prognostisch und/oder therapeutisch relevanten Angaben) und kodierfähig zu formulieren.

Eine **Tumordiagnose** wird gestellt unter Berücksichtigung
- der **ICD-O-Regeln** (internationale Klassifikation der onkologischen Krankheiten mit entsprechender Verschlüsselung),
- des **Tumorlokalisationsschlüssels** (Topographie),
- der **WHO** (Nomenklatur, Systematik, Morphologie, Dignität, Differenzierungsgrad) und
- des **Tumorausbreitungsschlüssels** (Staging: TNM, FIGO u. a.).

WHO-Systematik. Angaben zu der Nomenklatur, der Einteilung, der Morphologie, der Dignität und dem Differenzierungsgrad der Tumoren werden international bindend von der WHO vorgegeben.

Tumorlokalisation. Bevorzugt werden die genaueren Angaben des onkologischen Schlüssels (ICD-O), der differenziert auf die Topographie (früher T- und in der z. Z. gültigen Auflage als C-Kodierung) eingeht. Dieser Schlüssel sieht zwei Nummern für die Erfassung des Gesamtorgans und eine dritte Nummer für eine Unterteilung des Organs vor.

Die **Tumormorphologie** bezieht sich auf den histologischen und zytologischen Aufbau einer Neubildung. Diese Diagnosen werden unter dem Begriff **Morphologie (M:)** kodiert.

Unter Berücksichtigung der **Dignität** wird die Tumordiagnose mit folgenden Angaben des internationalen Schlüssels für Tumoren (ICD-O) ergänzt:
/0 gutartig
/1 fraglich oder unbekannt
/2 Carcinoma in situ
/3 bösartig
/6 Metastasen
/9 Primärtumor oder Metastase?

Der **Differenzierungsgrad** wird von einem Vergleich mit dem Muttergewebe, aus dem die Geschwulst hervorgegangen ist, abgeleitet. Für die Kodierung des Differenzierungsgrades (Grading) ist eine sechste Ziffer vorgesehen:
/1 Grad I für hochdifferenziert
/2 Grad II mittelgradig differenziert
/3 Grad III wenig differenziert
/4 Grad IV anaplastisch
/9 keine Angabe.

Für die malignen Lymphome:
/5 T-Zellen
/6 B-Zellen (B-Vorstufe)
/7 »0-Zelle«

In der zweiten Auflage der Internationalen Klassifikation der Tumorkrankheiten ist die Dignität einiger Neubildungen neu festgelegt worden: **Karzinoide** (mit Ausnahme der Appendixkarzinoide mit vorhersehbarem Verhalten) werden als bösartig (/3) kodiert. Auch die **Zystadenome des Ovars** werden nicht mehr als Borderline-Tumor (/1), sondern als maligne bezeichnet. Das Gleiche gilt für das **solitäre Plasmozytom**.

• **Tumorstadium.** Die Ausbreitung eines malignen Tumors (Staging) wird anhand des TNM-Systems quantifiziert. Es berücksichtigt die größere Ausbreitung des Primärtumors (**T** = Tumor), das Vorhandensein von Lymphknotenmetastasen (**N** [Nodes] = Zahl und Größe der Lymphknotenmetastasen) und das Vorhandensein von Fernmetastasen (**M** = Metastase). Dabei ist zu beachten, dass dieser Begriff sich nicht nur auf hämatogene Metastasen bezieht. Auch entfernte Lymphknotenabsiedelungen werden als M1 kodiert. Das **TNM-System** findet vorwiegend für die malignen epithelialen soliden Organtumoren Anwendung.

Für die gynäkologischen Neubildungen liegt ein entsprechender Vorschlag (**FIGO-Systematik**) vor. Maligne Lymphome werden bevorzugt nach der **Ann-Arbor-Klassifikation** unterteilt. Beim kleinzelligen Lungenkarzinom wird lediglich zwischen limited (lokalisiert) und extensiv disease (ausgedehnt) unterschieden.

2

Nervensystem

Inhalt

Zentrales Nervensystem

Speicherkrankheiten 36
Neurodegenerative Krankheiten 38
Vaskuläre Krankheiten 40
Entzündungen 44
 Meningitis 44
 Enzephalitis 45
 Viral bedingte Entzündungen 45
 Parasitäre ZNS-Krankheiten 48
 Neurolues 49
 Rickettsiosen 49
 Mykosen 50
Übertragbare spongiforme
Enzephalopathien 52
Demyelinisierende Krankheiten 53

Tumoren 54
 Neuroektodermale Tumoren 54
 Primitive neuroektodermale
 Tumoren (PNET) 56
 Tumoren bei hereditären Syndromen 57
 Sellatumoren – Keimzelltumoren 58
 Maligne Lymphome 59
 Meningeome 59

Peripheres Nervensystem

Neuropathien und Neuritiden 60
Hereditäre Neuropathien 60
Neuritis 60
Nervenscheidentumoren 61

Zentrales Nervensystem

Speicherkrankheiten

Es handelt sich um meist erbliche Krankheiten, bei denen ein Enzymdefekt vorhanden oder anzunehmen ist. Die Symptome entstehen entweder durch Speicherung von Vorstufen nicht regelrecht gebildeter Stoffwechselprodukte oder durch das Fehlen regelrechter Endprodukte. Bei einigen Krankheiten steht die Speicherung im Vordergrund (Gangliosidosen), bei anderen (Leukodystrophien) wird die klinische Manifestation durch einen Mangel (z. B. der Markscheiden) bestimmt.

Die Enzymdefekte betreffen Stoffwechselschritte, die nur im Nervensystem (Neurolipidosen) oder in verschiedenen Organen gleichzeitig (neuroviszerale Lipidosen) ablaufen.

• **Neurolipidosen** (GM_2-Gangliosidose, Tay-Sachs-Krankheit, amaurotische Idiotie). Histologisch findet man gespeicherte Ganglioside in den Nervenzellen im Hirn, im Rückenmark und im vegetativen Nervensystem. Dadurch entsteht eine auffällige Ballonierung der Nervenzellperikarya. Ultrastrukturell liegen typische Lamellenkörperchen vor.

Klinik. Die Krankheit betrifft meist Kinder, die entwicklungsretardiert sind und blind werden. Charakteristisch ist ein kirschroter Fleck am Augenfundus in der Makula.

• **Neuroviszerale Lipidosen.** In diesen Formenkreis gehören die **Gaucher-** und **Niemann-Pick-Krankheiten**, bei denen Substanzen des Sphingomyelinstoffwechsels in den Zellen des mononukleären Phagozytensystems (MPS), des Mesenchyms und des Parenchyms verschiedener Organe sowie in den Neuronen gespeichert werden. Die Zellen zeigen ein typisches morphologisches Bild (Gaucher-Zellen mit »zerknittertem« Zytoplasma, Niemann-Pick-Zellen mit schaumartigem Zytoplasma).

Die **klinische Symptomatik** hängt vom Organbefall (z. B. Splenomegalie) ab.

• **Glykosaminoglykan-Stoffwechselstörungen.** Gruppe von Krankheiten, bei denen unterschiedlich stark ausgeprägte Skelettanomalien (Gargoylismus oder Dysostosis multiplex) vorliegen. Bei den **Typen I** (Hurler), **II** (Hunter) und **III** (Sanfilippo) ist das Nervensystem mitbeteiligt. Histologisch erkennt man – wie bei den Gangliosidosen – eine erhebliche Ballonierung der Nervenzellen sowie eine Auflockerung des perivaskulären Gewebes.

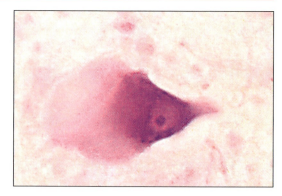

Abb. 2-1. Tay-Sachs-Krankheit. Durch Speicherung ballonierte Ganglienzelle. Kresylviolett-Fbg.

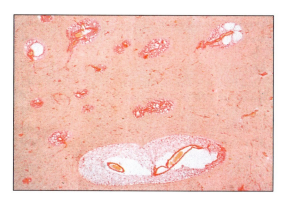

Abb. 2-2. Sanfilippo-Krankheit. Auflockerung und Verbreiterung des perivaskulären Gewebes. Gieson-Fbg.

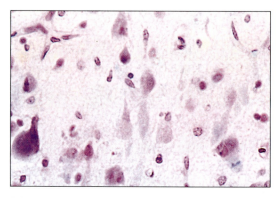

Abb. 2-3. Zeroidlipofuszinose. Mit Lipofuszin beladene Ganglienzellen. Methylviolett-Fbg.

• **Zeroidlipofuszinosen.** Krankheitsgruppe, bei der ultrastrukturell Einschlüsse nach Art von Lipofuszin nachgewiesen werden.

• **Stoffwechselstörungen des Lipoproteins.** Die seltenen Abetalipoproteinämien **(Bassen-Kornzweig-Krankheit)** und Analphalipoproteinämien **(Tangier-Krankheit)** rufen durch Speicherung in peripheren Nerven Polyneuropathien hervor.

• **Glykogenspeicherkrankheiten.** Das Nervensystem ist nur beim Typ II der Glykogenosen betroffen. Durch einen Enzymdefekt kommt es zu ausgedehnten Glykogenablagerungen.

• **Leukodystrophien** (LD). Eine Gruppe von Krankheiten ist durch das Ausbleiben einer normalen Reifung der Markscheiden gekennzeichnet. Die Symptome treten im Verlauf der Myelinisation auf. Unter Berücksichtigung der Schwere der Krankheit und der Art der Enzymschädigung gibt es verschiedene Krankheitsbilder. Bekannt sind die Enzymdefekte bei der metachromatischen LD und bei der Globoidzell-LD.

– Bei der **metachromatischen Leukodystrophie** lassen sich Speicherprodukte als braune Schollen mit saurem Kresylviolett in Nerv und Hirn nachweisen. Die **Globoidzell-LD** zeichnet sich durch perivaskuläre Ansammlungen mehrkerniger mesenchymaler Riesenzellen in den Entmarkungsgebieten aus.

– Bei der Gruppe der **orthochromatischen Leukodystrophien** findet man Fettkörnchenzellen. In diesen Formenkreis gehören die sudanophile LD, die Adrenoleukodystrophie (mit zusätzlicher Nebennierenrindenatrophie), die Alexander-LD (mit Rosenthal-Fasern) und die mit fleckiger Entmarkung einhergehende **Pelizaeus-Merzbacher-Krankheit**.

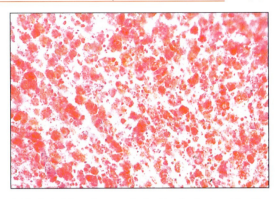

Abb. 2-4. Metachromatische Leukodystrophie. Nur aus Schollen bestehende weiße Substanz. Saure Kresylviolett-Fbg.

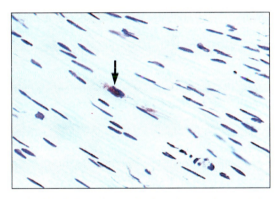

Abb. 2-5. Metachromatische Leukodystrophie. Metachromatisch schollig braun gefärbte Prälipide **(Pfeil)** zwischen den Markscheiden eines peripheren Nervs. Kresylviolett-Fbg.

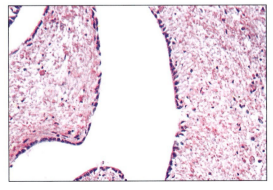

Abb. 2-6. Alexander-Leukodystrophie. Rosenthal-Fasern stellen sich metachromatisch rot dar. HE-Fbg.

Neurodegenerative Krankheiten

Neurodegenerative Krankheiten zeichnen sich durch Neuronenuntergänge aus, die häufig bestimmte Gruppen von Nervenzellen betreffen (Systematrophien). In der Regel ist die Ursache des selektiven Neuronentodes bei diesen Krankheiten unbekannt. In letzter Zeit wurden bei einer Reihe neurodegenerativer Krankheiten Genveränderungen nachgewiesen.

• Die **Alzheimer-Krankheit** ist die häufigste neurodegenerative Krankheit. Bei den Patienten liegt meist eine schwere Hirnatrophie vor (Hirngewicht < 1000 g). Histologisch findet man – neben einem Neuronenverlust – Proteinaggregate in Nervenzellen (**NFT** = neurofibrilläre Tangles), intraneurale granulovakuoläre Einschlusskörper (granulovakuoläre Degeneration), senile Plaques sowie eine kongophile Angiopathie der intrazerebralen und leptomeningealen Gefäße. NFT und senile Plaques lassen sich durch Versilberungstechniken gezielt darstellen.

Senile Plaques bestehen aus Aggregaten von immunhistochemisch nachweisbarem Amyloid-β-Peptid (Aβ), das die Mikrogliazellen und Astrozyten infiltriert. Aβ ist neurotoxisch, induziert oxidativen Stress und aktiviert die Mikroglia. Dem Aβ wird eine kausalpathogenetische Rolle bei der Entstehung der Alzheimer-Krankheit zugeschrieben.

Klinisch tritt die Alzheimer-Krankheit in der Regel sporadisch auf und führt zur Demenz. Es gibt auch familiäre Formen der Alzheimer-Krankheit. Bei diesen Patienten finden sich unter anderem Mutationen im Amyloid-Precursor-Protein (APP), die zur vermehrten Produktion von Aβ führen.

• Bei der **Parkinson-Krankheit** kommt es zu einem selektiven Zelltod der pigmentierten Neurone in der Substantia nigra des Mittelhirns und – als Folge – zu nigrostriatalen Deafferenzen. Histologisch findet sich ein Untergang von Neuronen, freiliegendes extrazelluläres Neuromelanin und eine reaktive Gliose. Charakteristisch sind weiterhin eosinophile intraneuronale Einschlüsse (Lewy-Körperchen). Von der Parkinson-Krankheit abgegrenzt wird das Krankheitsbild »Diffuse Lewy-body disease«, bei dem Lewy-Körperchen im Hirnstamm, in Diencephalon und Neocortex nachzuweisen sind.

Klinisch zeichnet sich die Parkinson-Krankheit durch extrapyramidalmotorische Störungen aus. Bei der Lewy-Körperchen-Krankheit, nicht jedoch bei der Parkinson-Krankheit, tritt eine Demenz auf.

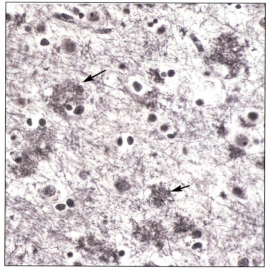

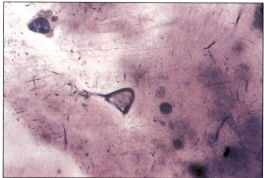

Abb. 2-7. Alzheimer-Krankheit. Oben: Alzheimer-Plaques (**Pfeile**). Versilberung. **Unten:** Alzheimer-Fibrillen (»Drahtschlingen«). Braunmühl-Fbg.

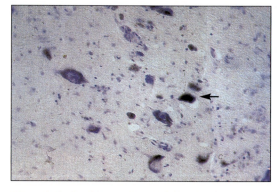

Abb. 2-8. Parkinson-Krankheit. Depigmentierte Zellen und freiliegendes Melanin (**Pfeil**). Kresylviolett-Fbg.

• Die **Pick-Krankheit** ist eine seltene Form (etwa 5%) der Demenz mit ausgeprägter Atrophie des Frontallappens und der rostralen Anteile des Temporallappens. Histologisch findet sich ein ausgeprägter Neuronenverlust der äußeren kortikalen Schichten mit reaktiver Gliose. Überlebende Neurone zeigen große, runde, argyrophile zytoplasmatische Einschlusskörper (Pick-Körperchen), die aus unterschiedlichen Filamenten bestehen.

Klinisch ist die Pick-Krankheit durch eine Demenz gekennzeichnet. Der Tod tritt 2 bis 5 Jahre nach Diagnosestellung ein.

• Die **Huntington-Krankheit** wird durch einen Gendefekt (Trinukleotid-Repeat im Huntington-Disease-Gen auf Chromosom 4) hervorgerufen und autosomal dominant vererbt. Die Krankheit führt zu einer generalisierten Hirnatrophie, von der der Nucleus caudatus (60%ige Atrophie) und das Putamen (60%ige Atrophie) besonders betroffen sind. Histologisch findet sich in den betroffenen Arealen ein Verlust von kleinen und großen Neuronen mit ausgeprägter reaktiver Gliose.

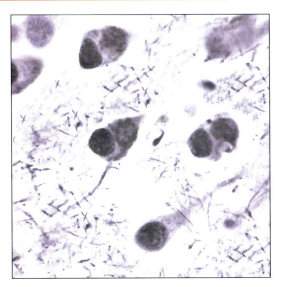

Abb. 2-9. Pick-Krankheit. Pick-Körperchen (Nebenkerne) als Einschlüsse in Ganglienzellen der Ammonsformation. Braunmühl-Versilberung.

Klinisch führt die Huntington-Krankheit zu extrapyramidalmotorischen Störungen. Der Tod tritt 15 Jahre nach Diagnosestellung ein.

• Unter dem Begriff **spinozerebelläre Degeneration** wird eine Gruppe neurodegenerativer Krankheiten, die das Kleinhirn und/oder das Rückenmark betreffen, zusammengefasst. Die Krankheiten werden nach den betroffenen Kerngruppen klassifiziert. Klinisch stehen Ataxie (Kleinhirn) oder motorische bzw. sensible Störungen im Vordergrund. Die meisten Formen sind erblich.

– Zu den **spinozerebellären Degenerationen** mit überwiegend zerebellären Veränderungen gehören die olivopontozerebelläre Degeneration und die dentatorubrale Degeneration (Gruppe der Kleinhirn-Hirnstammdegenerationen) sowie die zerebelloolivare Degeneration und die zerebelläre Degeneration Pierre-Marie. Histologisch findet man bei der zerebellären Degeneration Pierre Marie eine Schädigung von Purkinje-Zellen, die geschwollene Axone aufweisen (»Torpedos«). Die Krankheit führt schließlich zu einem Verlust von Purkinje-Zellen. In Golgi-Silberimprägnationen finden sich anstelle der Purkinje-Zellen nur noch die Fortsätze von Korbzellen. Die in der Schicht der Purkinje-Zellen liegende Bergmann-Glia proliferiert (reaktive Gliose).

– Zu den neurodegenerativen Krankheiten, die bevorzugt die Motoneurone betreffen, gehören die

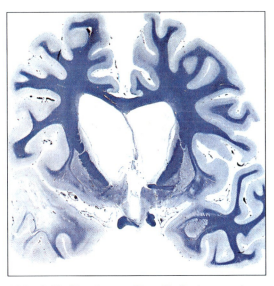

Abb. 2-10. Huntington-Krankheit. Ausgeweitetes Ventrikelsystem mit Atrophie des Nucleus caudatus und des Putamen. Heidenhain-Woelcke-Fbg.

Amyotrophe Lateralsklerose (ALS, Motoneuron Disease) und die **spinalen Muskelatrophien** (SMA, infantile Form: Werdnig-Hoffmann-Krankheit, juvenile Form: Kugelberg-Welander-Krankheit). Histologisch zeigt sich bei ALS ein Verlust von Motoneuronen im gesamten Rückenmark und im Gyrus praecentralis. In den betroffenen Arealen kommt es zur reaktiven Gliose. Auf Querschnitten durch das Rückenmark findet sich eine axonale Degeneration mit Demyelinisierung des Tractus corticospinalis. Etwa 5 bis 10% der ALS-Fälle sind erblich.

- Eine Reihe von neurodegenerativen Krankheiten werden durch **Mangelkrankheiten** (Avitaminosen, Proteinmangelkrankheiten) und Intoxikationen (Alkohol, neurotoxische Medikamente, neurotoxische Metalle) hervorgerufen.

– **Vitamin-B$_{12}$-Mangel** führt zu einer Degeneration der Hinter- und Seitenstränge des Rückenmarks (subakute kombinierte Degeneration des Rückenmarkes, funikuläre Myelose). Histologisch findet sich eine Demyelinisierung der Hinter- und Seitenstränge, die zu einer spongiösen Auflockerung der weißen Substanz führt. In fortgeschrittenen Stadien kommt es zur axonalen Degeneration und reaktiven Gliose.

Vaskuläre Krankheiten

- **Arteriosklerose.** Häufigste Ursache zerebrovaskulärer Krankheiten ist die Arteriosklerose, die sich vor allem an den extrazerebralen Gefäßen (distales Ende der A. carotis interna und Arterien des Circulus arteriosus Willisii) manifestiert. Durch die physiologische Autoregulation des zerebralen Blutdrucks lassen sich an intrazerebralen Blutgefäßen in der Regel keine arteriosklerotischen Plaques nachweisen.

- Die **Hyalinose der Arteriolen** ist das wichtigste morphologische Korrelat einer chronischen Hypertonie. Histologisch zeigen die Arteriolen eine homogene, eosinrote Wandverdickung, die sich in der Gieson-Färbung rot bis orangerot darstellt. Weitere charakteristische Veränderungen einer chronischen Hypertonie sind im Bereich der Basalganglien und der Pons zu erkennen. Hier bilden sich perivaskuläre Hohlräume aus, die als Status cribrosus bezeichnet werden. In den Basalganglien finden sich außerdem kleine lakunäre Infarkte.

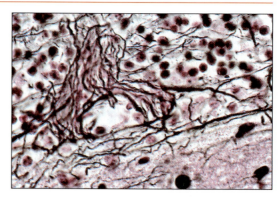

Abb. 2-11. Heredoataxie Pierre-Marie. Phänomen des »leeren Körbchens« nach Untergang von Purkinje-Zellen. Bodian-Fbg.

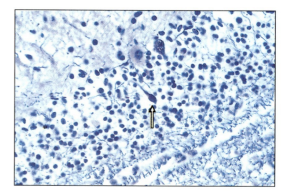

Abb. 2-12. Heredoataxie Pierre-Marie. »Torpedobildung« **(Pfeil)** in der Körnerschicht. Heidenhain-Woelcke-Fbg.

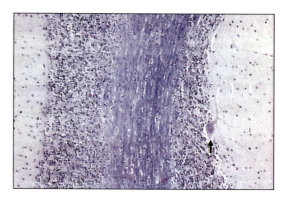

Abb. 2-13. Heredoataxie Pierre-Marie. Weitgehender Schwund der Purkinje-Zellen **(Pfeil).** Heidenhain-Woelcke-Fbg.

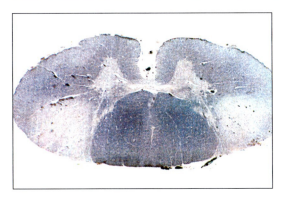

Abb. 2-14. Amyotrophische Lateralsklerose. Entmarkung der Pyramidenbahnen. Heidenhain-Woelcke-Fbg.

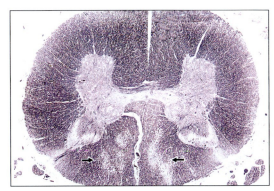

Abb. 2-15. Funikuläre Myelose. Fleckförmige Entmarkungen in den Hintersträngen (Rückenmarksquerschnitt). Heidenhain-Woelcke-Fbg.

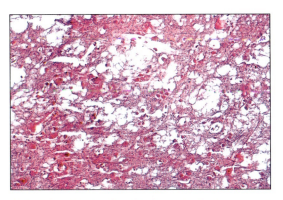

Abb. 2-16. Funikuläre Myelose. Auflockerung und pseudozystische Degeneration. HE-Fbg.

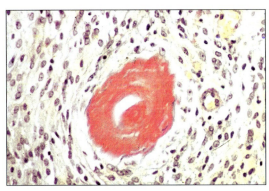

Abb. 2-17. Hyalinose einer Arteriole. Verdickte Wand, eingeengte Lichtung. Gieson-Fbg.

• **Blutungen.** Blutungen sind Folge einer Kreislaufstörung mit Gefäßwandnekrose. Kugelblutungen stellen sich als umschriebene Ansammlung von Blutzellen dar, die im Zentrum ein noch schattenhaft erkennbares Gefäß einschließen. Ringblutungen bestehen aus einem zentralen Gefäß mit blutreicher Lichtung, einer Schicht aus nekrotischem Hirngewebe (homogenisierte Markscheiden) und einem äußeren Ring aus Erythrozyten.

Blutungen kommen im Rahmen einer hypertensiven Vaskulopathie, nach Ruptur von Gefäßen (Aneurysma) sowie bei einer hämorrhagischen Diathese vor. Typisch sind diffus verteilte, punktförmige Blutungen beim Schock (Purpura cerebri). Als Restzustand einer älteren Blutung lassen sich mit Hämosiderin beladene Makrophagen (Pigmentkörnchenzellen) finden.

• **Rezidivierende Durchblutungsstörungen** im Gehirn können zur vaskulären Enzephalopathie mit multiplen, in der Regel unterschiedlich alten Infarkten, lakunären Infarkten in den Basalganglien (Status lacunaris) und Status cribrosus führen. Ist das geschädigte Hirnvolumen groß genug, entsteht eine vaskuläre Demenz (Multiinfarktdemenz).

• **Hirninfarkte** sind die häufigste Ursache (84%) von akuten, vaskulär bedingten zerebralen Defiziten (Schlaganfall, Stroke). Meist sind sie Folge einer Arteriosklerose und Thrombose extrazerebraler Gefäße (A. carotis interna), die zu großen, ganze Gefäßprovinzen umfassenden Infarkten führt (Territorialinfarkt). Kardiale Embolien oder Embolien, die aus atheromatösen Plaques der A. carotis entstehen, führen durch Verschluss eines intrazerebralen Gefäßes zu kleinen Infarkten.

Histologisch werden **drei Infarktstadien** unterschieden:

– **Stadium I.** Die ersten histologischen Veränderungen treten etwa 12 Stunden nach Infarktbeginn auf und sind durch eosinophile geschrumpfte Neurone und ein Ödem gekennzeichnet.

– **Stadium II.** Nach 48 Stunden findet sich ein ausgeprägter Neuronenverlust mit beginnendem Abbau der übrigen Hirnsubstanz statt. Typisch ist das Auftreten der aktivierten phagozytierenden Mikroglia (Fettkörnchenzellen), die das histologische Bild für 2 bis 3 Wochen beherrschen (können aber über Jahre persistieren).

– **Stadium III.** Nach Verflüssigung des nekrotischen Gewebes (Kolliquationsnekrose) bleibt eine flüssigkeitsgefüllte Pseudozyste zurück, die am Rand von reaktiven Astrozyten und neu gebildeten Kapillaren (Glianarbe) umgeben ist.

Klinisch sind die neurologischen Symptome **von der Dauer der vaskulären Insuffizienz** (bis 24 Stunden: transiente ischämische Attacke [TIA]; länger als 24 Stunden, aber innerhalb einer Woche reversibel: reversibles ischämisches neurologisches Defizit; irreversibel: completed stroke), **von der Infarktausdehnung** (minor stroke, major stroke) und **der Gefäßprovinz** (A.-cerebri-anterior-Syndrom: beinbetonte Hemiparese, kortikale Blasenstörung; A.-cerebri-media-Syndrom: armbetonte Hemiparese, Aphasie; A.-cerebri-posterior-Syndrom: Hemianopsie zur Gegenseite; diverse Hirnstammsyndrome, z. T. mit Tetraparese) abhängig.

• Die **hypoxisch-ischämische Enzephalopathie** entsteht als Folge einer vollständigen zerebralen Hypoxie (z. B. nach kardiogenem Schock, prolongierter Reanimation und artifizieller Beatmung [respirator brain]). Es kommt zur grauschmutzigen Verfärbung und zur Erweichung des gesamten Gehirns (intravitale Autolyse). Histologisch findet sich eine Schrumpfung des gesamten Cortex mit Neuronenverlust in den Kortexschichten III, V und VI, Verlust der Purkinje-Zellen im Kleinhirn und Nekrosen im Globus pallidus und Hippocampus.

Grenzwertige Durchblutungsstörungen können auch rezidivierender Natur sein. Wenn sie bei mehrfachen großen epileptischen Anfällen vorkommen, führen sie zu diskreten Ganglienzellausfällen in besonders empfindlichen Gebieten (selektive Vulnerabilität) und dort zur reaktiven Gliose. Dies betrifft vor allem den empfindlichen Sommer-Sektor in der Ammonsformation (Ammonshornsklerose) und die Purkinje-Zellen (isomorphe Gliose der Molekularschicht).

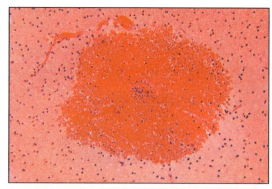
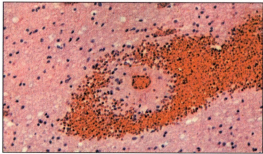
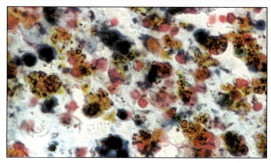

Abb. 2-18. Blutungen. Oben: Kugelblutung. **Mitte:** Ringblutung. **Unten:** Hämosiderin und Hämatoidin nach älterer Blutung. Berliner-Blau-Reaktion.

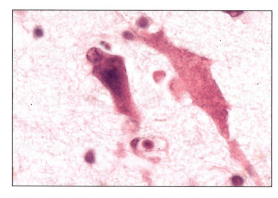

Abb. 2-19. Nekrotische Ganglienzellen mit pyknotischem bzw. aufgelöstem Kern HE-Fbg.

• Die **zerebrale Amyloidangiopathie** (CAA) ist die häufigste Ursache der spontanen, nichthypertensiven intrazerebralen Blutung bei Erwachsenen. Histologisch finden sich Amyloidablagerungen in meningealen und intrazerebralen Gefäßen, die sich bereits in der HE-Färbung als leicht eosinophile Masse in der Gefäßwand darstellen. Der sichere Nachweis gelingt mit der Kongorot-Färbung im polarisierten Licht. Es besteht kein Zusammenhang zur generalisierten Amyloidose oder zur kongophilen Angiopathie bei der Alzheimer-Krankheit.

• **Vaskuläre Malformationen** führen im Kindes- und Jugendalter zu subarachnoidalen und intrazerebralen Blutungen. Die Fehlbildungen entstehen wahrscheinlich während eines späten Stadiums der Blutgefäßdifferenzierung, wenn sich Arterien und Venen ausbilden. Histologisch werden arteriovenöse Malformationen (AV-Angiom) sowie venöse und kapilläre Hämangiome unterschieden. Häufigster Typ ist das AV-Angiom, bei dem sich fehldifferenzierte Arterien und Venen darstellen. Die Wandschichten der Gefäße sind fibrosiert, die Lichtungen aneurysmatisch ausgeweitet. Verkalkungen, Thrombosen und Zeichen der Rekanalisation kommen vor. Zwischen den fehlgebildeten Blutgefäßen finden sich Hirngewebe mit reaktiven Astrozyten und oft als Zeichen rezidivierter Mikroblutungen hämosiderinhaltige Makrophagen.

Kavernöse Hämangiome sind durch große, blutgefüllte und von Endothel ausgekleidete Hohlräume gekennzeichnet. Sie kommen im Gehirn (Stammganglien, Brücke) sowie in der Dura vor.

Bei den **kapillären Teleangiektasien** sind Kapillaren und Venolen stark ausgeweitet. Ähnliche Veränderungen liegen bei der **Sturge-Weber-Krankheit** vor: Naevus flammeus im Trigeminusbereich einer Gesichtshälfte, leptomeningeale Teleangiektasien mit Verkalkungen und Gliose in der darunter liegenden Hirnrinde.

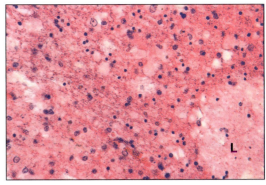

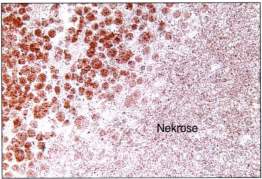

Abb. 2-20. Hirnerweichung. Oben: frischer Erweichungsherd (**L:** »Lückenfeld«). HE-Fbg. **Unten:** Hirnerweichungsherd mit orangefarbenen Fettkörnchenzellen. Sudan-Fbg.

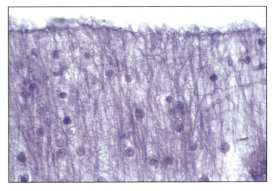

Abb. 2-21. Gliose der Molekularschicht der Rinde nach Durchblutungsstörungen. Kanzler-Fbg.

Entzündungen

Entzündungen im Bereich des Nervensystems werden nach Art der Erreger (bakteriell, viral, fungal), nach dem Infektionsmodus (posttraumatisch/postoperativ, rhinogen, otogen, hämatogen) oder nach der Lokalisation (epiduraler Abszess, subduraler Abszess, Leptomeningitis/Meningoenzephalitis, intrazerebraler Abszess, Ventrikulitis) klassifiziert.

• **Intrakranielle Abszesse** werden durch Bakterien (selten Pilze) hervorgerufen. Epi- und subdurale Abszesse entstehen als Folge einer Osteomyelitis der Schädelkalotte, einer Nebenhöhlenentzündung oder posttraumatisch/postoperativ. Intrazerebrale Abszesse können als lokale Ausbreitung eines epi- oder subduralen Abszesses, posttraumatisch/postoperativ oder hämatogen entstehen. Histologisch findet sich bei intrazerebralen Abszessen eine Kolliquationsnekrose, die von einer faserreichen Kapsel aus Granulationsgewebe und reaktiven Astrozyten umgeben ist.

Meningitis

Als Meningitis bezeichnet man eine Entzündung der Leptomeninx und des Liquor cerebrospinalis. Erreger können sich im Liquor vermehren und zu einer Infektion des Ventrikelsystems führen (Ventrikulitis).

– Die **eitrige Meningitis** wird durch Bakterien (selten Pilze) verursacht. Das Erregerspektrum variiert stark mit dem Krankheitsalter. Die **häufigsten Erreger** sind Streptokokken der Gruppe B und Pneumokokken bei Säuglingen, *Haemophilus influenzae* und Pneumokokken bei Kindern sowie Pneumokokken und Meningokokken bei Erwachsenen. Histologisch wird der Subarachnoidalraum von neutrophilen Granulozyten ausgefüllt. Entzündungszellen finden sich insbesondere um die meningealen und kortikalen Blutgefäße (Meningoenzephalitis).

– Die **lymphozytäre (aseptische) Meningitis** wird durch Viren verursacht. Histologisch findet sich ein überwiegend lymphozytäres entzündliches Infiltrat der Leptomeninx. Klinisch sind virale Meningitiden häufig selbstlimitierende Krankheiten, während bakterielle und fungale Meningitiden zu einem schweren, meist letalen Krankheitsverlauf führen.

– **Chronische granulomatöse Meningoenzephalitiden** entstehen nach Infektion mit *Mycobacterium tuberculosis* (selten *M. avium-intracellulare*) und *Treponema pallidum* (Neurolues). Bei der tuberkulösen Meningitis findet man ein ge-

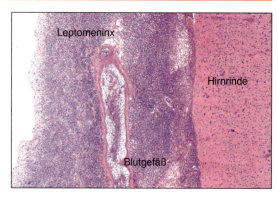

Abb. 2-22. Eitrige Leptomeningitis. Links im Bild: Cavum leptomeningicum ist dicht mit Eiterzellen angefüllt. Rechts: Hirngewebe. HE-Fbg.

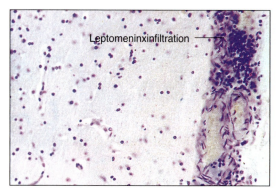

Abb. 2-23. Lymphozytäre Meningitis. Dichte Ansammlungen von Lymphozyten in den weichen Hirnhäuten. Kresylviolett-Fbg.

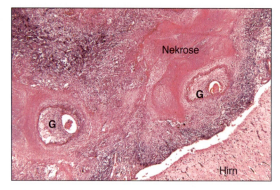

Abb. 2-24. Meningitis tuberculosa. Ausgedehnte, homogen eosinrote, käsige Nekrosen in der weichen Hirnhaut. **G:** Gefäße mit Endangiitis. HE-Fbg.

mischtes lymphozytäres/granulozytäres entzündliches Infiltrat, das von Plasmazellen und Makrophagen durchsetzt ist. Charakteristisch sind Granulome mit Riesenzellen und eine verkäsende
Nekrose. Durch Infiltration meningealer Arterien
mit Entzündungszellen entsteht eine obliterieren-
de Angiitis. Säurefeste Stäbchen können nachgewiesen werden.

Klinisch führt die tuberkulöse Meningitis neben einem
Meningismus häufig zu Hirnnervenausfällen.

Enzephalitis

Als Enzephalitis wird eine Entzündung des Hirn-
parenchyms bezeichnet. Sind die Meningen in die
Infektion einbezogen, spricht man von einer Meningoenzephalitis. Die meisten Enzephalitiden werden
durch Viren hervorgerufen. Die Infektion des ZNS
erfolgt in der Regel hämatogen (Virämie) als Folge
einer Infektion des Respirations- oder Gastrointestinaltraktes. Für bestimmte Viren ist auch eine neuronale Transmission beschrieben (Rabies, Herpes-
simplex-Virus, Herpes zoster/Varicella). Histologisch zeigen virale Enzephalitiden unabhängig vom
Erreger gemeinsame morphologische Veränderungen: perivaskuläre Ansammlung von Lymphozyten
(cuffing), Mikrogliaknötchen, reaktive Astrozytose,
Einschlusskörper in infizierten Zellen (inclusion
bodies) und Ausbildung von Nekrosen.

Viral bedingte Entzündungen

• Die **Arbovirus-Enzephalitis** wird durch Blut
saugende Insekten übertragen und tritt epidemisch
auf. Klinisch werden durch Stechmücken (mosqui-
to-borne) und durch Zecken übertragene Formen
(tick-borne) unterschieden. Das Auftreten von Ar-
bovirus-Enzephalitiden ist an bestimmte Regionen
und Jahreszeiten gebunden. In Westeuropa kommt
die »Central European Encephalitis« (CEE, auch
als Frühsommer-Meningoenzephalitis [FSME] bezeichnet) vor. Die Letalität liegt bei 1 bis 2% der
erkrankten Personen.

• Die häufigste virale Enzephalitis in Westeuropa
wird durch **Herpes simplex Typ 1** hervorgerufen.
Herpesviren zeigen einen Tropismus für Neurone
des medialen Temporallappens, des Gyrus cinguli
und der Insel. Histologisch finden sich in den betroffenen Arealen Blutungen, Nekrosen, perivaskuläre entzündliche Infiltrate sowie große eosinophile
nukleäre Einschlusskörper (Cowdry Type A) in infizierten Neuronen.

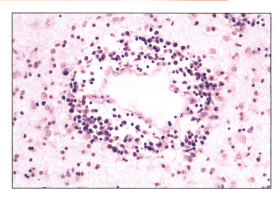

Abb. 2-25. Virusenzephalitis. Perivaskuläre lymphozytäre Infiltration. HE-Fbg.

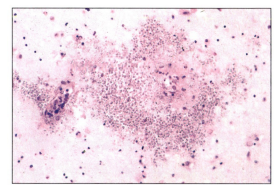

Abb. 2-26. Virusenzephalitis mit perivaskulärer hämorrhagischer Komponente. HE-Fbg.

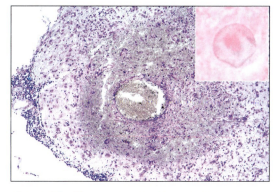

Abb. 2-27. Herpes-simplex-Enzephalitis. Ausgedehnte, perivaskulär betonte Nekrosen und Blutungen.
Kresylviolett-Fbg. Inset: Eosinroter Kerneinschluss.

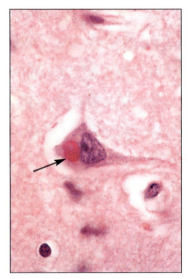

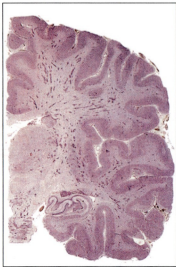

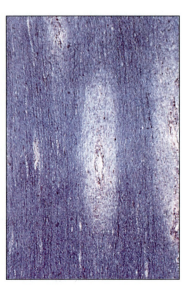

Abb. 2-28. Rabies. Negri-Körperchen **(Pfeil)** in einer Ganglienzelle. HE-Fbg.

Abb. 2-29. Perivenöse Enzephalomyelitis mit multiplen punktförmigen Markblutungen Kresylviolett-Fbg.

Abb. 2-30. Perivenöse postvakzinale Enzephalomyelitis. Aufhellungen in der Umgebung von Venen. Klüver-Barrera-Fbg.

• Die **Tollwut** (Rabies) wird durch den Speichel von Rabies-infizierten Tieren übertragen. Im Empfängerorganismus wandert das Rabiesvirus retro–grad entlang der infizierten peripheren Nerven in das ZNS und führt dort zu einer schweren, häufig letalen Enzephalitis.

Histologisch findet man eine neuronale Degeneration und Entzündung im Bereich der Basalganglien, des Mittelhirns und der Medulla oblongata. Pathognomonisch für eine Infektion mit Rabiesvirus sind große, eosinophile zytoplasmatische Einschlusskörper (Negri-Körper) in infizierten Neuronen, insbesondere in Pyramidenzellen des Hippocampus und in Purkinje-Zellen.

Klinisch entwickelt sich nach einem Prodromalstadium mit Fieber, Müdigkeit und Kopfschmerzen sowie Anästhesie im Bereich der Bisswunde eine Übererregbarkeit des ZNS mit Krämpfen, Schmerzen bei Berührung und Kontrakturen der Pharyngealmuskulatur.

• **Infektionen mit dem Masernvirus** führen in seltenen Fällen zu einer Enzephalitis, die als subakut sklerosierende Panenzephalitis (SSPE) bezeichnet wird. Histologisch finden sich eine überwiegend lymphozytäre Meningoenzephalitis sowie Neuronophagien. Infizierte Neurone zeigen intranukleäre Einschlusskörper (Cowdry Typ A). Es findet sich

eine ausgeprägte Astrogliavermehrung in der weißen Substanz, die sich postmortal in einer vermehrten Konsistenz des Gehirns äußert.

Klinisch ist die SSPE eine seltene Komplikation einer Masernvirusinfektion mit Persistenz des Virus im ZNS. Nach Krankheitsbeginn kommt es innerhalb von 6 Monaten zum Tod des Patienten.

• Nach viralen Infektionen (Masern, Mumps, Röteln, Windpocken) oder postvakzinal kommt es in seltenen Fällen zu einer **demyelinisierenden Enzephalitis**. Es finden sich zwei Verlaufsformen:

Die akute disseminierte (perivenöse) Enzephalomyelitis ist eine selbstlimitierende Krankheit, die durch perivaskuläre Infiltrate (cuffing) und eine perivenöse Demyelinisierung gekennzeichnet ist.

Die akute hämorrhagische Enzephalomyelitis wird als hyperakute Verlaufsform der disseminierten Enzephalomyelitis aufgefasst. Es finden sich multiple petechiale Blutungen und nekrotische Blutgefäße mit einem perivaskulären fibrinösen Exsudat.

Klinisch zeigt die akut hämorrhagische Enzephalomyelitis einen rasch zum Tode führenden Verlauf.

• Die **Poliomyelitis** wird durch Viren ausgelöst, die einen Tropismus zu motorischen Neuronen in Gyrus praecentralis, Hirnstamm und Rückenmark aufweisen (ca. 60% Polioviren, 8% ECHO- und Coxsackie-Viren, 3% Mumpsvirus, 1% Herpes-simplex-Virus, 30% unbekannt). Der Begriff »Poliomyelitis« wird als Synonym für die Infektion aller betroffenen Kerngebiete – einschließlich der motorischen Vorderhornzellen – verwendet. Histologisch findet sich eine lympho- und granulozytäre Infiltration der Kerngebiete mit perivaskulären Entzündungszellen (cuffing) und hyperämischen Blutgefäßen. Infizierte Neurone weisen eosinophile intranukleäre Einschlusskörper vom Cowdry-B-Typ auf. Untergehende Neurone sind geschwollen, azidophil und von Lymphozyten umgeben (Neuronophagie). In der akuten Phase kommt es zu Blutungen und Nekrosen. In der chronischen Phase findet sich anstelle des Vorderhorns eine zystische Höhle mit reaktiven Astrozyten, Kapillarproliferaten, hämosiderinhaltigen Makrophagen und Entzündungszellen. Motorische Vorderhornzellen lassen sich nicht mehr nachweisen.

Klinisch führt eine Infektion nur in 10% der Fälle zu Symptomen. Davon verlaufen 80% blande, 20% entwickeln Meningismus, Kopfschmerzen, Muskelkrämpfe und Paralysen. Im späteren Verlauf entwickeln sich Muskelatrophien.

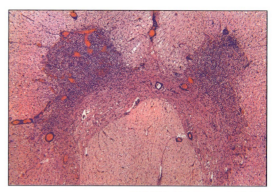

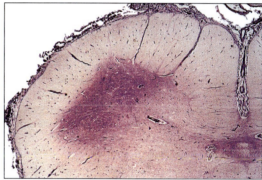

Abb. 2-31. Akute Poliomyelitis. Oben: ausgeprägte Hyperämie (prall mit Erythrozyten angefüllte Blutgefäße) und dichte leukozytäre Infiltration im Vorderhornbereich. HE-Fbg. **Unten:** deutliche Vorderhorngliose als narbiger Restzustand. Kresylviolett-Fbg.

• Die **HIV-Enzephalitis** wird durch HIV-infizierte (CD4-positive) Monozyten ausgelöst. Histologisch finden sich Demyelinisierungsherde, gruppenförmige Ansammlungen von Mikrogliazellen und multinukleäre Riesenzellen, die aus konfluierten, HIV-infizierten Monozyten bestehen. Das histologische Bild kann durch multinukleäre Riesenzellen oder durch diffuse Entmarkung (diffuse Leukenzephalopathie) geprägt sein. Am Rückenmark kann eine HIV-Infektion zu spongiösen Veränderungen (vakuoläre Myelopathie) führen. Die Diagnose einer HIV-Enzephalitis kann durch gleichzeitig vorhandene opportunistische Infektionen (z. B. Toxoplasmose) oder Non-Hodgkin-Lymphome erschwert sein.

Klinisch ist die HIV-Enzephalitis die häufigste Ursache einer Demenz, die bei ca. 60% der erkrankten AIDS-Patienten auftritt.

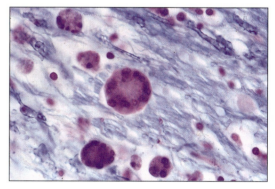

Abb. 2-32. AIDS. Mehrkernige Riesenzellen bei diffuser HIV-Leukenzephalopathie. Klüver-Barrera-Fbg.

Parasitäre ZNS-Krankheiten

• **Toxoplasmose.** Der Erreger *Toxoplasma gondii* ist ein Parasit (Ordnung der Sporozoa), der bevorzugt bei Katzen (*Felis domestica* als Wirt) und Mäusen (als Träger) vorkommt. Infiziertes Mäusefleisch setzt im Darm der Katze die Parasiten frei. Auf geschlechtlichem Wege entstehen Oozyten, die mit dem Kot entleert werden. Im Boden bilden sich Sporogonien, die nach Aufnahme durch einen Zwischenwirt Merozoiten entwickeln. Letztere vermehren sich asexuell oder bilden Pseudozysten. Der Mensch wird durch den Verzehr von zystenhaltigem Fleisch oder mit Oozyten verunreinigter Nahrung infiziert. Eine transplazentare Übertragung ist nur während einer akuten Infektion der Mutter, die bei ihr weitgehend stumm verlaufen kann, möglich. Der Parasit kommt im menschlichen Organismus als Pseudozyste oder als vegetative Form vor (bogenförmige, etwa 6 × 3 μm große Erreger), die bevorzugt in den Endothelzellen der Leber, in Lymphknoten und Nervensystem nachgewiesen werden. Nach intrazellulärer Vermehrung platzt die Wirtszelle, sodass freie Parasiten auf andere Zellen übergreifen können.

Die **konnatale Toxoplasmose** führt zu einer Polioenzephalitis mit starkem Ödem. In den Entzündungen kommt es zur zentralen Nekrose, die schließlich zur Zerstörung von Hemisphären führen kann. Die gliotisch-fibröse Vernarbung neigt zur Verkalkung.

Die **Erwachsenentoxoplasmose** tritt meist im Zusammenhang mit konsumierenden Krankheiten oder nach immunsuppressiver Therapie auf. Heute stellt sie eine wichtige Komplikation bei AIDS im Rahmen einer erworbenen Abwehrschwäche dar. Morphologisch stehen große Einzel- oder auch disseminierte Granulome im Vordergrund. Die proliferativen Gefäßveränderungen führen zu ausgedehnten Koagulationsnekrosen.

Klinik. Die Hirnveränderungen bei konnataler Toxoplasmose sind vom Zeitpunkt der Infektion abhängig. Schwere Fetopathien sind selten, da der Übertritt des Erregers meist erst im letzten Trimester der Gravidität erfolgt. Nach der Geburt eines anscheinend gesunden Kindes entwickeln sich dann in den ersten Lebenswochen Ausfälle. Bei der Erwachsenentoxoplasmose stehen akute fieberhafte oder auch eine chronische Meningitis mit Hirnbeteiligung im Vordergrund.

• **Afrikanische Trypanosomiase.** Die Schlafkrankheit kommt in Afrika vor und wird beim Menschen durch *Trypanosoma brucei gambiense* bzw.

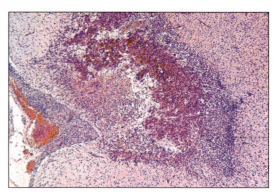

Abb. 2-33. Toxoplasmose. Meningoenzephalitis mit zentral verkalkter Nekrose. Links: dichte entzündliche Infiltration der Leptomeninx. HE-Fbg.

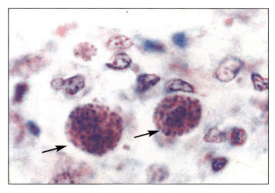

Abb. 2-39. Toxoplasmose. Pseudozysten **(Pfeile)** mit intrazellulären Erregerkolonien. Thionin-Fbg.

rhodesiense hervorgerufen. Die Übertragung erfolgt über die Tsetsefliege (*Glossina palpalis* bzw. *morsitans*). Die Erreger sind spindelförmige, schlanke Trypanosomen mit Geißel, die sich im peripheren Blut nachweisen lassen. Amastigoten, wie bei den Leishmaniasen oder der amerikanischen Leishmaniose, werden im Gewebe nicht beobachtet. Histologisch zeigt das ZNS petechiale Blutungen sowie die Zeichen einer unspezifischen Meningoenzephalitis. Auch Milz und Lymphknoten sind vergrößert.

Klinik. Nach dem Mückenstich entsteht die febril glanduläre Krankheitsphase mit Fieber und vergrößerten Lymphknoten. Nach längerer Verlaufsdauer entwickelt sich die meningoenzephalitische Krankheitsphase mit Lethargie und Schlafsucht.

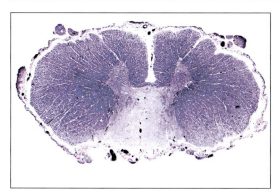

Abb. 2-35. Tabes dorsalis. Degeneration der Hinterstränge des Rückenmarks. Heidenhain-Woelcke-Fbg.

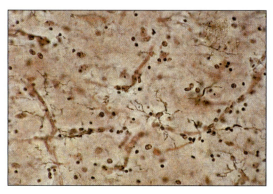

Abb. 2-36. Progressive Paralyse. Mikrogliaproliferation (Stäbchenzellen) als Endzustand. Versilberung.

Neurolues

Nur die Spätfolgen der Spirochäteninfektion sind für das Nervensystem von Bedeutung:
- **Meningovaskuläre Lues** (Lues cerebrospinalis) mit basaler Meningoenzephalitis, luischen Gefäßerkrankungen und/oder Meningitis gummosa.
- **Parenchymatöse Lues** mit progressiver Paralyse und/oder Tabes dorsalis.

• Die Veränderungen der **Lues cerebrospinalis** gehen von der spezifischen Rundzellmeningitis aus und greifen sekundär auf das Gehirn über. Im Bereich der Entzündung kann es zur Ausbildung kleiner gummöser Knötchen kommen. Die chronische Meningitis führt an der Hirnbasis zu einer Bindegewebezunahme, während sich die entzündlichen Infiltrate zurückbilden. Arteriitis und Phlebitis syphilitica sowie die Endarteriitis an den kleinen Hirngefäßen führen zu Kreislaufstörungen und somit zu einem bunten neurologischen Bild.

• Die **progressive Paralyse** ist eine Polioenzephalitis, besonders des Neocerebrum. Unbehandelte Fälle zeigen reichlich Treponemen. Charakteristisch ist die starke Beteiligung der Mikroglia in Form von Stäbchenzellen. Als pathognomonisch gilt der Nachweis einer Eisenspeicherung in der Mikroglia. Durch die schwere Schädigung der Ganglienzellen wird die Schichtung der Rinde verwaschen. Eine Defektheilung geschieht über eine Fasergliose.

• Bei der **Tabes dorsalis** beginnen die Veränderungen an der Eintrittszone der Hinterwurzeln und greifen von dort auf die Hinterstränge des Rückenmarks über. Entzündliche Veränderungen sind nur spärlich vorhanden. Es kommt zu einem Markscheidenabbau über Fettkörnchenzellen und zu einem ausgedehnten Axonzerfall. Im Endzustand bleibt ein atrophischer Hinterstrang mit dichter Fasergliose zurück.

• **Mischformen** zwischen den verschiedenen luischen Krankheitsformen sind nicht selten.

Klinik. Bei der **Lues cerebrospinalis** stehen – außer Allgemeinsymptomen – infolge der Gefäßerkrankung die neurologischen Ausfälle im Vordergrund. Ein Gumma kann sich unter dem Bild einer Raumforderung manifestieren. Die **progressive Paralyse** führt über unterschiedliche psychoorganische Syndrome zur Demenz. Charakteristisch für die **Tabes dorsalis** sind sensible Reizerscheinungen (lanzinierende Schmerzen, tabische Krisen), eine spinale Ataxie und ein Reflexverlust. Darüber hinaus gehören eine Optikusatrophie und eine Pupillenstörung (Argyll-Robertson-Syndrom) zum Vollbild der Krankheit.

Rickettsiosen

Rickettsien sind obligat intrazelluläre Bakterien, die bei verschiedenen Krankheiten des ZNS vorkommen. Es handelt sich um kurze, kokoide gramnegative Stäbchen. Die Übertragung erfolgt über Läuse, Flöhe oder Zecken. Zu den wichtigsten Rickettsiosen mit zentralnervösen Symptomen zählt das **klassische Fleckfieber**. Die Erregerübertragung erfolgt über die Kleiderlaus. Anschließend kommt es zu einer Erregervermehrung in Haut, Myokard und ZNS (Lähmungen bis Koma).

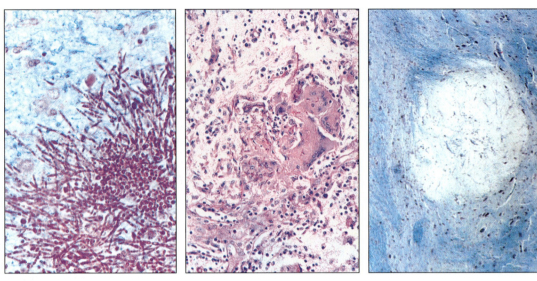

Abb. 2-37. Mykosen. Links: Kandidamyzel. PAS-Fbg. **Mitte:** durch Fremdkörperreaktion weitgehend abgebaute Kandidahyphen. PAS-Fbg. **Rechts:** Entmarkungsherd (Aufhellung) bei Aspergillose. Heidenhain-Woelcke-Fbg.

Mykosen

Nur wenige Pilze rufen beim Menschen eine primäre Infektion des Nervensystems **(Kokzidioidomykose, Histoplasmose, Blastomykose)** hervor. Die meisten Mykosen entwickeln sich bei herabgesetzter Abwehr, z.B. bei konsumierenden Leiden, schwerem Diabetes mellitus oder bei malignen Tumoren bzw. Systemerkrankungen. Mykosen werden auch als iatrogene Infektionen nach Behandlung mit Immunsuppressiva, Zytostatika, Kortikosteroiden oder Antibiotika sowie nach chirurgischen Eingriffen am ZNS beobachtet. Die Erreger der opportunistischen Infektionen (Kandidose, Aspergillose, Zygomykose u. a.) sind teilweise harmlose Saprophyten. Zu diesem Erregerkreis sind auch die Aktinomyzeten zu zählen, die zwar zu den Bakterien gehören, nach ihrem klinischen Verhalten und morphologischen Bild aber den Pilzen näher stehen.

• **Kandidose** (Soor, Moniliasis). Die Kandidose, eine der häufigsten Pilzerkrankungen, wird in den meisten Fällen durch *Candida albicans* hervorgerufen. Der Erreger ist ein Saprophyt der Haut und der Schleimhäute. Eine Beteiligung des ZNS tritt im Rahmen einer Generalisation (Pilzsepsis) auf. Die Kandidahyphen führen zur Abszessbildung oder zu einer diffusen enzephalitischen Reaktion. Sie können auch mit einer Fremdkörperreaktion einhergehen. Man beobachtet dann mehrkernige Riesenzellen, die in ihrem Zytoplasma PAS-positive Fragmente von Hyphen phagozytieren. Die meningitische Form breitet sich als Ependymitis und Plexitis in den Hirnventrikeln aus. Die Kandidainfektion weist häufig eine deutliche hämorrhagische Komponente auf.

Klinik. Die zentralnervösen Komplikationen betreffen besonders Neugeborene, dabei wird der Krankheitsverlauf durch die schwere Allgemeinkrankheit bestimmt. Die Diagnose wird in der Regel erst postmortal gestellt.

• **Aspergillose.** Unter den verschiedenen Arten der Gattung Aspergillus spielt der human pathogene *Aspergillus fumigatus* die wichtigste Rolle. Dieser Saprophyt ruft eine opportunistische Infektion hervor, bei der Haut, Schleimhäute und Lunge bevorzugt befallen sind. Ferner besteht ein gewisser Neurotropismus. Die Aspergillose ist eine Begleiterkrankung, die bei schweren Grundleiden (z.B. Tumoren) oder in alten tuberkulösen Lungenkavernen festgestellt wird. Im Gewebe manifestiert sich die Aspergillose als dichtes Myzel mit breiten, septierten Hyphen. Im Gehirn kommt es allerdings meist zu einer bläschenförmigen Degeneration infolge einer scharf begrenzten partiellen Nekrose. Die Bevorzugung der zerebralen Gefäßwände und die Abgabe eines Toxins führen zu einer erhöhten Durchlässigkeit für Blutbestandteile.

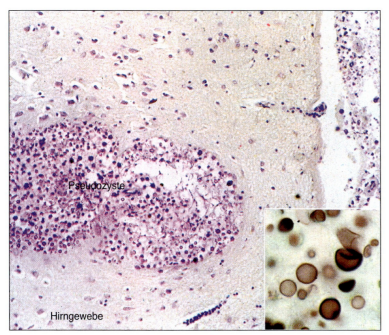

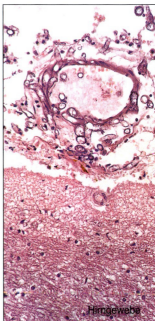

Abb. 2-38. Mykosen. Links: Kryptokokkose. Pseudozystische Umwandlung der Hirnsubstanz und Infiltration der Hirnhäute (rechts im Bild). Kresylviolett-Fbg. **Inset:** Pilzzellen. Grocott-Fbg. **Rechts:** Zygomykose-Meningitis. Perivaskulär angeordnete Pilzzellen im Subarachnoidalraum. HE-Fbg.

• **Kryptokokkose** (europäische Blastomykose). Die Kryptokokkose wird zu den opportunistischen Mykosen gezählt und ist durch einen ausgeprägten Neurotropismus gekennzeichnet. Der Erreger *(Cryptoccocus neoformans)* kann auf der Haut und den Schleimhäuten der Atemwege gesunder Menschen vorkommen. Bevorzugt ist er in den Exkrementen von Tauben nachzuweisen. Beim Menschen stellt die Lunge die Eintrittspforte dar, später erfolgt die Infektion auf hämatogenem Wege und kann zur Beteiligung des ZNS führen.

Makroskopisch lassen sich im Gehirn kleine zystische Herde finden, die zu größeren tumorartigen Massen (Kryptokokkome) konfluieren. Der Erreger besteht aus kleinen Pilzzellen mit Sichel-, Tropfen- und Napfformen, die keine Myzelien bilden. In der HE-Färbung erkennt man häufiger nur die Kapsel. Mit Spezialfärbungen (Grocott oder Chinesische Tusche) sind die Erreger gut darstellbar.

Histologisch sieht man eine pseudozystische Auflockerung der Hirnsubstanz mit dichten Ansammlungen von Pilzzellen bei einer nur geringgradigen entzündlichen Reaktion. In den Meningen lässt sich ein gallertartiges Exsudat nachweisen.

• **Zygomykose** (Phykomykose, Mukormykose). Es handelt sich um eine Reihe von Pilzarten mit breiten, stark verzweigten und nicht septierten Hyphen. In der HE-Färbung sieht man meist nur die Zellkonturen. Auch mit den klassischen Pilzfärbungen (PAS, Grocott, Gridley) stellen sie sich nur schwach dar. Die Primärinfektion liegt meist im kraniofaszialen Bereich und wird durch eine azidotische Stoffwechsellage (dekompensierter Diabetes mellitus) begünstigt. Auf dem Blutwege kann es zu einer Hirnbeteiligung kommen. Die primäre entzündliche Gewebereaktion ist sowohl in den Meningen als auch im Hirngewebe nur sehr diskret. Typisch ist der Befall der Blutgefäße, sodass es zu lokalen Blutungen und Thrombosen kommt. Die Pilzzellen breiten sich dann im nekrotischen Gewebe aus.

Klinik. Die neurologische Symptomatik beginnt meist mit Hirnnervenausfällen, denen meningitische Zeichen und frontozerebrale Symptome folgen. Ein früher letaler Ausgang ist die Regel.

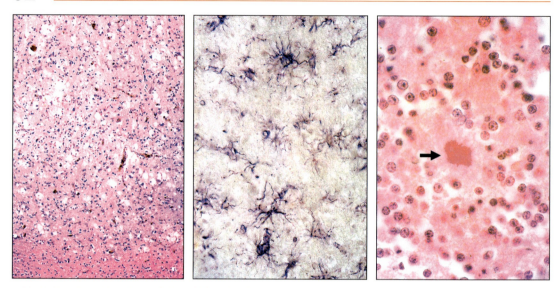

Abb. 2-39. Spongiöse Enzephalopathien. Links: Creutzfeldt-Jakob-Krankheit (CJK) mit Status spongiosus (Auflockerung der weißen Hirnsubstanz) in der Rinde. HE-Fbg. **Mitte:** Rindenfasergliose bei CJK. Kanzler-Fbg. **Rechts:** Amyloidplaque **(Pfeil)** bei Kuru. HE-Fbg.

Übertragbare spongiforme Enzephalopathien

Die humane Creutzfeldt-Jakob-Krankheit (CJD) sowie Scrapie (tritt bei Schafen auf) und die bovine spongiforme Enzephalopathie (BSE, tritt bei Kühen auf) zeigen histologisch ähnliche Veränderungen und werden zu den übertragbaren spongiformen Enzephalopathien **(Prionen-Krankheit)** gerechnet. Zu diesem Formenkreis gehören auch die durch Kannibalismus hervorgerufene Kuru-Krankheit (Fore-Stamm in Neuguinea) sowie die fatale familiäre Insomnie (FFI) und die hereditäre Gerstmann-Sträussler-Scheinker-Krankheit (GSS). Alle Krankheiten werden wahrscheinlich durch eine pathologische proteaseresistente Form **(PrPSC = Scrapie)** des normalen Prionenproteins **(PrPC = cellular)** hervorgerufen.

Histologisch findet sich ein ausgeprägter Neuronenverlust mit Ausbildung multipler Vakuolen und eine reaktive Gliose. Die Vakuolisierung des Neuropils verleiht dem Gehirn ein schwammartiges (»spongiformes«) Aussehen. Charakteristisch ist das Fehlen einer Entzündungsreaktion. Prionenprotein-haltige Amyloidplaques (Kuru-Plaques) sind besonders charakteristisch für die inzwischen ausgestorbene Kuru-Krankheit.

In jüngster Zeit wurde eine Sonderform der Creutzfeldt-Jakob-Krankheit bei Jugendlichen beschrieben (variante Form), die histologisch ebenfalls durch Amyloidplaques charakterisiert ist. Das Auftreten von Amyloidplaques bei diesen Patienten hat zum Verdacht der Übertragbarkeit von BSE auf den Menschen geführt.

Klinisch sind von der **Creutzfeldt-Jakob-Krankheit** ältere Menschen betroffen (Ausnahme: variante Form bei Jugendlichen), die eine rasch progrediente Demenz entwickeln. Da das Kleinhirn häufig vom Neuronenverlust betroffen ist, bildet sich eine Ataxie aus. Die Creutzfeldt-Jakob-Krankheit führt in der Regel innerhalb eines Jahres zum Tode. Etwa 10% der CJD-Fälle sind erblich.

Die **Gerstmann-Sträussler-Scheinker-Krankheit** ist eine autosomal dominante Erbkrankheit mit dicht nebeneinander liegenden Kuru-Plaques; spongiöse Veränderungen fehlen.

Bei der **fatalen familiären Insomnie** stehen Schlaflosigkeit sowie vegetative und motorische Störungen im Vordergrund. Typisch sind eine Thalamusatrophie und der Nachweis von proteaseresistenten Prionenherden.

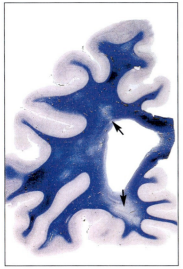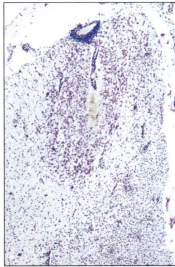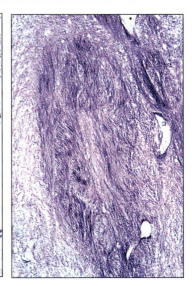

Abb. 2-40. Multiple Sklerose. Links: mehrere, z. T. unvollständige Entmarkungsherde (**Pfeile** = Schattenplaques). Heidenhain-Woelcke-Fbg. **Mitte:** frischer, in Abraumung befindlicher MS-Herd. Kresylviolett-Fbg. **Rechts:** isomorphe Gliose als Endzustand einer MS-Plaques. Kanzler-Fbg.

Demyelinisierende Krankheiten

Die häufigste primäre demyelinisierende Krankheit ist die **multiple Sklerose** (MS). Zum Formenkreis gehören auch die akut disseminierte Enzephalomyelitis und die akut hämorrhagische Enzephalomyelitis, die nach viralen Infektionen und postvakzinal auftreten.

• Die **multiple Sklerose** (Encephalomyelitis disseminata) ist eine chronische, in Schüben verlaufende Demyelinisierung, die wahrscheinlich durch autoimmune T-Zellen ausgelöst wird. Charakteristisch sind multiple demyelinisierte Foci (Plaques) periventrikulär im Gehirn sowie im Rückenmark.

Histologisch bestehen **akute Plaques** aus einem Areal mit Myelindestruktion, infiltrierenden CD4-positiven T-Lymphozyten und phagozytierenden Makrophagen. Häufig finden sich perivaskulär gelegene T-Lymphozyten (cuffing). Während die Anzahl der Oligodendrozyten vermindert ist, bleiben die Axone erhalten. In dieser Phase liegt eine reaktive Mikrogliavermehrung vor. Anschließend kommt es zu einem Myelinabbau; dabei lassen sich Sudan-positive Abräumzellen (Mikroglia, Monozyten, Makrophagen) sowie große Myelinbruchstücke nachweisen. In dieser Phase ist auch schon eine Vermehrung von faserbildenden Astrozyten nachzuweisen.

Als **chronische Plaques** werden vollständig demyelinisierte Areale mit reaktiven Astrozyten und scharfer Grenze zum normalen Gewebe bezeichnet, in denen die Entzündungsreaktion bereits abgelaufen ist (Burned-out-Plaque). Axone und Nervenzellen bleiben erhalten.

Als **Restzustand** liegt eine ausgeprägte Fasergliose vor. Markscheidenfärbungen zeigen eine leichte (frustrane) Markscheidenneubildung. Im Gegensatz zum Infarkt ist die MS nicht auf ein Gefäßterritorium beschränkt und führt nicht zum Verlust von Axonen und Neuronen (Differenzialdiagnose).

Klinisch bestimmt die anatomische Verteilung der Demyelinisierungsherde das neurologische Bild. Häufigste Initialsymptome sind sensorische Störungen (40%) und Sehstörungen (Retrobulbärneuritis, 17%). Die MS tritt familiär gehäuft auf. Der Verlauf ist schubförmig oder chronisch progredient bzw. remittierend.

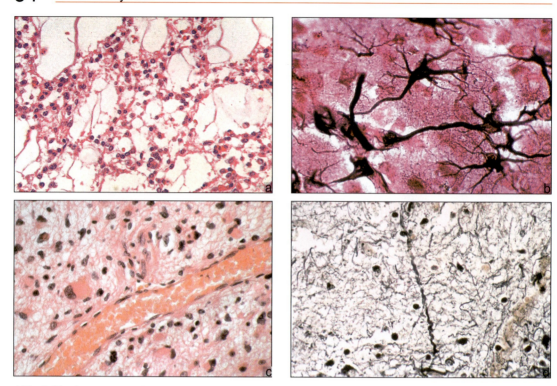

Abb. 2-41. Astrozytom. a) Pilozytisches Astrozytom mit mikrozystischer Umwandlung. HE-Fbg. **b)** Astrozyten mit »Gefäßfüßchen«. Cajal-Fbg. **c)** Gemischtzytisches Astrozytom mit eosinophilen, zytoplasmareichen Zellen. HE-Fbg. **d)** Pilozytisches Astrozytom mit gewellten Gliafasern. Heidenhain-Eisen-Hämatoxylin-Fbg.

Tumoren

Neuroektodermale Tumoren

Die Hauptgruppen der **glialen Tumoren** sind Astrozytome, Oligodendrozytome und Ependymome. Gelegentlich finden sich gliale Mischtumoren (Oligo-Astrozytom) bzw. glioneuronale Mischtumoren (Gangliogliom, desmoplastisch infantiles Gangliogliom). Der immunhistochemische Nachweis des GFAP (Glial Fibrillary Acid Protein) ist der zuverlässigste Hinweis für das Vorliegen eines astrozytären Tumors. Für Oligodendrogliome und Ependymome gibt es keine sicheren immunhistochemischen Marker. Der Nachweis einer neuronalen Tumorkomponente gelingt immunhistologisch durch Nachweis von neuronenspezifischer Enolase, N-CAM, Synaptophysin und Neurofilamentprotein.

• **Astrozytome.** Das pilozytische Astrozytom (WHO-Grad I) ist ein faserreicher, meist mikrozystischer Tumor aus bipolaren (piloiden) Tumorzellen. Die Geschwulst ist gut vaskularisiert und weist häufig Sekretionsprodukte (»Protein droplets«) so-

wie degenerierte Gliafasern (Rosenthal-Fasern) auf. Pilozytische Astrozytome finden sich bevorzugt im Chiasma opticum (Optikusgliom), im Thalamus, im Kleinhirn (juveniles Kleinhirnastrozytom) und im Hirnstamm. Die 5-Jahres-Überlebensrate beträgt über 80%.

– Differenzierte Astrozytome (WHO-Grad II) bestehen aus neoplastischen Astrozyten, die das Hirnparenchym diffus infiltrieren und deshalb durch eine operative Resektion nicht therapierbar sind. Histologisch finden sich faserreiche Tumorzellen (fibrilläres Astrozytom) oder Tumorzellen mit großem eosinophilem Zytoplasma (gemistozytäres Astrozytom). Die Grenze zwischen Tumor und normalem Hirngewebe ist häufig nicht sicher auszumachen (Invasionszone).

– Anaplasiezeichen, hohe Mitoserate, hohe Zelldichte, zelluläre Polymorphie und mikrovaskuläre Proliferate fehlen. Sind diese vorhanden, spricht man von einem anaplastischen Astrozytom (WHO-Grad III).

Bei der autosomal vererbten **tuberösen Sklerose (Bourneville-Pringle-Krankheit)** liegt eine syndromale Koppelung von verschiedenen Tumoren und tumorartigen Veränderungen vor: Angiofibrome der Haut (perinasal), gingivale und subunguale Fibrome, Exostosen, Rhabdomyome des Herzens, Angiomyolipome der Niere, Hämangiome der Leber und Lymphangioleiomyomatosen der Lunge. Im Großhirn (Marklager, Stammganglien) kommen knotenförmige Ansammlungen von teilweise mehrkernigen Riesenastrozyten vor. Ferner besteht eine ausgeprägte Gliose (= Sklerose).

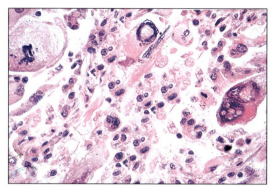

● **Glioblastome** (WHO-Grad IV) sind anaplastische, zellreiche Tumoren, die aus entdifferenzierten Astrozyten bestehen. Glioblastome entstehen de novo (primäres Glioblastom) oder als Folge einer Tumorprogression aus einem Astrozytom/anaplastischen Astrozytom (sekundäres Glioblastom). Histologisch findet sich eine ausgeprägte zelluläre Polymorphie mit kleinzelligen undifferenzierten Tumorzellen und teils bizarren Riesenzellen, eine verstärkte Mitoserate und hohe Zelldichte. Entscheidend für die Abgrenzung zum anaplastischen Astrozytom ist das Auftreten von mikrovaskulären Proliferaten und Nekrosen.

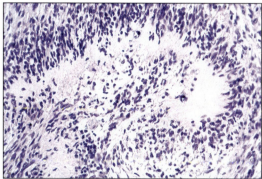

Klinisch wichtig ist die Abgrenzung zum pleomorphen Xanthoastrozytom (PXA), einem polymorphen astrozytären Tumor mit teilweise monströsen lipidhaltigen Zellen. Das PXA zeigt eine nur geringe mitotische Aktivität, ferner fehlen mikrovaskuläre Proliferate und Nekrosen. Glioblastome haben im Gegensatz zum PXA eine schlechte Prognose (mediane Überlebenszeit: 10 Monate).

Abb. 2-42. Glioblastoma multiforme. Oben: polymorphe Tumorzellen mit großen Zellkernen (teilweise mit Kernvakuolen). Atypische Mitosen sowie mehrkernige Zellen liegen vor. HE-Fbg. **Unten:** ausgedehnte Tumornekrosen, die von palisadenartig gestellten Zellen begrenzt werden. HE-Fbg.

● **Oligodendrogliome** (WHO-Grad II) bestehen aus neoplastischen Oligodendrozyten. Die Tumorzellen zeigen charakteristischerweise einen hyperchromatischen Nukleus mit klarem Zytoplasma und gut abgrenzbarer Zellmembran (»Honigwabenmuster«). Der Tumor weist häufig Verkalkungen und ein fein verteiltes Kapillarnetz auf. Anaplasiezeichen fehlen; sind sie vorhanden, dann spricht man in Analogie zum Astrozytom von einem anaplastischen Oligodendrogliom (WHO-Grad III).

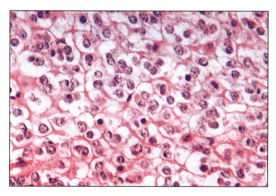

Abb. 2-43. Oligodendrogliom. Die Tumorzellen zeigen ein optisch leeres Zytoplasma mit deutlich eosinroter Zytoplasmamembran. So entsteht das typische Wabenmuster. Regelmäßige, zentral gelegene Kerne. HE-Fbg.

- **Ependymome** (WHO-Grad II) bestehen aus neoplastischen Ependymzellen; sie kommen insbesondere im Bereich des Ventrikelsystems, des spinalen
Zentralkanals und des Filum terminale vor. Histologisch handelt es sich um mäßiggradig zellreiche
Tumoren mit perivaskulär kernfreien Räumen und
ependymalen Rosetten. Die mitotische Aktivität ist
gering. Finden sich gehäuft Mitosen, mikrovaskuläre Proliferate oder Nekrosen, spricht man von einem anaplastischen Ependymom (WHO-Grad III).
Ependymome im Bereich des Filum terminale zeigen in der Regel eine papilläre Anordnung um ein
muzinreiches Gefäßstroma (myxopapilläres Ependymom) und wachsen langsam (WHO-Grad I).

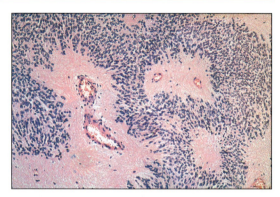

Abb. 2-44. Ependymom. Zelldichter Tumor. In der
Umgebung der Blutgefäße zellfreie Areale. HE-Fbg.

- **Gangliogliome** (WHO-Grad I bzw. II) sind glioneurale Mischtumoren aus Ganglienzellen und
Astrozyten. Histologisch finden sich neben der
astrozytären Tumorkomponente neoplastische, gelegentlich binukleäre Ganglienzellen. Die Graduierung richtet sich nach der glialen Tumorkomponente. Gangliogliome sind in 25% der Fälle Ursache
der Pharmakotherapie resistenten Temporallappen-
Epilepsie im Kindes- und Jugendalter. Eine eigene
Entität stellen faserreiche, meist oberflächlich gelegene Gangliogliome dar, die bei Kindern unter 2
Jahren vorkommen (desmoplastisch-infantiles
Gangliogliom, WHO-Grad I).

- **Zentrale Neurozytome** (WHO-Grad I) sind intra-
ventrikuläre Tumoren aus isomorphen, rundlichen
Zellen; Zeichen der Anaplasie fehlen. Da histologisch eine Ähnlichkeit zu Ependymomen und Oli-
godendrogliomen auftreten kann, ist der immunhistochemische Nachweis einer Synaptophysin-Ex-
pression im Tumor für die Diagnose entscheidend.

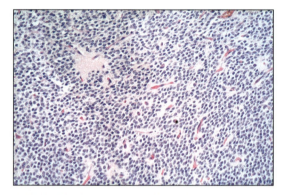

Abb. 2-45. Neurozytom. Die zelldichte Neubildung
besteht aus kleinen runden Zellen. HE-Fbg.

Primitive neuroektodermale Tumoren (PNET)

PNETs (WHO-Grad IV) sind undifferenzierte maligne neuroepitheliale Rundzelltumoren (»small
blue round cell tumor«). Der Tumor entsteht aus einer multipotenten neuroepithelialen Vorläuferzelle,
welche die Fähigkeit zur glialen, neuronalen, ependymalen, myoiden und melanozytären Differenzierung besitzt.

Histologisch besteht der Tumor aus dichtgepackten,
nacktkernigen (d. h. ohne sichtbaren Zytoplasmasaum) Tumorzellen mit zahlreichen Mitosen und
Apoptosen. Häufig findet man Nekrosen. Synapto-
physin-positive Inseln und neuronale Rosetten sind
Zeichen der neuronalen Differenzierung. Einzelne
Tumoren zeigen nebeneinander neuronale, gliale,

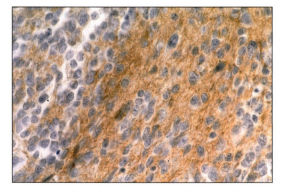

Abb. 2-46. Primitiver neuroektodermaler Tumor.
Weitgehend nacktkernige Zellen. Ausgeprägte Expression von Synaptophysin.

ependymale, myoide und melanozytäre Charakteristika (PNET mit multipotenter Differenzierung).

Häufig werden PNETs nach ihrer Lokalisation als Medulloblastom (Kleinhirn), Neuroblastom (Großhirn, spinal), Ästhesioneuroblastom (N. olfactorius) oder Pinealoblastom (Pinealis) und/oder nach ihrer bevorzugten Differenzierung z. B. als Medulloepitheliom (imitiert die Neuralrohrbildung), Ependymoblastom (ausgeprägte ependymale Differenzierung) oder Medullomyoblastom (Tumor mit rhabdomyoider Differenzierung) bezeichnet. Die häufigste Lokalisation ist das Kleinhirn (= Medulloblastom). Eine Medulloblastom-Variante zeigt eine Anordnung der Tumorzellen in Inseln, die durch dichte Retikulinfaserbündel getrennt sind (desmoplastisches Medulloblastom).

Klinisch neigen PNETs zur Metastasierung über das Liquorsystem. Die 5-Jahres-Überlebensrate liegt bei 40%.

Tumoren bei hereditären Syndromen

• **Hämangioblastome** sind gefäßreiche Tumoren, die sporadisch (75%) sowie bei der **Hippel-Lindau-Krankheit** (25%) vorkommen. Bevorzugter Sitz sind Kleinhirn, Retina, Hirnstamm und Rückenmark. Histologisch findet sich ein dichtes Blutgefäßnetz aus Endothelzellen und Perizyten mit dazwischen liegenden Stromazellen. Immunhistochemisch lassen sich die Endothelzellen mit Antikörpern für Willebrand-Faktor, CD31 und CD34 markieren, während die Stromazellen ungefärbt bleiben. Da die Histogenese der Stromazellen ungeklärt ist, wird das Hämangioblastom von der WHO als »tumor of uncertain origin« geführt.

Klinisch verhalten sich Hämangioblastome benigne (WHO-Grad I). Die Prognose wird im Wesentlichen von der Lokalisation bestimmt. Bei der **Hippel-Lindau-Krankheit** (autosomal dominant vererbte Phakomatose) liegen zentralnervöse Hämangioblastome sowie Tumoren in verschiedenen Organen (Niere, Pankreas) vor. Unmittelbare Todesursachen sind Nierenkarzinome und zerebelläre Hämangioblastome).

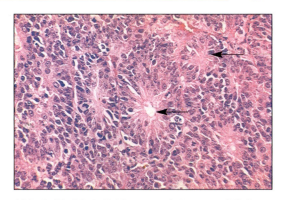

Abb. 2-47. Medulloblastom mit Rosetten **(Pfeil unten)** und Pseudorosetten **(Pfeil oben).** HE-Fbg.

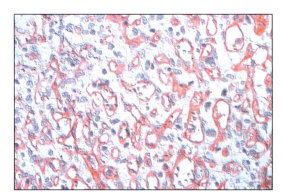

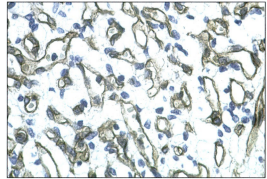

Abb. 2-48. Hämangioblastom. Angioblastoma Lindau mit ausgeprägter Kapillarsprossung. **Oben:** Immunhistologische Darstellung der gewucherten Endothelzellen. Willebrand-Faktor. **Unten:** Versilberung.

- Bei der **Neurofibromatose Typ 1** (NF1, früher: Recklinghausen-Krankheit) treten neben peripheren Neurofibromen, malignen peripheren Nervenscheidentumoren und pilozytischen Astrozytomen häufig auch kortikale glioneurale Hamartome auf. Histologisch handelt es sich um dysplastische Glia- und Ganglienzellhaufen, die keine Tendenz zur Proliferation zeigen (kein echter Tumor!). Glioneurale Hamartome kommen auch unabhängig von der NF1 vor und sind eine der Ursachen für die pharmakotherapieresistente Temporallappen-Epilepsie.

- Weitere **hereditäre Tumorsyndrome**, die das ZNS betreffen, sind die Neurofibromatose Typ 2 (Auftreten von bilateralen Schwannomen des N. vestibulocochlearis und Meningeomen) und das Li-Fraumeni-Syndrom (Gliome im ZNS und Karzinome und Sarkome in anderen Organen).

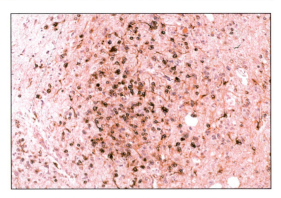

Abb. 2-49. Kortikales glioneurales Hamartom. Herdförmige, unscharfe Ansammlung von Glia- und Ganglienzellen. Saures Gliafaserprotein (GFAP). Immunhistochemie

Sellatumoren – Keimzelltumoren

- **Kraniopharyngeome** (WHO-Grad I) entstehen suprasellär und im Bereich des III. Ventrikels aus ektopischem odontogenem Epithel oder aus Resten der Rathke-Tasche. Typisch ist makroskopisch der Motoröl-ähnliche Zysteninhalt. Histologisch findet sich ein epithelialer, zystischer, verkalkender Tumor mit Keratinlamellen und Cholesterinkristallen (adamantinöses Kraniopharyngeom). Es wird ein mehrschichtiges Plattenepithel gebildet, das von palisadenartig gestellten, basalen zylindrischen Zellen gegen das aufgelockerte Stroma begrenzt wird. Die Epithelzellen können wirbelartig, trabekulär oder netzförmig angeordnet sein. Im Stroma sind Schaumzellen, Nekrosen sowie die Zeichen einer Fibrose zu erkennen. Beim papillären Kraniopharyngeom fehlen Verkalkung, Fibrose und Cholesterinkristalle.

Klinisch finden sich Kraniopharyngeome bei jugendlichen Patienten. Die Rezidivhäufigkeit liegt bei 20%. Der bei Erwachsenen vorkommende papilläre Typ rezidiviert selten. Zu den weiteren Zysten zählen Kolloid- und Epidermoidzysten sowie respiratorische und enterogene Zysten.

- Im ZNS treten **primäre Keimzelltumoren** auf, die histologisch den gonadalen Tumoren entsprechen. Bevorzugte Lokalisationen sind die Pinealis und die suprasellare Region. Häufigster intrazerebraler Keimzelltumor ist das Germinom; Teratome, Yolksac-Tumoren, embryonale Karzinome und Chorionkarzinome oder Mischtumoren sind selten. Histologisch finden sich beim Germinom große, isomorphe Zellen mit vesikulärem Kern und hellem, glykogenreichem Zytoplasma. Zum histologi-

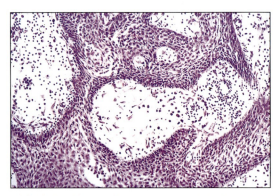

Abb. 2-50. Kraniopharyngeom. Solide plattenepithelähnliche Formationen mit palisadenartig gestellten basalen Zylinderzellen. Aufgelockertes Stroma. HE-Fbg.

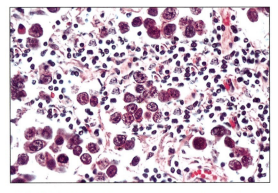

Abb. 2-51. Keimzelltumor. Große Zellen mit hellem Zytoplasma, die an Seminomzellen erinnern. Dazwischen liegen reichlich Lymphozyten. HE-Fbg.

schen Bild gehören Lymphozyten sowie vereinzelte synzytiotrophoblastäre Riesenzellen, die eine Expression der plazentaren alkalischen Phosphatase zeigen.

Maligne Lymphome

Primäre maligne Lymphome des Zentralnervensystems (etwa 1% aller Hirntumoren und 1,5% der extranodalen Lymphome) werden in den letzten Jahren bei immunsupprimierten Patienten (AIDS, Organtransplantation) beobachtet. Histogenetisch handelt es sich in der Regel um hochmaligne B-Lymphome. Die Tumorzellen infiltrieren besonders die Umgebung von Gefäßen und werden von einer reaktiven Zellproliferation (T-Lymphozyten, gemästete Astrozyten und Mikroglia) begleitet. Die Abgrenzung gegenüber einer Entzündung kann schwierig sein (immunhistochemischer und molekularpathologischer Nachweis der Monoklonalität). In ca. 30% der primären nodalen Lymphome (besonders bei leukämischer Aussaat) ist das ZNS sekundär befallen. Typisch ist die Meningeosis leucaemica mit diffuser Infiltration der weichen Hirnhäute.

Meningeome

Meningeome sind langsam wachsende Tumoren der Arachnoidaldeckzellen, die histologisch Strukturen der Pacchioni-Granulationen imitieren. Die WHO unterscheidet drei Malignitätsgrade:
- Meningeom (WHO-Grad I)
- Atypisches Meningeom (WHO-Grad II)
- Anaplastisches Meningeom (WHO-Grad III)

Histologisch sind Meningeome (WHO-Grad I) isomorphe Tumoren mit chromatinarmen Zellkernen, die häufig Aussparungen (Kernindentationen oder Lochkerne durch Zytoplasmainvagination) aufweisen. Charakteristisch ist die Ausbildung von »Zwiebelschalen« (whorls), die zentral verkalken können (Psammomkörper). Meningeome exprimieren Vimentin, epitheliales Membran-Antigen (EMA) und Desmoplakin. Sekretorische Meningeome exprimieren zusätzlich Zytokeratine.

Die WHO unterscheidet 11 Subtypen (meningothelial/endotheliomatöse, fibröse, transitionale, psammomatöse, angiomatöse, mikrozystische, sekretorische, klarzellige, Lmphozyten-/Plasmazell-reiche, metaplastische und chordoide Meningeome), deren klinische Relevanz allerdings gering ist. Alle genannten Subtypen werden als WHO-Grad I klassifiziert.

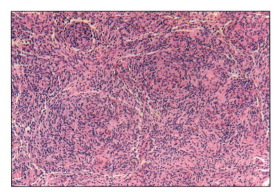
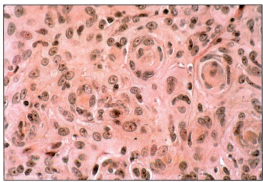

Abb. 2-52. Meningiom. Oben: zelldichtes, angedeutet knotenförmig aufgebautes Meningiom. **Unten:** wirbelartige Formationen (»Zwiebelschalen«) bei stärkerer Vergrößerung. HE-Fbg.

• **Atypische Meningeome** (WHO-Grad II) zeigen histologisch typische Meningeom-Charakteristika mit einzelnen Anaplasiezeichen, vor allem einer erhöhten Mitoserate. Atypische und anaplastische Meningeome metastasieren extrem selten.

• **Anaplastische Meningeome** (WHO-Grad III) zeigen eine hohe mitotische Aktivität und zelluläre Polymorphie, weitere Charakteristika sind die Ausbildung von Nekrosen und Infiltration des Gehirns. Die Infiltration von Dura mater und Knochen ist hingegen häufig bei Meningeomen zu beobachten und kein Malignitätskriterium. Anaplastische Meningeome zeigen gelegentlich ein papilläres Wachstum (papilläres Meningeom).

Klinisch zeigen Grad-I-Meningeome eine Rezidivrate von 10%. Ein wesentliches Kriterium für das Auftreten von Rezidiven ist die Graduierung der Tumorresektion. Grad-II- und Grad-III-Meningeome zeigen eine höhere Rezidivrate und treten in einer jüngeren Altersgruppe auf.

Peripheres Nervensystem
Neuropathien und Neuritiden

Verschiedene Noxen (Alkohol, Schwermetalle, Medikamente, Stoffwechselstörungen [Diabetes mellitus, Avitaminosen]) führen zur Krankheit des peripheren Nervensystems (Polyneuropathie). Es gibt grundsätzlich zwei Entstehungsmechanismen einer Polyneuropathie:

1. Die Krankheit betrifft primär den Nerven und führt sekundär zur Demyelinisierung (axonale Neuropathie).
2. Die Krankheit betrifft primär die Schwann-Zelle. In diesem Fall kommt es im betroffenen Areal zur Demyelinisierung, sekundär kann eine Axonendegeneration folgen (segmentale Neuropathie). Häufig liegen beide Formen nebeneinander vor.

• Die **periphere Neuropathie bei Diabetes Typ II** ist durch eine distale, symmetrische, sensorische oder sensomotorische Neuropathie gekennzeichnet. Histologisch findet sich eine überwiegend axonale Neuropathie mit Verlust kleiner myelinisierter und nichtmyelinisierter Fasern. Charakteristisch ist weiterhin eine Vaskulopathie der endoneuralen Arteriolen.

• Die **Alkoholabusus-induzierte Neuropathie** ist ebenfalls eine überwiegend axonale Neuropathie mit Verlust myelinisierter und nichtmyelinisierter Fasern. Diese Form der Neuropathie ist in Westeuropa sehr häufig und zeichnet sich durch eine langsame progressive distale Neuropathie aus.

Hereditäre Neuropathien

Eine Reihe von Neuropathien ist erblich. Abhängig vom Erbgang, den betroffenen Strukturen sowie biochemischen und molekulargenetischen Merkmalen werden zwei Gruppen unterschieden: hereditäre motorische und sensorische Neuropathien (HMSN) sowie hereditäre sensorische und autonome Neuropathien (HSAN). Histologisch steht bei allen Formen eine axonale Neuropathie im Vordergrund.

• Die häufigste hereditäre Neuropathie ist die hypertrophische Form der **Charcot-Marie-Tooth-Krankheit** (HMSN1). Histologisch findet man als Folge rezidivierender Demyelinisierungen und Remyelinisierungen hypertrophe Schwann-Zellen und zentrale Axone (»Zwiebelschalen«). Klinisch kann die Schwann-Zell-Hypertrophie zu einem verdick-

ten, palpablen Nerven führen (hypertrophe Neuropathie).

• Bei der neuronalen Form der **Charcot-Marie-Tooth-Krankheit** (HMSN II) findet sich ein Verlust an myelinisierten Axonen. Die Vererbung ist wie beim Typ I autosomal dominant.

• Die **Déjerine-Sottas-Krankheit** (HMSN III) zeichnet sich histologisch durch vergrößerte Nervenfaszikel, Schwann-Zell-Proliferation mit Ausbildung von Zwiebelschalen und Axonendegeneration aus. Klinisch ist die Muskelschwäche – im Gegensatz zur HMSN I und II – nicht auf die untere Extremität beschränkt.

• Eine weitere Gruppe der hereditären Neuropathien ist durch **Amyloidablagerungen** im Nerven gekennzeichnet (familiäre Amyloid-Polyneuropathien). Klinisch stehen wie bei der HMSN III Symptome vonseiten des sensorischen und autonomen Nervensystems (z. B. orthostatische Hypotension) im Vordergrund.

Neuritis

Wichtigste entzündliche Krankheit des peripheren Nervensystems ist die **akute entzündliche demyelinisierende Polyradikuloneuropathie** (Guillain-Barré-Syndrom). Die Krankheit tritt in der Regel postinfektiös auf und ist wahrscheinlich immunologisch bedingt. Histologisch findet sich eine Entzündung in peripheren Nerven mit perivenöser und endoneuraler Infiltration von Lymphozyten, Makrophagen und Plasmazellen sowie eine ausgeprägte segmentale Demyelinisierung. Klinisch findet sich eine distale, aufsteigende symmetrische Paralyse. Die Rekonvaleszenzzeit beträgt 3 bis 6 Monate (oder länger, wenn es zum Untergang von Axonen gekommen ist).

• Als **chronische inflammatorische demyelinisierende Polyradikuloneuropathie** wird eine subakut in Schüben verlaufende Entzündung der peripheren Nerven bezeichnet. Die histologischen Befunde sind ähnlich wie beim Guillain-Barré-Syndrom, allerdings ist die immunologische Grundlage der Krankheiten wahrscheinlich unterschiedlich.

• Die **Lepra** wird durch eine Infektion von peripheren Nerven durch das *Mycobacterium leprae* hervorgerufen. Histologisch finden sich große Mengen von Erregern in den Schwann-Zellen und Makrophagen sowie ein Verlust von myelinisierten und nichtmyelinisierten Fasern. Klinisch gibt es zwei Hauptformen: Die lepromatöse Lepra zeichnet sich durch eine aktive Vermehrung und Ausbreitung der Bakterien im Körper aus. Die tuberkuloide Lepra ist durch eine zelluläre Immunantwort auf das M. leprae gekennzeichnet. Histologisch finden sich epitheloidzellhaltige Granulome in der Dermis.

Nervenscheidentumoren

Die WHO unterscheidet Schwannome (Neurilemmome), Neurofibrome und maligne Nervenscheidentumoren. Von diesen Neubildungen ist das tumorartige Neurom abzugrenzen.

• **Schwannome** (periphere Nervenscheidentumoren, WHO-Grad I) bestehen aus lang gestreckten Zellen, die häufig palisadenartig angelegt sind (Antoni-A-Muster). Ferner können zellarme Areale mit überwiegend lipidhaltigen Zellen (Antoni-B-Muster) vorkommen. Eine zelluläre Polymorphie ist kein Malignitätskriterium. Immunhistologisch lässt sich S100-Protein nachweisen. Bilaterale Schwannome des N. vestibulocochlearis sind die Hauptmanifestation der Neurofibromatose Typ II.

• **Neurofibrome** (WHO-Grad I) treten an kleinen dermalen und subkutanen Nervenendigungen auf. Histologisch besteht der Tumor aus Schwann-Zellen, Fibroblasten und Perineuralzellen, die durch kollagenfaserreiche Bindegewebesepten durchsetzt sind. Länger bestehende Tumoren können degenerative Veränderungen (myxoid-zystische Degeneration) sowie eine zelluläre Polymorphie zeigen, die – wie bei Schwannomen – nicht als Malignitätskriterium zu werten sind. Neurinome treten solitär auf oder als Manifestation einer Neurofibromatose Typ I (Recklinghausen-Krankheit).

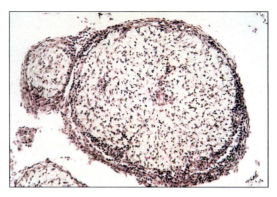

Abb. 2-53. Neuritis. Nervenquerschnitt mit rundzelliger Infiltration. Kresylviolett-Fbg.

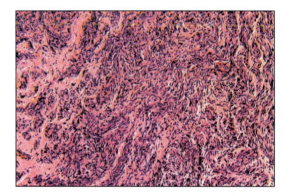

Abb. 2-59. Schwannom. Der Tumor besteht aus gewucherten Schwann-Zellen und aus einer kollagenfaserreichen Komponente. HE-Fbg.

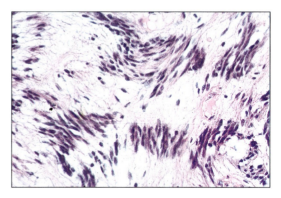

Abb. 2-55. Schwannom. Typisch ist die fischzugartige Anordnung der Zellkerne der Schwann-Zellen. HE-Fbg.

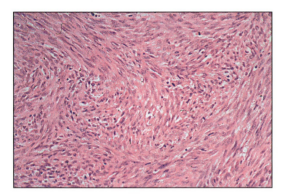

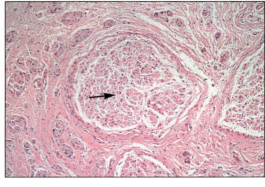

Abb. 2-56. Maligner peripherer Nervenscheidentumor (MPNST). Spindelige, wirbelartig angeordnete Zellen mit Kernatypien und Mitosen. HE-Fbg.

Abb. 2-57. Neurom nach Nervendurchtrennung. Neben erhaltenen Nervenfaszikeln finden sich kleine, in Bindegewebe eingeschlossene Nervenaussprossungen **(Pfeil)**. HE-Fbg.

• **Maligne periphere Nervenscheidentumoren** (MPNST, periphere Neurosarkome, WHO-Grad III/IV) zeigen eine sarkomatöse Transformation, Nekrosen und Mitosen. Diese Tumoren kommen solitär oder im Rahmen einer Neurofibromatose Typ I vor. Die 5-Jahres-Überlebensrate liegt bei 30%.

• Als **Neurom** wird die nichtneoplastische Proliferation von Schwann-Zellen und Bindegewebszellen bezeichnet, die zu einer kolbenförmigen Auftreibung des Nervs führt. Diese Veränderungen kommen im Rahmen einer Amputation (Amputationsneurom) oder in einer Narbe (Narbenneurom) vor.

3

Atmungsorgane

Inhalt

Obere Luftwege

Allergische Sinusitis/Rhinitis.   64
Chronische Sinusitis/Rhinitis.   64
Stimmbandpolyp   65
Kehlkopfpapillom   65
Kehlkopfleukoplakie   66
Kehlkopfkarzinom   66

Lunge

Akutes Lungenödem   67
Chronische Blutstauung   68
Atemnotsyndrom   69
Pulmonale Hypertonie   70
Lungenembolien.   71
Hämorrhagischer Lungeninfarkt   72
Atelektase.   73
Lungenemphysem 73
Pneumokoniosen 75
Lungenanthrakose 76
Lungenasbestose   76
Lungenalveolarproteinose   77
Lungenlipidspeicherung.   77
Lungenamyloidose.   77
Lungenkalzinose   77
Bronchitis.   78
Asthma bronchiale   79
Intraalveoläre Pneumonien   80
Chronische karnifizierende Pneumonie   82

Interstitielle Pneumonien   83
Lungenfibrose   84
Lungentuberkulose.   85
Atypische Mykobakteriosen   87
Lungenparasitosen   88
Lungenmykosen. 88
Lungensarkoidose   91
Extrinsische allergische Alveolitis.   92
Wegener-Granulomatose   92
Karzinoidtumor   93
Adenoidzystisches Karzinom.   93
Kleinzelliges Karzinom   94
Plattenepithelkarzinom.   94
Anaplastisches Karzinom.   95
Adenokarzinom   96
Bronchioloalveoläres Karzinom   96
Chondrom – Adenochondrom.   97
Lungenmetastasen   97

Pleura

Pleuritis   98
Pleuratumoren   99

Immunhistochemie

Immunhistochemie der
Lungenzellen und Lungentumoren   100
Immunhistochemische Differenzialdiagnose
der bösartigen Pleuratumoren   100

Obere Luftwege

Allergische Sinusitis/Rhinitis

Es handelt sich um eine allergische Reaktion der Nasen- und Nasennebenhöhlenschleimhaut auf verschiedene, meist exogene Allergene. Sie kann dauerhaft oder saisonal (Pollinosis = vom Frühlings-, Herbst- oder Sommertyp) auftreten.

Die **vasomotorische Rhinopathie** ist eine vaskulär bedingte, nichtallergische Schleimhauthyperämie, die mit Niesattacken und wässrigem Ausfluss einhergeht. Beim banalen Schnupfen *(Koryza)* liegt eine akute infektiöse Rhinitis vor.

Histologisch ist die allergische Reaktion durch folgende feingewebliche Veränderungen gekennzeichnet:
– **Stromaödem.** Das Schleimhautstroma zeigt eine Auflockerung der Grundsubstanz, sodass einzelne Fasern und Zellen in einem optisch leeren Raum zu erkennen sind.
– **Gewebe- und Bluteosinophilie.** Im Stroma sowie in der Lichtung der Blutgefäße finden sich reichlich eosinophile Granulozyten, die am typisch segmentierten Kern und am eosinroten Zytoplasma erkennbar sind.
– **Verdickung der Basalmembran.** Bei chronischen Entzündungen und besonders bei einer allergischen Genese zeigt die Schleimhaut eine verdickte, homogene, eosinrote Basalmembran.
– **Becherzellhyperplasie.** Die typischen Becherzellen mit ihrer apikalen Schleimvakuole sind deutlich vermehrt.

Klinisch ist die allergische Sinusitis charakterisiert durch eine Irritation der Nasen-/Nasennebenhöhlenschleimhaut, die von wiederholtem Niesen und einer ausgeprägten serösen oder schleimig serösen Sekretion begleitet wird. Bei einem »Etagenwechsel« kann es zu einer Beteiligung der Lungen (Asthma bronchiale) kommen.

Chronische Sinusitis/Rhinitis

Eine chronische Entzündung der Schleimhaut der oberen Luftwege kann als Folge einer allergischen Rhinitis (Polypen) oder im Rahmen verschiedener Infektionen (Syphilis, Tuberkulose, Mykosen, Rhinosklerom, Rhinosporidiose u. a.) hervorgerufen werden.

Histologisch unterscheidet man
– eine chronische hypertrophische (meist allergische) Sinusitis/Rhinitis, bei der es zu einem chro-

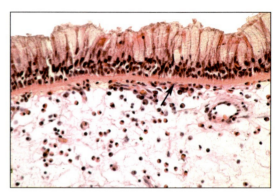

Abb. 3-1. Allergische Rhinitis mit Stromaödem, Gewebeeosinophilie, Becherzellhyperplasie und verdickter Basalmembran **(Pfeil)**. HE-Fbg.

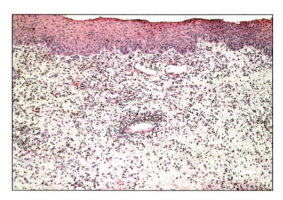

Abb. 3-2. Plattenepithelmetaplasie. Ersatz des respiratorischen Epithels durch ein mehrschichtiges Plattenepithel. Dichte entzündliche Infiltration in einem faserreichen Stroma. HE-Fbg.

nischen Ödem der Schleimhaut kommt, die sich knotenförmig vorwölbt. An der Oberfläche wird das respiratorische Epithel durch ein mehrschichtiges Plattenepithel ersetzt. Das darunter liegende Stroma ist teilweise aufgelockert, teilweise kollagenfaserreich.
– Die atrophische Sinusitis/Rhinitis ist durch eine Abflachung der Schleimhaut gekennzeichnet. Das faserreiche Stroma wird von einem metaplastischen Plattenepithel bedeckt. Bei bestimmten Entzündungen können Ulzera, Nekrosen oder Erreger nachgewiesen werden.

Das **klinische Bild** hängt vom histologischen Typ (Obstruktion der Luftwege durch Polypen, rezidivierende Entzündungen) und der Ätiologie ab.

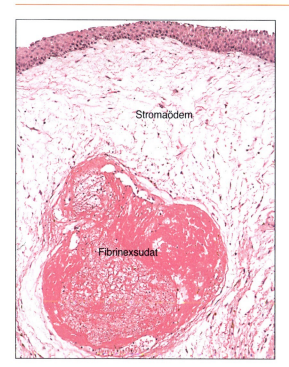

Abb. 3-3. Stimmbandpolyp. Eosinrote Fibrinausschwitzungen in einem ödematös aufgelockerten Stroma. HE-Fbg.

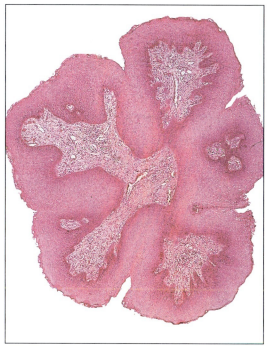

Abb. 3-4. Kehlkopfpapillom. Von Plattenepithel bedecktes, faserreiches Stroma. HE-Fbg.

Stimmbandpolyp

Gewebeveränderung, die vorwiegend durch eine hyperkinetische Stimmbandbelastung bei Kindern (Schreiknötchen) und bei Erwachsenen (meist beruflich bedingt: Sänger = *Sängerknötchen*) im Bereich der freien Ränder der Stimmlippen vorkommt. Es handelt sich nicht um eine echte Neubildung, sondern um einen Granulationspolypen.

Histologisch sieht man in der Frühphase der Entwicklung ein ödematös aufgelockertes Stroma mit eingeschlossenen homogenen eosinroten Fibrinausschwitzungen. Später bilden sich Hohlräume, die von Endothel ausgekleidet werden und somit an ein kavernöses Hämangiom erinnern. In der Spätphase werden die Veränderungen im Rahmen einer Organisation durch ein gefäß- und kollagenfaserreiches Gewebe ersetzt.

Klinisch liegt eine gutartige Veränderung vor, die sich durch Heiserkeit oder eine raue Stimme manifestiert. Differenzialdiagnose: Karzinom.

Kehlkopfpapillom

Es handelt sich um eine gutartige epitheliale Neubildung. In etwa 90% der Fälle lassen sich durch Insitu-Hybridisierung HP-Viren vom Typ 6 oder 11 nachweisen.

Histologisch besteht das Papillom aus einem bindegewebigen Grundgerüst mit einem faserreichen Stroma und nur vereinzelten Gefäßen. An der Oberfläche lässt sich ein regelrecht geschichtetes Plattenepithel finden. Bei einer mechanischen Traumatisierung können Zelltypien auftreten.

Klinisch kann das Kehlkopfpapillom isoliert oder multipel – als Papillomatose – auftreten. Aggressive Papillomatosen kommen bevorzugt bei Kindern vor und gehen mit einer infraglottischen Ausbreitung (Trachea, Bronchien) einher. Weniger aggressive Formen werden bei Jugendlichen und Erwachsenen beobachtet. Papillomatosen neigen zum Rezidiv (30% der Fälle). 7% entarten nach einer längeren Latenzzeit (durchschnittlich nach 24 Jahren).

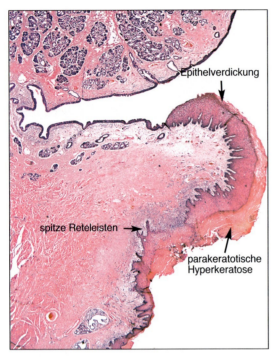

Epithelverdickung

spitze Reteleisten →

parakeratotische
Hyperkeratose

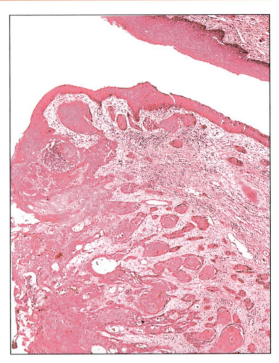

Abb. 3-5. Kehlkopfleukoplakie. Stark verdicktes, an der Oberfläche hyperparakeratotisch verhorntes Plattenepithel. HE-Fbg.

Abb. 3-6. Kehlkopfkarzinom. Infiltrierend wachsendes Plattenepithelkarzinom. HE-Fbg.

Kehlkopfleukoplakie

Als Leukoplakie (= »weißer Fleck«) bezeichnet man eine parakeratotische Hyperkeratose des Stimmbandes. Die Veränderung kommt vorwiegend bei älteren Männern (Tabakrauch) vor.

Histologisch zeigt die einfache Leukoplakie eine deutliche Verdickung und Hyperparakeratose des bedeckenden Plattenepithels. Gegenüber dem darunter liegenden Stroma bleibt es scharf begrenzt. Bei der proliferativen Leukoplakie liegt eine Akanthose mit spitzen Reteleisten vor, das Stroma ist entzündlich infiltriert. Mitosen sind vermehrt. Bei der Leukoplakie mit Atypien (mittelgradige bis schwere Zelldysplasie) besteht eine erhebliche Zell- und Kernpolymorphie.

Klinisch imponiert die einfache Leukoplakie als weißer, nicht wegwischbarer Schleimhautfleck. Diese Veränderung geht nicht mit einem erhöhten Krebsrisiko einher. Proliferative Leukoplakien und insbesondere proliferative Leukoplakien mit Zellatypien sind als Präkanzerosen zu werten.

Kehlkopfkarzinom

Maligner epithelialer Tumor, der vorwiegend bei älteren Männern nachgewiesen wird. Tabakrauch und Alkoholabusus stellen wichtige Ursachen dar.

Histologisch handelt es sich um ein Plattenepithelkarzinom, das in seiner differenzierten Form eine intra- und extrazelluläre Verhornung (»Hornperlen«) sowie Interzellularbrücken zeigt.
– **Histologische Malignitätskriterien:** infiltratives und destruktives Wachstum ins Stroma.
– **Zytologische Malignitätskriterien:** Zell- und Kernatypien, vermehrte und atypische Mitosen.

Klinisch handelt es sich um einen malignen Tumor, der meist in den Stimmbändern (Heiserkeit über 2 Wochen) lokalisiert ist. Die Neubildung breitet sich lokal aus, setzt lymphogene, aber erst spät hämatogene Metastasen. Eine Kombination mit einem Lungenkarzinom ist nicht selten.

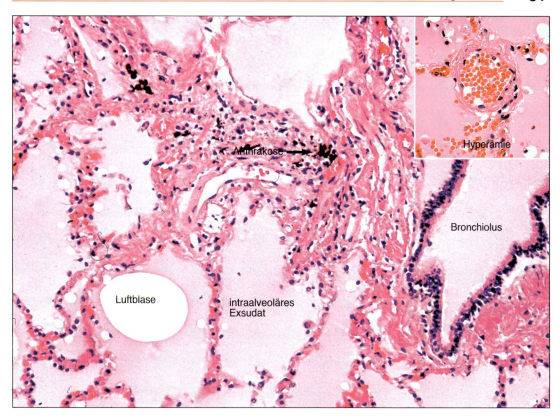

Abb. 3-7. Akutes Lungenödem. Eiweißreiches Exsudat in den Alveolarlichtungen. Inset: hyperämische Blutgefäße. Geringe Staubspeicherung in einem bindegewebig verdickten und gering entzündlich infiltrierten Alveolarseptum. HE-Fbg.

Lunge

Akutes Lungenödem

Hämodynamisches Lungenödem. Bei einer akuten pulmonalen Blutstauung als Folge eines plötzlichen Versagens des linken Herzens (meist nach einem Myokardinfarkt) kommt es zu einem Druckanstieg im Kapillarbett der Lunge und anschließend zu einem Flüssigkeitsaustritt zunächst in das Zwischengewebe (interstitielles Lungenödem), später in die Alveolen (intraalveoläres Ödem).

Permeabilitätsbedingtes Lungenödem. Ein Flüssigkeitsaustritt entwickelt sich auch nach einer Schädigung der Alveolarepithelien und der Endothelien (z. B. durch inhalierte Noxen). Zu den selteneren Ursachen eines Lungenödems zählt die Aspiration, z. B. von Magensaft (Mendelson-Syndrom).

Histologisch sieht man im Übersichtsbild, dass die Alveolarlichtungen weitgehend durch eine homogene, eosinrote Masse verlegt sind. Im eiweißreichen Exsudat eingeschlossen finden sich kleine, optisch leere Luftblasen.

Bei mittlerer Vergrößerung lassen sich im Exsudat vereinzelte Alveolarmakrophagen und abgeschilferte Alveolarepithelien finden.

Die Alveolarsepten zeigen – als Zeichen einer akuten Blutstauung (passive Hyperämie) – ausgeweitete Blutgefäße, die prall mit Erythrozyten angefüllt sind.

Klinisch handelt es sich um ein rasch fortschreitendes Krankheitsbild, das durch eine zunehmende Dyspnoe (Atemnot) gekennzeichnet ist. Dabei wird eine schaumige (lufthaltige) Flüssigkeit ausgehustet.

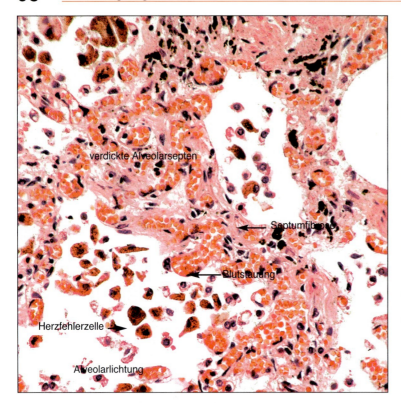
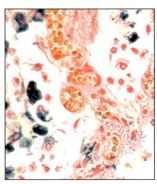
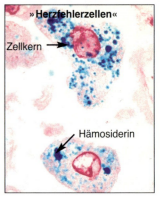

Abb. 3-8. Chronische Blutstauung. HE-Fbg. **Rechts oben:** fibrosierte Alveolarsepten und »Herzfehlerzellen«. Berliner-Blau-Reaktion. **Rechts unten:** »Herzfehlerzellen« mit Hämosideringranula. Berliner-Blau-Reaktion.

Chronische Blutstauung

Ein chronischer Blutrückstau aus dem linken Herzen in den pulmonalen Kreislauf entwickelt sich als Folge einer länger bestehenden Insuffizienz des linken Ventrikels (z. B. bei Myokarditis, Myokardischämie) oder einer Mitralstenose.

Histologisch findet man in einer frühen (akuten) Phase ausgeweitete und prall mit Erythrozyten angefüllte Kapillaren, die knospenartig in die Alveolarlichtung vorragen. In der chronischen Phase kommt es zunächst zu einer faserreichen Verdickung der Alveolarsepten (rote Stauungsinduration). Später treten in den Alveolarlichtungen reichlich »Herzfehlerzellen« auf, die der Lungenschnittfläche eine rostbraune Farbe verleihen (braune Stauungsinduration).

Bei den **»Herzfehlerzellen«** handelt es sich um eisenhaltige Alveolarmakrophagen, die in ihrem Zytoplasma ein grobscholliges, hell- bis dunkelbraunes Pigment speichern. In der Berliner-Blau-Reaktion stellt sich dieses Pigment als Hämosiderin dar, ein eisenhaltiges Abbauprodukt der ausgetretenen Erythrozyten (chronische intraalveoläre Mikroblutung).

Das Gefäßsystem zeigt feingewebliche Veränderungen, die auf einen erhöhten Blutdruck (pulmonale Hypertonie) hinweisen.

Klinische Leitsymptome der chronischen Blutstauung sind eine progrediente Dyspnoe und eine Zyanose. Im Sputum lassen sich reichlich Herzfehlerzellen nachweisen. Ferner bestehen die Zeichen der pulmonalen Hypertonie mit Rechtsherzbelastung. Bei der **Lungensiderose** liegen Eisenablagerungen auch in den Alveolarsepten sowie in der Wand der Gefäße vor. Diese Veränderungen kommen besonders ausgeprägt bei der idiopathischen Lungenhämosiderose (Ceelen-Gellerstedt-Krankheit) und beim Goodpasture-Syndrom (Glomerulonephritis mit einer chronisch verlaufenden intrapulmonalen Mikroblutung) vor.

Atemnotsyndrom

Man unterscheidet ein **Atemnotsyndrom des Neugeborenen** (IRDS [Infant Respiratory Distress Syndrome]: respiratorische Störungen während der ersten Tage nach der Geburt) und des **Erwachsenen** (ARDS [Adult Respiratory Distress Syndrome]: frühere Bezeichnung »Schocklunge«).

• Häufigste Ursache des **IRDS** ist das Hyaline-Membranen-Syndrom, das durch einen Surfactantmangel hervorgerufen wird. Nach langfristiger, hoch dosierter Sauerstoffbeatmung kann sich eine bronchopulmonale Dysplasie entwickeln.

– **Hyaline-Membranen-Syndrom.** Die Bronchioli terminales et respiratorii werden durch ein homogenes, eosinrotes, eiweißreiches Exsudat austapeziert. Das Material ist leicht PAS-positiv.

– **Bronchopulmonale Dysplasie.** Im akuten exsudativen Stadium finden sich hyaline Membranen, Epithelnekrosen sowie die Zeichen einer beginnenden Bronchiolitis obliterans. Im reparativen fibroproliferativen Stadium erkennt man hyper-/metaplastische Alveolarzellen Typ II sowie eine interstitielle Fibrose. Im Endstadium liegt eine Wabenlunge vor.

• Das **ARDS** stellt eine respiratorische Insuffizienz infolge einer primären oder sekundären Lungenschädigung dar. Histologisch ist die Frühphase durch stark ausgeweitete Lymphgefäße in der Umgebung mittelgroßer Blutgefäße gekennzeichnet. Nach 2 bis 5 Tagen tritt in den Alveolarsepten ein interstitielles Ödem auf, das von einem erhöhten Zellgehalt (Histiozyten, Granulozyten) begleitet wird. Später kommt es zu einer disseminierten intravasalen Gerinnung (DIC: eosin- bzw. azanrote homogene Massen in den Gefäßlichtungen). In der Spätphase (2–3 Wochen) – nach langfristiger Therapie (hohe Sauerstoffkonzentration und hoher Beatmungsdruck) – geht der exsudative Alveolarschaden in eine interstitielle Fibrose über. Das Endstadium ist eine Wabenlunge.

Das **klinische Bild** setzt sich aus den Symptomen einer progredienten Atemnot und den Schockzeichen (DIC, Nierenversagen) sowie aus den Befunden der Grunderkrankung zusammen. Ein ARDS liegt vor, wenn der Oxygenisierungsindex unter 200 mmHg liegt, im Röntgenbild beidseitige Infiltrate vorliegen und der Kapillardruck unter 10 mmHg sinkt. Zu den **Komplikationen** zählen ein Multiorganversagen und Befunde im Zusammenhang mit der Therapie.

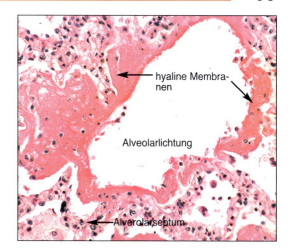

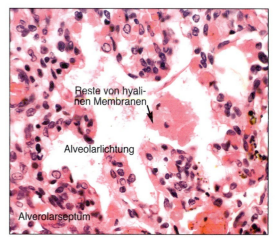

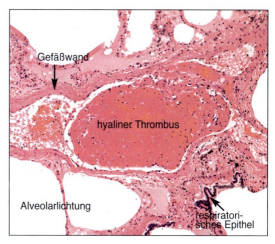

Abb. 3-9. Oben: Hyaline Membranen. HE-Fbg. **Mitte:** bronchopulmonale Dysplasie (reparatives Stadium). HE-Fbg. **Unten:** intravaskuläre Gerinnung bei ARDS. HE-Fbg.

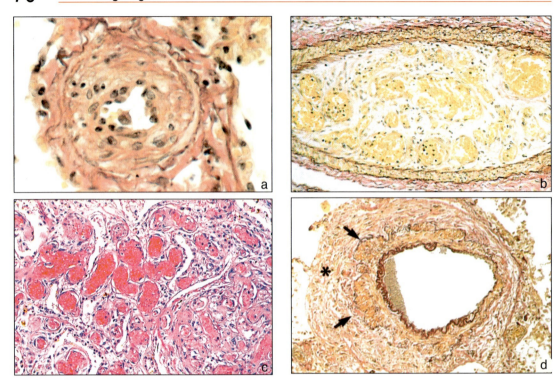

Abb. 3-10. Pulmonale Hypertonie. a) Wandverdickung einer muskulären Lungenarterie. EvG-Fbg. **b)** Plexiforme Läsion. EvG-Fbg. **c)** Angiomatöse Läsion. HE-Fbg. **d)** Subintimale Proliferation **(Pfeile).** * – verdickte Media. EvG-Fbg.

Pulmonale Hypertonie

Als pulmonale Hypertonie bezeichnet man eine Erhöhung des arteriellen Mitteldrucks (Normalwerte: Ruhe 20 mmHg; Belastung 30 mmHg) im kleinen Kreislauf. Die Erhöhung kann primär (idiopathische Ayerza-Krankheit, selten) oder sekundär als Folge einer angeborenen oder erworbenen Lungen- oder Herzerkrankung auftreten; ferner kann sie akut (manchmal reversibel) oder chronisch (in der Regel dauerhaft) verlaufen.

Histologisch finden sich Veränderungen an den Lungengefäßen (Quantifizierung Grad I bis VI nach Heath-Edwards):

– Die **mittelgroßen Pulmonalarterien** zeigen eine Mediahypertrophie mit Intimasklerose und Aufsplitterung der Elastica interna. Später treten auch atheromatöse Plaques auf, die aber nicht die Größe und Ausdehnung der Aortenatheromatose erreichen.

– In den **kleinen Pulmonalarterien** kommt es zu einer myofibromatösen Intimaproliferation und zu einer subendothelialen zwiebelschalenartigen Intimaproliferation. Ferner treten plexiforme Veränderungen (Kanäle in einer dilatierten Arterie durch proliferierte Intimazellen) auf. Angiomatöse Läsionen bestehen aus angiomartig dilatierten kleinen Pulmonalarterien in der Umgebung eines größeren Pulmonalarterienastes.

– Die **Venen** zeigen eine Wandhyalinose, Intimafibrose und Mediahypertrophie.

– Ektasie der **Lymphgefäße**.

Klinik. Bei Druckerhöhungen auf über 50 mmHg systolisch oder 25 mmHg diastolisch passt sich der rechte Herzventrikel mit einer konzentrischen Wandhypertrophie an. Von einem Cor pulmonale spricht man, wenn die primäre Ursache eine Lungenveränderung ist. Die Prognose hängt von der Ursache und dem Schweregrad der Lungenveränderungen ab (bei der idiopathischen pulmonalen Hypertonie Tod 3 Jahre nach Diagnosestellung).

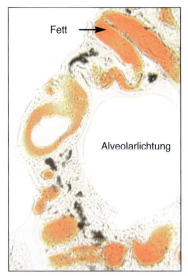
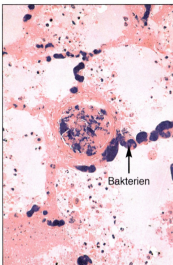
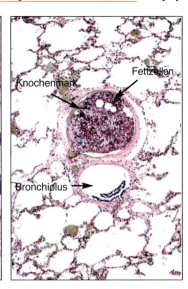

Abb. 3-11. Embolien. Links: Fettembolie. Sudan-Fbg. **Mitte: Septikopyämie.** Erregerhaltige Thrombemboli in der Lichtung der Gefäße. HE-Fbg. **Rechts: Knochenmarkembolie.** HE-Fbg.

Lungenarterienembolien

• **Thrombembolie.** Es handelt sich um die häufigste Form einer Lungenembolie. Quelle sind meist Gerinnungsthromben im Bereich der tiefen Beinvenen. Sehr große Embolien führen über ein akutes Cor pulmonale unmittelbar zum Tode. Sehr kleine Lungenembolien bleiben symptomlos und werden aufgelöst oder rekanalisiert. Mittelgroße thrombotisch verlegte Pulmonalarterien können zum hämorrhagischen Lungeninfarkt führen.

• **Fettembolien** treten nach Traumen (Femurfraktur), schweren Entzündungen (Pankreatitis) sowie nach Verbrennungen auf. Histologisch sieht man Fetttropfen in den Alveolarkapillaren, die sich hirschgeweihartig verzweigen. Das Fett ist schon im ungefärbten Quetschpräparat sichtbar, lässt sich aber besonders eindrucksvoll im Sudan-gefärbten Gefrierschnitt darstellen. Bei der **Fettzellembolie** (bevorzugt nach Traumen) werden Gruppen von erhaltenen Fettzellen in die Lungenkapillaren verschleppt.

• **Septische Embolien** bestehen aus dichten Ansammlungen von Eiterzellen und Erregern (meistens Kokken), die sich in der Lichtung der kleinen Pulmonalgefäße und Kapillaren darstellen lassen. Sie stammen aus einer peripheren eitrigen Thrombophlebitis oder aus einer bakteriellen Endokarditis. Im weiteren Verlauf kommt es zu einer örtlichen Gewebeeinschmelzung (multizentrische Abszedierung). Solitäre Lungenabszesse sind meist Folge einer Aspiration, einer bronchialen Obstruktion oder einer septischen Embolie.

• **Gewebeembolien.** Zu den häufigsten Gewebeembolien zählen hämatogene Fernmetastasen eines malignen Tumors. Nach einem schweren, tödlich verlaufenden Trauma lassen sich nicht selten in den Lungengefäßen Embolien aus Gewebe (Hirn-, Lebergewebe) nachweisen. Nach Knochenfrakturen (Rippenfrakturen nach Reanimation) werden kleinere Ansammlungen von Knochenmarkzellen mit Fettzellen und Knochenmarkriesenzellen beobachtet.

• **Parasiten.** Ein Lungengefäß kann durch Parasiten (*Ascaris lumbricoides, Wuchereria bancrofti* u. a.) verschlossen werden.

• **Fruchtwasserembolie.** Bei einer schweren, geburtstraumatisch bedingten Uterusruptur kommt es zur Verschleppung von Fruchtwasser in die Lungen. Histologisch lassen sich Mekonium und Amnionepithelien in den Lungengefäßen darstellen.

• **Fremdmaterial.** Nach intravenöser Injektion können Embolien aus Talkum, Füllmaterial u. a. Substanzen auftreten. Dies trifft besonders für Drogensüchtige zu.

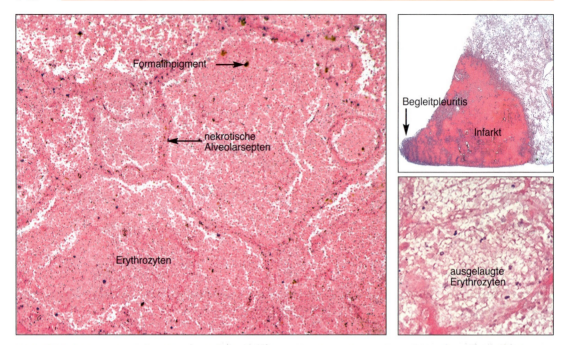

Abb. 3-12. Hämorrhagischer Lungeninfarkt. Kernlose (= nekrotische), schattenhaft erkennbare Alveolarsepten schließen Blut in der Lichtung ein. HE-Fbg. **Oben rechts:** Übersichtsbild eines keilförmigen hämorrhagischen Infarkts. HE-Fbg. **Rechts unten:** Septennekrose und ausgelaugte Erythrozyten in der Alveolarlichtung. HE-Fbg.

Hämorrhagischer Lungeninfarkt

Beim hämorrhagischen Lungeninfarkt handelt es sich um eine Nekrose mit einer sekundären Einblutung. Ursache ist ein embolisch bedingter Verschluss eines mittelgroßen Pulmonalarterienastes bei nicht mehr ausreichender Versorgung über die Vasa privata (z. B. bei gleichzeitig bestehender Blutstauung infolge einer Linksherzinsuffizienz). Zu den selteneren Ursachen zählen septische oder tumoröse Embolien. Ein sehr großer, entzündlich veränderter Lungeninfarkt (Befall eines gesamten Lungenlappens) wird als **Infarktpneumonie** bezeichnet.

Histologisch sieht man in der Übersichtsvergrößerung einen scharf begrenzten, meist keilförmigen (Basis zur Pleura gerichtet), sehr blutreichen Bezirk, der von lufthaltigem Lungengewebe mit einer chronischen Blutstauung umgeben wird.

In der mittleren Vergrößerung erkennt man noch schattenhaft das Alveolargerüst. Die Alveolarlichtungen werden durch dichte Ansammlungen von Erythrozyten verlegt.

Die stärkere Vergrößerung zeigt nekrotische Septen (Verlust der Kernzeichnung). Die Erythrozyten sind z. T. ausgelaugt, d. h., nur noch die Zellmembran ist erhalten.

Gelegentlich lässt sich im histologischen Präparat das thrombotisch verlegte Blutgefäß nachweisen. In der angrenzenden Pleura visceralis finden sich die Zeichen einer leichten fibrinösen Begleitpleuritis.

In blutreichen Gewebepartien kommt es zu Ablagerungen eines dunkelbraunen bis schwarzen Formalinpigmentes (Artefakt), das sich durch die Kadassewitch-Reaktion entfernen lässt.

Klinisch manifestiert sich die Begleitpleuritis als inspiratorischer Schmerz, auskultatorisch als »Pleurareiben«. Hämoptysen treten nur bei sehr großen Infarkten auf. Röntgenologisch entwickelt sich nach ca. 12 Stunden eine keilförmige Verschattung.

Atelektase

Als Atelektase bezeichnet man die fehlende oder unvollständige Belüftung der Lunge (oder von umschriebenen Lungenabschnitten = Teilatelektase). Eine Atelektase kann primär entstehen (Persistenz des fetalen Zustands) oder sich sekundär in einer belüfteten Lunge entwickeln. Zu den wichtigsten erworbenen Ursachen zählen ein positiver Druck im Pleuraspalt (Entspannungsatelektase), die Luftresorption nach Verlegung der Bronchiallichtung (Obstruktionsatelektase), der Druck einer extrapulmonalen Masse auf die Lunge (Kompressionsatelektase).

Histologisch sieht man ein sehr zellreiches, unbelüftetes Gewebe. Die Alveolarlichtungen sind klein oder nicht mehr nachweisbar. Die ursprüngliche Alveolarstruktur lässt sich meist nur noch in der Elastika-Gieson-Färbung darstellen (kollabiertes elastisches Fasergerüst der Alveolarsepten). Bei einer **fetalen Atelektase** treten in den Alveolarlichtungen gelegentlich gelb pigmentierte Mekoniummassen, Talgmassen (Vernix caseosa) sowie abgeschilferte Epithelien der Kindshaut als Ausdruck einer **intrauterinen Fruchtwasseraspiration** auf.

Lungenemphysem

Beim **chronischen alveolären Lungenemphysem** liegt eine mit Parenchymzerstörung einhergehende Überblähung der Lungenabschnitte distal von den Bronchiolen vor. Der Prozess ist irreversibel und kann sich primär in einer normalen Lunge oder sekundär im Rahmen einer vorbestehenden Lungenerkrankung (obstruktive Bronchitis) bzw. einer Lungenschädigung (inhalatives Rauchen) entwickeln. Eine wesentliche formalpathogenetische Rolle spielt die zerstörende Einwirkung von freigesetzten proteolytischen Enzymen auf die Alveolarwände. Das Emphysem kann generalisiert (panazinäres oder zentroazinäres Emphysem) oder lokalisiert (bronchostenotisches oder paraseptales Emphysem) entstehen.

Beim **interstitiellen Lungenemphysem** liegen die Luftblasen im Zwischengewebe, meist als Folge einer künstlichen Beatmung mit hohen Drucken.

Die histologische Beurteilung eines chronischen alveolären Lungenemphysems (Ausdehnung, Schweregrad und Pathogenese) setzt voraus, dass die Lunge im expandierten Zustand fixiert wird. Anschließend werden ungefärbte, 20 bis 200 µm dicke Schnitte des Lungenstücks (bzw. Lungenlappens) mikroskopiert.

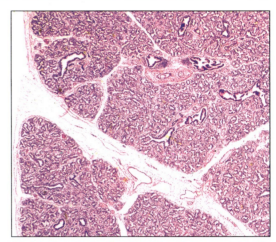

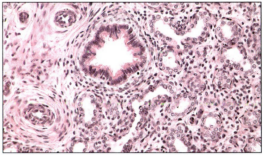

Abb. 3-13. Fetale Atelektase. Übersicht und stärkere Vergrößerung einer unreifen kindlichen Lunge mit noch drüsigen Strukturen. Wenig entfaltete Alveolen. HE-Fbg.

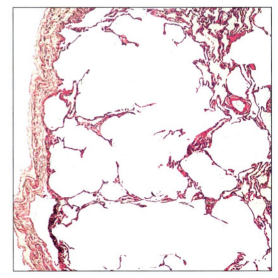

Abb. 3-14. Lungenemphysem. Stark ausgeweitete Alveolen. Weitgehender Abbau der Alveolarwandungen. HE-Fbg.

Histologisch ist das chronische intraalveoläre Emphysem gekennzeichnet durch

- **Parenchymrarefizierung:** Dünne, oft eingerissene, verstümmelte Alveolarsepten ragen in große Alveolarräume vor. Im Zwischengewebe der Septen finden sich vereinzelte rundzellige Infiltrate.
- **Relative Vermehrung der Luftfülle:** vergrößerte, luftreiche Alveolarlichtungen.

• Ein **panazinäres Emphysem** (Emphysem Typ A, seniles Emphysem, chronisch substanzielles Emphysem) liegt besonders bei alten Menschen vor. Histologisch besteht eine Dilatation der respiratorischen Bronchiolen, Alveolargänge und Alveolarsäckchen. Durch einen progredienten Parenchymabbau kommt es zu einer Zerstörung der inter- und intraazinären Septen. Endergebnis ist der leere Lobulus.

• Das **zentroazinäre Emphysem** (Emphysem Typ B) stellt die häufigste Emphysemform dar, die sich bevorzugt bei chronischer Bronchitis (Rauchern) entwickelt. Betroffen sind zunächst – in Form einer Dilatation – die Bronchioli respiratorii, später auch die Alveolargänge und Alveolarsäckchen.

• Das **bronchostenotische Emphysem** ist eine umschriebene Form, die sich über einen Ventilmechanismus eines eingeengten Bronchus (chronische hypertrophische Bronchitis ➛ obstruktives Emphysem) entwickelt. Die Extremform ist die Emphysemblase (Bulla) in der Lungenspitze oder im Bereich der Vorderränder.

• **Paraseptale** oder **perifokale Emphyseme** bilden sich, wenn dehnungsfähiges Lungenparenchym durch eine feste Front mit geringer Elastizität (vernarbte Septen, Silikoseknötchen) begrenzt wird.

Klinik. Die Zerstörung der Alveolarsepten reduziert die Ventilationsfläche und führt zu einer Ventilations-Perfusionsstörung. Gleichzeitig wird durch die verminderte Kapillarfläche der Gefäßdurchschnitt reduziert (Teilursache der pulmonalen Hypertonie).

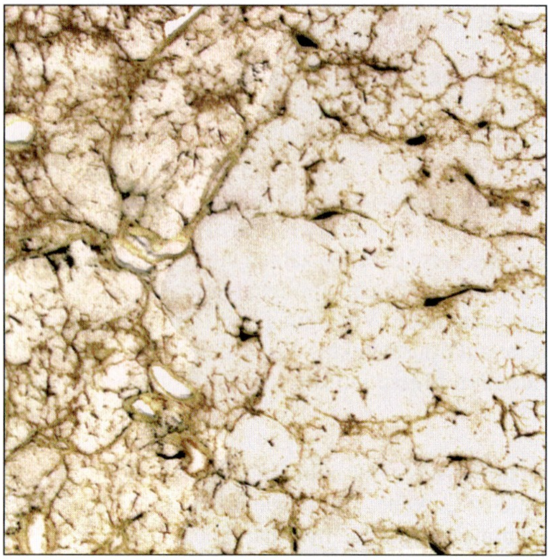

Abb. 3-15. Panazinäres Emphysem (Stadium der leeren Lobuli). Ungefärbter Großflächenschnitt (Ausschnitt).

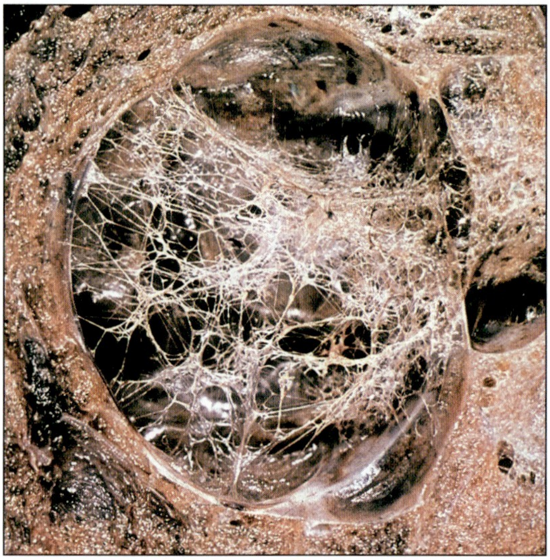

Abb. 3-16. Bronchostenotisches Emphysem. Die Emphysemblase wird spinnengewebeartig von Resten aus Gefäßen, Bronchien, interlobulären Septen und Alveolarwandresten durchzogen. Auflichtphotographie (Ausschnitt).

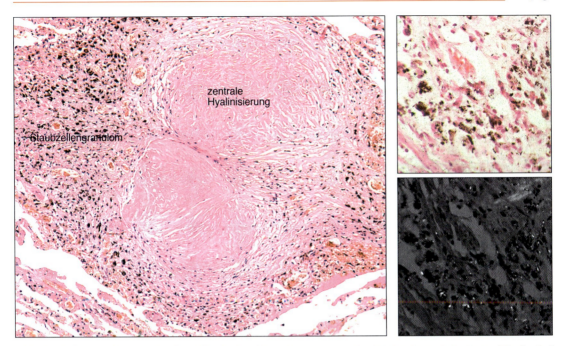

Abb. 3-17. Lungensilikose. Links: silikotisches Knötchen mit zentraler Hyalinisierung. In der Peripherie sind reichlich mit Kohlenstaub beladene Makrophagen zu finden. HE-Fbg. **Rechts oben: kohlenstaubhaltige Makrophagen.** HE-Fbg. **Rechts unten:** aufleuchtende **Quarzkristalle** im polarisierten Licht. HE-Fbg.

Pneumokoniosen

Pneumokoniosen sind Lungenerkrankungen, die durch Inhalationseinlagerung von meist anorganischen Stäuben entstehen. In diesen Formenkreis gehört die **Silikose**, die nach Aufnahme von Mischstaub (seltener von reinem Quarzstaub) hervorgerufen wird. Bei einigen Stäuben kommt es zu einer nur geringen örtlichen Gewebereaktion (Kohlepigment, Eisen, Zinn, Barium).

Histologisch reichen die Veränderungen vom Staubzellengranulom bis zum Silikosekonglomerat.

• **Staubzellegranulom:** kleinste knotenförmige Ansammlungen von Makrophagen, die mit dunkelbraunen bis schwarzen Staubpartikeln beladen sind.

• Das **frühe Silikoseknötchen** setzt sich aus Makrophagen, vereinzelten Riesenzellen und Lymphozyten zusammen. Ferner finden sich Fibroblasten und neu gebildete kollagene Fasern.

• **Silikoseknoten.** Im weiteren Verlauf kommt es zu einer Vermehrung der kollagenen Fasern, die im Knötchenzentrum hyalinisieren. In der Peripherie finden sich reichlich mit Mischkohlenstaub beladene Makrophagen.

• **Silikotische Konglomeratknoten** entstehen durch ein Zusammenfließen multipler kleinerer Silikoseknoten.

Die Diagnose »**Silikose**« wird durch den polarisationsoptischen Nachweis von doppelbrechenden Quarzkristallen gesichert.

Klinisch manifestiert sich die Silikose erst durch Komplikationen (chronische Bronchitis, perifokales Emphysem, Cor pulmonale, Tuberkulose [Silikotuberkulose]).

Weitere Pneumokoniosen:

• **Silikatosen nach Aufnahme von Magnesiumsilikat.** Die fibrinogene Wirkung ist meist auf Verunreinigung mit Quarz oder Asbest zurückzuführen.

Sidero-Pneumokoniose durch Aufnahme von Eisenoxid (z. B. beim Schweißen).

Hartmetalllunge durch Inspiration von verschiedenen Metallen (Wolfram, Titan). Wurde früher als GIP (riesenzellhaltige Lungenfibrose) bezeichnet.

Lungenanthrakose

Als Anthrakose bezeichnet man die Ablagerung
von Kohlenstaub, der mit der Atemluft (Umweltbe-
lastung, Tabakrauch) in die Lungen gelangt. Die
Kohlenstaubpartikel werden zunächst von Makrophagen aufgenommen und wandern später in das
Lungeninterstitium. Hier bilden sie **Staubzellen-
granulome**. Über die Lymphwege gelangt der
Staub in die Lymphknoten (**Lymphknotenanthra-
kose**) sowie in die Pleura visceralis.

Histologisch sieht man kleine, schwarz pigmentierte Partikel, die im Interstitium (Alveolarsepten, perivaskulär) oder in Makrophagen liegen. Kleine bei-
gemengte Mengen von Quarz können lokal eine
leichte fibroplastische Reaktion hervorrufen. Dichte
Kohlenstaubablagerungen findet man in der Umgebung von silikotischen Knötchen und alten tuberkulösen Narben.

Klinik. Kohlenstaub ist weitgehend innert und ruft eine
nur geringe schädigende Wirkung hervor. Somit hat die
Anthrakose keinen krank machenden Wert. Bei starker
Exposition kann es – unabhängig vom Kieselsäuregehalt
des eingeatmeten Staubes – zu einer fibrös-progredienten
Anthrakose kommen.

Lungenasbestose

Asbest (weißer Asbest = Chrysotyl [Magnesiumsili-
kat], brauner Asbest = Amosit [Magnesiumsilikat],
blauer Asbest = Krokydolith [Eisensilikat]) ist ein
faserförmiges Material, das weltweit überwiegend
industriell verwendet wird (heute allerdings stark
eingeschränkt). Zu einer Asbestexposition kommt
es bei der Gewinnung (Bergbau), Bearbeitung (Herstellung von Bremsbelägen, Abdichtungen) und Benutzung (Isolierstoffe) des Materials (z. B. in ge-
schlossenen Räumen).

Zu den charakteristischen histologischen Veränderungen nach einer langjährigen Asbestexposition
zählen kollagenfaserreiche, hyalinisierte **Pleura-**
und **Zwerchfellplaques**. In den Lungen entwickelt
sich eine progrediente, subpleural betonte Fibrose
mit Verödung der Alveolen. Typisch ist der Nachweis von **Asbestkörperchen**, die in den Alveolarlichtungen (Nachweis im Sputum oder in der bronchoalveolären Lavage) sowie im Zwischengewebe
liegen. Gelegentlich werden sie von Riesenzellen
vom Fremdkörpertypus aufgenommen. Asbest- und
Pseudoasbestkörperchen werden unter dem Oberbegriff **»ferruginous bodies«** zusammengefasst.

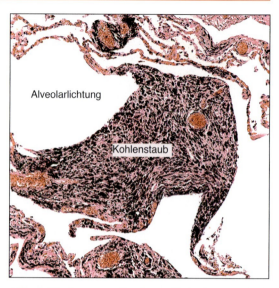

Abb. 3-18. Lungenanthrakose. Verbreiterte und mit
kohlenstaubhaltigen Makrophagen infiltrierte Alveolarsepten. HE-Fbg.

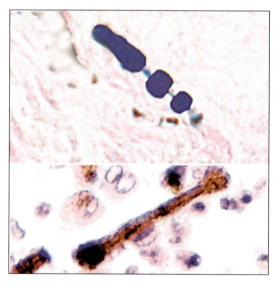

Abb. 3-19. Asbestkörperchen mit typischer Segmen-
tierung durch siderophile Proteine um zentrale Asbest-
fasern. Berliner-Blau-Reaktion. **Unten: Pseudoasbestkörperchen.** HE-Fbg.

Das **klinische Bild** ist in einem fortgeschrittenen Stadium
gekennzeichnet durch eine progrediente restriktive Venti-
lationsstörung, die zur kardiorespiratorischen Insuffizienz
führt. Röntgenologisch liegt eine typisch basal betonte
Lungen-Pleura-Fibrosierung (u. a. Rundatelektasen) vor.
Von diagnostischer Bedeutung ist der Nachweis von Asbestkörperchen, die von Pseudoasbestkörperchen abzugrenzen sind.

Lungenalveolarproteinose

Bei verschiedenen Grundkrankheiten kann es – wahrscheinlich als Folge einer immunologischen Störung – zu intraalveolären Ablagerungen von Phospholipiden und Proteinen kommen. Histologisch werden die Alveolarlichtungen von einem fein granulierten, eosinroten, leicht PAS-positiven Material ausgefüllt. Im Gegensatz zum Lungenödem sind die Kapillaren komprimiert, die Alveolarepithelien abgeflacht. Klinisch manifestiert sich die Erkrankung als leichte, progrediente Dyspnoe.

Lungenlipidspeicherung

Mineralische, pflanzliche oder tierische Öle (Medikamente, Röntgenkontrastmittel, fetthaltige Nahrung) können durch Inhalation in die peripheren Lungenabschnitte (Alveolen) gelangen. Hier findet man Sudan-positive Fetttropfen. Bei einem ausgedehnten Befall spricht man von einer »Lipidpneumonie«. Dieser Begriff ist von einer verfettenden oder xanthomatösen Pneumonie abzugrenzen. Die klinische Symptomatik hängt von der Ausdehnung des Prozesses ab.

Lungenamyloidose

Bei einer Lungenamyloidose liegen solitäre oder multiple knotenförmige Amyloidablagerungen (Amyloidome) im Bereich des Tracheobronchialsystems vor. Histologisch handelt es sich um kleine Amyloidmengen im Zwischengewebe oder in der Wand von mittelgroßen Lungengefäßen. Diese Veränderungen werden meist zufällig bei asymptomatischen Patienten nachgewiesen.

Lungenkalzinose

In den Lungen kommen **dystrophische Verkalkungen** auf dem Boden einer Nekrose (alter tuberkulöser Kreideherd) sowie **metastatische Verkalkungen** nach einer verstärkten Freisetzung von Kalzium (z.B. im Rahmen eines Hyperparathyreoidismus) vor. Histologisch zeigt die Lunge (Bimsstein- oder Tuffsteinlunge) ein verkalktes Alveolargerüst (Kalkablagerungen an den elastischen Fasern und an der Basalmembran), das sich in der HE-Färbung als blaues Netz darstellt. Die histologische Diagnose wird durch die Kossa-Reaktion gesichert.

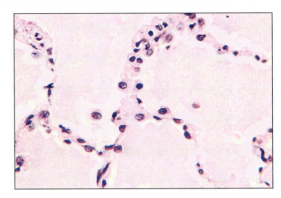

Abb. 3-20. Alveolarproteinose. Feingranuliertes, eosinrotes Material in den Alveolarlichtungen. Schmale Alveolarsepten. HE-Fbg.

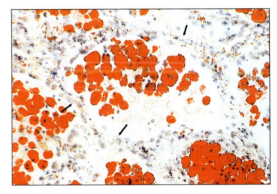

Abb. 3-21. Lipidspeicherung. In den Alveolarlichtungen Makrophagen mit Sudan-positivem Material. **Pfeile** = Alveolarsepten.

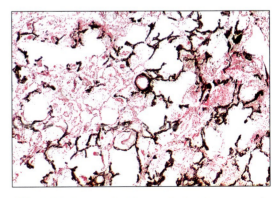

Abb. 3-22. Lungenkalzinose. Kalkablagerungen in den Alveolarsepten und perivaskulär. Kossa-Fbg.

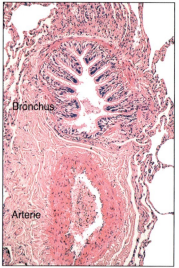 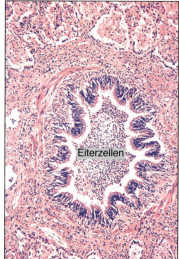 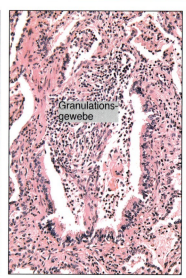

Abb. 3-23. Bronchitis. Links: chronische hypertrophische Bronchitis. HE-Fbg. **Mitte:** eitrige Bronchitis. HE-Fbg. **Rechts:** Bronchiolitis obliterans mit Organisation. HE-Fbg.

Bronchitis

Als Bronchitis bezeichnet man die Entzündung der Bronchien, die isoliert oder mit Beteiligung der oberen Luftwege (Laryngotracheobronchitis) bzw. der Lungenperipherie (Bronchopneumonie) auftreten kann.

• Die **akute Tracheobronchitis** ist in über 90% der Fälle Folge einer aerogenen, meist viral bedingten Infektion. Histologisch sieht man reichlich Eiterzellen in der Bronchuslichtung. Gleichzeitig kann eine schleimige, fibrinöse, hämorrhagische oder nekrotisierende Komponente bestehen. Virale Entzündungen werden häufig durch eine bakterielle Superinfektion *(Haemophilus influenzae, Streptococcus pneumoniae)* kompliziert.

• Die **chronische Bronchitis** wird von der WHO wie folgt definiert: Erkrankung, die sich mindestens über einen Zeitraum von zwei Jahren an den meisten Tagen von drei hintereinander folgenden Monaten durch Husten und Auswurf manifestiert. Histologisch unterscheidet man:

– eine **chronische hypertrophische Form** mit einer polypös verdickten Schleimhaut, die sich in die Bronchuslichtung vorwölbt. Die Lichtung ist häufig eingeengt (Ventilmechanismus als Ursache eines bronchostenotischen Emphysems: chronische obstruktive Lungenerkrankung [COPD]).

– Die **chronische atrophische Form** stellt meist das Endstadium nach einem langen Krankheitsverlauf dar. Die Schleimhaut ist stark abgeflacht (Verminderung des Stromas). Die bronchiale Ringmuskulatur kann hypertrophisch sein.
– Weitere morphologische Manifestationsformen einer bronchialen Entzündung sind die verstärkte Schleimbildung und die chronisch eitrige Entzündung.

• **Bronchiolitis obliterans mit organisierender Pneumonie** (BOOP). Es handelt sich um eine Entzündung der Bronchiolen, bei der es zu einer progredienten Verlegung der Lichtung durch Granulationsgewebe kommt. Die Krankheit trat früher vorwiegend bei Kleinkindern – meist als Folge einer Virusinfektion – auf. Heute stellt sie die wichtigste Komplikation nach einer Lungentransplantation dar. Außerdem wird sie als pulmonale Komplikation einer rheumatoiden Arthritis sowie bei der extrinsischen allergischen Alveolitis beobachtet.

Histologisch sieht man in der Lichtung eines Bronchiolus Granulationsgewebe, das sich aus Kapillaren, kollagenen Fasern und vereinzelten Entzündungszellen zusammensetzt. Das auskleidende respiratorische Epithel ist teilweise zerstört.

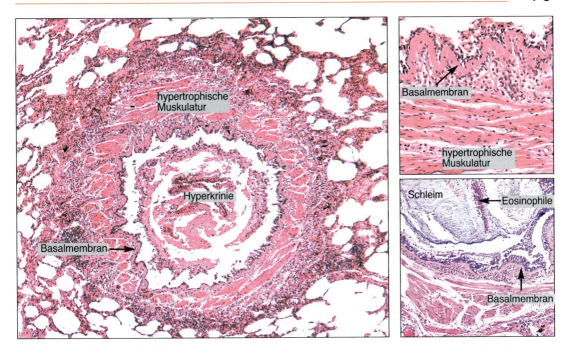

Abb. 3-24. Asthma bronchiale. Links: Bronchus mit eingeengter Lichtung und ausgeprägter Wandhypertrophie. HE-Fbg. **Rechts oben:** verdickte Basalmembran des respiratorischen Epithels. Giemsa-Fbg. **Rechts unten:** eosinophilzellige Infiltration des Schleimhautstromas. HE-Fbg.

Asthma bronchiale

Als Asthma bronchiale bezeichnet man eine anfallartige Atemnot durch Übererregbarkeit der Bronchien (Bronchospasmus), die von einer Hyperkrinie (vermehrte Schleimbildung) und Dyskrinie (zähflüssiger pathologischer Schleim) begleitet wird. Das Asthma bronchiale wird meist durch Einatmung von exogenen Allergenen (exogen allergisches Asthma), seltener durch Infektionen (endogenes infektallergisches Asthma) ausgelöst.

Histologisch ist das typische feingewebliche Bild durch folgende Veränderungen gekennzeichnet:
– In der Übersicht sieht man **wandverdickte Bronchien mit eingeengter Lichtung**. Die Ringmuskulatur erscheint deutlich hypertrophisch.
– **Pathologischer Schleim:** Das auskleidende respiratorische Epithel schließt vermehrt Becherzellen ein. Die Basalzellen der Drüsen in der Bronchialwand sind hyperplastisch. In der Lichtung lässt sich ein vermehrter (Hyperkrinie), hoch visköser (Dyskrinie), manchmal wirbelartig angeordneter Schleim finden.
– **Zeichen der allergischen Genese:** Die Schleimhaut zeigt eine homogen eosinrote, deutlich ver-

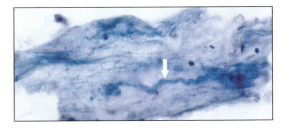

Abb. 3-25. Curschmann-Spirale (Pfeil) im Sputum bei Asthma bronchiale. Giemsa-Fbg.

dickte Basalmembran (kommt auch bei chronischen Entzündungen vor). In der Wand sowie in der Bronchuslichtung lassen sich – besonders im asthmatischen Anfall – reichlich eosinophile Granulozyten finden.

Im **Sputumausstrich** treten – besonders in der Giemsa-Färbung – typische Curschmann-Spiralen sowie Charcot-Leyden-Kristalle (entstehen aus dem Zerfall von eosinophilen Granulozyten) auf.

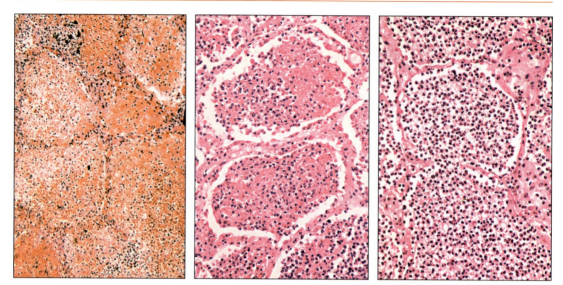

Abb. 3-26. Lobärpneumonie. Links: Stadium der roten Hepatisation. HE-Fbg. **Mitte:** Stadium der graugelben Hepatisation. HE-Fbg. **Rechts:** Stadium der gelben Hepatisation. HE-Fbg.

Intraalveoläre Pneumonien

Lungenentzündungen gehen mit einem intraalveolären Exsudat (Lobärpneumonie, Bronchopneumonie) oder mit einer bevorzugt interstitiellen entzündlichen Infiltration (interstitielle Pneumonien [häufiger auch als Pneumonitis bezeichnet]) einher.

• Die **Lobärpneumonie** ist eine primäre (in einer nicht vorgeschädigten Lunge), meist sporadische Entzündung, die akut einsetzend einen stadienhaften Ablauf zeigt und gleichzeitig einen ganzen Lungenlappen einnimmt. *Streptococcus pneumoniae* ist der häufigste Erreger.

Die verschiedenen Krankheitsstadien zeigen ein charakteristisches morphologisches Bild:
– Im Stadium der Anschoppung (1. Krankheitstag) sind die Lungenkapillaren prall mit Erythrozyten angefüllt. In den Alveolarlichtungen findet man ein nur spärliches Exsudat.
– Das Stadium der roten Hepatisation (2. und 3. Krankheitstag) zeigt reichlich Erythrozyten in den Alveolarlichtungen. Die Lunge nimmt eine leberartige Konsistenz (Hepatisation) an.
– Das Stadium der grauen Hepatisation (4.– 6. Krankheitstag) ist gekennzeichnet durch eine ausgeprägte intraalveoläre Exsudation von Fibrinogen, das zu einem dichten Fibrinnetz gerinnt.
– Im Stadium der gelben Hepatisation (7. und 8. Krankheitstag) weist das Exsudat eine dichte Infiltration von segmentkernigen Leukozyten auf, die zu Eiter zerfallen.
– Lysis. Nach dem 8. Krankheitstag setzt – bei günstigem Krankheitsverlauf – eine Auflösung des entzündlichen Exsudats ein, das resorbiert und ausgehustet wird.

Klinisch besteht ein akutes Krankheitsbild, das mit den Zeichen einer schweren Infektion einhergeht. Bei ungünstigem Krankheitsverlauf (Diabetes mellitus, Alkoholismus, reduzierter Allgemeinzustand) kann die Lysis ausbleiben und wird durch eine Karnifikation (chronische karnifizierende Pneumonie, s. S. 82) ersetzt.

• Bei der **hypostatischen Pneumonie** handelt es sich um eine Bronchopneumonie bei Patienten mit stark herabgesetzter Abwehr. Histologisch kommt es in den Alveolarlichtungen zu einer nur spärlichen entzündlichen Reaktion. Als Zeichen der chronischen Blutstauung kommen häufiger Corpora amylacea vor.

• Eine **Streptokokkenpneumonie** wird durch β-hämolysierende Streptokokken der Gruppe A hervorgerufen. Pulmonale Komplikationen treten eher selten auf. Früher Pleuraerguss.

• **Nosokomiale Pneumonien** werden teilweise von gramnegativen Stäbchen hervorgerufen.

• **Pneumonien bei Störungen der Immunabwehr** sind durch Mykobakterien, Pilze oder Parasiten induziert.

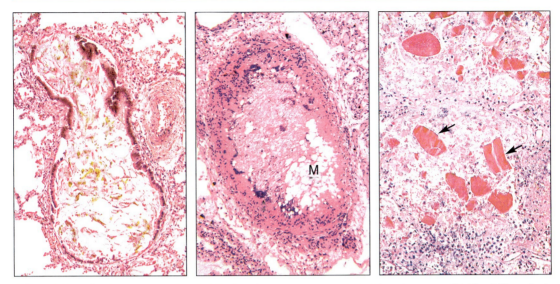

Abb. 3-27. Aspirationspneumonien. Links: Fruchtwasseraspiration beim Neugeborenen. HE-Fbg. **Mitte:** Aspiration von Milch (**M** = optisch leer) in einer Bronchiallichtung beim Säugling. HE-Fbg. **Rechts:** Aspirationspneumonie beim Erwachsenen (**Pfeile** = Speisereste aus Muskelfasern in den Alveolen). HE-Fbg.

• **Aspirationspneumonie.** Bei einer intravitalen Aspiration gelangen Flüssigkeit (Milch, Magensaft) und/oder feste Körper (Speisereste) in die Lungenperipherie; sie sind in den kleinen Bronchien und in den Alveolen nachweisbar. Eine Aspiration ist besonders häufig bei einer Beeinträchtigung des Bewusstseins.

– Bei Neugeborenen kommt es nicht selten zu einer intrauterinen Aspiration von Fruchtwasser (bei intrauteriner Asphyxie), die aber meist komplikationslos bleibt. Histologisch sind goldgelb pigmentiertes Mekonium, fetale Epidermisepithelien und Amnionepithelien nachzuweisen. Durch Aspiration von infiziertem Fruchtwasser (Amnioninfektion) kann eine intrauterine (fetale) Pneumonie entstehen. Neonatale Pneumonien treten als Folge einer Infektion im Geburtskanal (Herpes- oder Chlamydieninfektionen) auf.

– Säuglinge aspirieren am häufigsten Milch. In der Lichtung der Bronchien erkennt man große, optisch leere Hohlräume, die sich in der Sudan-Färbung orangerot darstellen lassen.

– Beim Erwachsenen wird meist erbrochener Mageninhalt (Magensaft [Mendelson-Syndrom], Fleischreste) aspiriert. Histologisch sieht man in den Bronchien und Alveolen – neben einem entzündlichen Exsudat – das aspirierte Material (z. B. eosinrote kernlose [= nekrotische] Muskelfasern).

• Eine **Staphylokokkenpneumonie** *(Staphylococcus aureus)* wird meist als Superinfektion – besonders bei Influenza-A-Pneumonien – nachgewiesen. Typisch für diese Komplikation sind septikopyämische Streuherde, Abszedierungen und eitrige Pleuritiden. Hohe Mortalitätsrate.

• Die **Legionärskrankheit** (etwa 5% aller Pneumonien) wird durch gramnegative Legionella-Spezies (aerogene Infektion durch Aerosole [Klimaanlagen]) induziert. Zu den häufigsten Erregern zählen *Legionella pneumophila, L. dumoffii* und *L. bozemanii*. Als besonderer Risikofaktor gilt eine Immunsuppression durch Kortikosteroide. Die Lungenentzündung wird von einer Pleuritis begleitet, seltener kommt es zu einer Abszedierung.

• **Klebsiellenpneumonie** (Friedländer-Pneumonie). Der Erreger *Klebsiella pneumoniae* ruft eine intraaalveoläre lappenfüllende Pneumonie hervor. Histologisch erkennt man in den Alveolarlichtungen ein leicht basophiles, schleimhaltiges Exsudat (makroskopisch fadenziehend) mit einer nur spärlichen zelligen Infiltration. Nekrosen und Abszedierung sind typische Komplikationen.

• Die **Bronchopneumonie** gehört in den Formenkreis der sekundären intraalveolären Herdpneumonien. Meist handelt es sich um eine pulmonale Komplikation (nicht selten letal) eines bestehenden schweren Grundleidens. Zu den häufigsten Erregern zählen *Staphylococcus aureus*, *Streptococcus pneumoniae* und *Klebsiella pneumoniae*.

Histologisch sind folgende Veränderungen nachzuweisen:

– **Herdpneumonie.** Zunächst liegt eine umschriebene Entzündung eines Bronchiolus mit den dazugehörigen Alveolen vor. In der Umgebung des bronchopneumonischen Herdes sieht man lufthaltige Alveolen. Durch Konfluenz werden größere Entzündungsherde gebildet, die einen ganzen Lungenlappen einnehmen können (konfluierte Pseudolobärpneumonie).

– **Fibrinös-eitriges Exsudat.** Die Entzündung zeigt einen stadienhaften Ablauf wie bei einer Lobärpneumonie. Im Gegensatz zu dieser liegen aber die verschiedenen Entzündungsstadien gleichzeitig nebeneinander vor.

Klinisch kommt es zu einer bevorzugten Infiltration der basalen und dorsalen Lungenabschnitte. Die Bronchopneumonie kann durch eine abszessartige Einschmelzung der Infiltrate sowie durch eine eitrige Pleuritis kompliziert werden.

Chronische karnifizierende Pneumonie

Unter bestimmten Bedingungen (Alkoholismus, Diabetes mellitus) findet der Abbau des entzündlichen Exsudats durch ein Granulationsgewebe statt; es kommt zu einer Defektheilung. Die Alveolarlichtungen werden durch ein Narbengewebe verlegt (Karnifikation).

Histologisch zeigt die Lunge in den Alveolarlichtungen ein kapillar- und faserreiches Granulationsgewebe. Die Alveolarsepten sind nur noch schwer erkennbar.

Eine besondere Form der chronischen Lungenentzündung stellt die **pseudoxanthomatöse Pneumonie** (besonders in der Peripherie stenosierender Bronchialtumoren) dar, bei der verfettete Makrophagen mit hellem Zytoplasma das histologische Bild beherrschen.

Klinik. Das 4. Stadium der Lobärpneumonie (Lysis) bleibt aus; somit kommt es nicht zur Wiederbelüftung der Alveolen.

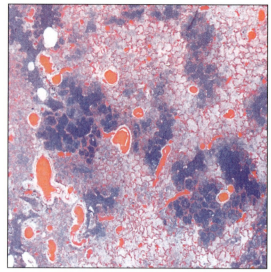

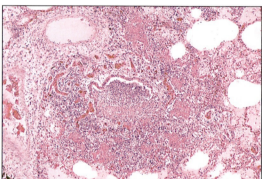

Abb. 3-28. Bronchopneumonie. Übersichtsbild mit herdförmigen Ansammlungen von Leukozyten. HE-Fbg. **Unten:** Eiterzellen in einem Bronchiolus. Übergreifen auf benachbarte Alveolen. HE-Fbg.

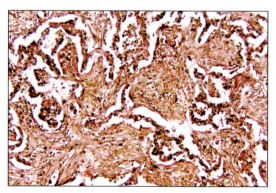

Abb. 3-29. Chronische intraalveoläre Pneumonie. Granulationsgewebe in den Alveolarlichtungen. EvG-Fbg.

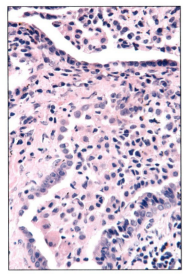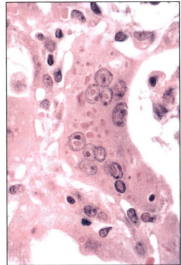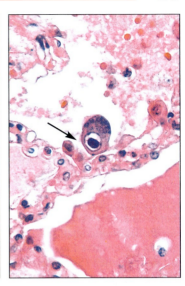

Abb. 3-30. Interstitielle Pneumonien. Links: »desquamative« interstitielle Pneumonie. Intraalveoläre Makrophagen, verdickte Alveolarsepten. HE-Fbg. **Mitte:** Masern-Pneumonie. Mehrkernige Riesenzelle mit Einschlüssen. HE-Fbg. **Rechts:** Zytomegalie-Pneumonie. Einkernige Riesenzelle mit einem großen basophilen Kerneinschluss **(Pfeil).** HE-Fbg.

Interstitielle Pneumonien

Akute interstitielle Pneumonien sind vorwiegend viral bedingt (Adeno-, Rhino-, Influenza-, Parainfluenzaviren u. a.). Die Bezeichnung **primäre atypische Pneumonien** bezieht sich heute auf Lungenentzündungen, die durch Mykoplasmen *(M. pneumoniae)*, Chlamydien *(C. pneumoniae, C. trachomatis, C. psittaci)*, Coxiellen oder *Legionella pneumophila* hervorgerufen werden.

Das entzündliche Exsudat ist im bindegewebigen Gerüst (Alveolarsepten, peribronchial) lokalisiert und besteht überwiegend aus Lymphozyten, Plasmazellen und Makrophagen. Oft lässt sich die Ursache der interstitiellen Pneumonie nicht sicher bestimmen.

In diesen Formenkreis gehören folgende Krankheitsbilder:

– Die **»desquamative« interstitielle Pneumonie** (DIP) wird heute zu den idiopathischen infiltrativen Stoffwechselstörungen gezählt. In den Alveolarlichtungen finden sich fein granulierte Makrophagen. Die Alveolarsepten sind leicht infiltriert und fibrosiert.

– Die **gewöhnliche interstitielle Pneumonie** (UIP = Usual Interstitial Pneumonia) zeigt zunächst im septalen Zwischengewebe zellige Infiltrate (Lymphozyten, Monozyten, Makrophagen), später eine fibrotische Umwandlung.

– Die **lymphozytische interstitielle Pneumonie** (LIP) ist gekennzeichnet durch eine sehr dichte lymphozytäre Infiltration der Alveolarsepten; sie kann mit Immunkrankheiten (Hashimoto-Thyreoiditis, systemischer Lupus erythematodes) vergesellschaftet sein.

– Die **interstitielle Pneumonie mit Bronchiolitis obliterans** (BIP) tritt besonders nach Inhalation toxischer Gase auf.

– Die **interstitielle Pneumonie mit Riesenzellen** (GIP) wird besonders bei Viruserkrankungen (Masern) beobachtet.

• **Masernpneumonie** stellt – zusammen mit der Masernenzephalitis – die wichtigste Komplikation einer RNA-Paramyxovirus-Infektion dar. Es handelt sich um ein typisches Beispiel einer interstitiellen Riesenzellpneumonie. Histologisch findet man im Zwischengewebe mehrkernige Riesenzellen mit intranukleären und intrazytoplasmatischen Einschlüssen.

• **Zytomegaliepneumonie.** Die Lunge wird erst sekundär befallen, wenn die Abwehrmechanismen herabgesetzt sind (angeborene oder erworbene Immunschwäche). Histologisch sind typische mononukleäre Riesenzellen mit einem großen basophilen Einschlusskörper (Eulenaugenzellen) nachweisbar.

Lungenfibrose

Der Begriff **Lungenfibrose** (DLPD: diffuse Lungenparenchymerkrankung) umfasst ein multifaktorielles, fortgeschrittenes Stadium einer länger bestehenden, überwiegend interstitiell ablaufenden Lungenerkrankung.

In den meisten Fällen ist die Lungenfibrose Folge einer chronischen Einwirkung von aerogeninhalativen Noxen. Zu diesen zählen Tabakrauch (Raucheralveolitis oder Kondensatpneumopathie), Mischstaub (Mischstaubpneumokoniosen), Asbest sowie verschiedene Hartmetalle (Wolfram, Titan u. a = Hartmetalllunge). Auch endogene Faktoren spielen eine Rolle: granulomatöse Erkrankungen (Sarkoidose, hypersensitive Pneumonitis, Miliartuberkulose), Kollagenosen (Sklerodermielunge), Fixerlunge (Verschleppung von injizierten Fremdkörpern [aufgelöste Tabletten, Streckungssubstanzen]) und Kreislaufstörungen (IRDS, ARDS). Letztlich sind noch iatrogene Ursachen (Zytostatikapneumopathie, Strahlenpneumonitis) zu nennen.

Im Endstadium liegt eine **Wabenlunge** mit einem bronchoektatischen Umbau vor. Die idiopathische Lungenfibrose wird als Hamman-Rich-Syndrom bezeichnet.

Histologisch steht eine ausgeprägte Fibrose im Vordergrund. Die Alveolarsepten sind verbreitert, die Alveolarlichtungen noch weitgehend erhalten. Bei der Wabenlunge werden Alveolen und Alveolargänge von Bindegewebe diffus umgeben. Beim Hamman-Rich-Syndrom liegt eine deutliche bronchioläre Proliferation vor.

Je nach **Ursache** lassen sich – neben der Fibrose – auch noch Reste der Frühveränderungen finden:

– Fibrosierende Alveolitis. Bei der Kondensatpneumopathie findet sich eine luminale Makrophagenaktivierung, die von einer herdförmig betonten alveolarseptalen Fibrose begleitet wird.
– Die granulomatöse Lungenfibrose zeigt typische sarkoidale Granulome im Zwischengewebe.
– Zu den häufigsten fremdkörperassoziierten Lungenfibrosen zählt immer noch die Mischstaubpneumokoniose. Allerdings werden heute die grobknotigen silikotischen Ballungsschwielen immer seltener beobachtet. Häufiger sind kleine hyalinschwielige Granulome im Bereich der Lymphbahnen zu finden. Im fortgeschrittenen Stadium entwickelt sich eine peribronchiolär und pleuroseptal betonte Fibrose.

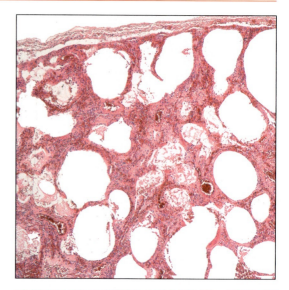

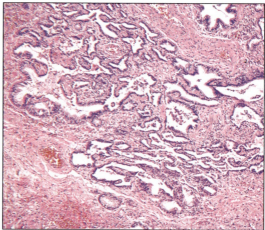

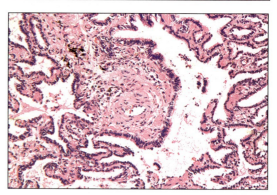

Abb. 3-31. Lungenfibrose. Oben: Lungenfibrose nach Herbizidvergiftung. Ausgeprägte, entzündlich und fibrotisch bedingte Septenverdickung. HE-Fbg. **Mitte und unten:** Hamman-Rich-Syndrom mit wabigadenoider Transformation des ehemaligen Alveolargebietes (Bronchiolisation). HE-Fbg.

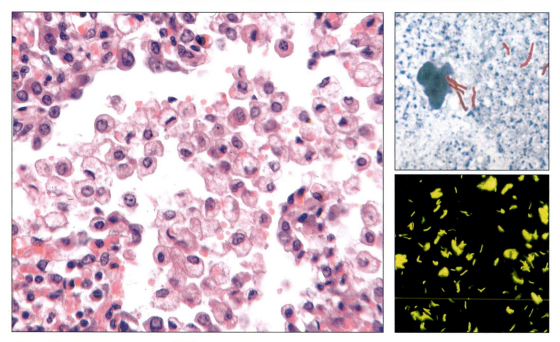

Abb. 3-32. Lungentuberkulose. Links: großzelliges intraalveoläres Exsudat mit aktivierten und transformierten Alveolarmakrophagen. **Rechts oben:** Tuberkelbakterien in der Ziehl-Neelsen-Fbg. **Rechts unten:** Tuberkelbakterien in der Rhodamin-Auramin-Fluorochromierung.

Lungentuberkulose

Die Tuberkulose ist die wichtigste spezifische Entzündung der Lunge. Sie wird durch *Mycobacterium tuberculosis hominis* hervorgerufen. *Mycobacterium bovis* wird durch die Kuhmilch übertragen und ist heute nur noch von sekundärer Bedeutung. Der erste Kontakt mit dem Erreger erfolgt meist aerogen und findet in der Lunge statt.

• Im Primärstadium kommt es zu einer exsudativen Reaktion, die zusammen mit der örtlichen Lymphknotenreaktion den **tuberkulösen Primärkomplex** darstellt. Eine Ausbreitung in dieser Krankheitsphase (z. B. bei schlechter Abwehrlage) stellt die Frühgeneralisation dar: Betroffen sind bevorzugt die Lungen, es kann aber auch zu einer lymphohämatogenen Organstreuung kommen.

• Das Postprimärstadium entsteht aus einer exogenen oder seltener aus einer endogenen Reinfektion. In der Lunge bildet sich der **Spitzenherd**, der im Rahmen einer Progression zu einer Lungen- (azinös-nodöse Tuberkulose, käsige Pneumonie, kavernöse Lungentuberkulose) oder **Organstreuung** (Leber, Nieren, Meningen) führen kann.

Beim Nachweis eines epitheloid-riesenzellhaltigen Granuloms mit zentraler Nekrose ist die histologische Verdachtsdiagnose einer Tuberkulose zu stellen. Diese Diagnose muss aber letztlich mikrobiologisch (Nachweis des Erregers im Sputumausstrich und Kultur) gesichert werden, da auch andere Erkrankungen (z. B. Lungenmykosen) ähnliche feingewebliche Veränderungen zeigen.

Bereits durch die histopathologische Untersuchung kann die Diagnose »Tuberkulose« durch den Nachweis von säurefesten Bakterien erhärtet werden. Tuberkel lassen sich im histologischen Schnitt in der Ziehl-Neelsen-Färbung als rote, leicht gebogene Stäbchen darstellen. Sie kommen in großer Zahl nur bei überwiegend exsudativen Läsionen (großzelliges Exsudat, käsige Pneumonie) vor. In einer proliferativen Läsion sind die Bakterien praktisch nicht zu finden. Sind nur sehr vereinzelter Erreger vorhanden, kann die Suche durch die Anwendung einer Auramin-Rhodamin-Fluorochromierung erleichtert werden: Auf dunklen Hintergrund leuchten die Bakterien gelb auf.

• **Exsudative Tuberkulose.** Bei einem Erstkontakt mit Tuberkelbakterien kommt es zu einer exsudati-

ven Reaktion, die durch die käsige Nekrose gekennzeichnet ist. Kleine zentrale käsige Nekrosen sind
typisch für das tuberkulöse Granulom.
– Zunächst bildet sich das großzellige Exsudat. In
den Alveolarlichtungen findet man reichlich abgerundete, hellzellige Makrophagen. In ihrem
Zytoplasma schließen sie reichlich Tuberkelbakterien ein.
– Eine rein exsudative Tuberkulose findet man bei
einer Generalisation im Rahmen einer schlechten
Abwehrlage. Käsige Nekrosen bestehen aus einem eosinroten, bröckeligen Material, in dem
sich keine erhalten Zell- oder Gewebestrukturen
mehr nachweisen lassen. Später verkalken diese
Nekrosen (Kreideherd). In der Lunge können
größere Anteile eines Lappens eingenommen
werden (käsige Pneumonie). Die Nekrosen füllen
die Alveolarlichtungen aus, die Septen sind nekrotisch. Die ursprüngliche Lungenstruktur lässt
sich in der Elastika-Kernechtrot-Färbung nur
noch schattenhaft darstellen. Eine rein exsudative
Tuberkulose kann auch als Organstreuung
(Landouzy-Sepsis) vorkommen.

• Eine **produktive Tuberkulose** ist gekennzeichnet durch eine zellige Infiltration. Unter dem Ein-
fluss von Lymphokinen werden eingewanderte
Makrophagen in Epitheloidzellen und mehrkernige
Riesenzellen umgewandelt. Riesenzellen vom
Langhans-Typ zeigen reichlich eosinrotes Zytoplasma. Die multiplen Kerne sind in der Zellperipherie
hufeisenförmig angeordnet. Typische Langhans-
Riesenzellen kommen auch bei anderen Erkrankungen (Sarkoidose, Mykosen) vor. Die Epitheloidzellen zeigen einen dunklen, lang gestreckten, in der
Mitte leicht eingezogenen Kern oder einen breiten
Kern mit ein zarten Chromatinmuster; die Zellgren-
zen sind nicht zu erkennen.

• Das **typische tuberkulöse Granulom** besteht aus
einer zentralen käsigen Nekrose, die von Epitheloidzellen und mehrkernigen Riesenzellen umgeben
ist. In der Peripherie finden sich reichlich Lymphozyten.

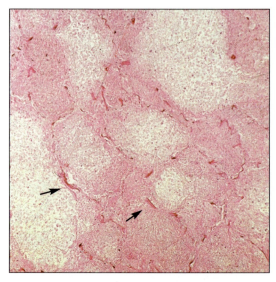

Abb. 3-33. Käsige Pneumonie. Ausgedehnte käsige
Nekrosen füllen die Alveolarlichtungen aus. Die Alveolarsepten sind nur schattenhaft an den teilweise
noch erhaltenen elastischen Fasern **(Pfeile)** erkennbar.
Elastika-Kernechtrot-Fbg.

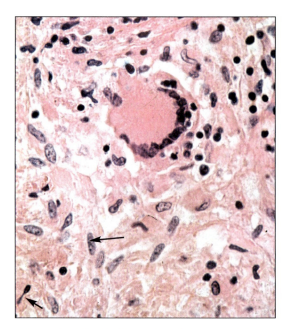

Abb. 3-34. Tuberkulöses Granulom mit mehrkerniger Riesenzelle vom Langhans-Typ und Epitheloidzellen **(Pfeile)**. HE-Fbg.

Unter Berücksichtigung der **pulmonalen Ausbreitungsform** unterscheidet man in der Lunge eine bronchogene und eine hämatogene Streuung.

– Die azinös-nodöse Tuberkulose zeigt makroskopisch und histologisch das typische kleeblattartige Muster infolge der intrabronchialen Aussaat: Die exsudative und/oder produktive Reaktion schließt im Zentrum den Bronchus ein und greift auf die umgebenden Alveolen über. Bei älteren Prozessen kommt es zu Verkalkungen der Nekrosen und zu einer peripheren fibrös-zirrhotischen Vernarbung mit Einlagerung von anthrakotischem Pigment (schieferige Induration).

– Bei der Miliartuberkulose lassen sich – entsprechend einer hämatogenen Streuung – multiple tuberkulöse Granulome finden, die diffus intrapulmonal verteilt sind. Sie zeigen keinen Bezug zu einem Bronchus. Histologisch weisen die Granulome eine überwiegend produktive oder gemischte Reaktion auf. Langhans-Riesenzellen und Epitheloidzellen sind reichlich vorhanden.

Atypische Mykobakteriosen

Atypische Mykobakteriosen sind tuberkuloseähnliche Krankheiten, die aber nicht durch die klassischen Tuberkelbakterien (Mycobacterium tuberculosis) hervorgerufen werden. Die Erreger gehören zum M.-avium-Komplex (MAC) und werden unter der Bezeichnung MOTT (Mycobacteria Other Than Tubercle) zusammengefasst: M. avium, M. kansasii, M. intracellulare, M. xenopi. Die Virulenz dieser Mykobakterien ist wesentlich geringer als die der Tuberkelbakterien. Die meist lokalisierte Erkrankung (Haut, Knochen, Lungen, Lymphknoten) kommt nur bei Infektabwehrschwäche vor. Bei AIDS treten auch generalisierte Formen auf.

Histologisch besteht ein sehr dichtzelliges Exsudat aus Makrophagen, die dichte Ansammlungen von phagozytierten Erregern zeigen. Diese sind selektiv mit der PAS-Färbung oder mit der Grocott-Versilberung darstellbar.

Klinik. Langsam progrediente Lungenerkrankung mit Hämoptysen und respiratorischer Insuffizienz, die bei Bronchiektasen oder als Spätkomplikation einer chronischen Bronchitis oder einer ausgeheilten Tuberkulose auftreten kann.

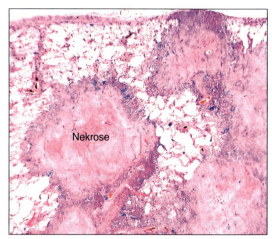

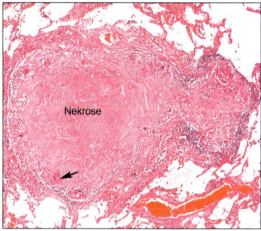

Abb. 3-35. Ausbreitung der Lungentuberkulose. Oben: azinös-nodöse Lungentuberkulose mit kleeblattartiger Verteilung des Exsudats. HE-Fbg. **Unten:** Miliartuberkulose. Tuberkulöses Granulom mit zentraler Nekrose. **Pfeil** = Langhans-Riesenzelle. HE-Fbg.

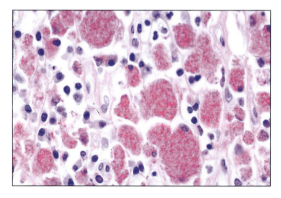

Abb. 3-36. Atypische Mykobakteriose. PAS-positive Erreger im Zytoplasma von Makrophagen.

Lungenparasitosen

Verschiedene Parasitosen gehen mit einer Lungen-beteiligung einher. So kann es bei einer Lungenpas-sage von Würmern *(Ascaris lumbricoides, Ankylo-stoma duodenale, Toxocara canis)* zu einem flüch-tigen eosinophilzelligen Infiltrat (Löffler-Syndrom, eosinophile Pneumonie) kommen.

Lungenmykosen

Die Lungen sind die Eintrittspforte verschiedener human pathogener Pilze (aerogene Infektion) oder werden sekundär im Rahmen einer Generalisation (Pilzsepsis) betroffen. Es kann zu einem diffusen pulmonalen Befall oder zur Bildung einer um-schriebenen, tumorartigen Läsion (Myzetom) kom-men.

• **Lungenkandidose.** Die Erkrankung entsteht (auf dem Boden einer Immunschwäche oder nach hoch dosierter Antibiotika- und Kortisontherapie) im Rahmen einer Pilzsepsis oder nach Aspiration. Erst der bioptische Nachweis des Erregers *Candida albi-cans* in der Schleimhaut lässt die Diagnose »Kandi-dapneumonie« zu.

Histologisch sieht man dichtes, leicht basophiles, stark PAS-positives Geflecht (Myzel). Die Hyphen durchdringen das betroffene Gewebe (Wand und Lichtung von Gefäßen, Schleimhaut). Es kann eine bakterielle Mischinfektion bestehen.

• **Lungenaspergillose.** Der Erreger *Aspergillus fu-migatus* kann in der Lunge verschiedene Krank-heitsbilder hervorrufen:

– Aspergillom (Rundherd): Befall eines präexisten-ten Hohlraums (alte tuberkulöse Kaverne, Bron-chiektasen).

– Nichtinvasive oberflächliche, nekrotisierende Tracheobronchitis. In den Alveolarsepten und peribronchial kommt es zu einer granulomatösen Reaktion. Die Alveolen schließen reichlich eosi-nophile Granulozyten (»eosinophile Pneumo-nie«, Löffler-Syndrom) ein. Klinisch steht eine asthmaartige allergische Reaktion im Vorder-grund.

– Chronische progrediente zerstörende Pneumonie.

Histologisch erkennt man ein dichtes, PAS-positi-ves Myzel. In einem sauerstoffhaltigen Milieu ent-wickeln sich typische **Fruchtköpfe** (Konidien mit kranzförmig angeordneten Sterigmen).

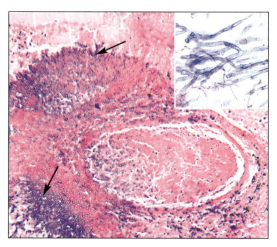

Abb. 3-37. Lungenkandidose. Dichtes Myzel **(Pfei-le)** in der Umgebung eines thrombosierten Blutgefä-ßes. HE-Fbg. **Inset:** Myzel bei stärkerer Vergröße-rung. HE-Fbg.

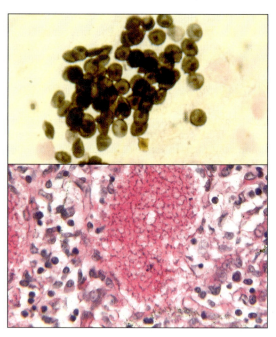

Abb. 3-38. Pneumozystis-Pneumonie. Oben: wabi-ges, PAS-positives Exsudat in den Alveolarlichtungen. Plasmazelluläres Infiltrat in den Septen. **Unten:** Gro-cott-positive Erreger *(Pneumocystis jeroveci)* in der bronchoalveolären Lavage.

- Die **Pneumozystis-Pneumonie** (PCP, Pneumozystose, plasmazelluläre Pneumonie) wird durch *Pneumocystis jeroveci* hervorgerufen. Früher kam die Erkrankung bevorzugt endemisch in Kinderheimen oder auf Kinderstationen vor. Heute handelt es sich vorwiegend um eine Komplikation einer Immunschwäche (über 60% der Patienten mit AIDS erkranken an einer Pneumozystis-Pneumonie). Betroffen sind auch Patienten mit einem Lymphom oder einer Leukämie sowie chemotherapierte Karzinompatienten.

Histologisch erkennt man ausgedehnte Exsudate, die die Alveolarlichtungen ausfüllen; sie sind wabig, leicht basophil und stark PAS-positiv. Die Alveolarlichtung wird durch gering hyperplastische Pneumozyten Typ II ausgekleidet. Die Alveolarsepten sind diskret lymphoplasmazellulär infiltriert. Die kleinen rundlichen Erreger (auch in der bronchoalveolären Lavage nachweisbar) sind versilberbar (Grocott-positiv).

Klinik. Die Erkrankung geht mit den Zeichen einer pulmonalen Infektion einher. Bei Kleinkindern kommt es häufig zu einem interstitiellen Emphysem. Die Diagnose wird durch den Nachweis des Erregers gesichert.

- **Lungenkryptokokkose.** Die Buschke-Krankheit wird durch den Erreger *Cryptoccocus neoformans* hervorgerufen, der frei in der Natur (bevorzugt in Taubenexkrementen) vorkommt. Nach Inhalation bilden sich Lungenknoten (Kryptokokkome). Die Diagnose wird durch den Nachweis des Erregers gesichert.

- **Lungenhistoplasmose.** Nach Inhalation des Erregers *(Histoplasma capsulatum var. capsulatum)* entwickelt sich ein Krankheitsbild mit stadienhaftem Ablauf wie bei einer Tuberkulose. Nach einem Primärkomplex kann sich ein größerer Residualherd (Histoplasmom), unter ungünstigen Bedingungen auch eine Kaverne bilden. Bei Resistenzschwäche geht die generalisierte Mykose mit einer sehr hohen Letalität einher. Der ca. 3 μm große Erreger liegt intrazellulär und zeigt eine hefeähnliche Form. In der freien Natur wird der Erreger vorwiegend im Boden von Hühnerställen sowie in Höhlen, die von Fledermäusen bewohnt werden, beobachtet. Bei aktiven Prozessen entwickelt sich eine ausgeprägte histiozytäre Reaktion. Die Pilzzellen sind selektiv durch die Grocott-Färbung zu erfassen.

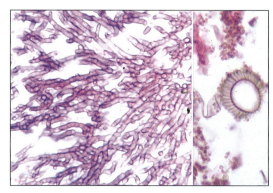

Abb. 3-39. Lungenaspergillose. Links: dichtes Myzel. **Rechts:** Fruchtkopf. HE-Fbg.

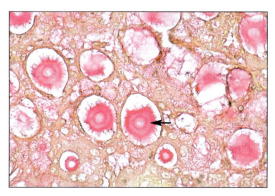

Abb. 3-40. Lungenkryptokokkose. Etwa 10 μm große Pilzzellen **(Pfeil)** werden von Schleim umgeben. Muzikarmin-Fbg.

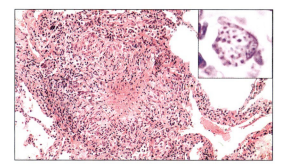

Abb. 3-41. Lungenhistoplasmose. Tuberkuloseartiges Granulom mit zentraler Nekrose. **Inset:** Erreger in Makrophagen. HE-Fbg.

• **Lungenblastomykose.** Die Gilchrist-Krankheit wird durch *Blastomyces dermatitidis* hervorgerufen. Der Erreger kommt in der Kultur in einer myzelären (Hyphen mit terminalen und lateralen Konidien) Form und im Gewebe in einer hefeähnlichen Form vor. Die Mykose beginnt mit einer diffusen pulmonalen granulomatösen Infiltration, die in eine Fibrose übergehen kann oder zur Bildung von tuberkuloseähnlichen Kavernen führt. Auch tumorartige Pilzknoten (Blastomykome) treten auf.

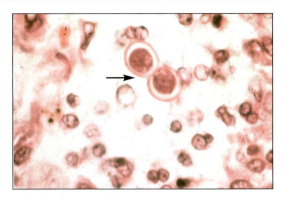

Abb. 3-42. Lungenblastomykose. Runde, bis 15 μm große, hefeartige Erreger **(Pfeil)** mit dicker Kapsel. Vermehrung erfolgt durch solitäre Sprossung. HE-Fbg.

• **Lungenkokzidioidomykose.** Der in Wüsten endemisch vorkommende biphasische Erreger *Coccidioides immitis* ruft – nach Inhalation – eine weitgehend asymptomatische Primärinfektion hervor. Im Falle einer Progredienz bilden sich kleine granulomatöse bronchopneumonische Herde, die verkäsen und kavernös umgewandelt werden. Nach Streuung entwickeln sich miliare Herde. Verkalkte Rundherde (Kokzidioidome) sind als Restzustand zu werten. Im Gewebe (bei Mensch und Tier) wächst der Erreger in einer hefeähnlichen Phase. Die bis zu 60 μm großen Sphärulen enthalten zahlreiche Endosporen. In der freien Natur treten typische Arthrokonidien (myzeläre Phase) auf.

• Zu den **mykoseähnlichen Lungeninfektionen** zählen:
– **Aktinomykose.** Der Erreger *Actinomyces israelii* (Bakterium) kommt in der Lunge als pleuropulmonale Form vor. Die Krankheit ist gekennzeichnet durch ein eitrig verfettendes, fistelndes Exsudat, das typische PAS-positive Erregerkolonien (Drusen) einschließt.
– Die Nokardiose ist eine sporadische, akut oder chronisch verlaufende Krankheit, die isoliert oder generalisiert auftreten kann. Typisch sind peripher fibrosierte Abszesse, die durch Pleurafisteln kompliziert werden können. Die Erreger *(Nocardia asteroides, N. brasiliensis)* sind versilberbar (Grocott-Färbung) und bilden keine Drusen. In der HE-Färbung lassen sie sich nicht darstellen.

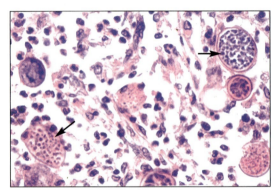

Abb. 3-43. Lungenkokzidioidomykose. Sphärulen mit eingeschlossenen Endosporen **(Pfeile).** HE-Fbg.

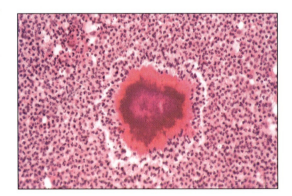

Abb. 3-44. Pleuropulmonale Aktinomykose. Druse in einem eitrigen Exsudat eingeschlossen. HE-Fbg.

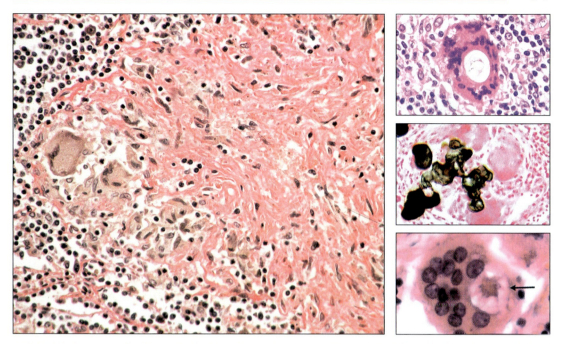

Abb. 3-45. Lungensarkoidose. Sarkoidgranulom mit zentraler Fibrose. EvG Fbg. **Rechts oben und Mitte:** Schaumann-Körperchen. HE-Fbg. und Kossa-Fbg. im polarisierten Licht. **Rechts unten:** Asteroid-Körperchen **(Pfeil)**. HE-Fbg.

Lungensarkoidose

Die **Sarkoidose** (Boeck-Krankheit) ist eine in der Regel systemische Granulomatose unbekannter Ätiologie. Sie ist von der Tuberkulose sowie von verschiedenen sarkoidähnlichen Reaktionen (z. B. im Quellgebiet eines Tumors) abzugrenzen. Die Erkrankung wird in der Regel in den mediastinalen Lymphknoten und in der Lunge manifest und kann terminal mit einer Generalisation (Leber, Milz) einhergehen.

Histologisch kommen in der Lunge – besonders in den oberen Lungenfeldern – tuberkuloide Granulome vor. In 30% der Fälle finden sich in der Wand der Lungengefäße (Pulmonalvenen) die Zeichen einer granulomatösen Angiitis. In seltenen Fällen kann sich in einem fortgeschrittenen Krankheitsstadium eine Lungenfibrose entwickeln. Das typische nekrosefreie epitheloid- und riesenzellhaltige Granulom besteht aus folgenden Zelltypen:

• Epitheloidzellen zeigen einen lang gestreckten, hellen Kern, der oft in der Mitte eingezogen erscheint. Zellgrenzen sind nicht zu erkennen. In der Granulomperipherie sind reichlich T-Lymphozyten vorhanden.

• Riesenzellen resultieren aus der Fusion von mononukleären Makrophagen. Zunächst zeigen die Kerne einen ungeordneten Aufbau (wie bei einer Fremdkörperriesenzelle); später sind sie peripher hufeisenförmig angeordnet. Typisch, aber nicht pathognomonisch sind folgende Zelleinschlüsse:

– Schaumann-Körperchen (Conchoidal-Bodies). Es handelt sich um konzentrisch geschichtete, bis 200 µm große Ablagerungen, die aus einem Kalziumoxalat imprägnierten Mukopolysaccharidkern bestehen. Schaumann-Körperchen werden in fast 90% der Sarkoidosen nachgewiesen, kommen aber auch bei Berylliose vor.

– Riesenzellen mit Asteroid-Körperchen sind ca. 30 µm groß und enthalten sternförmige Einschlüsse. Diese Zellen kommen in 10% der Sarkoidosen sowie bei anderen Infektionskrankheiten (Lepra, Mykosen) vor.

– Hamazaki-Wesenberg-Körperchen sind unter 1 µm große, gelbe bis braune, ovale, intrazytoplasmatische Körperchen, die sich selektiv mit der Methenamin-Versilberung nachweisen lassen. Sie stellen das morphologische Substrat von Riesenlysosomen dar.

Extrinsische allergische Alveolitis

Diese Lungenveränderung stellt eine Hypersensitivitätspneumonitis dar, bei der es zu einer besonders ausgeprägten Beteiligung der alveolären Lungenbereiche kommt. Die Erkrankung ist meist Folge einer Exposition gegenüber organischer Stäube, aber auch zahlreiche andere Noxen (Bakterien, Pilze, Parasiten, pflanzliche oder tierische Proteine) sind kausalpathogenetisch zu nennen. Eine immunologische Reaktion auf Thermoactinomyces vulgarus liegt bei der Farmerlunge vor. Verschiedene Formen einer allergischen Alveolitis sind typische Berufskrankheiten (Käsewäscherlunge, Vogelzüchterlunge, Kornkäferkrankheit u. a.).

Histologie. Die wichtigsten Befunde sind:
- zelluläre interstitielle Infiltrate, die meist aus Lymphozyten und Plasmazellen bestehen. In den Alveolarlichtungen sind gelegentlich Schaumzellen zu finden.
- interstitielle Fibrose
- Granulome. In den Alveolarsepten sind sarkoidähnliche, nicht nekrotisierende Granulome mit Riesenzellen vom Fremdkörpertypus und vom Langhans-Typ zu finden.
- In den Alveolarlichtungen liegen Speicherzellen, die verfettete Makrophagen darstellen.

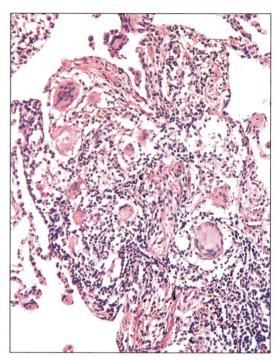

Abb. 3-46. Extrinsische allergische Alveolitis (Farmerlunge). Dichte interstitielle granulomatöse Reaktion mit mehrkernigen Riesenzellen. HE-Fbg.

Wegener-Granulomatose

Bei der Wegener-Granulomatose besteht eine nekrotisierende Granulomatose mit bevorzugtem Befall des Gefäßsystems. Betroffen ist zunächst die Schleimhaut der oberen Luftwege, später kommt es zu einer Lungen- und Nierenbeteiligung. Die Ätiologie ist unbekannt.

Histologisch finden sich in den Lungen folgende Veränderungen:
- Die Vaskulitis kann in allen pulmonalen Gefäßen auftreten und ist durch eine fibrinoide Nekrose gekennzeichnet. Später kommt es zu einer entzündlichen Infiltration mit granulomatöser Reaktion.
- Parenchymnekrosen liegen als Mikroabszesse oder als landkartenartige Nekrosen vor. Die fibrinoiden Nekrosen werden von palisadenartig gestellten Histiozyten mit Riesenzellen begrenzt
- Granulome setzen sich aus Epitheloidzellen und Riesenzellen zusammen.

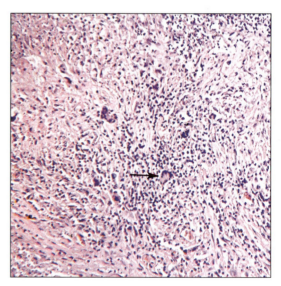

Abb. 3-47. Wegener-Granulomatose. Ausgedehnte Nekrosen mit umgebenden Histiozyten und mehrkernigen Riesenzellen (**Pfeil**). HE-Fbg.

Karzinoidtumor

Die Karzinoidtumoren der Lunge werden – wegen ihrer Fähigkeit zur Metastasierung – als niedrig bis mitelgradig maligne Tumoren kodiert. Ihre Beziehungen zum kleinzelligen Lungenkarzinom sind ungeklärt. Unter 3 mm große periphere Karzinoide werden als **Tumorlets** bezeichnet. Karzinoidtumoren kommen in allen Lungenpartien vor; atypische Karzinoidtumoren sind vorwiegend peripher lokalisiert.

Histologisch zeigen die Karzinoidtumoren einen trabekulären Aufbau mit einem einheitlichen Chromatinmuster und deutlichen Nukleolen. Die Versilberung nach Grimelius und die positive immunhistochemische Reaktion (Chromogranin, CD56, CD57) sichern die Diagnose. Eine leichte Verschleimung kann vorkommen. Das Stroma ist stark vaskularisiert. **Atypische Karzinoidtumoren** zeichnen sich durch eine verstärkte Zell- und Kernpolymorphie aus, die mit einem erhöhten Malignitätspotenzial einhergeht.

Klinik. Etwa 15% der typischen Karzinoidtumoren setzen Metastasen (lokoregionale Lymphknoten, Leber und Knochen). Bei atypischen Formen sind es bis zu 40%. Nur selten entwickelt sich ein Karzinoidsyndrom. Die 5-Jahres-Überlebensrate beträgt bei typischen Formen 90%, bei atypischen 65%.

Adenoidzystisches Karzinom

Es handelt sich um ein Karzinom der Schleimhautdrüsen der Trachea und Stammbronchien, das früher als semimalignes Zylindrom bezeichnet wurde und heute als niedrig malignes Karzinom gedeutet wird. Histologisch lassen sich in einem faserreichen Stroma drüsige Strukturen finden. Diese werden von breiten, homogenen, PAS-positiven Ablagerungen nach Art einer Basalmembran umgeben.

Klinisch wird die Malignität von der Lokalisation, dem infiltrativen Wachstum und der Neigung zum Rezidiv abgeleitet. Die 5-Jahres-Überlebensrate beträgt nur 25%.

Auch die überwiegend lokal malignen **mukoepidermoiden Karzinome** werden von den Schleimhautdrüsen abgeleitet. Es handelt sich um Karzinome mit einer Plattenepithelkomponente, die Schleimmassen einschließt. Wie der zentrale Karzinoidtumor und das adenoidzystische Karzinom neigt auch das mukoepidermoide Karzinom zur Bronchusobstruktion (Atelektase).

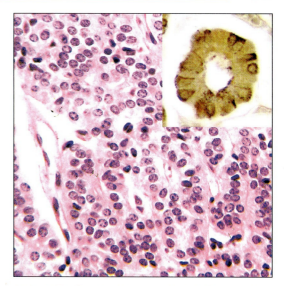

Abb. 3-48. Karzinoidtumor. Trabekulär gestaltete Tumorzellen. Keine wesentliche Zell- oder Kernpolymorphie. HE-Fbg. **Inset:** basal betonte Silberablagerungen. Bodian-Fbg.

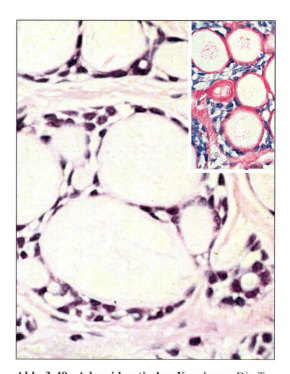

Abb. 3-49. Adenoidzystisches Karzinom. Die Tumorzellen bilden zentrale Hohlräume, die mit einer wabigen, leicht basophilen Substanz angefüllt sind. HE-Fbg. **Inset:** In der Peripherie weisen die drüsigen Formationen eine PAS-positive basalmembranähnliche Substanz auf.

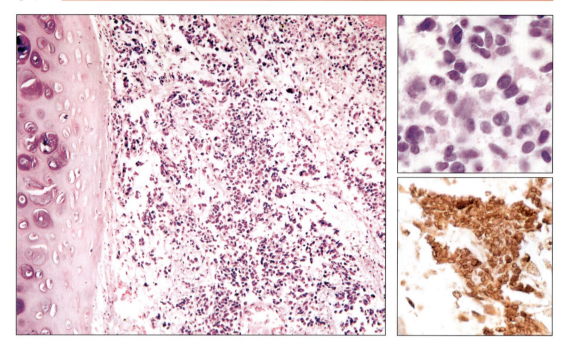

Abb. 3-50. Kleinzelliges Lungenkarzinom. Übersicht und stärkere Vergrößerung. HE-Fbg. **Rechts unten:** Immunhistochemischer Nachweis von ACTH in Tumorzellen.

Kleinzelliges Karzinom

Etwa 20 bis 25% aller Lungenkarzinome weisen – als Ausdruck einer hohen Malignität und eines frühen Metastasierungspotenzials – einen kleinzelligen Aufbau auf. Betroffen sind meist über 55 Jahre alte Männer, aber zunehmend auch Frauen. Das kleinzellige Lungenkarzinom gehört in den Formenkreis der neuroendokrinen Neubildungen.

Histologisch unterscheidet man folgende Varianten
– **Oatcell-Karzinom** (Haferzellkarzinom). Die Tumorzellen sind fast nacktkernig, d. h., das Zytoplasma ist nur sehr spärlich angelegt. Die rundlichen Kerne sind chromatindicht, Nukleolen fehlen oder sind nicht prominent. Mitosen sind vermehrt. Die Tumorzellen können Rosetten bilden oder peripher palisadenartig angeordnet sein. Durch Quetschung entstehen typische Artefakte: lang gestreckte, basophile Fäden aus Kernmaterial. Nekrosen sind häufig.
– **Gemischte kleinzellige Karzinome** zeigen in 15% der Fälle eine zusätzliche Karzinomkomponente (meist ein Plattenepithelkarzinom), die besonders nach einer Chemotherapie histopathologisch manifest wird.

Immunhistochemie. Sowohl die epithelialen (Zytokeratine, EMA) als auch die neuroendokrinen Marker (Chromogranin A, Synaptophysin, neuronspezifische Enolase) sind unterschiedlich häufig positiv. Zu den sichersten immunhistochemischen Untersuchungsmethoden gehört die N-CAM-Bestimmung (CD56).

Klinik. Das kleinzellige Lungenkarzinom tritt bevorzugt als zentrale Neubildung auf. Zum Zeitpunkt der Erstdiagnose sind bei 30% der Patienten bereits Fernmetastasen nachweisbar. Von klinischer Relevanz ist die Fähigkeit der Tumorzellen, hormonähnliche Verbindungen (ACTH, Kalzitonin, Serotonin, ADH u. a.) zu bilden, die bei ausreichender Produktion und Abgabe eine endokrine Paraneoplasie hervorrufen können. Die Tumorausbreitung wird nicht nach dem TNM-Schema bestimmt: Es wird lediglich zwischen lokalisiertem und generalisiertem Wachstum unterschieden.

Plattenepithelkarzinom

Mit 35 bis 45% aller Lungenkarzinome handelt es sich um einen häufigen histologischen Tumortyp. Die Neubildung ist bevorzugt zentral lokalisiert (80% in Segmentbronchien, je 10% in Stamm- und Lappenbronchien).

Histologische Kriterien sind die Zeichen einer Verhornung und der Nachweis von Interzellularbrücken. Der Tumor wird von der Basalzelle abgeleitet, die über eine Basalzellenhyperplasie, Dysplasie und ein Carcinoma in situ in ein Karzinom übergeht. Vereinzelte Schleimvakuolen können vorkommen. Immunhistochemisch sind die epithelialen Marker (Zytokeratine 5/6, EMA, CEA) positiv. Das Karzinom breitet sich häufig endobronchial mit polyösem Wachstum aus. In einem fortgeschrittenen Stadium kommt es zum zentralen kavernösen Zerfall.

Zu den **Sonderformen** zählen papilläre, klarzellige, kleinzellige und basaloide Formen.

Klinik. Bevorzugt betroffen sind Männer (90% Raucher). Im Gegensatz zum kleinzelligen Bronchialkarzinom spielen lokale Komplikationen (Infiltration benachbarter Organe, Kavernenbildung) eine wesentliche Rolle als unmittelbare Todesursache. Prognostisch relevant ist das Tumorstadium (TNM) zum Zeitpunkt der Diagnose.

Anaplastisches Karzinom

Es liegt ein entdifferenziertes Karzinom vor. Der elektronenmikroskopische Nachweis von drüsigen oder plattenepithelartigen Strukturen erlaubt die Bestimmung des Ursprungs (Adenokarzinom oder Plattenepithelkarzinom). Zell- und Kernpolymorphie sowie sehr prominente Nukleolen beherrschen das Bild.

Immunhistochemische Untersuchungen zeigen, dass häufiger eine neuroendokrine Abstammung im Sinne eines **großzelligen neuroendokrinen Karzinoms** (LCNEC: Large Cell Neuroendocrine Carcinoma) vorliegt, die als eigenständige Tumorentität geführt wird. Histologisch zeigt das LCNEC einen inselförmigen oder trabekulären Aufbau mit peripheren palisadenartig gestellten Zellen. Prominente Nukleolen, Mitosen und Nekrosen sind häufig. Gesichert wird die Diagnose durch den Nachweis von neuroendokrinen Markern: N-CAM, Synaptophysin, Chromogranin).

Klinik. Das LCNEC macht etwa 9% aller Lungenkarzinome aus. Betroffen sind Männer (Raucher) mit einem Durchschnittsalter von 60 Jahren. Die Neubildung ist in der Lungenperipherie lokalisiert und geht nicht selten mit einer Infiltration der Pleura oder der Thoraxwand einher.

Weitere nicht kleinzellige entdifferenzierte Tumoren werden in einer Gruppe als **sarkomatoide Karzinome** geführt. Zu den Varianten zählen pleomorphe (ausgeprägte Zell- und Kernpolymorphie), spindelzellige (mit sarkomartigen Muster) sowie riesenzellige (mit der Fähigkeit, Erythrozyten zu phagozytieren) Formen. Hier sind auch die extrem seltenen Karzinosarkome und Lungenblastome zu nennen.

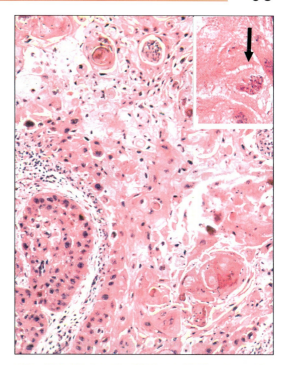

Abb. 3-51. Verhorntes Plattenepithelkarzinom. Inset: Interzellularbrücken **(Pfeil)**. HE-Fbg.

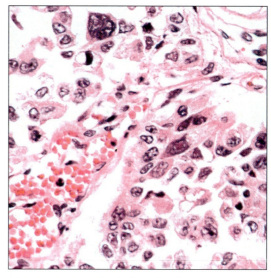

Abb. 3-52. Anaplastisches Karzinom mit ausgeprägter Zell- und Kernpolymorphie. HE-Fbg.

Adenokarzinom

Primäre Adenokarzinome der Lunge sind vorwiegend peripher lokalisiert. Ihre Häufigkeit wird mit über 25% aller Lungenkarzinome angegeben. Sie zeigen häufiger eine zentrale Fibrose und sind dann schwer von den – allerdings seltenen – **Narbenkarzinomen** (z. B. bei Tuberkulose) abzugrenzen. Ein kausalpathogenetischer Zusammenhang mit einer silikotischen Narbe ist umstritten.

Histologisch zeigt die Geschwulstart drüsige (papilläre, tubuläre oder azinäre) Strukturen mit Schleimbildung. Zwischen den Tumorformationen ist reichlich Stroma vorhanden. Immunhistochemisch sind die Adenokarzinome meist CAM 5.2-, CEA-, Zytokeratin 7-, TTF 1- und EMA-positiv. Auch neuroendokrine Marker können (ca. 30% der Fälle) positiv sein. Differenzialdiagnostisch sind Metastasen (z. B. eines Mamma- oder Magen-Darm-Karzinoms) auszuschließen.

Klinik. Der Anteil von Adenokarzinomen unter den malignen Lungentumoren nimmt in den letzten Jahren deutlich zu und erreicht in einigen Statistiken fast 45%. Im Gegensatz zu anderen Lungenkarzinomen kommt diese Tumorart auch bei Nichtrauchern häufig vor. Typisch für die Adenokarzinome ist die periphere Lokalisation in Pleuranähe. Bei einer Pleurainfiltration verschlechtert sich die Prognose.

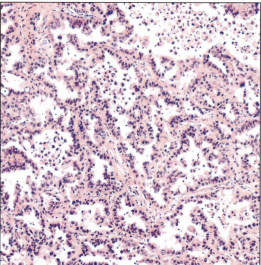
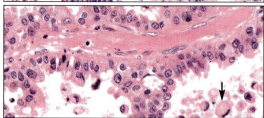

Abb. 3-53. Adenokarzinom. Drüsenbildendes Karzinom mit reichlich Stroma. **Unten:** Tumorpapille. Siegelringzelle **(Pfeil)**. HE-Fbg.

Bronchioloalveoläres Karzinom

Es handelt sich um eine Sonderform der Adenokarzinome der Lunge (frühere Bezeichnungen: Alveolarzellkarzinom, Lungenadenomatose), die von den Pneumozyten Typ II abgeleitet wird. Bei Tumorzellen mit sehr spärlicher apikaler Verschleimung wird die Clara-Zelle (Nachweis von Surfactant-Protein) als Ursprung angenommen. Bronchioloalveoläre Karzinome machen knapp 2% aller Lungenkarzinome aus.

Histologisch sieht man Alveolen, die von Zylinderepithelien ausgekleidet werden. Das Tumorstroma besteht lediglich aus den ursprünglichen Alveolarsepten. Man unterscheidet verschleimte und nicht verschleimte Formen.

Klinisch handelt es sich um eine Neubildung, die sich herdförmig multizentrisch ausbreitet und einen ganzen Lungenlappen einnehmen kann. Auch ein beidseitiger Lungenbefall kommt vor. Das Karzinom täuscht makroskopisch und röntgenologisch eine Herdentzündung oder Fibrose vor. Diese Karzinomart setzt erst spät Metastasen (Pleura, Lymphknoten). Wichtig ist der Ausschluss eines metastasierenden Pankreaskarzinoms.

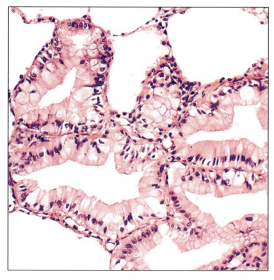

Abb. 3-54. Bronchioloalveoläres Karzinom. Tapetenförmige Auskleidung der Alveolarräume durch atypische zylindrische Tumorzellen mit apikaler Verschleimung. Nur spärliches Stroma. HE-Fbg.

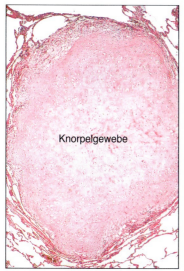
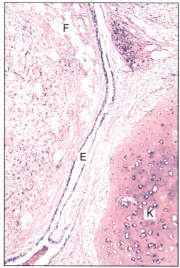
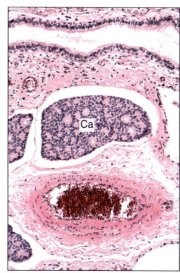

Abb. 3-55. Lungenhamartome. Links: Chondrom. HE-Fbg. **Rechts: Adenochondrom** mit lipomatöser Komponente. **K:** Knorpelgewebe. **E:** Epithelschlauch. **F:** Fettzellen. HE-Fbg.

Abb. 3-56. Lymphangiosis carcinomatosa. Verbände eines Prostatakarzinoms **(Ca)** in paravaskulären Lymphgefäßen. HE-Fbg.

Chondrom – Adenochondrom

Chondrome und Adenochondrome der Lunge sind keine echten Tumoren, sondern gehören in den Formenkreis der Hamartome, d. h. zu den tumorartigen Fehlbildungen, die aus ortsständigem Gewebe hervorgehen. Diese Veränderungen lassen sich bei 3% der obduzierten Patienten nachweisen.

Histologisch handelt es sich um einen kleinen, rundlichen, umschriebenen, aber nicht abgekapselten Knoten. Er besteht aus hyalinem Knorpelgewebe **(Chondrom)**, das manchmal von einem zilienlosen, kubischen, schlauchartig angeordneten Epithel durchzogen wird **(Adenochondrom)**. Auch andere Gewebekomponenten (Fettzellen, glatte Muskelfasern) können durchmischt vorkommen. Echte Chondrome können in der Wand größerer Bronchien vorkommen. Zu den Lungenhamartomen zählen auch leiomyomatöse Formen, die aus breiten Zügen von glatten Muskelfasern bestehen und an die Metastase eines reifen Leiomyosarkoms erinnern.

Klinik. Zu Lebzeiten werden sie zufällig – als kleiner peripherer Rundherd – röntgenologisch entdeckt und sind von einer Metastase abzugrenzen.

Lungenmetastasen

Die Lunge ist der häufigste Sitz von hämatogenen Metastasen. Besonders häufig handelt es sich dabei um Primärtumoren im Magen-Darm-Trakt, Mamma, Ovar, Niere, Hoden und Haut (Melanome). Die Metastasen kommen als isolierte oder multiple, häufig rundliche Knoten vor (Rundherde).

Die **Lymphangiosis carcinomatosa** stellt eine Form der metastatischen Ausbreitung von Tumorverbänden in der Lunge dar. Sie kann von einem Primärtumor der Lunge ausgehen oder sich als Fernmetastase einer extrapulmonalen Neubildung (Mamma, Prostata, Magen u. a.) manifestieren.

Histologisch sieht man Karzinomverbände in der Lichtung von parabronchialen Lymphgefäßen.

Klinisch wird die Lymphangiosis carcinomatosa röntgenologisch diagnostiziert als umschriebene, engmaschige Verdichtung des Lungenparenchyms oder als generalisierte Form mit horizontal verlaufenden Streifen. Diese Veränderungen lassen sich häufig nur schwer von einer Lungenfibrose abgrenzen. In einem fortgeschrittenen Stadium kommt es zu Atemnotbeschwerden.

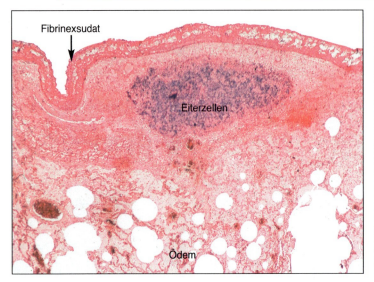
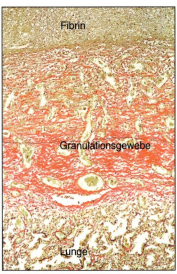

Abb. 3-57. Pleuritis. Links: fibrinöse Pleuritis. Eosinrotes Fibrinexsudat auf der Pleuraoberfläche. Unter der Pleura eine abszedierende Entzündung. HE-Fbg. **Rechts:** Pleuritis in Organisation. EvG-Fbg.

Pleura

Pleuritis

Eine Entzündung der Pleurablätter entsteht meist als Begleitreaktion einer Erkrankung der Lungen (Pneumonie, Bronchopneumonie, Tuberkulose), seltener als Folge einer Verletzung der Brusthöhle.

Histologisch unterscheidet man unter Berücksichtigung der Zusammensetzung des Exsudats folgende Formen:

– Bei der serösen Pleuritis (Frühform einer Begleitreaktion) steht ein heller, gelber Erguss im Vordergrund.
– Die fibrinöse Pleuritis (Pleuritis sicca) zeigt ausgedehnte Fibrinablagerungen auf der Pleuraoberfläche. Diese Form kommt bei Lobärpneumonie, Bronchopneumonie, Tuberkulose und beim hämorrhagischen Lungeninfarkt vor.
– Die eitrige Pleuritis (Pleuraempyem) besteht aus dichten Ansammlungen von Eiterzellen in der Pleurahöhle. Diese Pleuritis kann gleichzeitig eine Lobärpneumonie begleiten (parapneumonisches Empyem) oder später – als Komplikation – (metapneumonisches Empyem) auftreten.
– Die käsige Pleuritis kommt als überwiegend exsudative, verkäsende Form bei der Tuberkulose (Pleuritis tuberculosa caseosa) vor.
– Eine hämorrhagische Pleuritis besteht aus einem blutreichen Exsudat und ist typisch für eine Pleu-

rakarzinose (Pleurametastasen eines Lungen-, Mamma- oder Ovarialkarzinoms). Ein blutiger Erguss kommt auch in der Organisationsphase einer fibrinösen Pleuritis vor.
– Pleuritis in Organisation. Insbesondere eine fibrinöse Pleuritis wird durch Granulationsgewebe abgebaut. Histologisch erkennt man ein kapillar- und zell-, später auch kollagenfaserreiches Gewebe, das die Pleuraschichten durchbricht und in die Fibrinablagerungen einwächst.
– Die fibröse Pleuritis besteht aus flächen- oder strangförmigen, faserreichen und zellarmen Verwachsungen, die als Restzustand einer abgelaufenen akuten Entzündung zu deuten sind. Eine Sonderform stellen die hyalinen Pleuraplaques dar, die meist Zeichen einer zurückliegenden Asbestexposition sind. Es handelt sich um leicht erhabene, knorpelharte Verdickungen der Pleura parietalis in Höhe der 7. bis 10. Rippe sowie im Bereich des Centrum tendineum des Zwerchfells. Die dichten, korbgeflechtartig angeordneten, kollagenfaserreichen Bindegewebsstrukturen liegen zwischen Mesothel und Fascia endothoracica. Bei ca. 50% der malignen Pleuramesotheliome lassen sich auch hyaline Pleuraplaques finden.

Die **klinische Manifestation** einer Pleuritis hängt von Ursache (z. B. Pneumonie), von der Ausdehnung des Prozesses und von der Zusammensetzung des entzündlichen Exsudats ab. Pleuraplaques bleiben meist symptomlos.

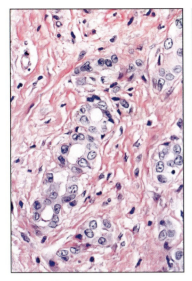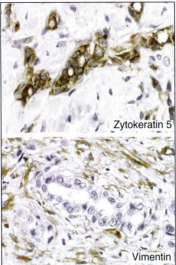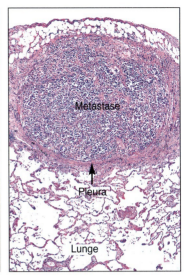

Abb. 3-58. Biphasisch wachsendes Pleuramesotheliom. Links: drüsige Strukturen in einem faserreichen neoplastischen Stroma. HE-Fbg. **Rechts:** immunhistochemische Reaktionen.

Abb. 3-59. Pleurametastase eines soliden Magenkarzinoms. HE-Fbg.

Pleuratumoren

Als Tumoren der Pleura kommen gut- und bösartige Mesotheliome sowie Metastasen vor. Die Primärtumoren können mesothelialen (Mesotheliome) oder submesothelialen Ursprungs (Fibrome, Fibrosarkome) sein.

• Der **gutartige fibröse Pleuratumor** stellt eine isolierte, an der Oberfläche der Pleura visceralis sich vorwölbende Neubildung (kein Zusammenhang mit einer Asbestexposition!) dar, die aus kollagenen Fasern und spindeligen Zellen besteht. Überwiegend fibröse Tumoren werden auch als Pleurafibrome oder Fibrosarkome bezeichnet; sie können sehr groß werden und mit Zeichen einer paraneoplastischen Hypoglykämie einhergehen.

• Das **maligne Mesotheliom** ist meist Folge einer Asbestexposition nach einer durchschnittlichen Latenzzeit von 35 Jahren. Meist liegt ein sich flächenhaft ausbreitender Tumor vor, der die Lunge mantelförmig einschließt. Histologisch unterscheidet man epitheliale (karzinomähnliche), sarkomatöse, biphasische und undifferenzierte Formen.

– Epitheliale Mesotheliome (50% aller Pleuramesotheliome) zeigen einen tubuloalveolären oder papillären Aufbau und erinnern histologisch an ein Adenokarzinom.

– Die sarkomatösen Formen (25%) können sehr zellreich sein (nach Art eines Fibrosarkoms) oder aus einem stark hyalinisierten, kollagenfaserreichen Gewebe (desmoplastisches Mesotheliom) bestehen, das an eine Pleuraschwarte erinnert.
– Biphasische Formen (24%). Gelegentlich sind beide oben genannten Komponenten gleichzeitig vorhanden. Man spricht von einer biphasischen Wachstumsart.
– Undifferenzierte Formen (1%) lassen sich nicht sicher einordnen.

Immunhistochemie: siehe Tabelle auf Seite 100

• **Pleurametastasen.** Zahlreiche pulmonale (insbesondere das primäre Adenokarzinom) und extrapulmonale Primärtumoren (Mamma, Magen, Ovar, Verdauungstrakt) können Pleurametastasen setzen. Das histologische Bild hängt vom Primärtumor ab. Nicht selten zeigt die Metastase wenig Ähnlichkeit mit dem Primärtumor. Eine histogenetische Zuordnung kann durch den Einsatz immunhistochemischer Methoden versucht werden. Wichtig ist primär die Abgrenzung von einem primären malignen Mesotheliom.

• Diffuse Karzinommetastasen werden als **Pleurakarzinose** bezeichnet und gehen meist mit einem hämorrhagischen Pleuraerguss einher.

Immunhistochemie

Immunhistochemie der Lungenzellen und der Lungentumoren

Bronchusepithel	EMA (apikal positiv), ZK7
Pneumozyt I	EMA , CEA , ZK7 , γ-Glutamyltransferase
Pneumozyt II	EMA (+/-), ZK7 (+/-), Surfactant-assoziierte Proteine (SP-A, SP-C), Maclura-pomifera-Lektin
Clara-Zelle	10kD-Clara--Zell-spezifisches Antigen
Plattenepithelkarzinom	nm ZK , hm ZK, EMA,
Adenokarzinom	nm ZK, hm ZK , CEA
Großzelliges Karzinom	nm ZK, hm ZK, CEA
Kleinzelliges Karzinom	CD56, N-CAM, EMA (+/-), nm ZK (+/-), endokrine Marker (ACTH, Serotonin u. a. in 10 – 25% der Fälle positiv)
Adenoidzystisches Karzinom	ZK, EMA, PAS-positiv
Karzinoid	ZK, Chromogranin, Serotonin, Grimelius-Versilberung
Maligne Lymphome	LCA, verschiedene B- und T-Zellmarker
Mesotheliom	ZK, Vimentin, , Calretinin. PAS-Diastase und CEA sind negativ
Malignes Melanom	S100-Protein, HMB45
Leiomyom, Leiomyosarkom	Desmin, Aktin
Gefäßtumoren	Willebrand-Faktor, Ulex europ.
Parasympathisches Paragangliom (Chemodektom)	Aktin, Chromogranin, S100A-Protein

Thyroidaler Transkriptionsfaktor 1: Besondere Proteine sind in der Lage, bestimmte Gene einzuschalten, das heißt in mRNA umzuschreiben (= Transkription). So können aktivierte Hormonrezeptoren an der Zellmembran als Transkriptionsfaktoren wirken. Der thyreoidale Transkriptionsfaktor 1 spielt eine Rolle bei der Genregulation in Schilddrüse, Gehirn und Lunge. In der Routinediagnostik kann dieses Polypeptid eingesetzt werden: Pneumozyten, Thyreozyten, alle malignen Schilddrüsentumoren (mit Ausnahme des anaplastischen Karzinoms) sowie 90% der kleinzelligen Lungenkarzinome und 70% der nicht kleinzelligen Karzinome werden erfasst.

ZK: Zytokeratin, **nm ZK:** niedermolekulare Zytokeratine, **hm ZK:** hochmolekulare Zytokeratine, **CEA:** carcinoembryonales Antigen, **N-CAM:** Neural Cell Adhesion Molecule, **EMA:** Epithelial Membran Antigen, **LCA:** Leucocytic Common Antigen

Immunhistochemische Differenzialdiagnose der bösartigen Pleuratumoren

Antikörper	Pleuramesotheliome		Pleura-karzinosen	Pleura-sarkomatosen
	epitheloid	sarkomatoid		
Calretinin	+++	+	(+)	0
NNF116 Zytokeratine	+++	++	++	+
AE1/AE3 Zytokeratine	++	++	++	+
CK5/6	++	0	(+)	0
BMA 120	++	(+)	0	0
V9 Vimentin	++	+++	+	+++
EMA	++[1]	(+)	+[2]	0
BerEP4HEA	(+)	0	+++	+
CEA	0	0	++	0
TTF 1	0	0	++ (Lunge)	0
SMA	(+)	+++	0	0 bis +++

+++ = regelmäßig positiv; ++ = häufig positiv; + = gelegentlich positiv; (+) = gelegentlich fokal positiv. 0 = in der Regel negativ. 1 = membranös; 2 = zytoplasmatisch

Inhalt

Herz

Hypertrophie – Atrophie 102
Kardiomyopathien 103
Kreislaufstörungen 105
    Koronare Herzkrankheit 105
    Ischämische Herzkrankheit 106
        Myozytolyse 106
        Myokardinfarkt 106
Entzündungen 108
    Myokarditis 108
        Akute unspezifische Myokarditis ... 108
        Infektiöse Myokarditiden 108
    Endokarditis 110
        Abakterielle Endokarditis 111
        Bakterielle Endokarditis 111
    Endokardfibrose 112
    Perikarditis 112
Iatrogene Herz-Gefäß-Veränderungen 114

Gefäße

Arteriosklerose 115
Medianecrosis Erdheim-Gsell 116
Angiitis 117
Gefäßprothesen 120
Varizen 121
Thrombose 121

Herz-Gefäß-Tumoren

Herztumoren 123
Gefäßtumoren 124

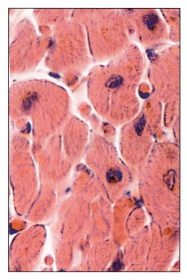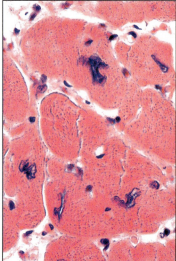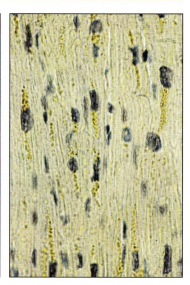

Abb. 4-1. Myokard. Links: Normales Myokard im Querschnitt mit zentralem rundlichem Kern. HE-Fbg. **Mitte:** hypertrophische Kardiomyozyten mit polymorphem, hyperchromatischem Kern und vermehrtem Sarkoplasma. HE-Fbg. **Rechts:** atrophisches Myokard. Schmale Kardiomyozyten im Längsschnitt mit reichlich feingekörntem gelbem Lipofuszin an den Kernpolen. Hämatoxylin-Fbg.

Herz

Hypertrophie – Atrophie

• Das **normale Myokard** zeigt im Querschnitt weitgehend gleich dicke Muskelfasern. Der zentrale Kern weist eine rundliche Form auf, das Chromatinmuster ist zart und regelmäßig.

• Bei einer **Herzhypertrophie** (Gewicht über 350 g) sind die Muskelfasern deutlich vergrößert (Zunahme der Größe und Länge der Kardiomyozyten). Dabei kommt es auch zu einer Zunahme des mitochondrialen und des myofibrillären Proteins. Die sehr chromatindichten Kerne erscheinen im Längsschnitt tonnenförmig gestaltet, die Enden abgeplattet. Im Querschnitt zeigen sie eine bizarre Gestalt mit Einziehungen. Die verstärkte Anfärbbarkeit ist das morphologische Korrelat für eine Polyploidisierung. Bei gesunden Erwachsenen kommen tetra- und oktoploide Kardiomyozytenkerne vor. Bei einer Herzmuskelhypertrophie liegen Werte von 32N und mehr vor.

Eine **muskuläre Herzhypertrophie** kommt bei verschiedenen angeborenen (Herzklappenfehler, Herzwanddefekte, primäre Kardiomyopathien) oder erworbenen (Herzklappenfehler, Belastung bei Hypertonie) Grunderkrankungen vor. Formalpathogenetisch ist die **diffuse Hypertrophie des Myokards** Folge einer Druckbelastung (af-

terload) oder einer Volumenbelastung (preload). **Fokale Hypertrophien** kommen in der Umgebung von Myokardinfarkten vor. Einige sekundäre Kardiomyopathien gehen mit Ablagerungen einher (z. B. Amyloid, Fettgewebe) und täuschen eine muskuläre Hypertrophie (**Pseudohypertrophie**) vor.

• Eine **Atrophie des Herzens** tritt als erworbene Verminderung der Muskelmasse auf. Die Muskelfasern sind schmal, die Kerne normal gestaltet. Im Bereich der Kernpole finden sich Ablagerungen von Lipofuszinpigment (feinkörniges goldgelbes eisenfreies Pigment).

Die **Herzatrophie** (Gewicht unter 250 g) stellt einen pathologischen Zustand – meist als Folge einer schweren Grunderkrankung – dar. In diesen Fällen ist der Allgemeinzustand stark reduziert (Kachexie). Die Ablagerung von Lipofuszinpigment verleiht der Myokardschnittfläche eine dunkelbraune Farbe (**braune Atrophie**). Außerdem beobachtet man eine Verminderung des subepikardialen Fettgewebes, das eine weiche Konsistenz annimmt (**Gallertatrophie**).

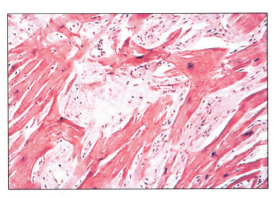

Abb. 4-2. Primäre Kardiomyopathie vom hypertrophen Typ. Typische Y-förmige Gestaltung der Kardiomyozyten. HE-Fbg.

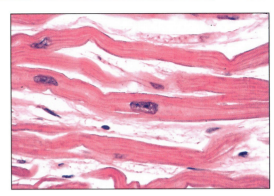

Abb. 4-3. Primäre Kardiomyopathie vom dilatativen Typ. Hyperchromatische Kerne in schmalen Kardiomyozyten. HE-Fbg.

Kardiomyopathien

Der Begriff »Kardiomyopathien« (KM) ist eine Sammelbezeichnung für Herzerkrankungen, die nicht Folge eines angeborenen oder erworbenen Herzklappenfehlers, einer Hypertonie, einer Herzentzündung oder einer koronaren Herzerkrankung sind. Somit handelt es sich zunächst um eine Ausschlussdiagnose, die formalpathogenetisch primäre (Ursache unbekannt) und sekundäre Formen umfasst.

• **Primäre Kardiomyopathien** sind idiopathisch, d. h., eine bestimmte Ätiologie ist nicht nachweisbar. Man unterscheidet

– die **hypertrophe KM**, die sehr bizarr gestaltete Kardiomyozyten zeigt. Die Herzmuskelfasern sind häufig Y-förmig gestaltet, die Kerne groß und hyperchromatisch.

– Die **dilatative Kardiomyopathie** weist stark vergrößerte hyperchromatische Kerne auf, die aber in schmalen Muskelfasern liegen. Bei dieser KM-Form steht die Dilatation der Herzhöhlen im Vordergrund. Das Herzgewicht ist deutlich erhöht.

– Zu den KM zählen auch die **restriktiven Formen** (obliterative KM), bei denen eine sehr ausgeprägte Endomyokardfibrose zu einer Einengung der Kammerlichtungen führt.

• Bei den **sekundären Kardiomyopathien** sind Herzvergrößerung und/oder -funktionsstörung auf eine bestimmte nachweisbare Ursache zurückzuführen. Als Beispiele sind folgende Krankheiten zu nennen:

– **Adipositas** (Lipomatosis cordis). Es liegt eine starke Vermehrung des subepikardialen Fettgewebes (normal nur über der Vorderwand des rechten Ventrikels und in den Kranzfurchen) vor. Besonders über der Wand des linken Ventrikels lässt sich reifes Fettgewebe nachweisen, das auf das darunter liegende Myokard übergreift. Die eingeschlossenen Muskelfasern sind unterschiedlich stark atrophisch.

– Eine **Verfettung des Myokards** ist das erste morphologische Zeichen eines Sauerstoffmangels und manifestiert sich makroskopisch als Tigerung. Besonders ausgeprägte Formen treten bei einer schweren chronischen Anämie auf.

– Bei **angeborenen Stoffwechselerkrankungen** kann es infolge eines Enzymdefektes zur abnormen Ablagerung von verschiedenen Substanzen (z. B. Glykogen bei Glykogenose Typ Pompe, Kalziumoxalat bei primärer Oxalose) kommen.

– Auch **erworbene Stoffwechselstörungen** können die Ursache einer abnormen Ablagerung sein (z. B. Amyloid bei primären Amyloidosen oder bei einer isolierten Herzamyloidose).

– Ausgedehnte **Kalkablagerungen** treten als metastatische Verkalkungen bevorzugt beim Hyperparathyreoidismus auf. Störungen des Eisenstoffwechsels (z. B. bei Siderophilie) gehen mit Berliner-Blau-positiven Ablagerungen in den Herzmuskelfasern einher. Bei einer Beteiligung des Reizleitungssystems kann es zu Herzrhythmusstörungen kommen.

– Als **weitere Beispiele** einer sekundären Kardiomyopathie sind Herzveränderungen nach Einwirkung von Alkohol, Kobalt, Adriamycin u. a. zu nennen.

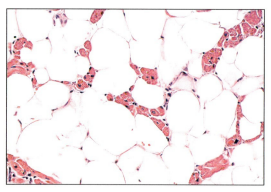

Abb. 4-4. Fettzelldurchwachsung des Myokards.
Zwischen typischen Fettzellen einzelne noch erhaltene
Kardiomyozyten im Querschnitt. HE-Fbg.

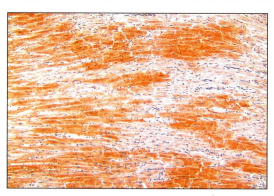

Abb. 4-5. Verfettung der Kardiomyozyten bei chronischer Anämie. Sudan-Fbg.

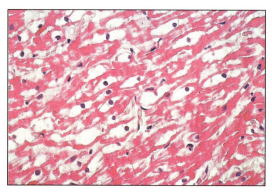

Abb. 4-6. Glykogenose des Myokards (Pompe-Krankheit). Die Kardiomyozyten zeigen ein teilweise
optisch leeres Zytoplasma (herausgelöstes Glykogen)
HE-Fbg.

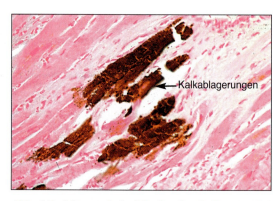

Kalkablagerungen

**Abb. 4-7. Metastatische Myokardverkalkungen bei
Hyperparathyreoidismus.** Die nekrotischen Muskelfasern sind bräunlich bis schwarz durch Silberablagerung dargestellt. Kossa-Fbg.

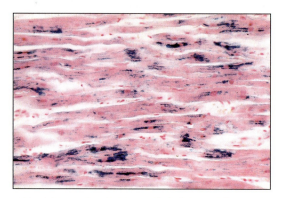

Abb. 4-8. Myokardsiderose bei Siderophilie. Berliner-Blau-Reaktion.

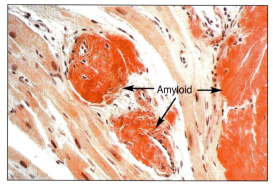

Amyloid

Abb. 4-9. Orangerote Amyloidablagerungen im
Myokard. Kongorot-Fbg.

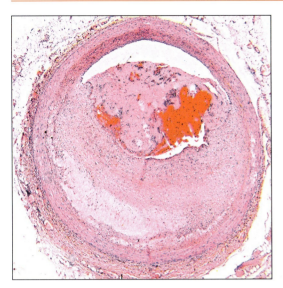

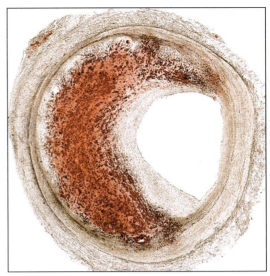

Abb. 4-10. Koronarsklerose mit Parietalthrombose. Halbmondförmige Einengung der Gefäßlichtung. HE-Fbg.

Abb 4-11. Stenosierende Koronarsklerose. Orangerote Verfettung der Intima mit exzentrischer Einengung der Gefäßlichtung. Sudan-Fbg.

Kreislaufstörungen

Koronare Herzkrankheit (KHK)

Begriffsbestimmung. Als koronare Herzkrankheit bezeichnet man die *subjektiven* (Angina pectoris), *funktionellen* (Einschränkung der Leistungsbreite) und *morphologischen Folgen* (Myokardinfarkt, Narben) eines relativen oder absoluten Durchblutungsmangels des Myokards. In den meisten Fällen liegen Veränderungen der Koronararterien vor, die zu einer Einengung (Koronarsklerose) oder Verlegung der Gefäßlichtung (Koronarthrombose) führen. Schwere ischämische Myokardschäden bei weitgehend normalen Koronararterien können Manifestation einer spasmusbedingten Prinzmetal-Angina sein.

• Die Koronarsklerose besteht zunächst aus einem Atherom, das von einer fibrotisch verdickten Intima bedeckt wird. Dabei kommt es zu einer typischen exzentrischen, halbmondförmigen Einengung der Lichtung. Bei klinischen Anginasymptomen beträgt der Durchmesser der Lichtung weniger als 50% der Norm. Das Atherom erscheint als optisch leerer oder heller Bezirk durch Herauslösung der Fettsubstanzen. Diese liegen z. T. in Histiozyten, z. T. frei im Gewebe. Größe und Ausbreitung des Atheroms lassen sich durch Sudan-Färbung darstellen (orangerote Fettablagerungen). Die eingeengte Gefäßlichtung wird durch ein faserreiches Bindege-

webe (Intimafibrose) begrenzt. Die darunter liegende Media ist stellenweise verschmälert. Gelegentlich lassen sich auch spangenförmige blaue Kalkablagerungen darstellen. Die Elastica interna ist aufgesplittert und zeigt vermehrte elastische Fasern (Elastose). In der Adventitia finden sich herdförmige rundzellige Infiltrate (insbesondere Plasmazellen, B- und T-Lymphozyten), die bevorzugt in der Umgebung kleinerer Gefäße (resorptive Entzündung) lokalisiert sind. Bei familiärer Hyperlipidämie (heterozygoter Typ II) zeigt die Koronararterie eine konzentrische Intimaverdickung mit besonders zahlreichen lipidhaltigen Makrophagen. Ähnliche, aber weniger stark ausgeprägte Veränderungen kommen auch beim Diabetes mellitus und beim Myxödem vor.

• **Koronarthrombose.** Die Koronarsklerose kann durch eine parietale Thrombose kompliziert werden, die zu einer Verlegung der Gefäßlichtung und somit zu einem absoluten Sauerstoffmangel des durchbluteten Gewebes (Myokardinfarkt) führt. Histologisch handelt es sich um einen gemischten Thrombus, der aus den verschiedenen Blutbestandteilen (Erythrozyten, Leukozyten, Thrombozyten, Fibrin) besteht.

Klinik. Die koronare Herzkrankheit gehört zu den häufigsten Grundleiden und Todesursachen. Zu den wichtigsten formalpathogenetischen Faktoren zählen: Hyperlipid-

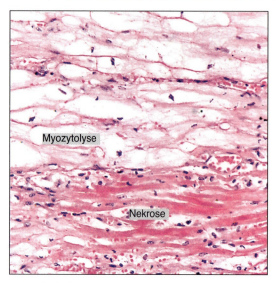

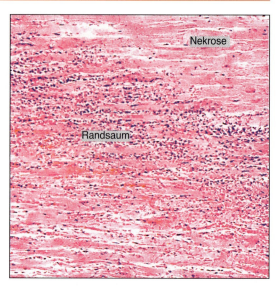

Abb. 4-12. Myozytolyse – Nekrose von Myokardiozyten. Durch Herauslösung des nekrotischen Zytoplasmas bleibt nur noch die Zellmembran erhalten. HE-Fbg.

Abb. 4-13. Frische Myokardnekrose mit leukozytärem Randsaum. Eosinrote Koagulationsnekrose. HE-Fbg.

ämie, Hypertonie und Rauchen. Übergewicht, Gicht und Diabetes mellitus sind Risikofaktoren zweiter Ordnung, die nur dann wirksam sind, wenn gleichzeitig zwei von ihnen vorkommen. Zu den Folgen der Koronarsklerose zählen die Stenose (besonders des Ramus interventricularis anterior), der thrombotisch bedingte Gefäßverschluss, die Plaque-Vaskularisation und das Wandhämatom. Diese Veränderungen können über eine Minderdurchblutung bis zum Myokardinfarkt führen.

Ischämische Herzkrankheit (IHK)

Begriffsbestimmung. Als ischämische Herzkrankheit bezeichnet man degenerative Herzmuskelveränderungen, die mit einer Parenchymverfettung beginnen und bis zur Myokardnekrose reichen. Sie beruhen auf einem Missverhältnis zwischen Sauerstoffbedarf und Sauerstoffangebot. In 95% der Fälle liegt eine koronare Herzkrankheit vor, d. h. eine Koronarsklerose und/oder Koronarthrombose. Die schwerste Form der IHK ist der Myokardinfarkt.

Myozytolyse

Bei dieser Veränderung sind die Membranen der Kardiomyozyten sowie die Kerne erhalten. Der Inhalt der Myokardfasern erscheint optisch leer. Im umgebenden Stroma kommt es zu keiner wesentlichen vaskulären oder zelligen Reaktion. Die Myozytolyse wird bevorzugt in der Umgebung von frischen Myokardinfarkten beobachtet. Man nimmt

an, dass die Zellen noch lebensfähig (mitochondriale Enzymaktivität noch vorhanden), aber funktionell innert sind.

Myokardinfarkt

Die Herzmuskelnekrose zeigt verschiedene Zell- und Gewebeveränderungen in einem bestimmten zeitlichen Ablauf.

• **Frischer Myokardinfarkt.** 30 bis 60 Minuten nach Ischämiebeginn entwickeln sich die ersten morphologischen Zeichen einer Zellschädigung in Form eines Myokardfaserödems. Nach vier Stunden kommt es zu einer Koagulationsnekrose: Die Kardiomyozyten zeigen ein homogenes eosinrotes Zytoplasma. Im Zwischengewebe finden sich zunächst Granulozyten, später Makrophagen. Nach sechs Stunden ist die Nekrose voll entwickelt: Das Zytoplasma weist eine sehr ausgeprägte Azidophilie auf, ferner kommt es zu einem Verlust der Querstreifung und zu einem Zerfall der Muskelfasern (Sarkolysis). Die Kerne sind zunächst hyperchromatisch (Kernpyknose), später liegt eine Fragmentierung (Karyorrhexis) und Auflösung (Karyolysis) der Kernstruktur vor. Innerhalb von 24 Stunden entwickelt sich im Nekrosebereich ein hämorrhagischer Randsaum, der aus blutreichen Kapillaren und Hämorrhagien besteht. Anschließend kommt es zu ei-

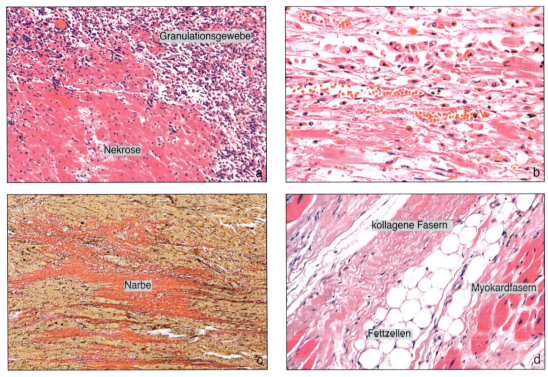

Abb. 4-14. Myokardinfarkt – Infarktnarbe. a) Nekrotische Myokardiozyten, die von Granulationsgewebe begrenzt werden. HE-Fbg. **b)** Zerfallene nekrotische Kardiomyozyten. HE-Fbg. **c)** Kollagenfaserreiche Infarktnarbe, die sich rot darstellt. Gieson-Fbg. **d)** Alte Infarktnarbe mit neugebildeten Kollagenfasern und Fettzelleinlagerungen. HE-Fbg.

nem Austritt von Granulozyten (leukozytärer Randsaum), die die nächste Phase anzeigen.

• Myokardinfarkt in Organisation. Im Verlauf von 2 bis 3 Wochen wird die Nekrose abgebaut und durch Granulationsgewebe ersetzt. Im Zentrum erkennt man Reste von zerfallenen Myokardnekrosen (homogenes eosinrotes strukturloses Gewebe), die von einem kapillarreichen Granulationsgewebe (nach dem 10. Tag) eingeschlossen werden. Zwischen den Kapillaren findet man reichlich Histiozyten, die Pigment (Hämosiderin, Lipofuszin) speichern können. Neu gebildete kollagene Fasern sind in dieser Phase nur spärlich vorhanden.

• Herzmuskelschwiele. Nach Monaten wird das Granulationsgewebe durch eine unregelmäßig begrenzte, zell- und kapillararme sowie kollagenfaserreiche Narbe ersetzt. Die Größe der Narbe hängt von der Ausdehnung der ursprünglichen Myokardnekrose ab. Zunächst erkennt man zarte, leicht gewellt verlaufende kollagene Fasern, die später in verdickte und hyalinisierte Fasern umgewandelt

werden. Selektiv lässt sich die Kollagenfaserneubildung durch eine Bindegewebefärbung (Gieson, Azan) darstellen. Sehr alte Narben (nach Jahren) schließen kleine Ansammlungen von Fettzellen ein.

• Chronisches Herzwandaneurysma. Transmurale Infarkte werden durch eine Narbe ersetzt, die einen Teil der Herzkammerwand bildet. Durch die Druckbelastung kommt es zu einer Aussackung, die häufiger von einem Parietalthrombus ausgefüllt wird.

• Papillarmuskelinfarkt. Eine Nekrose eines Papillarmuskels kommt in 20 bis 50% der Myokardinfarkte vor. Betroffen ist vorwiegend der hintere Papillarmuskel. Zu den Komplikationen zählt der Papillarmuskelabriss mit entsprechender funktioneller Insuffizienz der Klappe.

Entzündungen

Myokarditis

Begriffsbestimmung. Es handelt sich um eine entzündliche Infiltration des Zwischengewebes des Myokards, die mit degenerativen Veränderungen der Kardiomyozyten einhergehen kann. Unter Berücksichtigung der kausalen Pathogenese unterscheidet man infektiöse, toxische, toxisch infektiöse, immunologische und idiopathische Formen. Der Nachweis vereinzelter Lymphozyten im Zwischengewebe erlaubt noch nicht die Diagnose einer »Myokarditis«.

Akute unspezifische Myokarditis

Die Erkrankung besteht aus einem Infiltrat aus T-Lymphozyten und Makrophagen, das von degenerativen Veränderungen der Kardiomyozyten begleitet wird. Die klinische Diagnose einer akuten unspezifischen Myokarditis wird nur in 10% der Fälle histologisch bestätigt. Häufiger finden sich nur die Zeichen einer leichten interstitiellen Fibrose (abgelaufene Myokarditis?).

Infektiöse Myokarditiden

• **Bakterielle Myokarditis.** Verschiedene Eitererreger (Kokken) können im Rahmen einer Septikopyämie den Herzmuskel befallen. Dabei kommt es zu einer umschriebenen, aber nicht abgekapselten Ansammlung von Eiterzellen, die mit dem Untergang der ortsständigen Herzmuskelfasern einhergeht (abszedierende Entzündung). Im Zentrum des Herdes erkennt man oft die stark basophilen Kokken als kleine Kolonien.

• **Virusmyokarditis.** Am häufigsten liegt eine Picorna-Virusinfektion (Coxsackie A und B, ECHO-Viren) vor. Weitere Erreger sind Mumps-, Influenza-, Herpesviren u. a. Die Diagnose wird in der Regel serologisch gestellt und gelingt morphologisch durch In-situ-Hybridisierung. Das histologische Bild ist durch den Untergang von Herzmuskelfasern und eine besonders ausgeprägte rundzellige (monozytäre) Infiltration des Zwischengewebes charakterisiert.

• **Pilzmyokarditis.** Verschiedene Mykosen können mit einer Myokardbeteiligung einhergehen (Kandidose, Blastomykose, Kryptokokkose u. a.). Insbesondere im Rahmen einer Antibiotika-, Immunsuppressiva- oder Kortisontherapie kann es zu einer Kandidasepsis kommen. In diesen Fällen lassen sich mit Spezialfärbungen (PAS, Versilberung nach Gro-

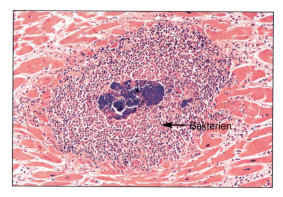

Abb. 4-15. Septikopyämie. Umschriebene Ansammlung von Eiterzellen, die dunkelblaue Bakterien (Staphylokokken) einschließen. HE-Fbg.

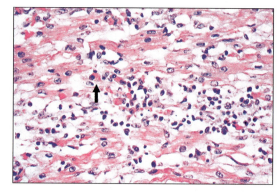

Abb. 4-16. Interstitielle Coxsackie-Myokarditis. Nekrotische Myokardfasern **(Pfeil)** und dichte rundzellige interstitielle Infiltration. HE-Fbg.

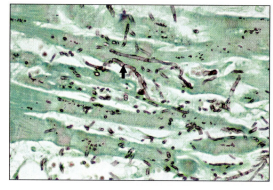

Abb. 4-17. Kandida-Myokarditis. Grocott-positive Hyphen **(Pfeil)**.

cott) Myzelien darstellen, die in der HE-Färbung leicht übersehen werden.

- **Parasitär bedingte Myokarditiden.** Zu den wichtigsten Erregern, die Ursache einer Myokarditis sein können, zählen
- **Myokarditis bei Toxoplasmose.** In jeder Altersklasse kann es zu einer toxoplasmosebedingten Myokarditis (Erreger *Toxoplasma gondii*) kommen. Eine klinisch relevante Myokarditis tritt beim Erwachsenen mit Immunschwäche oder bei Neugeborenen auf. Typisch ist der histologische Nachweis von intrazytoplasmatischen Ansammlungen kleinster basophiler Pseudozysten. Die entzündliche Begleitreaktion ist nur diskret.
- **Chagas-Krankheit.** *Trypanosoma cruzi* ist der Erreger. In der akuten Krankheitsphase finden sich reichlich Pseudozysten (Leishmanien) im Zytoplasma der Kardiomyozyten. Außerdem besteht eine ausgeprägte zellige Reaktion im Zwischengewebe. In der chronischen Krankheitsphase steht die Vernarbung des Myokards (progredienter Verlust an Kardiomyozyten als Ausdruck einer Autoimmunreaktion?) mit exzentrischer Herzhypertrophie im Vordergrund.

- **Toxische und toxisch infektiöse Myokarditis.** Verschiedene Medikamente (Lithium, Theophyllin, Immunsuppressiva) oder Gifte (Paraquat) können zu Parenchymnekrosen mit lymphozytärer Infiltration führen. Besonders ausgeprägte Zelluntergänge (parenchymatöse Entzündung) finden sich als Folge der Einwirkung des Exotoxins bei Diphtherie. In den Formenkreis der toxischen Myokarditiden gehören auch:
- **Hypersensitivitätsmyokarditis.** Sie wird durch Sulfonamide und verschiedene Antibiotika (Penicillin, Streptomycin, Tetracyclin u. a.) hervorgerufen. Typisch für diese Entzündungsform ist der Nachweis von eosinophilen Granulozyten im Zwischengewebe.
- Eine **Begleitmyokarditis** kann in unterschiedlicher Ausprägung bei verschiedenen Infektionskrankheiten (z. B. bei Typhus) vorkommen. Beim Scharlach liegt eine überwiegend interstitielle Entzündung vor.

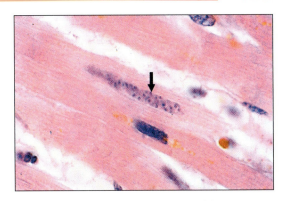

Abb. 4-18. Toxoplasmose-Myokarditis. Ansammlungen von Erregern **(Pfeil)** im Sarkoplasma. HE-Fbg.

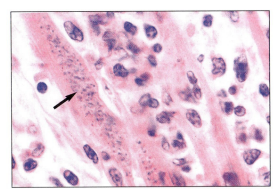

Abb. 4-19. Chagas-Myokarditis. Erreger im Sarkoplasma **(Pfeil)**. Dichte interstitielle entzündliche Infiltration. HE-Fbg.

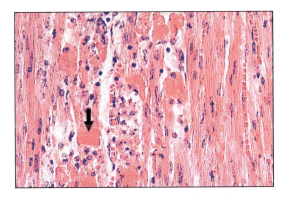

Abb. 4-20. Parenchymatöse Myokarditis bei Scharlach. Homogene eosinrote Nekrosen von Kardiomyozyten **(Pfeil)**. HE-Fbg.

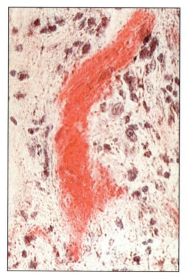 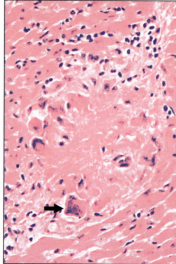 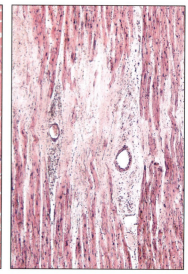

Abb. 4-21. Rheumatische Myokarditis. Links: Frische fibrinoide Nekrose im Zwischengewebe. HE-Fbg. **Mitte:** Florides Aschoff-Knötchen mit mehrkernigen Riesenzellen **(Pfeil)**. HE-Fbg. **Rechts:** Alte rheumatische Narbe mit typischer perivaskulärer Anordnung. HE-Fbg.

• **Immunologisch bedingte Myokarditiden.** An erster Stelle ist das rheumatische Fieber zu nennen, das sich nach einer Infektion mit ß-hämolysierenden Streptokokken der Gruppe A entwickelt und mit einer Herzbeteiligung (Myo-, Endo- oder Pericarditis bzw. Pancarditis rheumatica) einhergehen kann. Der Prozess beginnt mit einer flüchtigen eosinroten (azanroten) fibrinoiden Bindegewebenekrose.

Im akuten Stadium entwickelt sich das charakteristische morphologische Substrat einer rheumatischen Myokarditis, das Aschoff-Knötchen. Es handelt sich um ein spindelförmiges, meist gefäßgebundenes Granulom mit eingeschlossenen Aschoff-Zellen (typischer Raupenkern oder Caterpillar nucleus) und den mesenchymalen Anitschkow-Zellen (Eulenaugen-Zellkern mit balkenförmig kondensiertem Chromatin).

In einem späten Stadium der Erkrankung lassen sich nur noch spindelförmige, kollagenfaserreiche Narben mit einem eingeschlossenen Gefäß nachweisen.

Immunologisch bedingte Myokarditiden werden auch bei rheumatischer Arthritis, Wegener-Granulomatose, Polyarteriitis nodosa u.a. Krankheiten beobachtet.

• **Granulomatöse Myokarditis.** In diese Gruppe gehören die Sarkoidose sowie die idiopathische Riesenzellmyokarditis.

– **Sarkoidose.** Etwa 50% der Patienten mit einer Sarkoidose weisen bei der Obduktion eine Herzbeteiligung auf, die aber nur in 5% der Fälle zu Lebzeiten klinisch diagnostiziert wird. Histologisch kommen klein- bis großknotige Infiltrate vor. Meist handelt es sich um diffus verteilte kleine epitheloid- und riesenzellige Granulome ohne Nekrosen.

– **Idiopathische Riesenzellmyokarditis.** Histologisch liegt eine Erkrankung unbekannter Pathogenese vor. Sie kann mit Autoimmunerkrankungen oder Thymomen vergesellschaftet sein. Histologisch sieht man Nekrosen mit Granulationsgewebe. Ferner lassen sich Entzündungszellen (Makrophagen, vereinzelte eosinophile Granulozyten) sowie mehrkernige Riesenzellen (Abkömmlinge von Makrophagen) nachweisen.

Endokarditis

Begriffsbestimmung. Es handelt sich um eine Entzündung des Endokards, die unter Berücksichtigung der Lokalisation als Endocarditis valvularis (Herzklappen), E. chordalis (Sehnenfäden) oder als E. parietalis (Wandendokard) bezeichnet wird. Pathogenetisch unterteilt man die Herzklappenentzündungen in abakterielle und bakterielle Endokarditiden sowie in Endokardfibrosen.

Abakterielle Endokarditis

Die abakteriellen (oder nichtinfektiösen) Endokarditiden sind durch unterschiedlich große fibrinöse Klappenauflagerungen (verruköse Form) gekennzeichnet. Klappendestruktion oder Erreger lassen sich nicht nachweisen.

- **Endocarditis verrucosa rheumatica.** Diese Entzündung stellt eine Teilerscheinung der Pancarditis rheumatica dar, die sich nach einer Infektion mit ß-hämolysierenden Streptokokken der Gruppe A entwickelt. Zunächst kommt es zu einer fibrinoiden Nekrose im Klappengerüst. Im weiteren Ablauf bilden sich — wie im Myokard – Aschoff-Knötchen, die aber nur selten histologisch nachgewiesen werden. Später treten auf der Klappenoberfläche bis zu 2 mm große Thrombozytenablagerungen auf. Diese Vegetationen sind eosin- und azanrot sowie Giesongelb. Nach längerem Krankheitsverlauf (über 20 Jahre) entwickelt sich das Bild einer chronischen rheumatischen Klappenerkrankung, bei der die kollagenfaserreiche Vernarbung im Vordergrund steht (Folge von subklinischen Rezidiven?). Sie führt zu Verwachsungen der Klappen untereinander (Klappenstenose) sowie zu Retraktionen (Klappeninsuffizienz). Histologisch zeigen die Klappen eine ausgeprägte Fibrose, häufig auch mit Kalkeinlagerungen. Im Bereich der Mitralis kommt es zu einer Gefäßneubildung (Klappenvaskularisation).

Zu den abakteriellen Endokarditiden zählen auch:

- Die **Endocarditis marantica** kommt im Terminalstadium schwerer Grundleiden (z.B. Tumorerkrankungen) als kleine wärzchenförmige Fibrinauflagerungen vor.
- Eine verruköse Endokarditis tritt als Zeichen einer verstärkten intravasalen Koagulation (DIC) beim **Schock** auf.
- **Libman-Sacks-Endokarditis.** Eine Manifestationsform des systemischen Lupus erythematodes ist die Bildung von Fibrinauflagerungen auf der Mitralklappe.

Bakterielle Endokarditis

Verschiedene Bakterien (Kokken [subakute Endokarditis durch *Streptococcus viridans* und akute Endokarditis durch *Staphylococcus aureus*], Proteus, *E. coli*) können besonders auf dem Boden einer durch Fehlbildung oder abgelaufener Endokarditis

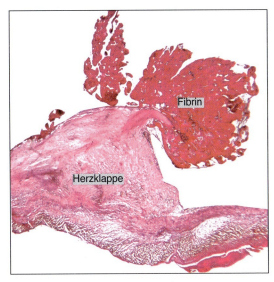

Abb. 4-22. Verruköse Endokarditis. Vorwiegend aus Fibrin bestehende Auflagerungen auf einer narbig verdickten Herzklappe. HE-Fbg.

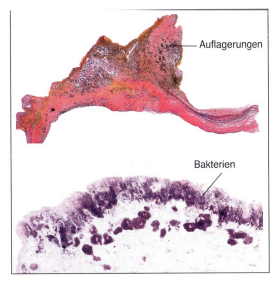

Abb. 4-23. Endocarditis ulceropolyposa. Oben: Teilweise zerstörte Klappen mit ausgedehnten fibrin- und leukozytenreichen Auflagerungen. Gieson-Fbg. **Unten:** Dichte Ansammlungen von Bakterien. Gram-Fbg.

rheumatica einer vorgeschädigten Herzklappe bzw. bei Herzklappenprothese eine Entzündung hervorrufen, die durch folgende Veränderungen gekennzeichnet ist:

- Zerstörung des Grundgerüstes der Herzklappe (E. ulcerosa).

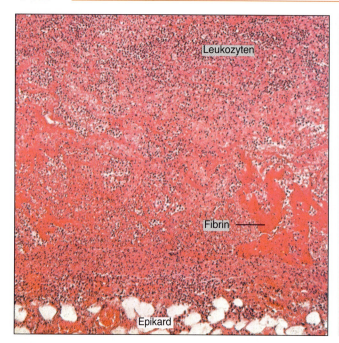

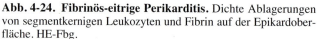

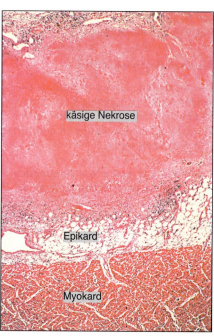

Abb. 4-24. Fibrinös-eitrige Perikarditis. Dichte Ablagerungen von segmentkernigen Leukozyten und Fibrin auf der Epikardoberfläche. HE-Fbg.

Abb. 4-25. Pericarditis tuberculosa mit ausgedehnten käsigen Nekrosen. HE-Fbg.

– Besonders große Vegetationen auf der Klappenoberfläche (E. polyposa), die aus Fibrin, Erythrozyten und Leukozyten bestehen. In der HE- sowie in der Gram-Färbung lassen sich die Erreger (z. B. Kokken) deutlich darstellen.

• **Pilzbedingte Endokarditiden** kommen im Rahmen einer **Pilzsepsis** (meist *Candida albicans*) vor. Bevorzugt betroffen ist das rechte Herz: Hier wird die Kammerlichtung von zum Teil fibrinreichen Vegetationen, die reichlich Hyphen einschließen, ausgefüllt.

Endokardfibrose

Verschiedene, zum Teil idiopathische Herzerkrankungen gehen mit einer ausgeprägten Fibrosierung des parietalen Endokards **(Endocarditis parietalis fibroplastica)** einher.

Bei der **Fibroelastosis endocardii** (abgelaufene intrauterine Endokarditis?) kommt es außerdem zu einer Neubildung von elastischen Fasern. Das parietale Endokard ist – als weiße Platte – stark verdickt und führt funktionell zu einer restriktiven obliterativen Kardiomyopathie.

Eine isolierte fibrotische Verdickung der Klappen des rechten Herzens kann Bestandteil des Karzinoidsyndroms (bei über 50% der metastasierenden Ileumkarzinoide) sein.

Perikarditis

Begriffsbestimmung. Sammelbegriff für die Entzündung beider Herzbeutelblätter **(parietale und viszerale Perikarditis)**. Die Systematik erfolgt nach pathogenetischen (infektiöse und nichtinfektiöse Entzündungen) sowie nach morphologischen Kriterien (fibrinöse, eitrige, hämorrhagische und andere Perikarditisformen). Rezidivierende idiopathische Perikarditiden werden wahrscheinlich durch Coxsackie-Viren induziert.

• **Fibrinöse Perikarditis.** Typische Entzündungsform der Herzbeutelblätter bei Urämie und rheumatischem Fieber. Histologisch erkennt man auf dem Epikard ausgedehnte Fibrinauflagerungen, die aus einem feinfädigen eosinroten Material bestehen.

• **Fibrinös-eitrige Perikarditis.** Bei infektiös bedingten Entzündungen kommt es zu Fibrinausschwitzungen, die von pyknotischen Leukozyten durchsetzt werden. Bei schweren Fällen kann es zu einer abszessartigen Einschmelzung kommen.

• Eine **hämorrhagische Perikarditis** ist Ausdruck eines schweren Leidens (Tuberkulose, maligne Tumoren). Das Exsudat schließt reichlich Erythrozyten ein.

• Die **käsige Perikarditis** ist die Manifestationsform einer exsudativen Tuberkulose. Im Epikard finden sich große strukturlose eosinrote Nekrosen. Meist lässt sich auch eine produktive Komponente (Epitheloidzellen und Langhans-Riesenzellen) nachweisen.

• **Fibrinöse Perikarditis in Organisation.** Eine fibrinöse Perikarditis wird nach einem längeren Krankheitsverlauf organisiert und bindegewebig umgewandelt, sodass es zu strangförmigen oder flächenhaften Verwachsungen kommen kann. In der Phase der Organisation findet man noch Reste des Gieson-gelben Fibrins, das von einem kapillar- und zellreichen, später faserreichen Granulationsgewebe abgebaut wird.

• **Tumorperikarditis.** Eine Tumordurchsetzung der Perikardblätter kommt bevorzugt bei einer direkten Ausbreitung eines benachbarten Bronchialkarzinoms vor. Im Epikard lassen sich zwischen den Fettzellen Verbände eines bösartigen Tumors (z. B. eines kleinzelligen Bronchialkarzinoms, eines Mammakarzinoms, eines malignen Melanoms oder eines malignen Lymphoms) finden.

• **Perikardverwachsung.** Als Endzustand einer akuten Perikarditis sind Verwachsungen zwischen beiden Herzbeutelblättern zu deuten. Die Extremform ist eine vollständige Obliteration der Perikardlichtung (obliterative Perikarditis oder Pericarditis adhaesiva). Man spricht von einer Pericarditis constrictiva, wenn die Perikardverwachsung die diastolische Dilatation des Herzens behindert. Bei der Pericarditis calcarea (Panzerherz) stehen die Kalkeinlagerungen im Vordergrund.

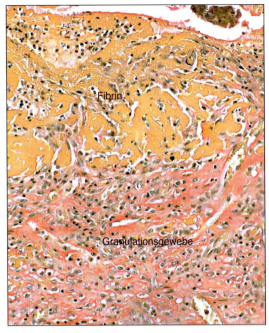

Abb. 4-26. Fibrinöse Perikarditis in Organisation mit homogenen gelben Fibrinablagerungen, roten kollagenen Fasern und einem kapillarreichen Granulationsgewebe. Gieson-Fbg.

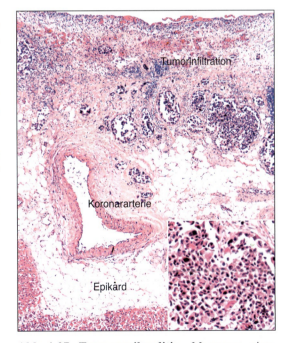

Abb. 4-27. Tumorperikarditis. Metastase eines kleinzelligen Lungenkarzinoms. **Inset:** Karzinomverbände bei stärkerer Vergrößerung. HE-Fbg.

Iatrogene Herz-Gefäß-Veränderungen

• **Zustand nach Defibrillation.** Durch die örtliche Einwirkung von Strom kommt es zu segmentalen Koagulationsnekrosen der Kardiomyozyten. Die Zellen weisen keine Kernzeichnung mehr auf. Das eosinrote Zytoplasma erscheint fokal verklumpt.

• **Aortokoronarer Bypass.** Zu den Spätkomplikationen des meist venösen Gefäßersatzes zählt eine progrediente konzentrische Intimafibrose, die zu einer erheblichen Einengung der Lichtung führt.

• **Herztransplantation.** Häufigste Indikationen einer Herztransplantation sind die dilatative Kardiomyopathie und die ischämische Herzkrankheit. Die frühe Mortalität (bis zu 30 Tage p. o.) beträgt 10% und ist meist Folge einer Ischämie. Die späte Komplikationsrate (5-Jahres-Überlebensrate = 75%) ist auf eine Infektion (25% der Fälle) oder auf eine akute Abstoßung (20%) zurückzuführen. Man unterscheidet hyperakute (selten; entspricht einem akuten ischämischen Schaden) und akute Abstoßungen sowie späte Transplantatschäden (meist 12 Monate nach der Transplantation).

– **Akute Abstoßungsreaktionen** reichen von einer leichten perivaskulären Lymphozyteninfiltration (Grad I) über Myokardiozytennekrosen (Grad II), multifokale Veränderungen (Grad III) bis zu entzündlichen Infiltraten aus Granulozyten und Lymphozyten, die mit Nekrosen und Blutungen einhergehen (Grad IV).

– Die **Spättransplantatschäden** (chronische Abstoßung, akzelerierte Arteriosklerose, Graft-Vascular-Disease, TACAD = Transplantat Accellerated Coronary Artery Disease). Die Intima der intramuralen Arterien zeigt eine T-Lymphozyteninfiltration (»Endothelialitis«) mit Proliferation von glatten Muskelfasern.

• **Gefäßveränderungen nach Bestrahlung.** In einer frühen Phase kommt es zu einem Intimaödem und zu einer Schwellung der Endothelien. Beide Veränderungen können zu einem Verschluss kleinerer Gefäße führen. Im späteren Verlauf zeigen die Gefäße eine ausgeprägte Degeneration und Aufsplitterung der elastischen Fasern. Diese Veränderungen lassen sich besonders deutlich in der Elastika-Gieson-Färbung (EvG) darstellen.

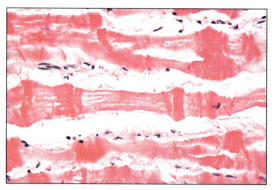

Abb. 4-28. Zustand nach Defibrillation. Nekrotische Kardiomyozyten mit fokal verklumptem Sarkoplasma. HE-Fbg.

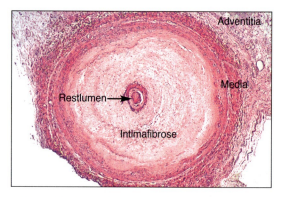

Abb. 4-29. Aortokoronarer Bypass. Ausgedehnte Intimafibrose mit Einengung der Gefäßlichtung. HE-Fbg.

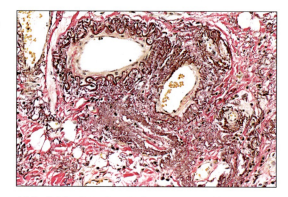

Abb. 4-30. Gefäßveränderungen nach Bestrahlung. Ausgedehnte Degeneration und Aufsplitterung der elastischen Fasern. EvG-Fbg.

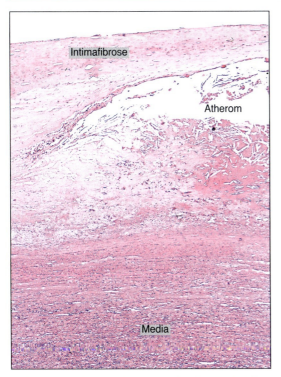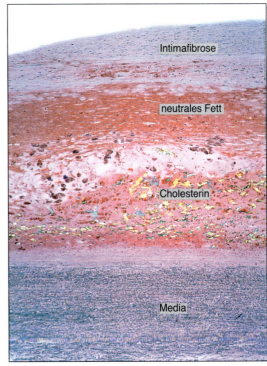

Abb. 4-31. Atherom der Aorta. Links: Optisch leeres Areal durch Herauslösung von Fett. HE-Fbg. **Rechts:** Orangerote Fetteinlagerungen und doppelbrechende Cholesterinkristalle. Sudan-Fbg. im polarisierten Licht.

Gefäße

Arteriosklerose

Begriffsbestimmung. Die Bezeichnung »Arteriosklerose« wird als Oberbegriff für die erworbenen stoffwechselbedingten fibrotischen Veränderungen der Arterien verwendet. Dabei ist zu berücksichtigen, dass diese Veränderungen im gesamten Kreislaufapparat auftreten können, also auch im Herzen (Herzklappensklerose), in den Arteriolen und in Venen (»Arterialisation« bei erhöhtem Venendruck). Man unterscheidet folgende Formen:

– Die **Atherosklerose** wird von der WHO definiert als »eine variable Kombination von Intimaveränderungen der Arterien (zu unterscheiden von den Arteriolen), die aus einer fokalen Anhäufung von Lipiden, komplexen Kohlenhydraten, Blut und Blutprodukten, fibrösem Gewebe und Kalkablagerungen besteht und mit Mediaveränderungen einhergeht«.
– **Intimafibrosen** können unspezifisch, belastungsbedingt sein.
– Die **Mönckeberg-Sklerose** zeigt spangenförmige Verkalkungen der Media.

In den Arterien kommen verschiedene arteriosklerotische Veränderungen im zeitlichen Abstand und in Abhängigkeit der Gefäßgröße vor. In großen elastischen Arterien (Aorta) steht die Atheromatose im Vordergrund, mittelgroße Arterien (A. femoralis) weisen bevorzugt eine Verkalkung der Media bzw. eine Aufsplitterung der Elastica interna mit Intimafibrose auf, während Arteriolen das Bild einer Hyalinose zeigen.

• **Arteriosklerose der Aorta.** Die Veränderungen zeigen einen stadienhaften Ablauf:
– Die **gelatinöse Läsion** ist eine erhabene Intimaplaque mit glatten Muskelfasern, kollagenen Fasern und interzellulär abgelagerten Glykosaminoglykanen.
– Der **Lipidfleck** zeigt lipidhaltige Makrophagen sowie nekrotische Zellen.
– Bei der **fibrösen Plaque** kommen vermehrt glatte Muskelzellen und kollagenes Bindegewebe vor. In der Intima ist Sudan-positives Material abgelagert.
– Das **Atherom** besteht aus einer zentral nekrotischen, oberflächlich ulzerierten fibrösen Plaque

mit reichlich, z. T. doppelbrechenden Lipiden sowie nadel- oder plättchenförmigen Cholesterinkristallen. Die Atherome können verkalken oder zumindest staubförmige Kalkablagerungen zeigen. Die darunter liegende Media ist atrophisch. In der Adventitia finden sich perivaskuläre entzündliche Infiltrate. An der Oberfläche können sich Thromben ablagern.

• **Mediaverkalkung Mönckeberg.** Die Arterie zeigt im Querschnitt spangenförmige, bläuliche Kalkablagerungen. Die Intima ist fibrös verdickt.

• **Arteriosklerose von Organarterien.** Die typischen Veränderungen (Aufsplitterung und Vermehrung der elastischen Fasern der Elastica interna, fibrotische Intimaverdickung) kommen bevorzugt in der Niere vor.

• **Hyalinose der Arteriolen.** Diese Veränderungen treten charakteristischerweise in den Nieren und im Gehirn auf. Sie zeigen eine eosinrote Homogenisierung der Wand mit unterschiedlich ausgeprägter Einengung der Lichtung.

Klinik. Die Arteriosklerose gehört zu den häufigsten Krankheiten. In einem chronisch progredienten Verlauf kann es zu Komplikationen (örtliche Thrombosen, Embolien, arterielle Verschlusskrankheit) kommen.

• **Fibromuskuläre Dysplasie.** Idiopathische segmentale Stenose einer muskulären Arterie (z. B. Nierenarterien), die nicht arteriosklerotisch oder entzündlich bedingt ist. Bei 20% der Hypertonien ist eine fibromuskuläre Dysplasie nachweisbar. In 80% der Fälle liegt eine perlschnurartige Fibrodysplasie der Media vor. Eine subadventitielle oder Intimadysplasie ist seltener.

Medianecrosis Erdheim-Gsell

Bei der idiopathischen zystischen Medianekrose handelt es sich um eine Degeneration der elastischen Fasern, die mit Untergang von glatten Muskelfasern einhergeht. Dabei kommt es zu einer seeartigen Ablagerung von sauren Mukopolysacchariden, die PAS- und Alzianblau-positiv sind und sich in der Gieson-Färbung gelb darstellen.

Klinik. Die Veränderungen entsprechen der Alterung einer Arterie, sind allerdings wesentlich stärker ausgeprägt. Komplikation ist das Aneurysma dissecans.

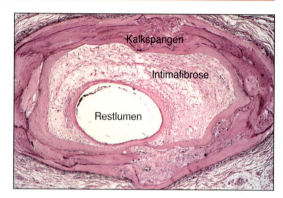

Abb. 4-32. Mediaverkalkung Mönckeberg. Spangenförmige Verkalkungen in der Media. Deutliche Intimafibrose mit Einengung der Lichtung. HE-Fbg.

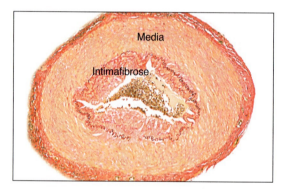

Abb. 4-33. Arteriosklerotische Intimafibrose mit Einengung der Lichtung. EvG-Fbg.

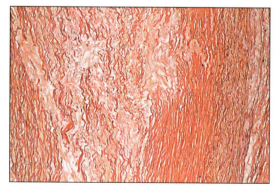

Abb. 4-34. Medianekrose bei der Erdheim-Gsell-Krankheit. Zerstörung von elastischen Fasern. Dazwischen Gieson-gelbe Einlagerungen. EvG-Fbg.

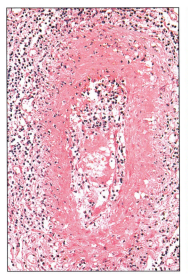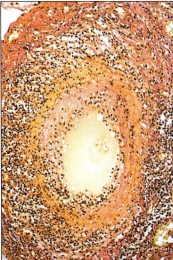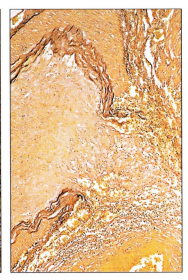

Abb. 4-35. Polyarteriitis nodosa. Links: frische, eosinrote fibrinoide Wandnekrose. HE-Fbg. **Mitte:** Gieson-gelbe fibrinoide Nekrose und dichte leukozytäre Durchsetzung aller Wandschichten. **Rechts:** narbig verlegte Gefäßlichtung. Unterbrechung der elastischen Fasern der Elastica interna als Ausdruck einer alten Nekrose. Unten im Bild eine frische Nekrose. EvG-Fbg.

Angiitis

Begriffsbestimmung. Oberbegriff für die Entzündungen des Blut- und Lymphgefäßsystems. Je nach Lokalisation spricht man von einer Arteriitis, Kapillaritis, Phlebitis oder Lymphangitis. Ferner können alle Wandschichten eines Gefäßes (Panarteriitis) oder nur Anteile (Endangiitis, Mesaortitis oder Periarteriitis) betroffen sein.

Man unterscheidet primäre Gefäßentzündungen und entzündliche Prozesse, bei denen es sekundär zu einer Gefäßbeteiligung (Begleitangiitis) kommt. Letztlich ist die Pathogenese als Grundlage der Systematik zu berücksichtigen: Eine Angiitis kann durch belebte Erreger (Bakterien, Viren oder Parasiten) sowie durch physikalische, immunologische oder chemische Noxen hervorgerufen werden.

• **Polyarteriitis nodosa** (Pan- oder Periarteriitis nodosa). Es handelt sich um eine segmental nekrotisierende, immunologisch bedingte Entzündung der mittleren oder kleineren Arterien. Bei der klassischen Polyarteriitis sind am häufigsten die mittelgroßen Leber-, Herz-, Gastrointestinal-, Haut- und ZNS-Arterien betroffen. Bei der mikroskopischen Variante treten die Veränderungen vorwiegend in den Nierenarteriolen auf und greifen segmental nekrotisierend auf die Glomeruli über.

Histologisch zeigt die Erkrankung einen stadienhaften Ablauf mit entsprechenden morphologischen Arterienveränderungen (die begleitenden Venen bleiben weitgehend unverändert):

– **Stadium der fibrinoiden Nekrose.** Intima und Media sind sektorförmig betroffen. Es liegt eine fibrinoide Nekrose vor, die sich als homogene eosinrote, Gieson-gelbe oder azanrote Wandveränderung manifestiert und zu einer Zerstörung der Media und der Elastica interna führt. Schon in dieser frühen Phase kann eine Begleitthrombose die Lichtung verlegen.

– **Stadium der zelligen Reaktion.** Die gesamte Gefäßwand (mit Intima) ist dicht entzündlich zellig infiltriert. Es finden sich zunächst segmentkernige Granulozyten, später Lymphozyten, Plasmazellen, Histiozyten und vereinzelte eosinophile Granulozyten.

– **Stadium der granulierenden Reaktion.** Durch eine Vermehrung der Intimazellen kommt es zu einer örtlichen Verdickung mit Einengung der Lichtung. Nach Zerstörung der Media und der Elastica entwickeln sich Mikroaneurysmen besonders häufig in der Niere.

– **Stadium der Vernarbung.** Nach Rückbildung des entzündlichen Exsudates bleibt eine kollagenfaserreiche Vernarbung zurück.

Klinik. Betroffen sind vorwiegend Männer mit einem Durchschnittsalter von 45 Jahren. Die klinische Manifestation hängt von der Lokalisation der betroffenen Arterie ab: kutane, kardiale, nephrologische, neurologische oder gastroenterologische Symptome. Die Diagnose wird durch den histologischen Nachweis der typischen Gefäßveränderungen in der Biopsie (z. B. Niere) gesichert.

• **Thrombangiitis obliterans** (Winiwarter-Buerger-Krankheit). Bei dieser Erkrankung sind Arterien und Venen betroffen. Im Vordergrund stehen eine polsterförmige Verdickung der Intima und Thrombosen.

Histologisch lassen sich folgende Stadien abgrenzen:

– Im akuten Stadium sind entzündliche Infiltrate (Lymphozyten, Plasmazellen und vereinzelte Granulozyten) in allen Wandschichten des Gefäßes nachweisbar. Anschließend kommt es zu einer Thrombose mit Verlegung der Lichtung, die aber rasch organisiert wird. Die Elastica interna bleibt weitgehend erhalten. Das subakute Stadium besteht aus vereinzelten Wandnekrosen mit mehrkernigen Riesenzellen.

– Im chronischen Stadium steht die Organisation der Thrombosen im Vordergrund. Auch periphere Abschnitte zeigen typische polsterförmige Intimaverdickungen, die als »Füllgewebe« oder »Vakatwucherung« bezeichnet werden.

Klinik. Bevorzugt betroffen sind die unteren Extremitäten von jüngeren Männern. Eine Organbeteiligung (Herz, Nervensystem, Verdauungstrakt) ist selten. Als Ursache werden genetische Faktoren und Rauchen angegeben. Wichtig für die Diagnose ist das Fehlen einer Arteriosklerose.

• **Gefäßlues.** Durch *Treponema pallidum* hervorgerufene Veränderungen der Aorta oder der mittelgroßen Arterien im Stadium III der Lues.

– Die **Mesaortitis luica** ist die charakteristische Veränderung der Aorta bei Spätlues. Der Prozess beginnt mit einer mantelförmigen perivaskulären Infiltration der Vasa vasorum in der Adventitia. Das entzündliche Infiltrat besteht aus Plasmazellen und Lymphozyten. Es kommt zu einem Verschluss dieser Gefäße und somit zu Nekrosen der Aortenwand. Besonders in der Elastika-Färbung lässt sich eine Rarefizierung der elastischen Fasern nachweisen, die durch neu gebildete kollagene Fasern ersetzt werden. Adventitia und Intima sind ebenfalls stark fibrotisch verdickt.

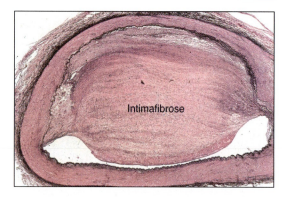

Abb. 4-36. Thrombangiitis obliterans. Polsterförmige Intimafibrose. Elastika-Fbg.

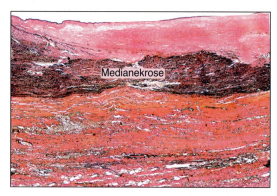

Abb. 4-37. Mesaortitis luica mit Zerstörung der Media (schwarze elastische Fasern) und Fibrose der Intima und der Adventitia. EvG-Fbg.

– Die **Luesveränderungen kleiner Arterien** lassen sich vorwiegend im Gehirn nachweisen. Dabei kommt es zur Ausbildung kleiner Gummen in der Gefäßadventitia (Periarteriitis syphilitica Baumgarten) oder zu einer Intimaentzündung (Endarteriitis syphilitica Heubner).

Klinik. Die wichtigste Komplikation und klinische Manifestationsform der Mesaortitis luica ist das Aneurysma der Brustaorta. Die Veränderungen der Zerebralarterien gehen mit organischen Ausfällen einher.

- **Riesenzellarteriitis temporalis Horton.** Das Krankheitsbild ist gekennzeichnet durch eine riesenzellhaltige Entzündung mittelgroßer, elastisch muskulärer Arterien (insbesondere der Arteria temporalis). Die Pathogenese ist ungeklärt (immunologische Reaktion?).

Histologisch unterscheidet man drei Stadien:
- Im Anfangsstadium zeigt die Intima eine fibrinreiche Entzündung. Die Elastica interna ist teilweise zerstört, die Lichtung eingeengt.
- In der Hauptphase steht die granulomatöse Reaktion im Vordergrund: mehrkernige Riesenzellen vom Fremdkörpertypus phagozytieren Fragmente von elastischen Fasern der Elastica interna. Die Intimaproliferation nimmt zu.
- Die Spätphase weist nach einem mehrmonatigen Verlauf zunächst neu gebildete Kapillaren, später eine progrediente Fibrose auf, die letztlich nicht mehr von einer Arteriosklerose abzugrenzen ist.

Klinik. Die Symptomatik hängt von dem betroffenen Gefäß ab. Die Diagnose wird histologisch gestellt. Falsch negative Diagnosen sind häufig, da nicht immer die typischen Veränderungen getroffen werden (segmentaler Gefäßbefall) oder diese sich bereits eine Woche nach Beginn einer Kortisontherapie zurückgebildet haben.

- **Takayasu-Arteriitis** (Aortenbogenarteriitis). Es handelt sich um eine Erkrankung unbekannter Ätiologie (immunologische Erkrankung? Tuberkulose?), die bei jungen Frauen auftritt und durch eine zunächst granulomatöse, später fibrotische Veränderung der Aorta (Aortenbogen, Abgang der großen Arterien) gekennzeichnet ist. Sie führt zu einer fokalen Aortenstenose bzw. Einengung größerer Arterien.

- **Allergische Angiitis mit Granulomatose** (Churg-Strauss-Krankheit). Es werden Veränderungen wie bei einer Polyarteriitis nodosa beobachtet, gleichzeitig sind aber auch die Venen und Pulmonalarterien betroffen. Ferner bestehen eine deutliche Blut- und Gewebeeosinophilie sowie kleine Epitheloidzellknötchen mit fibrinoider Nekrose. Von klinisch-diagnostischer Relevanz ist der Nachweis eines Asthma bronchiale. Das Overlap-Syndrom nimmt klinisch eine Zwischenstellung zwischen Polyarteriitis nodosa und Churg-Strauss-Krankheit ein.

- **Hypersensitivitätsangiitis** (allergische Vaskulitis, anaphylaktoide Purpura). Bei dieser Erkrankung sind vorwiegend die Hautvenolen, seltener die Kapillaren und Arteriolen betroffen. Es liegen die Zeichen einer Leukozytoklasie (Leukozyten durchwan-

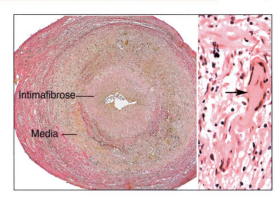

Abb. 4-38. Riesenzellarteriitis. Links: Intimafibrose mit Einengung der Gefäßlichtung. EvG-Fbg. **Rechts:** Fremdkörperriesenzelle **(Pfeil).** HE-Fbg.

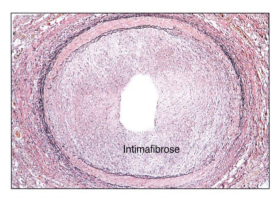

Abb. 4-39. Takayasu-Arteriitis. Ausgeprägte, die Lichtung einengende konzentrische Fibrose. HE-Fbg.

dern die Gefäßwand und sind später als Kerntrümmer nachweisbar) vor.

- **Wegener-Granulomatose.** Nekrotisierende granulomatöse Vaskulitis mit bevorzugtem Befall der Schleimhaut des oberen Respirationstraktes. Im Rahmen einer Generalisation können auch Lungen und Nieren betroffen sein. Die Ursache ist unbekannt (immunologische Reaktion? Antineutrophile Antikörper liegen vor). Histologisch sieht man Nekrosen in der Gefäßwand, die von einem riesenzellhaltigen Granulationsgewebe begleitet werden. Differenzialdiagnostisch ist das Midline-Syndrom abzugrenzen, eine ulzerogangränöse Entzündung der oberen Luftwege ohne Nierenbeteiligung. Die seltene **lymphomatoide Granulomatose** kommt bei jungen Frauen vor und ist durch eine lymphoplasmazelluläre Infiltration der Wand der pulmonalen Gefäße gekennzeichnet.

• **Virusbedingte Angiitis.** Einige Virusinfektionen (z. B. Grippe) gehen mit einer selektiven Schädigung der Kapillarendothelien einher, die zu einer hämorrhagischen Entzündung (»flammende Rötung« der Trachealschleimhaut, hämorrhagische Pneumonie) führt.

• **Bakteriell bedingte Angiitis.** Eine eitrige Beteiligung des Gefäßsystems ist charakteristisch für die Septikopyämie. In der Gefäßlichtung lassen sich Erreger (z. B. Kokken) nachweisen. In der Gefäßwand und im umgebenden Gewebe findet sich eine ausgeprägte entzündliche Infiltration, die aus überwiegend pyknotischen Granulozyten besteht. Eine selektive Entzündung eines Blutgefäßes kann z. B. als Omphalophlebitis (Venenentzündung in der Nabelschnur) oder als Pylephlebitis (Entzündung der intrahepatischen Pfortaderäste) auftreten.

• Eine **pilzbedingte Angiitis** mit Hyphen in der Lichtung und in der Wand der Blutgefäße kommt bei einer Pilzsepsis (z. B. Kandidasepsis) vor. Ein ausgeprägter Angiotropismus besteht bei **Zygomykose.**

• **Nicht erregerbedingte Angiitis.** Verschiedene physikalische oder chemische Noxen rufen eine lokale Entzündung mit bevorzugter Beteiligung der Gefäße hervor. Sie tritt nach einer Bestrahlung oder Applikation verschiedener intra- oder paravenös gespritzter Medikamente auf.

Gefäßprothesen

Bei einer arteriellen Verschlusskrankheit wird nicht selten ein Organ oder eine Extremität nur durch eine künstliche Umgehung der Blutzirkulation erhalten. Diese kann durch die Anlegung eines Gefäßersatzes erzielt werden. Man unterscheidet folgende Formen einer Gefäßprothese:

• Beim **autoplastischen Gefäßersatz** werden körpereigene Gefäße verwendet. Meist handelt es sich um Venen (V. saphena magna), aber auch entbehrliche Arterien (z. B. A. lienalis) werden eingesetzt. In der Regel lassen sich nur kleine oder mittelgroße Arterien ersetzen. Die transplantierte Vene heilt weitgehend reaktionslos ein und wird im Laufe der Zeit infolge der höheren Druckbelastung »arterialisiert« (Intima- und Mediafibrose).

• Als **homoplastischer Gefäßersatz** werden menschliche Fremdarterien verwendet. Unmittelbar nach dem Tod des Spenders werden die Gefäße ent-

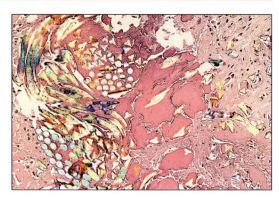

Abb. 4-40. Gefäßprothese. Teilweise abgebaute, doppelbrechende Kunststoffasern. HE-Fbg. im polarisierten Licht.

nommen, lyophilisiert und in Vakuum konserviert. Die transplantierten Arterien neigen zu Wandverkalkungen und Thrombosierung.

• Zu den **heterologen Gefäßtransplantaten** zählen Kalbskarotiden, die heute aber weitgehend durch Kunststoffprothesen ersetzt werden.

• Bei den **alloplastischen Transplantaten** werden Kunststoffrohre aus feinmaschigem Polytetrafluoräthylen verwendet. Die Sparks-Prothese besteht aus einem großporigen Dacron-Schlauch. Die Innenschicht wird zunächst von Fibrin bedeckt und von einer fibrosierten Neointima ausgekleidet. Eine echte Endothelialisierung findet man nur in unmittelbarer Nachbarschaft der Anastomosen. Später erfolgt eine transmurale Organisation durch die Prothesenporen. Der Kunststoff wird teilweise durch eine Fremdkörperreaktion abgebaut und durch Bindegewebe ersetzt. Das Prothesenmaterial lässt sich histologisch durch seine doppelbrechenden Eigenschaften im polarisierten Licht gut darstellen.

Klinik. Zu den allgemeinen Komplikationen einer Gefäßprothese zählen Abriss an der Nahtstelle, Blutungen, Thrombosen und Stenosen.

Varizen

Begriffsbestimmung. Als **Varizen** bezeichnet man die pathologische, irreversible Erweiterung der Venenlichtung. Bei einer diffusen Ausweitung des Venensystems spricht man auch von **Phlebektasien** (z. B. Varikozele = Erweiterung des Plexus pampiniformis). Varizen kommen primär besonders an den unteren Extremitäten oder sekundär bei verschiedenen Grunderkrankungen (z.B. Ösophagusvarizen bei portaler Hypertonie) vor.

Primäre oder genuine Formen machen ca. 70% aller Varizen aus und werden vorwiegend bei adipösen Frauen nach dem 40. Lebensjahr diagnostiziert. Als Ursache sind mehrere Faktoren zu nennen: Wandschwäche, Krossen- und Vv.-perforantes-Insuffizienz, Druckbelastung bei stehenden Berufen, Entzündungen (Phlebitis), Thrombosen (Thrombophlebitis) und andere.

Histologisch zeigen die Venen im Querschnitt eine ausgeweitete Lichtung. Der erhöhte Venendruck führt zu einem Wandumbau (Arterialisation) mit einer polsterförmigen Fibrose der Intima und einer diffusen Bindegewebsvermehrung in der Media (Phlebofibrose). Diese Befunde sind besonders deutlich in der Gieson-Färbung erkennbar. Zu den Komplikationen zählt die Varikophlebitis, die bei ca. 15% dieser Patienten beobachtet wird.

Besonders in den oberflächlichen Venen kann es zu einer Thrombose kommen. Bei der Phlebothrombose steht die intravasale Gerinnung (zunächst Gerinnungsthrombus, später Abscheidungsthrombus) klinisch und morphologisch im Vordergrund. Bei der Thrombophlebitis liegen neben der Thrombose deutliche Zeichen einer Entzündung vor. Zu den Sonderformen einer Venenentzündung zählt die eitrige Thrombophlebitis, die meist Folge einer eitrigen Entzündung ist und bei der es erst sekundär zu einem Übergreifen auf die Vene kommt.

Thrombose

• Der **frische Thrombus** ist eine Form der intravasalen Gerinnung, die im gesamten Kreislaufapparat auftreten kann. Zu den wichtigsten Lokalisationen zählen:
– **Herz.** Parietalthrombose über einem Myokardinfarkt, Herzklappenthrombosen bei Entzündung (E. verrucosa, E. polyposa), Herzohrthrombosen, bei Mitralstenose und Vorhofflimmern.

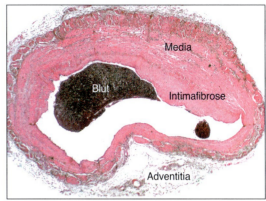

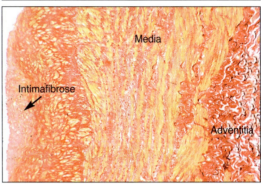

Abb. 4-41. Oben: Varikosis. Phlebektasie mit Intimafibrose. HE-Fbg. **Unten:** Fibrose der Venenwand (Intima- und Mediafibrose). Gieson-Fbg.

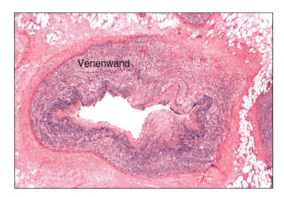

Abb. 4-42. Eitrige Phlebitis. Leukozytäre Durchsetzung der gesamten Venenwand mit Übergreifen auf das benachbarte Bindegewebe. HE-Fbg.

- **Arterien.** Aorta- und Koronararterienthrombose (Abscheidungsthromben) bei Arteriosklerose.
- **Kapillaren.** Fibrinthromben bei DIC.
- **Venen.** Gerinnungsthromben bei Phlebothrombose oder Thrombophlebitis.

Systematik. Unter Berücksichtigung der formalen Pathogenese unterscheidet man:
- **Gerinnungsthrombus.** Der Aufbau entspricht dem zirkulierenden Blut, d. h., zwischen Erythrozyten finden sich Leukozyten und Thrombozyten, die in einem zarten Fibrinnetz eingeschlossen sind.
- **Abscheidungsthrombus.** Der Thrombus zeigt einen geschichteten Aufbau. Die Blutbestandteile (Erythrozyten, Leukozyten, Fibrin und Thrombozyten) werden getrennt abgelagert.
- **Gemischter Thrombus.** Häufiger liegt eine Kombination von beiden oben genannten Thrombusformen vor. So kann sich auf einem Gerinnungsthrombus ein Abscheidungsthrombus (z. B. als Thrombusschwanz) ablagern.
- **Hyaliner Thrombus.** Es handelt sich um kleine eosinrote Thromben, die aus Fibrin und Thrombozyten bestehen. Sie kommen bevorzugt in der Lichtung der Kapillaren beim Schock vor.

Klinik. Thrombosen können bei verschiedenen Grunderkrankungen (Phlebothrombosen durch Bettlägerigkeit, Gerinnungsstörungen, Entzündungen, Paraneoplasien, Endothelaufrauhung bei Arteriosklerose) vorkommen. Die Symptomatik hängt vom Grundleiden und vom Gefäßverschluss sowie von den Komplikationen (z. B. Lungenembolie) ab.

● **Thrombose in Organisation.** Ältere Thromben (besonders in kleinen Venen und Arterien) werden organisiert. Über ein Granulationsgewebe wird zunächst der Thrombus abgebaut und durch Narbengewebe durchsetzt. In einem fortgeschrittenen Stadium lassen sich in den verlegten Gefäßlichtungen hämosiderinhaltige Makrophagen als Zeichen des Blutabbaus finden. Terminal kann es zu einer kavernösen Dilatation der im Narbengewebe eingeschlossenen Kapillaren kommen. Diese können Anschluss an den proximalen und distalen Gefäßabschnitt gewinnen und somit die Gefäßkontinuität wieder herstellen. Man spricht dann von einer Rekanalisation.

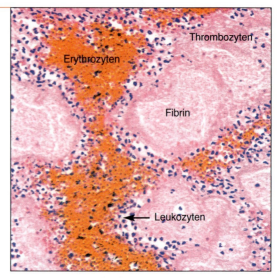

Abb. 4-43. Gemischter Thrombus. Orangerot: Erythrozyten, Hellrot: Thrombozyten und Fibrin. HE-Fbg.

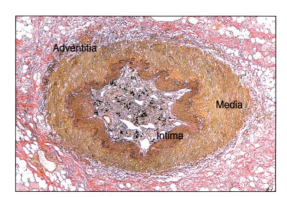

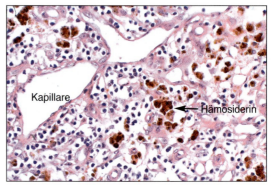

Abb. 4-44. Thrombose in Organisation. Oben: Verlegte Gefäßlichtung durch einen alten organisierten, partiell rekanalisierten Thrombus. EvG-Fbg. **Unten:** Granulationsgewebe mit Hämosiderinablagerungen. HE-Fbg.

Herz-Gefäß-Tumoren

Herztumoren

Herztumoren werden im Peri-, Myo- oder Endokard nachgewiesen. Primäre Neubildungen sind extrem selten. Meist handelt es sich um hämatogene oder direkte Metastasen (z. B. eines Lungenkarzinoms) oder um eine kardiale Beteiligung bei einer malignen Systemerkrankung. Unter den primären Neubildungen unterscheidet man gut- und bösartige Tumoren sowie endomyokardiale und perikardiale Lokalisationen. Unter den mesenchymalen Neubildungen kommen typische gut- und bösartige Weichteiltumoren (Angio-, Lipo-, Fibro- und Rhabdomyosarkome) vor.

Klinik. Die Befunde hängen von der Lokalisation der Neubildung ab: Herzrhythmusstörungen, Herzinsuffizienz, Kardiomegalie, plötzlicher Herztod oder Totgeburt sind die wichtigsten Befunde.

• **Rhabdomyom.** Diese intramurale, häufig multipel vorkommende Neubildung tritt – als konnatale Form – bevorzugt bei Säuglingen (z. B. im Rahmen einer tuberösen Sklerose) auf. Neben eine echten Tumornatur wird auch ein Hamartom diskutiert, da die Proliferationsmarker (Ki-67, PCNA) negativ sind. Bevorzugte Tumorlokalisation sind die Wand des linken Ventrikels und das interventrikuläre Septum. Histologisch besteht die Neubildung aus großen abgerundeten, vakuolisierten glykogenhaltigen Zellen (Spinnenzellen oder Arachnozyten) mit angedeuteter Querstreifung im Zytoplasma. Folgende Marker sind positiv: Desmin, Aktin und Myoglobin.

Sonderform. Beim **adulten zellulären Rhabdomyom** liegt eine gutartige Veränderung vor, die im Herzen sowie in der Kopf- und Halsregion vorkommt. Diese Veränderung wird als echte Neubildung (erhöhte Ki-67-Expression) gedeutet; das histologische Zellbild entspricht der konnatalen Form.

• **Histiozytoide Kardiomyopathie** (Purkinje-Zell-Hamartom, infantile Kardiomyopathie). Es liegt eine subendokardiale tumoröse oder hamartomatöse Proliferation von Purkinje-ähnlichen Zellen vor. Die Veränderung wird in 60% der Fälle vor dem 1. Lebensjahr diagnostiziert. Es liegen multiple Inseln von granulierten, eosinophilen, besonders mitochondrienreiche Zellen vor, die an Makrophagen erinnern (die entsprechenden Marker sind jedoch negativ). Myoglobin, Desmin und Aktin sind positiv, Vimentin und Proliferationsmarker negativ.

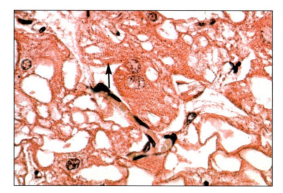

Abb. 4-45. Rhabdomyom. Abgerundete, glykogenhaltige Tumorzellen mit angedeuteter Querstreifung im Zytoplasma (**Pfeil**). HE-Fbg.

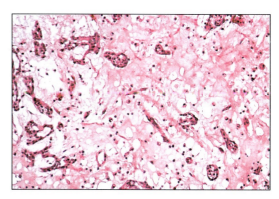

Abb. 4-46. Vorhofmyxom. In einem myxoiden Stroma finden sich Kapillaren und atypische Zellen. HE-Fbg.

Differenzialdiagnostisch eine mitochondriale Kardiomyopathie auszuschließen. In diesem Fall liegt kein nodulärer Umbau vor, sondern eine diffuse Veränderung aller Kardiomyozyten, die reichlich atypische Mitochondrien enthalten.

• **Herzmyxome** sind meist solitäre, im Durchmesser bis 6 cm große, breitbasige polypöse Neubildungen, die bevorzugt intrakavitär im linken Vorhof lokalisiert sind (Carney-Syndrom: multiple Herzmyxome mit extrakardialen Veränderungen). Heute werden diese Veränderungen als echte Neubildung gedeutet (früher als myxoid aufgelockerter Parietalthrombus), die von Endothelzellen ausgehen. Histologisch sieht man eine mukopolysaccharid- und elastinreiche Grundsubstanz, die sternförmig ausgezogene Myxomzellen sowie hämosiderinhaltige Makrophagen einschließt. In der Peripherie findet sich reichlich Fibrin. Typisch sind auch unterschiedlich wandstarke neugebildete Gefäße. Die immunhistochemischen

Marker Lektin und Willebrand-Faktor sind positiv. 75% der Neubildungen sind Calretinin-positiv.

• **Leukämische Infiltration – Lymphome – Metastasen.** Insbesondere bei einem Blastenschub kann es zu einer leukämischen Infiltration des Myokards kommen. Histologisch sieht man unterschiedlich reife Blutzellen, die das Zwischengewebe diffus durchsetzen. Eine Herzbeteiligung wird in 20% der disseminierten Non-Hodgkin-Lymphome beobachtet. Primäre Formen sind bei AIDS und nach Nierentransplantation beschrieben worden. Bei metastasiert malignen Tumoren ist eine Herzbeteiligung in 12% der Fälle nachzuweisen. Zu diesen Primärtumoren zählen Lungen-, Mamma-, Magen-Darm-Karzinome sowie maligne Melanome. Die Herzbeteiligung kann direkt/lymphogen (Lungenkarzinom) oder auf hämatogenem Wege erfolgen.

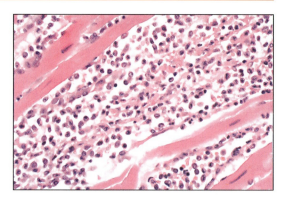

Abb. 4-47. Leukämische Infiltration des Myokards (Blastenschub bei Myelose). HE-Fbg.

Weitere Neubildungen des Herzens sind:
– das **Fibrom des Herzens**, das im Septum lokalisiert ist. Bei multiplen Knoten spricht man von einer Herzfibromatose. Histologisch besteht die Veränderung vorwiegend aus kollagenen Fasern sowie aus vereinzelten elastischen Fasern und glatten Muskelzellen.
– **Papilläres Fibroelastom** (Riesen-Lambl-Exkreszenz). Diese Neubildung kommt bevorzugt auf der Herzklappenoberfläche vor. Histologisch sieht man einen avaskulären Kern, der reich an elastischen Fasern ist, An der Oberfläche lässt sich eine Endothelschicht nachweisen. CD34 und Faktor VIII sind positiv.
– **Perikardmesotheliom.** Dieser Tumor – mit seinem typischen biphasischen Muster – entspricht dem Pleuramesotheliom, ist allerdings wesentlich seltener.

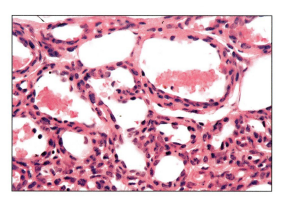

Abb. 4-48. Kapilläres Hämangiom mit kleinen blutgefüllten Lichtungen. HE-Fbg.

Gefäßtumoren

Man unterscheidet **Tumoren in der Gefäßwand** (z. B. Leiomyom) sowie die wesentlich häufigeren **Neubildungen, die aus Bestandteilen der Gefäße** (Endothelien, Perizyten) hervorgehen. Letztere können von den Blut- oder Lymphgefäßen abstammen; sie kommen als Weichteil- oder als Organneubildungen vor. Einige Geschwülste manifestieren sich als örtliche tumorartige Entwicklungsstörungen (Hamartom) oder treten im Rahmen komplexer Syndrome (Phakomatose) auf. Gefäßneubildungen können gut- oder bösartig sein, letztlich hängt aber die Dignität von der Lokalisation des Tumors ab.

• **Hämangiome.** Es handelt sich um gutartige Tumoren, die aus gewucherten Endothelien bestehen.

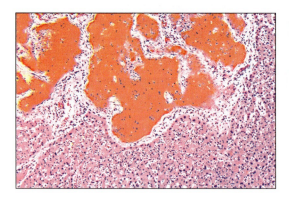

Abb. 4-49. Kavernöses Hämangiom der Leber mit großen blutreichen Hohlräumen. HE-Fbg.

Sie bilden als kapilläre Hämangiome kleine Lichtungen bis solide Formationen oder als Kavernome große Bluträume. **Kapilläre Hämangiome** treten vorwiegend bei Kindern, nicht selten schon konnatal auf. Sie setzen sich aus gewucherten Endothelien zusammen, die in kleineren Hohlräumen Erythrozyten einschließen. Die Neubildungen sind unscharf begrenzt, ein infiltratives Wachstum wird aber nur vorgetäuscht. Gelegentlich lassen sich auch vermehrt Mitosen finden. **Kavernöse Hämangiome** sind typische Neubildungen der Leber, seltener werden sie im Gesichtsbereich oder an den Extremitäten beobachtet. Histologisch sieht man nicht abgekapselte Neubildungen, die aus großen, prall mit Erythrozyten angefüllten Hohlräumen bestehen. Die Lichtungen werden von Endothelien ausgekleidet.

• **Glomustumor – Angiomyom.** Glomustumoren gehen von den Glomuszellen aus und kommen in allen Körperregionen bzw. Organen vor. Bevorzugte Lokalisation sind die Finger. Die Neubildungen bestehen aus Gefäßen, die von kleinen Aktin-positiven Zellen umgeben sind. Beim Angiomyom (an den unteren Extremitäten) liegen konzentrisch geschichtete glatte Muskelfasern um Gefäße.

• **Angiosarkom – malignes Hämangioendotheliom.** Diese Bezeichnungen für bösartige vaskuläre Tumoren, die als Weichteil- oder als Organtumoren (Leber, Milz, Schilddrüse) auftreten, werden häufiger synonym verwendet. Histologisch findet man spindelförmige, dicht nebeneinander liegende, stark infiltrierend wachsende Tumorzellen (Hämangioendotheliom) oder von atypischen Endothelien ausgekleidete Hohlräume (Angiosarkom), die Blut einschließen. Zu den charakteristischen Befunden zählt der Nachweis einer Erythrozytophagozytose (Erythrozyten im Zytoplasma von Tumorzellen). Typisch sind auch die elektronenmikroskopisch darstellbaren Weibel-Pallade-Körperchen.

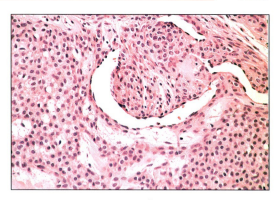

Abb. 4-50. Glomustumor. Überwiegend solider Aufbau mit eingeschlossenen spaltförmigen Lichtungen. HE-Fbg.

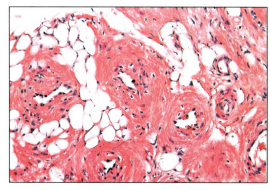

Abb. 4-51. Angiomyom. Neugebildete Blutgefäße mit einer dicken, aus glatten Muskelfasern bestehenden Wand und einer kleinen rundlichen Lichtung. HE-Fbg.

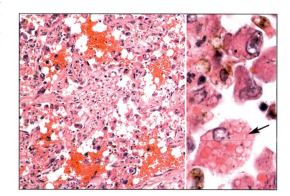

Abb. 4-52. Angiosarkom. Links: sehr blutreicher Tumor im Übersichtsbild. Deutliche Zell- und Kernpolymorphie. **Rechts:** große Tumorzellen mit phagozytierten Erythrozyten **(Pfeil)**. HE-Fbg.

• Der **Kaposi-Tumor** ist eine Neubildung unbekannter Pathogenese, die teilweise einem Granulationsgewebe, teilweise einem Angiosarkom entspricht. Da die Prognose sich nicht immer sicher bestimmen lässt, bevorzugt man die Bezeichnung Kaposi-Tumor und nicht Kaposi-Sarkom. Diese Geschwulstart macht in Afrika bis zu 9% aller bösartigen Neubildungen aus. Heute kommt sie aber immer häufiger weltweit im Zusammenhang mit AIDS vor. Betroffen sind zunächst die Haut, später auch innere Organe. Histologisch sieht man eine angiomatös-kapilläre sowie eine solid spindelzellige Komponente. Unterschiedlich große, bluthaltige Hohlräume werden von atypischen Endothelien ausgekleidet.

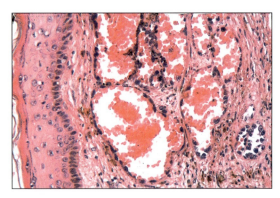

Abb. 4-53. Kaposi-Tumor. Links im Bild die bedeckende Epidermis. HE-Fbg.

• **Lymphangiom.** Unter den Neubildungen der Lymphgefäße sind die Lymphangiome zu nennen, die in einer kapillären, kavernösen oder zystischen Variante vorkommen. Man erkennt Hohlräume, die von deutlich proliferierten, aber nicht atypischen Endothelien ausgekleidet werden. Die zystische Form wird als Hygrom bezeichnet; sie tritt schon konnatal in der Halsregion auf.

Eine **Sonderform** der Lymphangiome stellt das **Lymphangiomyom** (mit glatten Muskelfasern) **des Ductus thoracicus** dar. Bci dcr **Lymphangiomatose** wird eine ganze Körperregion befallen. Das **Lymphangiosarkom** stellt die maligne Variante der Lymphangiome dar. Dieses seltene Sarkom entwickelt sich meist auf dem Boden eines chronischen Lymphödems (Stewart-Treves-Syndrom: Lymphangiosarkom bei chronischem Armödem nach vorausgegangener radikaler Mastektomie mit Lymphadenektomie).

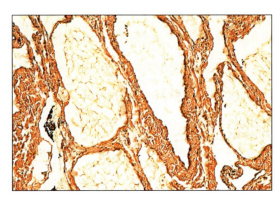

Abb. 4-54. Lymphangiom. Große, von Endothel ausgekleidete Hohlräume mit einem eiweißreichen Inhalt (Lymphe). Gieson-Fbg.

5

Verdauungsapparat

Inhalt

Mundhöhle

Erkrankungen der Zahnregion 129
Zahn- und Gingivatumoren 130
Erkrankungen der Speicheldrüsen 131

Ösophagus

Refluxösophagitis 133
Barrett-Syndrom 134
Kandidaösophagitis 134

Magen

Gastritis 135
Magenulkuskrankheit 137
Magenschleimhautdysplasien 138
Magenpolypen – Magenadenome 138
Magenkarzinome 139
Nicht epitheliale Magentumoren 140

Dünndarm

Stoffwechselstörungen 141
Entzündungen 142
Tumoren 144

Dickdarm

Appendizitis 146
Karzinoidtumor der Appendix 148
Colitis ulcerosa 149
Besondere Kolitisformen 150
Tumoren 151
Kolorektales Karzinom 153

Analregion

Hämorrhoiden – Pilonidalsinus –
Condylomata acuminatum –
Maligne Analtumoren 154

Leber

Kreislaufstörungen 155
Stoffwechselstörungen 157
Entzündungen 163
Spezifische Entzündungen 168
Leberveränderungen durch Drogen,
Gifte oder Medikamente 172
Leberfibrosen 173
Leberzirrhosen 173
Tumoren 176
   Gutartige Lebertumoren und tumorartige
   Veränderungen 176
   Bösartige Lebertumoren 177
Leberveränderungen bei
Systemerkrankungen 180

Gallenblase

Stoffwechselstörungen 181
Tumoren und tumorartige
Veränderungen 181
Entzündungen 182

Exokrines Pankreas

Angeborene Erkrankungen 183
Entzündungen 183
Tumoren 184

Peritoneum

Entzündungen 185
Tumoren 185

Mundhöhle

- **Leukoplakie.** Klinische Beschreibung für einen weißen, nicht abwischbaren Schleimhautfleck, der keiner bestimmten Krankheit zuzuordnen ist. Besonders betroffen sind Männer nach dem 50. Lebensjahr. Leukoplakien können erblich, endo-/exogen-irritativ (Entzündungen, besonders häufig bei AIDS, Tabakabusus, Prothesen) sein.

Histologisch ist die Leukoplakie durch folgende Befunde gekennzeichnet:
- **Hyperkeratose.** Das normalerweise unverhornte Plattenepithel weist eine deutliche Verhornung auf.
- **Parakeratose.** In der Hornschicht lassen sich noch erhaltene Kerne nachweisen.
- **Verlängerung und Verbreiterung der Reteleisten**
- **Entzündliche Stromainfiltration**
- **Dysplasien.** Es handelt sich um eine Differenzierungsstörung der Plattenepithelien mit zytologischen und histologischen Veränderungen. Kriterien sind Störungen in der Schichtung des Plattenepithels (Basalzellenhyperplasie, Verlust der Basalzellpolarität), Dyskeratosen und vermehrte Mitosen. Je nach Ausprägung der Zell- und Gewebeveränderungen unterscheidet man drei Schweregrade. Leukoplakien mit schweren Dysplasien (atypisch proliferierende L.) gehen mit einem über 10%igen Entartungsrisiko einher.
- Eine Kandidabesiedelung ist nicht selten.

- **Mukozele** (Speichelgranulom). Pseudozyste, die meist im Lippenbereich als Folge einer traumatischen Einwirkung auf eine Speicheldrüse entsteht. Histologisch erkennt man einen Hohlraum, der nicht von Epithel ausgekleidet ist und somit keine echte Zyste darstellt. Die Lichtung wird von Histiozyten begrenzt und enthält ein amorphes, leicht basophiles Material.

- **Mundhöhlentumoren.** Zu den wichtigsten Neubildungen zählen die Karzinome, die bevorzugt im Bereich der Lippen und der Zunge vorkommen. Seltenere Lokalisationen sind Wangenschleimhaut, Mundboden, Gingiva und Gaumen. Meist handelt es sich um **Plattenepithelkarzinome** (Variante: exophytisch wachsendes verruköses Karzinom).

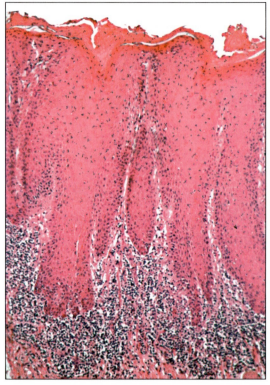

Abb. 5-1. Leukoplakie der Lippe. Oberflächliche Hyper- und Parakeratose. Verlängerung und Verbreiterung der Reteleisten. Entzündliche Infiltrate im Stroma. HE-Fbg.

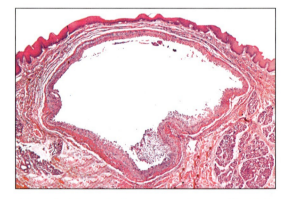

Abb. 5-2. Mukozele. Pseudozyste, die von Mundhöhlenschleimhaut bedeckt wird. HE-Fbg.

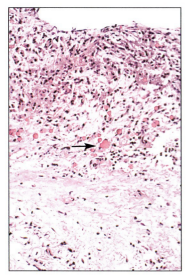 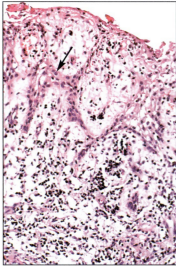 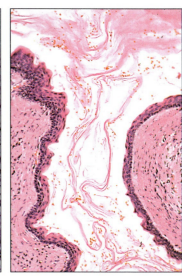

Abb. 5-3. Zysten und Granulome der Zahnregion. Links: plasmazellreiches Granulom mit eosinroten Russell-Körperchen **(Pfeil)**. HE-Fbg. **Mitte:** radikuläre Zyste mit einem netzförmig ausgezogenen und verzweigten Plattenepithel **(Pfeil)**. Dicht entzündlich infiltriertes Stroma. HE-Fbg. **Rechts:** Keratozyste mit einem mehrschichtigen Plattenepithel als Auskleidung. In der Lichtung reichlich Hornlamellen. HE-Fbg.

Erkrankungen der Zahnregion

• **Karies.** Fortschreitende, irreversible Erkrankung des Zahnhartgewebes, die mit einer Zerstörung der anorganischen und organischen Substanz einhergeht. Pathogenetisch wirksam sind von Mikroorganismen besiedelte Plaques an der Oberfläche, die reichlich Kohlenhydrate enthalten. Durch Abbau entstehen saure Stoffe, die über längere Zeit auf den Zahn einwirken können. Zunächst kommt es zu einer Zerstörung der Schmelzoberfläche (Schmelzkaries). Über die entmineralisierten Schmelzprismen dringen die Erreger in tiefere Schichten der Hartsubstanz ein (Dentinkaries). Dabei werden auch verzweigte Hohlräume gebildet (Karieskavernen).

• **Pulpitis – Parodontopathien.** Die Entzündungen der Pulpa infolge kariöser Infektionen einer Parodontopathie oder nach Einwirkung nicht belebter Noxen wird als Pulpitis bezeichnet. Die Erkrankungen des Zahnhalteapparates stellen die Parodontopathien dar. Die entzündlichen Veränderungen zerstören das Bindegewebe und den angrenzenden Knochen.

• **Kieferzysten.** Im Bereich der Kiefer kommen odontogene und nicht odontogene Zysten vor.
– Die **radikuläre Zyste** ist meist Folge einer Pulpanekrose (pulpatoter Zahn). Sie ist im Wurzel-
bereich lokalisiert und steht in engem Kontakt mit dem Zahn. Zunächst kommt es zu einer **apikalen Parodontitis**. Das Granulom besteht aus einer dichten entzündlichen Infiltration aus Lymphozyten und Plasmazellen. Ferner finden sich reichlich eosinrote Eiweißkugeln (Russell-Körperchen). Der Entzündungsreiz induziert eine Proliferation der Malassez-Epithelreste, die ein verzweigtes Plattenepithelnetz bilden. Durch Zerfall des nekrotischen Gewebes entsteht ein Hohlraum (Zyste).
– Zu den dysontogenetischen Zysten zählt die **Keratozyste** (Primordialzyste). Sie ist Folge einer Entwicklungsstörung der Zahnleiste. Histologisch handelt es sich um einen dünnwandigen Hohlraum, der reichlich Hornlamellen in seiner Lichtung einschließt. Das auskleidende Plattenepithel weist eine Hyperorthokeratose auf und sitzt einem kollagenfaserreichen Stroma auf.
Follikelzysten gehen aus der epithelialen Zahnanlage hervor. Morphologisch entsprechen sie weitgehend einer radikulären Zyste.

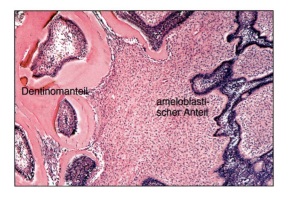

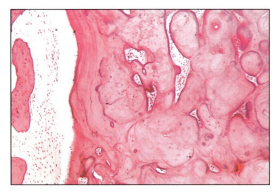

Abb. 5-4. Odontogene Tumoren. Oben: ameloblastisches Fibrodentinom. HE-Fbg. **Unten:** Zementoblastom. HE-Fbg.

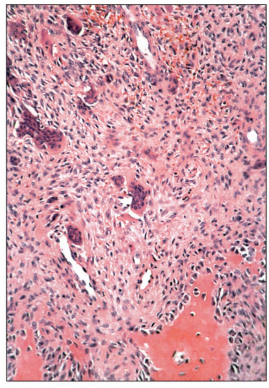

Abb. 5-5. Epulis. Faser- und zellreiches Gewebe mit Kapillaren, Riesenzellen und neu gebildetem Knochen. HE-Fbg.

Zahn- und Gingivatumoren

Odontogene Tumoren sind sehr seltene Neubildungen, die einen gutartigen oder bösartigen Verlauf zeigen können. Letztere werden als odontogene Karzinome (z. B. malignes Ameloblastom) oder als odontogene Sarkome (z. B. ameloblastisches Sarkom) bezeichnet.

Varianten der **odontogenen Tumoren**
- Das **Ameloblastom** ist zwar die häufigste odontogene Neubildung, macht aber insgesamt knapp 1% aller Kiefertumoren aus. Histologisch unterscheidet man u.a. das plexiforme A. (ein netzförmig verzweigtes kubisches Epithel in einem aufgelockerten Stroma), follikuläres A. (inselförmiges Epithel), akanthotisches A. (Epithelinseln mit Plattenepithelmetaplasien). Das ameloblastische Fibrodentinom zeigt zusätzlich solide Areale aus einem wenig differenzierten mineralisierten Dentin.
- Das **Zementoblastom** besteht aus großen zementartigen Massen mit basophilen Kittlinien.

- **Epulis.** Sammelbezeichnung für knotenförmige, der Gingiva aufsitzende Veränderungen polyätiologischer Natur. Sie kommen meist an den vorderen Zähnen vor. Histologisch unterscheidet man:
  - **Epulis granulomatosa.** Der Knoten besteht vorwiegend aus Lymphozyten und Plasmazellen sowie aus zahlreichen Kapillaren. Später wird der Knoten fibrosiert.
  - **Epulis fibromatosa osteoplastica et gigantocellularis.** Es handelt sich um eine aggressiv und expansiv wachsende Epulisform, die einen typischen Aufbau zeigt. Das Grundgewebe ist kollagen- und fibroblastenreich. Es schließt kleinere neu gebildete Knocheninseln ein. Ferner finden sich reichlich Kapillaren. Typisch sind mehrkernige Riesenzellen, die der Kapillarwand anliegen. Als Zeichen älterer Blutungen lassen sich reichlich Hämosiderinablagerungen finden. In der Tiefe der Veränderung kann es zu einer Erosion der benachbarten Kortikalis kommen.

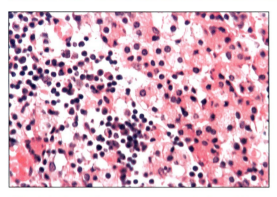

Abb. 5-6. Parotitis epidemica. Rundzellig infiltriertes Stroma zwischen aufgelockerten Drüsen. HE-Fbg.

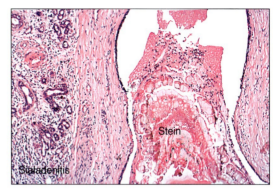

Abb. 5-7. Sialolithiasis mit chronischer Sialadenitis. Ausgeweiteter Ausführungsgang mit einem geschichteten Stein. HE-Fbg.

Erkrankungen der Speicheldrüsen

• **Sialadenitis.** Eine Entzündung der Speicheldrüsen ist meist bakteriell (Staphylokokken, Streptokokken, Pneumokokken) oder viral (Paramyxoviren, Zytomegalievirus) bedingt. Seltenere Ursachen sind z. B. allergische Reaktionen, Strahleneinwirkungen. Am häufigsten ist die Gl. parotis betroffen, es folgen Gl. submandibularis und Gl. sublingualis. Die kleinen Speicheldrüsen sind meist im Rahmen einer Mundhöhlenentzündung beteiligt. Die Erreger erreichen die Speicheldrüse direkt (kanalikulär), hämatogen oder lymphogen.

– **Parotitis epidemica.** Viral bedingte Entzündung der Gl. parotis, die bevorzugt bei Kindern vorkommt. Histologisch zeigt das Drüsengewebe eine Auflockerung mit Untergang von Epithelien bzw. einer Vakuolisierung. Das Zwischengewebe weist eine seröse und lymphohistiozytäre Exsudation auf.

– **Zytomegalie.** Die Speicheldrüseninfektion wird durch das Zytomegalievirus hervorgerufen, das pränatal transplazentar von der Mutter auf den Feten bzw. postnatal aerogen oder über eine Bluttransfusion übertragen wird. Betroffen sind überwiegend Säuglinge. Beim Erwachsenen spielt die Infektion eine Rolle als Ausdruck einer Immunschwäche (iatrogen bei Nierentransplantation oder erworben bei AIDS). Das histologische Bild ist durch den Nachweis von Riesenzellen mit basophilem Kerneinschluss (»Eulenauge«) gekennzeichnet. Die Diagnose kann immunhistochemisch gesichert werden.

– **Postoperative Sialadenitis.** Nach operativen Eingriffen (insbesondere nach einer Laparotomie) kann es zu einer bakteriellen Parotitis kommen. Leichte Formen weisen ein überwiegend seröses Exsudat auf, bei schweren Formen stehen die eitrige Entzündung oder Nekrosen im Vordergrund.

– Die **chronische unspezifische Sialadenitis** kommt in allen Altersklassen vor und ist meist bakteriell (kanalikulär) bedingt. Das histologische Bild zeigt eine rundzellige interstitielle Infiltration, Kollagenfaservermehrung, Parenchymatrophie und Gangektasien. Eine **Sonderform** stellt der sehr harte **Küttner-Tumor** dar. In diesen Fällen steht die periduktale sklerosierende Entzündung im Vordergrund. Eine Kombination mit einer Sialolithiasis ist häufig.

• **Sialolithiasis.** Steine in den Ausführungsgängen der Speicheldrüsen sind selten. Sie entstehen bei metabolischen oder Sekretionsstörungen (Dyschylie), Infektionen und Sekretabflussbehinderung. Histologisch sieht man konzentrisch geschichtete Konkremente in der Lichtung größerer Gänge. Das umgebende Speicheldrüsenparenchym zeigt die Zeichen einer chronischen vernarbenden Sialadenitis.

• **Sjögren-Syndrom.** Es handelt sich um ein polyätiologisches Leiden (immunologische Reaktion, genetische Faktoren, virale Infektionen), das durch klinische Befunde (Keratoconjunctivitis sicca, chronische Polyarthritis, kollagenvaskuläre Krankheiten, Xerostomie) und morphologische Veränderungen (lymphoepitheliale Läsion: interstitielle lymphohistiozytäre Infiltration, Parenchymatrophie und Proliferation aus Myoepithelien und Gangepithelien) gekennzeichnet ist.

Primäre Tumoren der Speicheldrüse sind selten (ca. 2% aller Neubildungen). In 80% der Fälle handelt es sich um gutartige Neubildungen (pleomorphe Adenome) der Gl. parotis.

Zu den gutartigen Neubildungen zählen die **Adenome mit**

– **monomorphem Aufbau:** azinäres A., myoepitheliales A., Onkozytom, Basalzellenadenom, Kystadenome u. a.
– **pleomorphem Aufbau**
– **gemischtem Aufbau:** Adenolymphom.

• **Pleomorphes Speicheldrüsenadenom.** Histologisch zeigt der Tumor eine zarte Faserkapsel, die stellenweise fingerförmig durchbrochen wird.

Zur echten Neubildung gehören die gewucherten Epithelien, die tubulär, strang- oder netzförmig angeordnet sind. Gelegentlich ist eine deutliche myoepitheliale Differenzierung (helle Zellen) zu erkennen. Zytologische Malignitätskriterien fehlen. Das Tumorstroma ist metaplastisch umgewandelt. Meist entspricht es einem hyalinen Knorpel (chondroide Stromametaplasie). Daneben finden sich auch myxoide Areale (myxoide Stromametaplasie) mit sternförmig gestalteten Zellen in einem aufgelockerten Grundgewebe.

• **Adenolymphom** (Warthin-Tumor). Gutartige Neubildung, die in der Gl. parotis vorkommt und als Fehlentwicklung von Speicheldrüsengewebe in Lymphknoten gedeutet wird.

Histologisch liegt ein zystisch papillärer Tumor vor. Die Lichtung wird von zweireihigen eosinroten, onkozytär umgewandelten Epithelien ausgekleidet. Das Stroma besteht aus einem sehr dichtzellig lymphoiden Gewebe, das unterschiedlich große Keimzentren ausbildet. Plattenepithelmetaplasien sowie hyaline Stromaveränderungen sind selten.

• **Maligne Speicheldrüsentumoren** sind das adenoid-zystische Karzinom, mukoepidermoide Karzinom, maligne Onkozytom, maligne Myoepitheliom, Kystadenokarzinom und das azinäre Karzinom. Ein pleomorphes Karzinom ist sehr selten.

• **Benigne lymphoepitheliale Läsion.** Es handelt sich um eine tumorartige Immunsialadenitis, die isoliert oder im Rahmen eines Sjögren-Syndroms vorkommt. Histologisch liegt eine inselförmige myoepitheliale Gangproliferation mit oder ohne Restlumen vor.

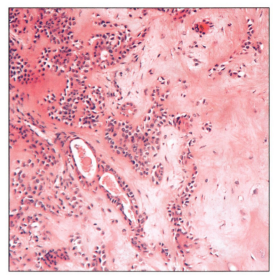

Abb. 5-8. Pleomorphes Speicheldrüsenadenom. In einem knorpelähnlichen Stroma teils solide, teils drüsige Adenomanteile. HE-Fbg.

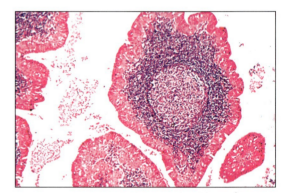

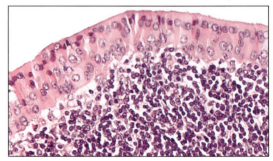

Abb. 5-9. Adenolymphom. Zystisch-papillärer Tumor, bestehend aus einem lymphozytenreichen Stroma und einem stark eosinroten Epithel. **Unten:** stärkere Vergrößerung. HE-Fbg.

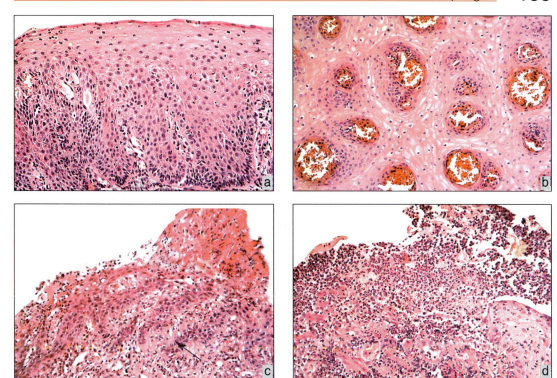

Abb. 5-10. Refluxösophagitis. a) Stadium Ia: regeneratorische Hyperplasie der Basalzellenschicht. Intraepitheliale Leukozyteninfiltration. HE-Fbg. **b)** Stadium Ib: Hyperämie der Papillengefäße. HE-Fbg. **c)** Stadium III: tiefe Plattenepithelerosionen. Nur noch die Basalzellenschicht ist erhalten **(Pfeil)**. HE-Fbg. **d)** Stadium IV: tiefes Ulkus, das von einem entzündlichen Exsudat bedeckt wird. HE-Fbg.

Ösophagus

Refluxösophagitis

Begriffsbestimmung. Es handelt sich um die häufigste entzündliche, progredient oder schubweise verlaufende Erkrankung des Ösophagus. Formalpathogenetisch ist sie durch einen Reflux von Mageninhalt in die Ösophaguslichtung bedingt: Insuffizienz des unteren Ösophagussphinkters (Gleithernie), erniedrigter Ruhetonus, Störungen der Peristaltik (Sklerodermie), erhöhter intraabdomineller Druck (Gravidität, Ileus, Zwerchfellhochstand, Adipositas), Medikamente oder Drogen (Atropin, Kalziumantagonisten, Alkohol). Ferner kommt die Refluxösophagitis nach bestimmten operativen Eingriffen (Vagotomie, Magenresektion) gehäuft vor.

Histologisch zeigt die Ösophagusschleimhaut – je nach Schweregrad bzw. Stadium – unterschiedlich ausgeprägte morphologische Veränderungen.

– Stadium Ia: oberflächliche Koagulationsnekrosen im auskleidenden Plattenepithel. Vereinzelte intraepitheliale Granulozyten.

– Stadium Ib: hyperregeneratorische Ösophagopathie mit Basalzellenhyperplasie und Hyperämie (Kapillarektasie) in den Papillen.

– Stadium II: Erosion der oberen Plattenepithelhälfte mit ausgeprägter leukozytärer Infiltration.

– Stadium III: tiefe Schleimhauterosionen. Nur noch eine schmale Basalzellenschicht ist erhalten. Dichte Leukozyteninfiltration.

– Stadium IV: peptisches Ulkus. Die Schleimhautnekrose reicht bis zum Stroma. Das Ulkus wird von fibrinhaltigem Schorf bedeckt.

Klinik. Leitsymptome sind häufiges Aufstoßen (»Tagrülpser«), nächtliches Sodbrennen (»Nachtbrenner«), epigastrische Schmerzen, Regurgitation von Mageninhalt ohne Übelkeit. Im Stadium IV kann es zur narbigen Striktur kommen. Die Diagnose wird durch Ösophagoskopie (makroskopischer Befund mit histologischer Kontrolle) gesichert.

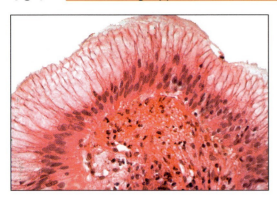

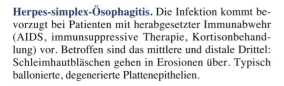

Abb. 5-11. Barrett-Syndrom. Zylinderepithelien mit apikaler Schleimvakuole ersetzen das normale Plattenepithel. HE-Fbg.

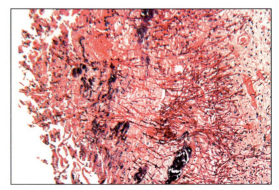

Abb. 5-12. Ösophaguskandidose. Die Hyphen bilden ein dichtes Netz (Myzel), das die Ösophaguswand durchsetzt. Nekrotisches Plattenepithel. PAS-Fbg.

Herpes-simplex-Ösophagitis. Die Infektion kommt bevorzugt bei Patienten mit herabgesetzter Immunabwehr (AIDS, immunsuppressive Therapie, Kortisonbehandlung) vor. Betroffen sind das mittlere und distale Drittel: Schleimhautbläschen gehen in Erosionen über. Typisch ballonierte, degenerierte Plattenepithelien.

Barrett-Syndrom

Begriffsbestimmung. Diese erworbene Ösophagusveränderung (Endobrachyösophagus, »kurzer Ösophagus«) ist gekennzeichnet durch eine ringförmige, bis zu 3 cm breite Metaplasie der Ösophagusschleimhaut in unmittelbarer Nachbarschaft der Kardia. Sie wird als Komplikation bei ca. 5% der Patienten mit schwerer Refluxösophagitis beobachtet.

Histologisch sieht man an der Oberfläche eine Schicht von Zylinderepithelien oder Becherzellen mit apikaler Verschleimung. In der Tiefe können mukoide Drüsen vom Kardiatyp vorliegen. Haupt- oder Belegzellen sind nur selten zu finden.

Klinik. Die Diagnose wird durch Ösophagoskopie (rötliche ringförmige Schleimhautveränderung unmittelbar oberhalb der Kardia, aber unabhängig von dieser) und histologische Kontrolle gestellt. Der Nachweis eines Barrett-Syndroms ist von klinischer Relevanz, da die Veränderung entarten kann. Zwar entwickeln nur 10% der Patienten mit Barrett-Syndrom ein Karzinom, aber 86% der Adenokarzinome des Ösophagus treten auf dem Boden eines Barrett-Syndroms auf.

Kandidaösophagitis

Der Erreger *(Candida albicans)* kann als Saprophyt in der Mundhöhlenschleimhaut vorkommen. Unter bestimmten Bedingungen (schlechter Allgemeinzustand, hoch dosierte Antibiotika- und/oder Kortisontherapie, Immundefizienz, Funktionsstörungen des Ösophagus bei Sklerodermie oder Achalasie) kann es zu einer Pilzausbreitung auf die Speiseröhrenschleimhaut (Kandidaösophagitis) kommen, die mit entsprechenden Veränderungen einhergeht.

Histologisch sieht man eine Durchsetzung des Plattenepithels durch ein Geflecht (Myzel) aus Hyphen, das sich in der HE-Färbung bläulich darstellt und leicht übersehen wird. In der PAS-Färbung (oder Grocott-Versilberung) sind die Hyphen besonders deutlich erkennbar. Das bedeckende Plattenepithel kann stellenweise nekrotisch sein und nur noch schattenhaft darstellbare Epithelien zeigen. Bei schweren Fällen greifen die Myzelien auch auf die tieferen Stromaschichten über und durchsetzen die hier liegenden mittelgroßen Gefäße.

Klinik. Die klinische Manifestation und Bedeutung der Kandidaösophagitis hängt von der Grunderkrankung ab. Die Diagnose wird durch den mykologischen oder histologischen Nachweis des Erregers gestellt. Neben den oben beschriebenen Krankheitsbildern kommen noch andere Formen einer Ösophagitis vor:
- Schwere ulzerierende Entzündungsformen werden bei **Zytomegalie-** oder **Herpes-simplex-Infektionen** beobachtet.
- Eine **Strahlenösophagitis** kann nach einer Thoraxbestrahlung auftreten: Strahlenangiopathie, Ulzera, Fibrose und stenosierende Vernarbungen sind die Folgen.
- **Ösophagusverätzung** (Ösophagitis corrosiva) nach lokaler Einwirkung von Säuren oder Laugen.

Magen

Gastritis

Bei der Gastritis besteht eine Störung im Gleichgewicht zwischen den örtlichen aggressiven und defensiven Faktoren (s. Magenulkus). Dabei können endogene Veränderungen (Urämie, Allergie, Stress, Zustand nach Polytrauma [Verbrennungen]) eine Rolle spielen.

- **Akute Gastritis**
  - Bei der **katarralischen Gastritis** liegen lediglich eine Hyperämie und ein Ödem des Schleimhautstromas vor.
  - **Gastritis mit Erosionen.** Bei stärkeren Entzündungen bilden sich punkt- oder fleckförmige Schleimhautblutungen im Bereich oberflächlicher Erosionen. Die Veränderungen bleiben häufig auf das Antrum und das proximale Duodenum beschränkt. Inkomplette Erosionen gehen mit einer Zerstörung des Deckepithels einher. Bei kompletten Erosionen reicht die Nekrose bis zur Muscularis mucosae. Tiefer reichende Nekrosen werden als akutes Ulkus bezeichnet. Die Schleimhautdefekte werden meist innerhalb von wenigen Tagen überhäutet.

- **Chronische Gastritis**
  - Die **Typ-A-Gastritis** (ca. 3% aller chronischen Gastritiden) ist immunologisch bedingt (in 95% der Fälle liegen Antikörper gegen Basalzellen mit Blockade der Säurebildung vor; in 70% gegen den Intrinsic-Faktor). Histologisch besteht eine lymphozytäre Infiltration der Korpusmukosa in der Umgebung der Haupt- und Belegzellen. Später wird der Drüsenkörper zerstört und durch eine antrale oder intestinale Metaplasie ersetzt.
  - Die **Typ-B-Gastritis** macht über 90% aller Magenschleimhautentzündungen aus und nimmt mit zunehmendem Alter an Häufigkeit zu. Als wichtigster kausalpathogenetischer Faktor gilt heute der Nachweis von *Helicobacter pylori* in den Grübchen der Magenschleimhaut. Die Entzündung beginnt im Antrum und breitet sich auf das Korpus (Pangastritis, AB-Gastritis) aus.
  - **Chronische Gastritis ohne Umbau** (Oberflächengastritis). Der Prozess zeigt zunächst eine reversible chronische, oberflächliche entzündliche Infiltration: Die lymphozytäre Infiltration bleibt auf das Stroma zwischen den Foveolae gastricae beschränkt.
  - **Chronische Gastritis mit Umbau.** Im weiteren Krankheitsverlauf kommt es zu einer progredien-

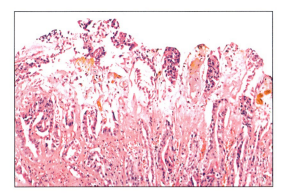

Abb. 5-13. Erosive Gastritis. Zerstörung des bedeckenden Oberflächenepithels. Erosion wird von Fibrinausschwitzungen bedeckt. HE-Fbg.

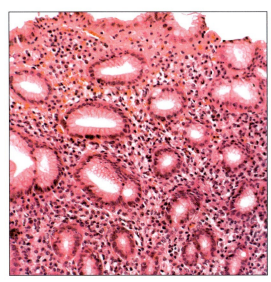

Abb. 5-14. Chronische Gastritis ohne Umbau (Oberflächengastritis). Rundzellige Infiltration im oberflächennahen Schleimhautstroma. HE-Fbg.

ten Schleimhautzerstörung, die als chronische atrophische Gastritis in beginnendem, partiellem oder fortgeschrittenem Atrophiestadium bezeichnet wird. Oft wird eine Atrophie durch die Entzündung nur vorgetäuscht. In der Frühphase des Umbaus sieht man eine Rarefizierung des Drüsenkörpers bzw. der antralen mukösen Drüsen. Das Parenchym wird durch eine dichte lymphoplasmazelluläre Infiltration ersetzt. Im fortgeschrittenen Stadium geht die Atrophie mit einer enteralen Metaplasie einher: Die Magenschleimhaut erinnert in ihrem Aufbau an eine Dünndarmmukosa. Die Magengrübchen sind deutlich ausgeweitet und täuschen einen zottigen Aufbau vor. Das normale Deckepithel wird durch Becherzellen ersetzt, die auch in den tieferen Abschnitten der Magengrübchen nachweisbar sind. Die basalen Anteile der Foveolae schließen eosinrote Zellen ein, die morphologisch den Paneth-Zellen des Darms entsprechen. Im Bereich des Magenkorpus werden die Drüsenschläuche durch mukoide Drüsen ersetzt, die einer antralen Schleimhaut entsprechen (antrale Metaplasie). Im Rahmen einer regeneratorischen Hyperplasie erscheinen die Epithelien hyperchromatisch; vermehrte Mitosen kommen vor. Ferner besteht gleichzeitig eine Hyperplasie der enterochromaffinen Zellen, die bis zur Mikrokarzinoidose reichen kann.

• **Typ-C-Gastritis.** Diese Entzündungsform ist auf einen duodenogastralen Reflux zurückzuführen. Sie kommt besonders im Antrum, in der Nachbarschaft von Anastomosen eines teilresezierten Magens oder nach Einwirkung von nicht steroidalen Antirheumatika bzw. bei Alkoholabusus vor. Histologisch liegt ein lymphoplasmazelluläres Stromainfiltrat vor.

Klinik. Die klinischen Symptome treten in späten Krankheitsstadien auf (komplette Atrophie = Achlorhydrie). Eine fortgeschrittene H.-plyori-Gastritis kann den Boden für eine maligne Entartung (Magenkarzinom, MALT-Lymphome) darstellen. Die Diagnose erfolgt durch Gastroskopie mit histologischer Kontrolle.

Helicobacter pylori. Es gibt mehrere Spezies des Genus Helicobacter, die bei Mensch oder Tier (Hund, Katze, Nager u. a.) bzw. in mehreren Körperregionen (Magen, Rektum) vorkommen. Beim Menschen ist *Helicobacter pylori* in der (gesamten!) Magenschleimhaut zu finden. Es handelt sich um gekrümmte, ca. 4 × 0,5 μm große Bakterien mit abgerundeten Polen und unipolaren Geißeln. Der Nachweis gelingt histologisch (Versilberung) und klinisch (Urease-Test, C-Harnstoff-Atemtest).

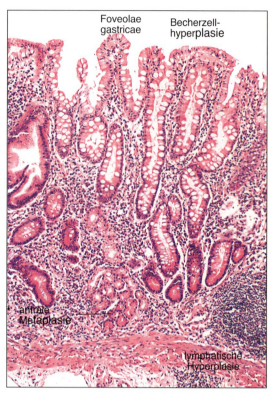

Abb. 5-15. Chronische Gastritis mit enteraler Metaplasie. Becherzellhyperplasie in den ausgeweiteten Foveolae gastricae. Atrophie mit antraler Metaplasie. Lymphatische Hyperplasie. HE-Fbg.

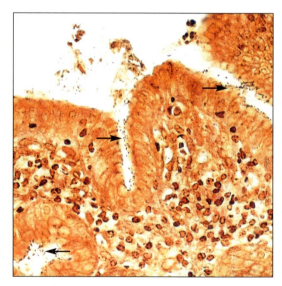

Abb. 5-16. Helicobacter pylori. Kleine versilberbare Stäbchen in den Foveolae gastricae (**Pfeile**). Versilberung nach Warthin-Starry.

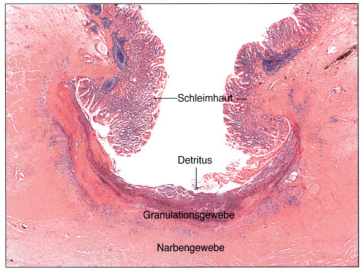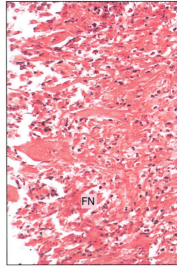

Schleimhaut

Detritus

Granulationsgewebe

Narbengewebe

FN

Abb. 5-17. Chronisches Ulcus pepticum ventriculi. Links: Übersichtsbild mit einem großen Defekt der inneren Magenwandschichten. Entzündliche Infiltration und Detritus im Ulkusgrund. Vernarbung in der Umgebung des Ulkus. HE-Fbg. **Rechts:** fibrinoide Nekrose **(FN)** im Ulkusgrund. HE-Fbg.

Magenulkuskrankheit

Begriffsbestimmung. Es handelt sich um ein akutes oder chronisches Geschwür der Magenschleimhaut, das die Muscularis mucosae durchbricht. Voraussetzung für die Entstehung eines Ulkus ist ein Missverhältnis zwischen aggressiven und defensiven Faktoren.
– **Aggressive Faktoren:** Eine wesentliche Rolle spielt die Magenschleimhautbesiedelung mit *Helicobacter pylori*. Peptische Faktoren (Salzsäure, Pepsin, Gallensäure) sind von sekundärer Bedeutung. Von Bedeutung sind auch nichtsteroidale Antirheumatika.
– **Defensive Faktoren:** durch die chronische Gastritis herabgesetzte Mukosabarriere, gestörte Durchblutung und verminderte Bikarbonatsekretion.

Histologisch liegt ein Magenulkus vor, wenn ein Schleimhautdefekt über die Muscularis mucosae hinausgeht. Oberflächliche Nekrosen werden als **Erosionen** bezeichnet.

• Beim **akuten Ulkus** liegt ein scharfrandiger Schleimhautdefekt vor, der von entzündlichen Infiltraten begrenzt wird. Im Ulkusgrund finden sich frische fibrinoide Nekrosen. Die Zeichen einer Vernarbung fehlen.

• Das **chronische Ulcus pepticum** zeigt von innen nach außen einen charakteristischen geschichteten Aufbau (Askanazy-Schichten):
– **Detritusschicht im Ulkusgrund** mit abgeschilferten Epithelien, Fibrin und Leukozyten.
– **Fibrinoide Nekrosezone** durch Einwirkung von Salzsäure. Das Gewebe zeigt eine weitgehend homogene eosinrote Beschaffenheit.
– **Granulationsgewebe** mit neugebildeten Kapillaren und einer unterschiedlich ausgeprägten entzündlich-zelligen Infiltration.
– **Narbenschicht** mit reichlich neugebildeten kollagenen Fasern und vereinzelten Kapillaren. Dabei kann es zu einer Unterbrechung der Muscularis propria (penetriertes Ulkus) kommen.

Klinik. Die endoskopische (heute seltener radiologische) Diagnose wird durch die histologische Untersuchung einer Biopsie aus dem Randbereich des Ulkus ergänzt. Zu den wichtigsten Informationen, die pathohistologisch gewonnen werden, zählt der Nachweis von *Helicobacter pylori* und der Ausschluss einer malignen Entartung eines chronischen Ulcus pepticum (Ulkuskarzinom: Häufigkeit unter 1% aller chronischen Ulkusfälle) bzw. eines primär ulzerierten Karzinoms (bei ca. 5% der klinisch-endoskopisch gutartigen Magenulzera wird ein Karzinom nachgewiesen).

Drüsenkörperzysten (Fundusdrüsenpolyp). Histologisch handelt es sich um eine isolierte oder multiple polypöse Verdickung der Fundus- oder Korpusschleimhaut. Die Foveolae gastricae und die Drüsen sind zystisch ausgeweitet als Folge einer sekretorischen Störung.

Magenschleimhautdysplasien

Der Begriff **»Dysplasie«** umfasst eine Reihe von Zell- und Gewebeveränderungen der Magenschleimhaut, die auf eine erworbene Differenzierungsstörung mit verstärkter präneoplastischer Zellproliferation zurückzuführen sind. Diese Veränderungen kommen bevorzugt im Antrum bei einer chronischen Umbaugastritis, aber auch im Randbereich von chronischen Ulzera oder von Karzinomen vor.

Histologisch unterscheidet man **leichte, mittelgradige** oder **schwere Dysplasien** (Grad I bis III). Die leichten Formen werden als entzündlich bedingt gedeutet und sind rückbildungsfähig. Mittelgradige und schwere Dysplasien werden als Präkanzerosen gewertet. Histologische Kriterien einer Dysplasie sind eine verstärkte Zellbasophilie, Kernhyperchromasie, vermehrte Mitosen sowie die knospenartige Zellproliferation mit »Dos-à-Dos-Stellung« der Drüsen.

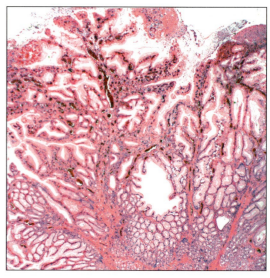

Abb. 5-18. Hyperplastischer Magenpolyp. Stark hyperplastisches foveoläres Epithel. HE-Fbg.

Magenpolypen – Magenadenome

• Der **hyperplastische Polyp** (hyperplasiogener Polyp) ist mit 90% die haufigste Form. Er kommt isoliert oder multipel, bevorzugt im Antrum vor. Histologisch besteht die Veränderung vorwiegend aus foveolärem Epithel, seltener werden muköse Drüsen oder Beleg- bzw. Hauptzellen nachgewiesen. Entzündliche Infiltrate oder Epitheldysplasien können vorliegen. Diese Veränderung ist von der fokalen foveolären Hyperplasie abzugrenzen, die reaktiv bedingt ist (vernarbte Ulzera, chronische Gastritis).

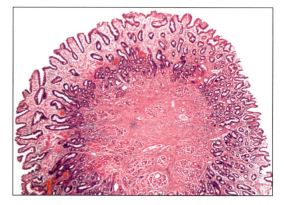

Abb. 5-19. Fibroider Magenpolyp. Vorgewölbter, bindegewebiger Knoten mit Entzündungszellen wird von Magenschleimhaut bedeckt. HE-Fbg.

• Der **inflammatorische fibroide Magenpolyp** entsteht in der Submukosa und wölbt sich an der Oberfläche vor. Er besteht aus Bindegewebe mit eingeschlossenen Entzündungszellen und Kapillaren. Die eosinophilzellige granulomatöse Variante zeigt reichlich eosinophile Granulozyten. Bei der lymphoiden Hyperplasie besteht das entzündliche Infiltrat aus Lymphozyten, Plasmazellen und Histiozyten, die ein malignes Lymphom vortäuschen können.

• **Multiple Polypen.** Bei verschiedenen Erkrankungen (Polyposis ventriculi, Adenomatosis coli, Peutz-Jeghers-Syndrom, Cronkhite-Canada-Syndrom u. a.) können synchron (gleichzeitig) oder metachron (hintereinander) multiple Polypen in der Magenschleimhaut vorkommen.

• **Magenschleimhautadenome** weisen einen tubulären, villösen (bis zu 50% mit fokaler Entartung) oder tubulovillösen Aufbau auf. Sie sind breitbasig, flach oder leicht erhaben. Histologisch bestehen sie aus Deckepithelien und mukösen Drüsen. In 5% der Fälle finden sich schwere Dysplasien. Der Protruded Type gilt als Präkanzerose mit einer malignen Entartungsrate von 8%.

Magenkarzinome

Begriffsbestimmung. Bösartige epitheliale Neubildung der Magenschleimhaut, die ca. 5% aller malignen Tumoren ausmacht. Man unterscheidet das auf die Mukosa oder Submukosa beschränkte Frühkarzinom und das auf die Muscularis propria übergreifende fortgeschrittene Karzinom.

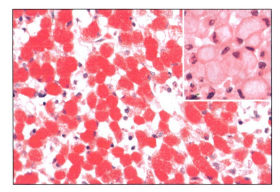

- **Frühkarzinom des Magens** (early cancer). Im Gegensatz zum Carcinoma in situ liegt beim Frühkarzinom bereits eine Stromainfiltration vor, die beim **Typ M** auf die Mukosa lokalisiert bleibt und sich beim **Typ SM** auf die Submukosa ausbreitet. Bei beiden Formen können Lymphknotenmetastasen in 10 bis 30% der Fälle vorliegen.

Histologisch handelt es sich meistens um ein **Siegelringzellkarzinom**, seltener um die intestinale drüsige Form. Der Tumor besteht aus rundlichen Zellen mit einem randständigen Kern und einem hellen bis leicht eosinroten Zytoplasma. Die Zellen liegen diffus verteilt und sind besonders deutlich in der PAS-Färbung zu erkennen

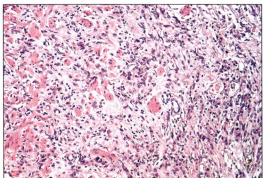

Klinik. Die Diagnose wird durch Gastroskopie mit histologischer Kontrolle gestellt. Die Prognose ist mit einer 5-Jahres-Überlebensrate von ca. 95% gut.

- **Fortgeschrittenes Magenkarzinom.** Diagnostisches Kriterium eines fortgeschrittenen Magenkarzinoms ist die Infiltration oder Durchbrechung der Muskelwand. Histologisch unterscheidet man
  - **intestinale Adenokarzinome** mit drüsiger Differenzierung,
  - **Siegelringzellkarzinome**, die morphologisch einem Frühkarzinom entsprechen,
  - **Gallertkarzinome** mit Siegelringzellen und kleinen soliden Karzinomformationen in großen PAS-positiven Schleimmassen und
  - **entdifferenzierte Karzinome**, bei denen isolierte Tumorzellen diffus weit verteilt sind. In diesen Fällen kann die Identifizierung der nicht selten PAS-negativen Karzinomzellen Schwierigkeiten bereiten. Hilfreich sind immunhistochemische Epithelmarker (z. B. Zytokeratin).

Klinik. Die Prognose des Magenkarzinoms hängt von mehreren morphologischen Parametern ab. Von größter Bedeutung ist die Bestimmung der Tumorausbreitung (Infiltrationstiefe oder pTNM) unter histologischer Kontrolle.

Zu den primären Neubildungen des Magens zählen auch **neuroendokrine Tumoren** (NET), besonders bei der atrophischen A-Gastritis, seltener spora-

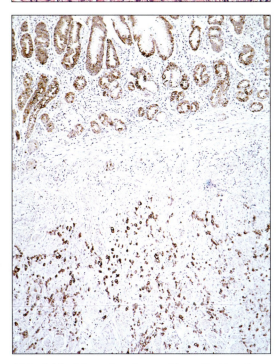

Abb. 5-20. Magenkarzinom. Oben: Frühkarzinom mit typischen PAS-positiven Siegelringzellen. Inset: HE-Fbg. **Mitte** (HE-Fbg) und **unten** (Zytokeratin): fortgeschrittenes entdifferenziertes Magenkarzinom.

disch oder beim Zollinger-Ellison-Syndrom. ECl-Zellen kommen als diffuse Hyperplasie **(Mikrokarzinoidose)**, als **Mikrokarzinoid** (> 0,5 mm Durchmesser, keine Durchbrechung der Muscularis mucosae) oder als **echter bösartiger Karzinoidtumor** vor. Ferner kommen noch andere GEP-Neubildungen vor.

Nicht epitheliale Magentumoren

In diesen Formenkreis gehören Neubildungen der glatten Muskelfasern, der Nerven (Neurinome), der Gefäße (Glomustumor) sowie Lymphome.

• **Tumoren der glatten Muskelfasern.** Das Leiomyom ist die häufigste gutartige mesenchymale Neubildung des Magens. Sie zeigt einen spindelzelligen Aufbau. Beim zellreichen Leiomyom sind die Kerne palisadenartig gestellt, außerdem kommen vereinzelt Mitosen vor. Das epitheloide Leiomyoblastom zeigt polygonale helle Zellen, die von einem Gitterfasernetz umgeben werden. Etwa 10% dieser Neubildungen setzen Metastasen (Malignitätskriterien: vermehrte Mitosen, Zellatypien, spärliches Gitterfasernetz). Das Leiomyosarkom stellt die maligne Variante der Muskeltumoren des Magens dar. Die Diagnose stützt sich auf den Nachweis von deutlich vermehrten Mitosen. Die Prognose ist günstiger als beim Magenkarzinom. Muskeltumoren sind Desmin- und Aktin-positiv, die epithelialen Marker fallen negativ aus.

• **Gastrointestinaler Stromatumor** (GIST). Es handelt sich um einen spindelzelligen mesenchymalen Tumor, der durch die Expression von CD34 und CD117 gekennzeichnet ist. Diese Marker kommen nicht bei den histologisch ähnlichen Leiomyomen und Neuromen vor. Prognostisch relevant sind eine hohe mitotische Aktivität (> 10 Mitosen/HPF), Größe (> 6 cm) und die Infiltration der Mukosa.

• **Maligne Lymphome** machen ca. 5% der malignen Magentumoren aus. Histologisch handelt es sich fast immer um **Non-Hodgkin-Lymphome** (MALT: CD20-positive B-Zellen-Lymphome), die den Magen als primäre Lymphome oder im Rahmen einer Generalisation sekundär befallen. Klinisch und morphologisch unterscheidet man niedrig- und hochmaligne Lymphome. Das **Pseudolymphom** ist differenzialdiagnostisch von echten Lymphomen abzugrenzen. Diese Veränderung ist entzündlich-reaktiv bedingt und kommt primär im Magenantrum vor. Von diagnostischer Relevanz ist der Nachweis von Keimzentren im lymphatischen Gewebe.

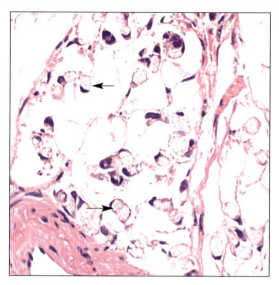

Abb. 5-21. Gallertkarzinom. In größeren, leicht basophilen Schleimmassen finden sich kleinere Gruppen von Karzinomzellen. Einige Zellen weisen den typischen Aufbau einer Siegelringzelle auf: exzentrischer Kern und große Schleimvakuole im Zytoplasma **(Pfeile)**. HE-Fbg.

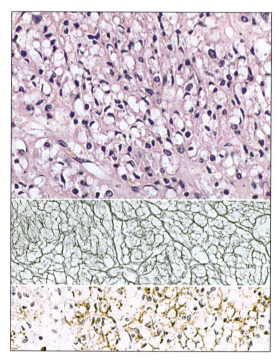

Abb. 5-22. Leiomyoblastom. Oben: Zellen mit hellem (Fixierungsartefakt) Zytoplasma. HE-Fbg. **Mitte:** dichtes Gitterfasernetz. Foote-Fbg. **Unten:** Aktin-positive Tumorzellen.

Dünndarm

Stoffwechselstörungen

• **Glutenenteropathie**. Die **einheimische Sprue** oder **Zöliakie** ist eine angeborene, immunologisch bedingte Erkrankung, bei der das in der Nahrung enthaltene Gluten zu einer Schädigung der Dünndarmepithelien mit nachfolgender Verdauungsinsuffizienz führt. Die toxische Komponente des Glutens ist das Gliadin.

Histologisch zeigt die Dünndarmschleimhaut (besonders im Duodenum und im oberen Jejunum) eine Verkürzung der Zotten, die bis zur totalen Atrophie (flat mucosa) reichen kann. Gleichzeitig kommt es zu einer Verlängerung der Krypten (hyperregeneratorische Zottenatrophie), die reichlich Becherzellen einschließen. In einem fortgeschrittenen Stadium erinnert die Dünndarmschleimhaut an eine Dickdarmmukosa (kolonartige Metaplasie). Im Stroma findet sich eine Vermehrung von Lymphozyten und Plasmazellen.

Klinik. Typisch sind Diarrhöen mit voluminösen fettigen Stühlen, die zu einem Gewichtsverlust und zu einer Wachstumsretardierung führen. Beim Erwachsenen stehen die Zeichen bzw. Komplikationen der Malabsorption (Anämie, Ödeme, Osteoporose) im Vordergrund.

• Die **Whipple-Krankheit** (intestinale Lipodystrophie) ist eine Systemerkrankung, die sich häufig primär im Intestinaltrakt manifestiert. Ursachen sind ein Defekt der zellulären Immunität und des MPS sowie eine Infektion mit grampositiven stäbchenartigen Korynebakterien.

Histologisch findet man breite plumpe Schleimhautzotten mit Lymphangiektasien. Die Lamina propria zeigt reichlich Makrophagen mit PAS-positiven Zelleinschlüssen, die sich elektronenmikroskopisch als Whipple-Bakterien darstellen.

Klinik. Bevorzugt befallen sind Männer im mittleren Lebensalter. Das klinische Bild wird durch die Malabsorption mit Auftreibung des Abdomens beherrscht. Zu den extraintestinalen Befunden zählen Arthritis, Osteoporose, Nebennierenrindeninsuffizienz sowie pulmonale und zentralnervöse Symptome.

• **Mukoviszidose.** Etwa 10% der Neugeborenen mit Mukoviszidose zeigen unmittelbar post partum einen **Mekoniumileus**. Die Dünndarmlichtung ist stark ausgeweitet und mit PAS-positivem Material angefüllt. Die Dünndarmmukosa erscheint druckatrophisch.

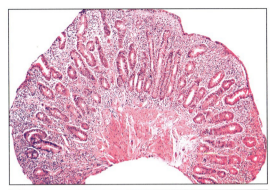

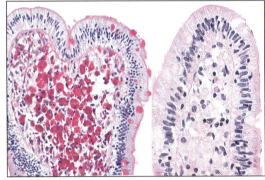

Abb. 5-23. Oben: Glutenenteropathie. Kolonartige Metaplasie der Dünndarmschleimhaut. HE-Fbg. **Unten: Whipple-Krankheit.** Plumpe Dünndarmzotte mit PAS-positiven Makrophagen im Stroma. Rechts: HE-Fbg.

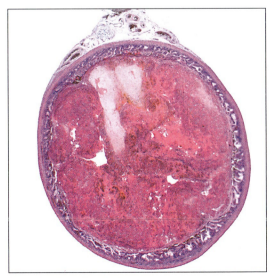

Abb. 5-24. Mekoniumileus. Stark ausgeweitete Dünndarmlichtung, die mit einem schleimhaltigen Material angefüllt ist. Druckatrophie der auskleidenden Schleimhaut. HE-Fbg.

Entzündungen

• **Enteritis.** Die akute Dünndarmentzündung geht mit einer Beteiligung des Magens (Gastroenteritis) oder des Dickdarms (Enterokolitis) einher. Die Erkrankung kann durch belebte Erreger (Staphylokokken, Salmonellen, Clostridien, Shigellen u. a.) oder durch Toxine (Nahrungsmittelvergiftung) hervorgerufen werden. Das histologische Bild hängt vom Schweregrad und vom Erreger ab. Es reicht von der katarralischen Rötung mit Schleimhautödem bis zu pseudomembranösen und ulzerierenden Bildern.

Zu den Sonderformen einer Enteritis zählen:

– **Enteritis gravis** oder **necroticans.** Durch *Clostridium perfringens* induzierte Dünndarmentzündung, die mit einer hohen Letalität einhergeht.

– **Typhus abdominalis.** *Salmonella typhi* ist der Erreger einer Dünndarminfektion mit stadienhaftem Ablauf. Die morphologischen Manifestationen reichen von der lymphatischen Hyperplasie bis zur Ulzeration und Vernarbung.

• **Crohn-Krankheit** (Ileitis granulomatosa oder terminalis). Es handelt sich um eine diskontinuierliche granulomatöse Entzündung des Gastrointestinaltraktes mit Schwerpunkt im Endileum, die mit Ausbildung von Stenosen und Fisteln einhergeht. Die Ätiologie ist unbekannt.

Histologisch liegen entsprechend dem Krankheitsstadium unterschiedliche morphologische Befunde vor:

– Als **Frühveränderungen** treten flache Schleimhauterosionen auf (aphthoide Läsionen), die teilweise oberhalb von Lymphfollikeln liegen. Die Schleimhaut zeigt zunächst ein Ödem, später kommt es zu einer entzündlich-zelligen Infiltration.

– Im **floriden Stadium** stehen unregelmäßig begrenzte, asymmetrische, längs gerichtete Ulzera im Vordergrund. Die Geschwüre breiten sich tief auf die darunter liegenden Darmschichten aus. Typische epitheloidzellige Granulome sind nur spärlich vorhanden. Sie zeigen typischerweise keine Nekrose. Der lymphatische Apparat ist deutlich hyperplastisch.

– Im **Spätstadium** führen ausgedehnte transmurale Narben zu Stenosen. Ferner bilden die Geschwüre ein Fistelsystem, das fuchsbauartig zwischen den verklebten und verwachsenen Dünndarmschlingen verläuft.

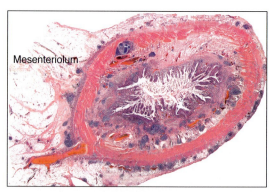

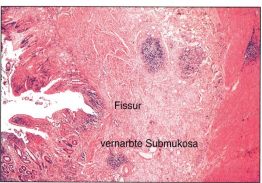

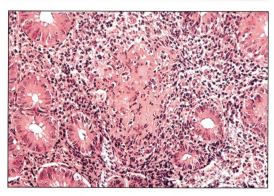

Abb. 5-25. Crohn-Krankheit. Oben: Übersichtsbild einer Dünndarmschlinge im Querschnitt. Starke Vernarbungen in allen Wandschichten. Hyperplasie des lymphatischen Apparates. HE-Fbg. **Mitte:** fissurartiger Schleimhautdefekt mit umgebender Vernarbung. HE-Fbg. **Unten:** kleines epitheloidzelliges Granulom in der Dünndarmmukosa. HE-Fbg.

• **Enterale Yersiniose.** Zur Gattung der Yersinia innerhalb der Familie der Enterobacteriaceae gehören die Spezies *Y. pseudotuberculosis* und *Y. enterocolitica*. Infektionsquelle sind Haustiere, der Übertragungsweg ist die perorale Aufnahme.

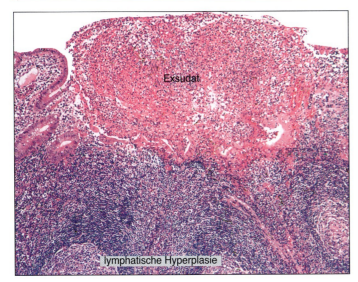
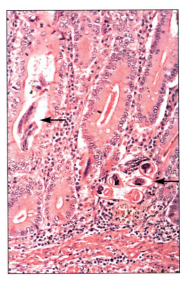

Abb. 5-26. Dünndarmentzündungen. Links: Yersinia-Enteritis. Umschriebene, oberflächliche Schleimhautnekrose, die von einem fibrinreichen Exsudat bedeckt wird. Ausgeprägte Hyperplasie des lymphatischen Apparates. HE-Fbg. **Rechts:** Anschnitte von Parasiten (**Pfeil**e: *Strongyloides stercoralis*) in der Dünndarmmukosa. HE-Fbg.

– **Y. enterocolitica-Infektionen.** Es handelt sich um eine exsudative, diffuse oder segmentale Dünndarmentzündung. Betroffen ist der lymphatische Apparat (Peyer-Plaques). Dabei bleibt die Läsion auf Mukosa und Submukosa beschränkt. Typisch sind aphthoide Ulzera und Kryptenabszesse. Das Oberflächenepithel ist herdförmig zerstört und wird durch ein fibrinreiches Exsudat ersetzt.

– **Y. pseudotuberculosis-Infektion.** Bei dieser Erkrankung liegt eine transmurale Entzündung mit Ulzera vor, die bis zur Serosa reichen können. Da sich auch kleine epitheloidzellige Knötchen nachweisen lassen, spricht man von einem Pseudo-Crohn. Die regionalen Lymphknoten sind befallen und zeigen das Bild einer retikulohistiozytär abszedierenden Lymphadenitis. Stark vergrößerte Lymphknoten können makroskopisch ein Lymphom vortäuschen.

Klinik. Betroffen sind vorwiegend Kinder und junge Menschen. Das klinische Bild entspricht einer akuten Appendizitis (häufige Fehldiagnose). In der akuten Phase wird die Diagnose durch den Erregernachweis im Stuhl gesichert. Die serologischen Werte werden frühestens 7 Tage nach Krankheitsbeginn positiv (vierfacher Titeranstieg). Zu den Komplikationen zählen Glomerulonephritis, Hepatitis und Myokarditis. Als Folgekrankheit kann es zu einer Arthritis oder zu einem Erythema nodosum kommen. Die Prognose ist insgesamt gut. Bei einer komplizierenden Septikämie kann die Letalität allerdings 40% betragen.

• Die **Dünndarmtuberkulose** (heute durch Pasteurisierung der Milch sehr selten geworden) wird durch *Mycobacterium tuberculosis bovis* oder *avium* hervorgerufen. Die Erkrankung kommt als primäre Ileozäkaltuberkulose (Primäraffekt) oder sekundär bei Lungentuberkulose durch eine retrograde Erregerausbreitung vor.

Morphologisch treten ulzerative, ulzerokonstriktive und hyperplastische Formen auf. Nekrosen rufen Schleimhautulzera hervor, die später als langstreckige Stenosen vernarben. Histologisch findet man typische Tuberkel mit zentraler Nekrose.

• Zu den **parasitären Dünndarmerkrankungen**, die mit typischen Gewebeveränderungen einhergehen, zählt die Strongyloides-stercoralis-Infektion. Die Parasitenweibchen setzen sich in den Krypten des Dünndarms fest und legen hier bis zu 50 μm große Eier, aus denen invasionsfähige Larven hervorgehen.

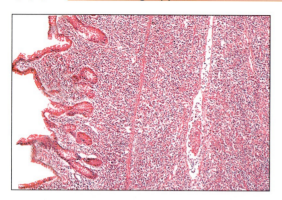

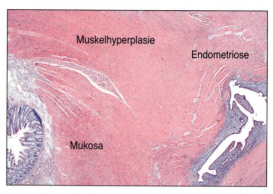

Abb. 5-27. Malignes Lymphom. Diffuse Infiltration aller Wandschichten durch Tumorzellen. HE-Fbg.

Abb. 5-28. Dünndarmendometriose. Endometriale Drüsen mit zytogenem Stroma. Hyperplasie der Muscularis propria. HE-Fbg.

Tumoren

• **Peutz-Jeghers-Syndrom.** Die Pigmentfleckenpolypose ist eine seltene Erkrankung mit einem autosomal dominanten Erbgang. Sie ist durch folgende **Trias** gekennzeichnet:
– **hereditäres Auftreten**
– **Pigmentflecken** von dunkelbrauner bis schwarzer Farbe an den Lippen, perioral an der Wangenschleimhaut sowie seltener an den unteren Extremitäten.
– **Polypen,** die bevorzugt im Jejunum (seltener Ösophagus, Magen, Ileum oder Rektum) lokalisiert sind. Sie zeigen einen baumartigen Aufbau mit einer aufgesplitterten Muscularis mucosae. An der Oberfläche finden sich Zylinderepithelien, Becherzellen, in der Tiefe auch Paneth-Zellen. Ferner enthalten die Polypen auch verzweigte glatte Muskelfasern aus der Muscularis mucosae. Sehr selten kommt es zu einer malignen Entartung; eine Kombination mit anderen Organtumoren (Leber, Ovar, Magen) kommt aber vor. Komplikationen sind Darmblutungen und Invagination.

• **Karzinoidtumor.** Dieser neuroendokrine Tumor (NET) entspricht in seiner Morphologie den üblichen Neubildungen, z. B. in der Appendix. Siehe Seite 148.

Klinik. Karzinoidtumoren des Dünndarms sind meist langsam wachsende, aber eindeutig maligne Neubildungen. Bei einem Durchmesser von 2 cm ist mit einer Metastasierungsfrequenz (besonders in Leber und Lymphknoten) von 80% zu rechnen. Ein Karzinoidsyndrom liegt vor, wenn Tumormetaboliten (Serotonin) – über Lebermetastasen – direkt in den großen Kreislauf gelangen.

• **Dünndarmkarzinome** sind seltene maligne Tumoren, die den Aufbau eines Adenokarzinoms zeigen. Bei der Crohn-Krankheit treten sie statistisch signifikant gehäuft auf.

• **Maligne Lymphome.** Man unterscheidet ein **malignes Lymphom vom westlichen Typ**, das den Aufbau eines Hodgkin- oder Non-Hodgkin-Lymphoms zeigt. Die Neubildung kann primär im Dünndarm auftreten (MALT) oder sekundär im Rahmen einer Generalisation.

Enteropathie-assoziierte T-Zell-Lymphome werden gehäuft bei der Crohn-Krankheit, bei Zöliakie, Immundefekten sowie bei der Duhring-Krankheit diagnostiziert.

Ein eigenständiges Krankheitsbild stellt das maligne **B-Zell-Lymphom vom östlichen oder mediterranen Typ** dar, das unter dem Sammelbegriff »Immunproliferative Dünndarmerkrankung« geführt wird. Über 30% dieser Patienten sind Kinder.

• Das **Angiosarkom** ist ein seltener, sehr blutreicher Tumor, der primär im Dünndarm auftreten kann.

• Zu den **tumorartigen Darmveränderungen** zählt die **Endometriosis externa**. Histologisch erkennt man im Bereich der Serosa und der äußeren Schichten der Muscularis propria endometriale Drüsen, die von einem zytogenen Stroma umgeben sind. Typisch für eine Dünndarmendometriose ist die umschriebene, ausgeprägte Hyperplasie der Muskelwand, die zur Einengung der Darmlichtung führen kann (Obstruktionssymptome).

Dickdarm

• **Hirschsprung-Krankheit** (kongenitale Aganglionose). Die Innervationsstörung des Rektum/Kolon ist durch das Fehlen von parasympathischen Ganglienzellen im Plexus submucosus und myentericus bedingt. Gleichzeitig besteht eine Hypertrophie der cholinergen parasympathischen Nervenfasern. Folgen sind eine spastische Kontraktion der glatten Muskulatur des befallenen Dickdarmsegmentes und eine sekundäre Dilatation des proximalen Dickdarms (sekundäres Megakolon). In 80% der Fälle sind nur Rektum oder Sigma, in 23% der gesamte Dickdarm betroffen.

• **Angiodysplasien** sind umschriebene, sich an der Schleimhautoberfläche polypös vorwölbende, muköse oder submuköse Gefäßektasien. Sie treten meist multipel auf (besonders im rechten Kolon) und sind in einem fortgeschrittenen Stadium auch in den äußeren Wandschichten zu finden.

• **Ischämische Kolitis.** Bei dieser Erkrankung handelt es sich um eine primär ischämisch bedingte Darmnekrose, die sekundär entzündlich-zellig infiltriert wird. Sie tritt bevorzugt bei älteren Menschen in unzureichend durch Kollateralgefäße versorgten Darmabschnitten (linke Kolonflexur, rektosigmoidaler Übergang) auf. Die Minderdurchblutung kann durch thrombotische oder embolische Gefäßverschlüsse (okklusiver Typ) oder durch einen Blutdruckabfall (nichtobstruktiver Typ) bedingt sein. Unter Berücksichtigung der Ausbreitung der Nekrose unterscheidet man:
– nichtgangränöse transitorische Formen mit oberflächlichen Schleimhautnekrosen.
– strikturierende Formen, die durch eine Vernarbung hervorgerufen werden.
– partiell nekrotisierende Formen, bei denen längerstreckige Nekrosen zur Abstoßung eines Mukosaschlauches führen.
– transmurale gangränöse Formen mit einer vollständigen Wandnekrose (Darminfarkt).

Klinik. Verschiedene Grunderkrankungen (Arteriolosklerose, Endokarditis, Herzinfarkt, Herzinsuffizienz, Schock) können zum klinischen Bild der ischämischen Kolitis führen. Charakteristisch ist der plötzlich auftretende, kolikartige Schmerz, dem Darmblutungen folgen.

• **Pseudomelanosis coli.** Die Veränderung ist gekennzeichnet durch eine braune bis schwarze Verfärbung der Dickdarmschleimhaut, die durch eine Ablagerung eines intrazellulären lipofuszinähnlichen Pigments hervorgerufen wird. Das Pigment ist

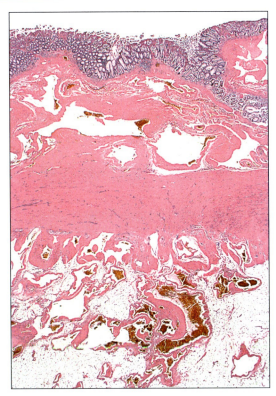

Abb. 5-29. Angiodysplasie des Dickdarms. In der Muscularis propria sowie unter der Serosa größere Blutgefäße mit deutlich ausgeweiteter Lichtung. HE-Fbg.

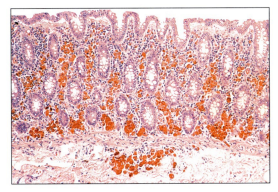

Abb. 5-30. Pseudomelanosis coli. Dichte Ansammlungen eines bräunlichen Pigments in Makrophagen im Schleimhautstroma. HE-Fbg.

in Makrophagen im Schleimhautstroma lokalisiert und ist von Melanin abzugrenzen. Eine Ursache lässt sich nicht immer bestimmen (Abführmittelabusus?).

Appendizitis

• **Akute Appendizitis.** Es handelt sich um eine akute Entzündung des Wurmfortsatzes infolge einer enterogenen Mischinfektion. Bei einer Beteiligung des Zäkums spricht man von einer Blinddarmentzündung oder Typhlitis. Als Erreger werden bevorzugt *E. coli*, Streptokokken, seltener Clostridien nachgewiesen.

Histologisch beginnt der Prozess mit einem Schleimhautdefekt (Primäraffekt), aus dem sich ein entzündliches Exsudat in die Appendixlichtung entleert. In dieser Phase liegt eine Hyperämie der Blutgefäße **(katarrhalische Appendizitis)** vor.

– Die **Appendicitis ulcerophlegmonosa** ist die Folge einer diffusen entzündlichen Durchsetzung der gesamten Appendixwand. Die Darmschichten – insbesondere die Muscularis propria – sind ödematös aufgelockert und schließen reichlich segmentkernige Leukozyten ein, die das Organ schrankenlos durchsetzen (Phlegmone). Die Schleimhautzerstörung (Ulkus) nimmt zu. In der Appendixlichtung lassen sich dichte Ansammlungen von Granulozyten mit pyknotischem Kern finden. Bei schweren Verläufen sind auch reichlich Erythrozyten (hämorrhagische Komponente) vorhanden.

– **Periappendizitis.** Die Entzündung greift auch auf die Serosa (Begleitperitonitis) über. Man findet ausgedehnte eosinrote Fibrinausschwitzungen mit Granulozyten. Der Prozess dehnt sich auf das Mesenteriolum aus.

– **Appendicitis gangraenosa – nekrotisierende Appendizitis.** Bei einer Entzündung durch *Clostridien* (hohe Erregervirulenz) beherrscht die Nekrose das morphologische Bild. Ausgedehnte Nekrosen kommen aber auch bei einer entzündlich-thrombotisch bedingten Verlegung der Lichtung der Gefäße im Mesenteriolum vor.

Klinik. Das klinische Bild ist durch einen raschen Verlauf gekennzeichnet (innerhalb von Stunden kann es zu einer Perforation kommen). In einer frühen Phase kann die Entzündung noch lokalisiert sein: Nur ein umschriebener Bereich der Appendix ist entzündlich verändert. Aus diesem Grunde sollten immer drei Gewebsproben des Organs untersucht werden (Basis, Mitte und Spitze). Bei Kleinkindern mit appendizitischen Symptomen liegt nicht selten nur eine ausgedehnte Hyperplasie des lymphatischen Apparates vor (Virus- oder Yersinia-bedingt?).

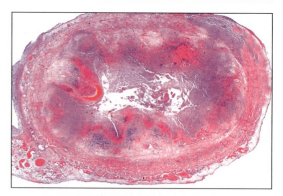

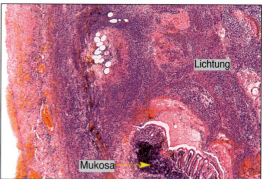

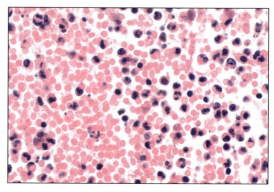

Abb. 5-31. Akute Appendizitis. Oben: Übersichtsbild. Diffuse entzündliche Durchsetzung aller Wandschichten. Fast vollständige Zerstörung der Schleimhaut. HE-Fbg. **Mitte:** mittlere Vergrößerung. Entzündliches Exsudat in der Appendixwand und in der Lichtung. HE-Fbg. **Unten:** stärkere Vergrößerung. Entzündliches Exsudat besteht überwiegend aus pykноtischen segmentkernigen Leukozyten. HE-Fbg.

• Die **chronische Appendizitis** ist als eigenständiges Krankheitsbild umstritten. Gelegentlich werden kleine Neurome in der Mukosa oder Submukosa als Ursache von appendizitischen Symptomen gedeutet **(neurogene Appendikopathie)**. In den meisten Fällen zeigt eine nicht in der akuten Krankheitsphase operativ entfernte Appendix lediglich eine Vernarbung (vernarbte Appendix und nicht Appendizitis, da in der Regel keine Entzündungszeichen mehr nachweisbar sind). Die inneren Wandschichten sind fibrös verdickt, die Lichtung eingeengt.

Wird die Schleimhaut vollständig zerstört, dann kann die Vernarbung zu einer Obliteration der Lichtung führen **(obliterierte Appendix)**. Bei einer segmentalen Obliteration im Basisbereich ist eine Mukozele die Folge.

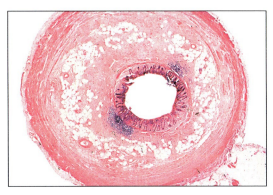

Abb. 5-32. Vernarbte Appendix. Stark narbig verdickte Submukosa mit Fettzellen. Kleine runde Lichtung. Weitgehend atrophische Lymphfollikel. HE-Fbg.

• **Mukozele der Appendix.** Die Obliteration der Appendixbasis führt zu einem Schleimstau (Mukozele) im distalen Bereich der Lichtung. Diese ist stark ausgeweitet und mit gallertartigen Schleimmassen angefüllt. Bei der einfachen obstruktiven Mukozele ist die Schleimhaut abgeflacht. Die hyper-/metaplastische Mukozele zeigt eine ausgeprägte Becherzellmetaplasie und Schleimhauthyperplasie.

Nach einer Perforation kann sich der Mukozeleninhalt in die freie Bauchhöhle entleeren und zum klinischen Bild des **Pseudomyxoma peritonei** führen. Verklebungen und Verwachsungen der Dünndarmschlingen untereinander sind die Folge.

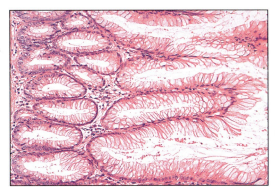

Abb. 5-33. Hyper-/metaplastische Mukozele der Appendix. Ausgeprägte zottige und verschleimende Hyperplasie der Schleimhaut. HE-Fbg.

• **Enterobiasis** (Oxyuriasis). *Oxyuren (Enterobius vermicularis)* sind 2 bis 3 mm lange Parasiten, die in der Appendix- und Zäkumlichtung vorkommen.

Histologisch werden die Erreger meist zufällig im Rahmen der histopathologischen Untersuchung einer operativ entfernten Appendix entdeckt. In der Lichtung (seltener in der Schleimhaut) sieht man Parasiten mit einem zentralen Verdauungskanal. Die äußere Parasitenwand besteht aus einer dicken Membran (Cuticula) mit zwei seitlichen spitzen Membranausläufern (Alae).

Klinik. *Oxyuren* werden bevorzugt bei bis zu 12 Jahre alten Mädchen beobachtet. Die Enterobiasis gehört zu den häufigsten Parasitosen in Regionen mit warmem oder gemäßigtem Klima. Es ist nicht sicher, ob die in der Appendixlichtung nachgewiesenen Parasiten für die klinischen Symptome einer Appendizitis verantwortlich sind.

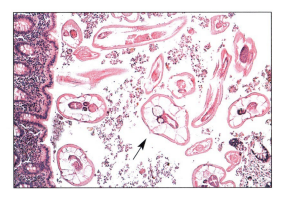

Abb. 5-34. Enterobiasis. Parasiten im Querschnitt mit zentralem Verdauungskanal. Spitze Ausläufer der Kutikula **(Pfeil)**. HE-Fbg.

Karzinoidtumor der Appendix

Begriffsbestimmung. Appendixkarzinoide sind neuroendokrine Tumoren **(NET)**, die – meist zufällig entdeckt – im Bereich der Appendixspitze lokalisiert sind. Sie gehen – im Gegensatz zu den Dünndarmkarzinoiden – von den subepithelialen neuroendokrinen Komplexen **(SEC)** aus.

Histologisch zeigt der Tumor ein eher ruhiges Zellbild. Die Kerne weisen eine leichte Polymorphie auf, sind von unterschiedlicher Größe und Chromatindichte, Mitosen fehlen. Die Neubildung verlegt meist die Appendixlichtung und breitet sich diffus infiltrierend in allen Wandschichten aus. Auch die Serosa sowie das Mesenteriolum können infiltriert sein. Nekrosen oder Gefäßeinbrüche fehlen. Man unterscheidet folgende Sonderformen:

– **Typ A:** Klassische Form mit soliden inselförmigen Zellformationen (Serotonin).
– **Typ B:** Der Tumor weist eine trabekuläre Gestaltung auf (Enteroglukagon).
– **Typ C:** Die IgA-positiven Tumorzellen sind tubuloazinär oder rosettenartig gestaltet. Um eine rundliche Lichtung liegen kleine kubische Tumorzellen.
– **Typ D:** Medullär aufgebaute Neubildungen zeigen wenig Stroma und bilden große Nester von Tumorzellen.
– **Typ E:** Gemischte Formen aus den Typen A bis D.

Zu den selteneren Varianten eines Karzinoidtumors zählen die mukoiden Formen **(Adenokarzinoid)**, die reichlich Becherzellen mit PAS-positiven Schleimvakuolen einschließen. Ferner können auch **Kombinationstumoren** (Karzinoidtumor mit Adenokarzinom) vorkommen.

Die histologische Diagnose »Karzinoidtumor« wird in der Regel schon am HE-gefärbten Präparat gestellt. Sie kann durch den immunologischen Nachweis von Chromogranin oder durch die Versilberung nach Grimelius (besonders basal lokalisierte Silbergranula) gesichert werden. Die Protein-S-100-Reaktion zeigt reichlich Sustentakularzellen. Ausführliche Darstellung der **neuroendokrinen Tumoren** auf Seite 280.

Klinik. Nur im Bereich der Appendix wird der Karzinoidtumor von der WHO als gutartig (..../0) kodiert. Die diffuse Ausbreitung im Wurmfortsatz ist kein Malignitätskriterium. Tumorbedingte Komplikationen (Karzinoidsyndrom) fehlen.

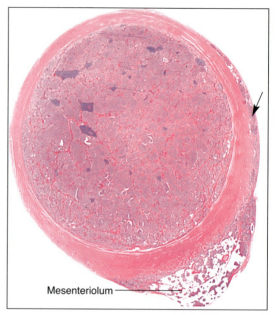

Mesenteriolum —

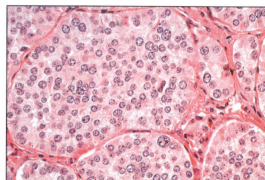

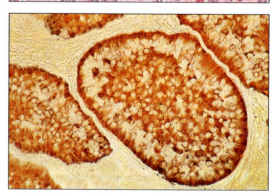

Abb. 5-35. Appendixkarzinoid. Oben: Tumor verlegt die Appendixlichtung vollständig und durchsetzt alle Wandschichten **(Pfeil)** sowie das Mesenteriolum. HE-Fbg. **Mitte:** inselförmige Anordnung der Tumorzellen. Leichte Kernpolymorphie. HE-Fbg. **Unten:** basale Anordnung der Silbergranula. Versilberung nach Grimelius.

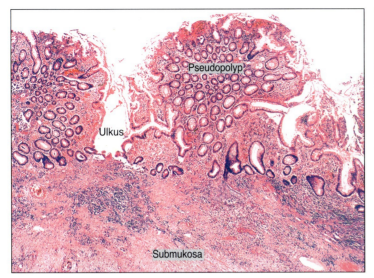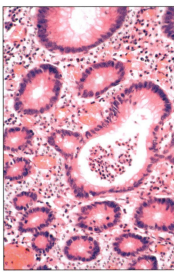

Abb. 5-36. Colitis ulcerosa. Links: Im Übersichtsbild erkennt man flache Schleimhautulzera. Die stark entzündlich infiltrierte Submukosa wird nicht durchbrochen. HE-Fbg. **Rechts:** »Kryptenabszess«. In der Kryptenlichtung finden sich segmentkernige Leukozyten. HE-Fbg.

Colitis ulcerosa

Begriffsbestimmung. Es handelt sich um eine meist in Schüben, gelegentlich auch kontinuierlich verlaufende, chronische entzündliche Erkrankung des Dickdarms. Sie breitet sich vom Rektum unterschiedlich weit in das Kolon aus. Betroffen sind alle Altersklassen, bevorzugt im dritten und vierten Lebensjahrzehnt. In 47% der Fälle liegt eine Proktosigmoiditis, in 30% eine linksseitige Kolitis und in 20% eine totale Kolitis vor.

Histologisch handelt es sich um eine proportionierte (entzündliches Infiltrat nimmt von der Oberfläche zur Tiefe hin ab) Entzündung vom mukosalen Typ (im Gegensatz zum transmuralen Typ bleibt die Entzündung auf die Schleimhaut begrenzt). Morphologische Charakteristika sind:
- **Lokalisation der Veränderung.** Nur Mukosa und Submukosa sind betroffen. Muscularis propria und Serosa sind nur im Rahmen einer fulminanten Verlaufsform beteiligt.
- **Schleimhautulzera.** In der Übersicht sieht man flache Schleimhautdefekte, die bis zur Submukosa reichen. Das umgebende Gewebe ist dicht rundzellig-lymphoplasmazellulär infiltriert. Im Bereich der Krypten können Ansammlungen von segmentkernigen Leukozyten vorkommen (sog. Kryptenabszesse).

- **Pseudopolypen.** Die noch erhaltene Schleimhaut in der Umgebung der Ulzera zeigt eine ausgeprägte Becherzellmetaplasie. Die Pseudopolypen können makroskopisch (endoskopisch) einen echten Tumor vortäuschen. In einem späteren atrophischen Stadium sind die Krypten deformiert und rarefiziert.
- **Epitheldysplasien.** Im Rahmen der Regeneration kann es zu unterschiedlich ausgeprägten Zelldysplasien (Grad I bis III) kommen: Hyperchromatische Epithelien im Kryptenfundus, Zell- und Kernpolymorphie und vermehrte Mitosen sind typische Befunde. Diese Veränderungen entwickeln sich nach zehnjährigem Krankheitsverlauf und können die Vorstufe einer malignen Entartung (Adenokarzinom) darstellen.

Fulminante Formen einer Colitis ulcerosa (ca. 5% aller Fälle) laufen unter dem Bild eines toxischen Megakolons. Der Dickdarm ist stark dilatiert, die Perforation eine gefürchtete Komplikation. Bei der ausgebrannten Colitis ulcerosa bleibt eine Schleimhautatrophie mit deutlich erkennbarem Gefäßnetz zurück.

Klinik. Leitsymptome der Colitis ulcerosa sind blutigschleimige Durchfälle. Die endoskopisch nachweisbaren Ulzera sind von einer Crohn-Krankheit abzugrenzen.

Besondere Kolitisformen

- Zu den wichtigsten **infektiösen Kolitiden** zählen:
- Die **Shigellose** (Bakterienruhr) wird durch verschiedene Erreger (z. B. *Shigella sonei*) hervorgerufen und von Mensch zu Mensch übertragen. Leichte Formen manifestieren sich als pseudomembranöse, schwere Formen als pseudomembranös-nekrotisierende Entzündungen. In der chronischen Phase können Schleimhautulzera im Vordergrund stehen.
- **Campylobacter-Enterokolitis.** Der Erreger ist der gramnegative *Campylobacter jejuni*. In leichten Fällen entwickelt sich eine leukozytäre Schleimhautinfiltration. Bei schweren Verläufen beisteht eine pseudomembranös ulzerierende Entzündung.
- **Clostridium-difficile-Kolitis.** Die Entzündung entwickelt sich auf dem Boden einer vorgeschädigten Dickdarmschleimhaut (Colitis ulcerosa, Crohn-Krankheit, ischämische Kolitis). Charakteristisch sind Schleimhautnekrosen, die durch ihre Größe den Schweregrad der Erkrankung (I bis III) bestimmen.

- **Kollagene Kolitis.** Das klinische Bild wird durch wässrige Stuhlentleerungen beherrscht. Das makroskopische (endoskopische) Bild ist unauffällig. Formalpathogenetisch liegt eine Differenzierung und Funktionsstörung der oberflächlichen Fibroblasten vor. Histologisch erkennt man unter dem Deckepithel eine eosinrote, azanblaue Ablagerung von Kollagen Typ I und III. Die Basalmembran der Krypten ist normal dick.

- **Colitis cystica.** Histologisch sieht man bei dieser – gegenüber einem Dickdarmkarzinom sehr seltenen – Erkrankung zystisch ausgeweitete Dickdarmdrüsen mit regelmäßigem Zellaufbau, die in der Submukosa liegen. Es kommt zu einer Retention von Schleim, der ins Stroma austreten kann. Die Veränderung wölbt sich tumorartig an der Oberfläche vor. In einer Biopsie ist die Colitis cystica profunda nicht sicher von einem invasiven Karzinom abzugrenzen. Erst die histologische Untersuchung eines Operationspräparates erlaubt eine sichere Differenzialdiagnose.

- **Diversionskolitis.** Entzündung in einem operativ ausgeschalteten Dickdarmabschnitt (z. B. Rektum nach Anlegung eines Anus praeter). Ursache ist ein unzureichendes Angebot an Fettsäuren.

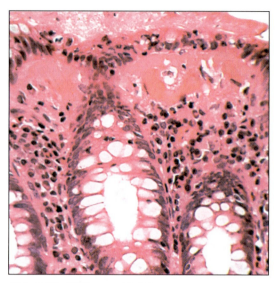

Abb. 5-37. Kollagene Kolitis. Subepitheliale azelluläre Basalmembran-ähnliche Ablagerungen von Kollagen Typ I und III. HE-Fbg.

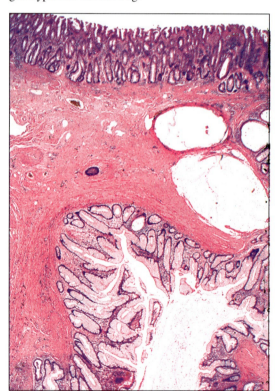

Abb. 5-38. Colitis cystica profunda. In den tiefen Wandschichten des Dickdarms (Submukosa und Muscularis propria) finden sich hochdifferenzierte Dickdarmdrüsen, die z. T. stark mit Schleim angefüllt sind. HE-Fbg.

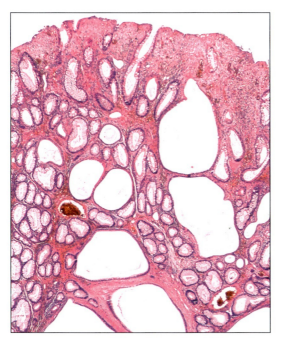

Abb. 5-39. Juveniler Dickdarmpolyp. Im Stroma des Polypen finden sich unterschiedlich weite, mit Schleim angefüllte Dickdarmdrüsen. HE-Fbg.

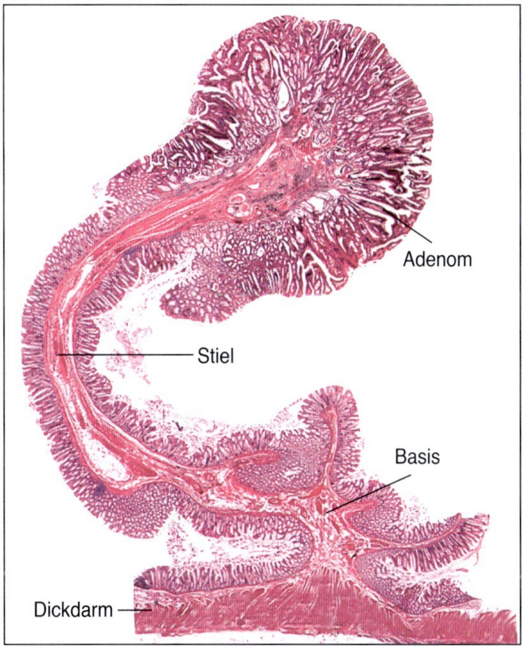

Abb. 5-40. Tubuläres Dickdarmadenom. Kolbenförmig aufgetriebenes Adenom mit einem langen Stiel und schmaler Implantationsbasis. HE-Fbg.

Tumoren

• Der **juvenile Polyp** stellt die häufigste tumorartige Dickdarmveränderung im Kindesalter (Gipfel im 5. Lebensjahr) dar. 90% der juvenilen Polypen sind in Sigma oder Rektum lokalisiert. Formalpathogenetisch werden entzündliche oder genetische Faktoren diskutiert, die über eine Krypteneinengung zu einer Schleimretention führen.

Histologisch erkennt man in einem kollagenfaserreichen und entzündlich infiltrierten Stroma unterschiedlich große, mit Schleim angefüllte Zysten. Diese werden von einem becherzellhaltigen Epithel vom Dickdarmtyp ausgekleidet. Glatte Muskelfasern – wie beim Peutz-Jeghers-Syndrom – fehlen.

Klinik. Die Polypen kommen sporadisch oder familiär vor. Wenn gleichzeitig über zehn Polypen bestehen, spricht man von einer juvenilen Polypose.

• **Adenome der Dickdarmschleimhaut** sind gutartige, gestielte oder breitbasige Neubildungen des Drüsenepithels mit unterschiedlich ausgeprägten Zellatypien. Erst bei einer Durchbrechung der Muscularis mucosae werden sie als invasive Karzinome diagnostiziert. Die Neubildungen können solitär oder multipel vorkommen, Letztere nacheinander (metachron) oder gleichzeitig (synchron). Unter Berücksichtigung des feingeweblichen Aufbaues unterscheidet man folgende Adenomarten:

– Das **tubuläre Adenom** ist ein gestielter, kolbenartig aufgetriebener Tumor mit einer schmalen Implantationsbasis. Er besteht aus verzweigten tubulären Strukturen, die an Dickdarmkrypten erinnern. Auf einem Querschnitt sieht man eine rundliche Lichtung, die von regelmäßigen Epithelien umgeben wird. Die Zellen sind zylindrisch, der Kern groß, hyperchromatisch und basal lokalisiert. Apikal lässt sich eine Schleimvakuole finden.

– Das **villöse Adenom** weist einen zottigen Aufbau mit breiter Implantationsbasis auf. Die Papillen bestehen aus einem vaskularisierten Stroma, das von Zylinderepithelien bedeckt wird. Diese zeigen häufig eine apikale Schleimvakuole.

– **Tubulovillöse Adenome** stellen eine Kombination der beiden oben genannten histologischen Typen dar.

Im Stroma lassen sich häufiger hämosiderinhaltige Makrophagen sowie entzündliche Infiltrate finden. Die Atypien korrelieren mit der Adenomgröße (re-

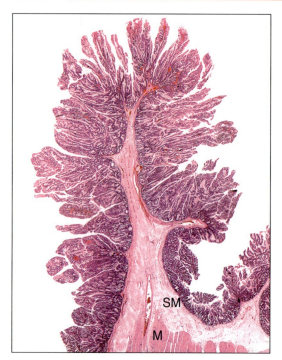

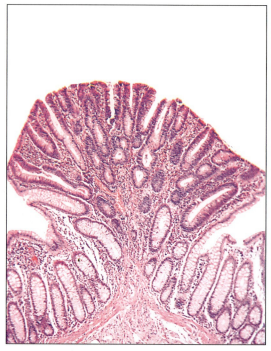

Abb. 5-41. Villöses Dickdarmadenom. Breitbasige Neubildung mit zottigem Aufbau. Submukosa **(SM)** und Muscularis propria **(M)** sind frei. HE-Fbg.

Abb. 5-42. Adenomatosis coli. In Bildmitte eine tubulär aufgebaute Neubildung, die knospenartig der Dickdarmschleimhaut aufsitzt. Muscularis mucosae **(Pfeil)** noch intakt. HE-Fbg.

gelmäßig ab 3 cm Durchmesser). **Adenome mit schweren Dysplasien** (präinvasives Karzinom, Carcinoma in situ) zeigen zytologische Kriterien der Malignität (Atypien, Zell- und Kernhyperchromasie, vermehrte und atypische Mitosen). Es fehlt aber der Durchbruch durch die Muscularis mucosae. Bei einer eindeutigen Infiltration der Lamina propria spricht man von einem fokalen oder intramukosalen Karzinom. Die beschriebenen Veränderungen sowie ein invasives Karzinom sind von einer **pseudokarzinomatösen Invasion** (Adenom mit mukösen Zysten) abzugrenzen.

Klinik. Die klinische Manifestation (rotes Blut im Stuhl) ist unterschiedlich häufig. Meist werden die Neubildungen im Rahmen einer Koloskopie diagnostiziert. 5% der isolierten Adenome sind im Rektum, 45% im Sigma, 26% im Colon descendens, 10% im Colon transversum und 14% im rechten Kolon lokalisiert.

• Bei der **Adenomatosis coli**, einem autosomal dominanten Leiden, zeigt der Dickdarm über 100 (im Durchschnitt 1000) kolorektale Adenome. Die tubulären Neubildungen sitzen der Schleimhaut knospenartig auf. Bereits bei jüngeren Patienten kommt es regelmäßig zu einer malignen Entartung (Adenokarzinom).

Klinik. Blut im Stuhl stellt das Leitsymptom dar. Die Diagnose wird durch Koloskopie und anschließende bioptische Untersuchung gesichert. Die Adenomatosis coli kann auch mit extraintestinalen Veränderungen einhergehen, so z. B. mit Tumoren im Magen, Bindegewebe oder Skelett. Beim Gardner-Syndrom wird die Adenomatosis coli von multiplen Knochentumoren sowie von Haut- und Weichteilveränderungen begleitet.

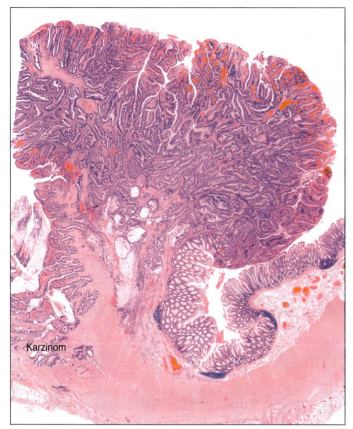
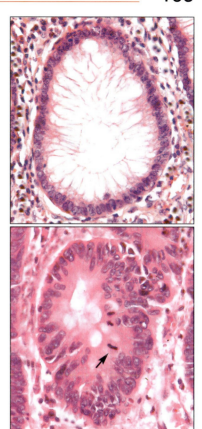

Abb. 5-43. Dickdarmkarzinom. Links: Übersichtsbild eines villösen Karzinoms mit Infiltration der Submukosa. HE-Fbg. **Rechts oben:** normale Dickdarmkrypte mit Becherzellen und ovaler Lichtung. **Rechts unten:** Karzinomdrüse mit Mitosen **(Pfeil).** Kleine unregelmäßige Lichtung. HE-Fbg.

Kolorektales Karzinom

Begriffsbestimmung. Maligner epithelialer Tumor der Dickdarmschleimhaut. Die Neubildung kann aus einem Adenom (papilläres Dickdarmadenom mit schweren Atypien) hervorgehen oder de novo entstehen. Zu den obligaten Präkanzerosen zählen die Adenomatosis coli, zu den fakultativen Formen die Colitis ulcerosa, die Strahlenkolitis u. a. 50% der Karzinome sind im Rektum und 25% im Sigma lokalisiert. Die restlichen 25% verteilen sich auf andere Dickdarmabschnitte. Von diagnostischer und prognostischer Bedeutung sind molekulargenetische Befunde (Nachweis von Tumorsuppressorgenen [p53] und Onkogenen [c-Ki-ras]).

Histologisch handelt es sich ein Adenokarzinom mit einer tubulären Differenzierung. Ferner kommen auch entdifferenzierte Formen sowie verschleimte Karzinome (Gallertkarzinom [> 50% Schleimmassen], Siegelringzellkarzinom [> 50% Siegelringzellen]) vor. Das Karzinom weist ein Tiefenwachstum auf und durchbricht in einem fortgeschrittenen Stadium alle Wandschichten des Darms. Als kolorektales Frühkarzinom bezeichnet man Karzinome, die nur bis zur Submukosa reichen (pT1).

Klinik. Klinische Symptome sind Blut im Stuhl, Obstipation, Obstruktion u. a. Die Prognose hängt vorwiegend von der Tumorausbreitung (Tiefenwachstum nach pTNM-System kodiert) und dem Tumorresidualstatus ab.

Andere kolorektale Tumoren

Im Dickdarmbereich kommen auch nichtepitheliale Neubildungen (Muskel-, Nerven- und Gefäßtumoren) sowie Karzinoidtumoren vor, die immer maligne sind.

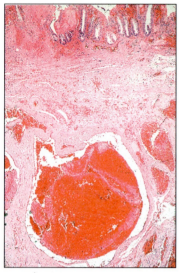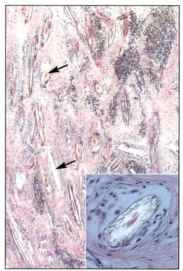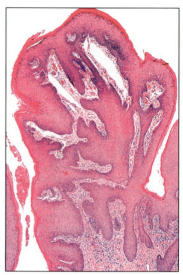

Abb. 5-44. Analveränderungen. Links: Hämorrhoide mit thrombosierter Gefäßlichtung. HE-Fbg. **Mitte:** Pilonidalsinus. Granulationsgewebe schließt Haaranschnitte **(Pfeile)** ein. HE-Fbg. **Inset:** doppelbrechender Haaranschnitt. Polarisation. **Rechts:** Condyloma acuminatum. HE-Fbg.

Analregion

• **Hämorrhoiden.** Es handelt sich um eine Hyperplasie des arteriovenösen Schwellkörpers des Mastdarms (frühere Bezeichnung: innere Hämorrhoiden). Histologisch finden sich weitlumige Blutgefäße, die häufiger thrombosieren und später fibrosieren. Bei den äußeren Hämorrhoiden liegen kleine, häufiger thrombosierte Varixknoten des Plexus haemorrhoidalis inferior vor.

• Der **Pilonidalsinus** (Synonyma: Pilonidalzyste, Sakral- oder Steißbeindermoid, Haarnest, Jeep-Disease). Die Erkrankung ist gekennzeichnet durch eine Fremdkörperreaktion im Bereich der Kreuz- und Steißbeinregion und geht mit einer ausgeprägten, chronisch granulierenden Entzündung des örtlichen Weichteilgewebes einher. Die Gewebereaktion wird durch eingeschlossene Haare hervorgerufen. Sie werden infolge einer chronischen Mikrotraumatisierung (Autofahrer, Reiter) in die tieferen Hautschichten verlagert. Ähnliche Veränderungen kommen auch in anderen Körperregionen (perineal, Achselhöhle, Finger [Haarzyste als Berufserkrankung der Friseure]) vor. Der Pilonidalsinus ist von anderen ähnlichen Erkrankungen abzugrenzen, so z. B. von den eingewachsenen Haaren (Pili incarnati) und von den echten Teratomen bzw. Dermoidzysten.

Histologisch sieht man eine ausgeprägte, chronisch granulierende Entzündung im Kutis- und Subkutisbereich. Im Bindegewebe eingeschlossen finden sich Haare, die sich in der Gieson-Färbung gelb und im polarisierten Licht durch Doppelbrechung darstellen. Die tiefe Entzündung findet im weiteren Krankheitsverlauf über einen echten Fistelgang Anschluss an die Hautoberfläche.

• **Condyloma acuminatum.** Feigwarzen kommen isoliert oder multipel perianal und in der Analhaut vor. Sie werden durch das humane Papillomavirus (HPV Typ 6/11 = low risk) hervorgerufen.

Histologisch sieht man eine papilläre Wucherung mit einem bedeckenden Plattenepithel. Die oberen Zellschichten zeigen ballonierte Epithelien. Der Erreger lässt sich durch In-situ-Hybridisierung nachweisen. Riesenkondylome sind besonders groß und weisen eine ausgeprägte Akanthose, Papillomatose und Hyperkeratose auf. Die verruköse Variante Buschke-Löwenstein zeigt eine Infiltration im Bereich der Basis der Neubildung. Eine Abgrenzung vom echten verrukösen Plattenepithelkarzinom ist daher schwierig.

• **Maligne Analtumoren.** Plattenepithelkarzinome (Sonderform kloakogenes Karzinom), kleinzellige Karzinome und Basaliome.

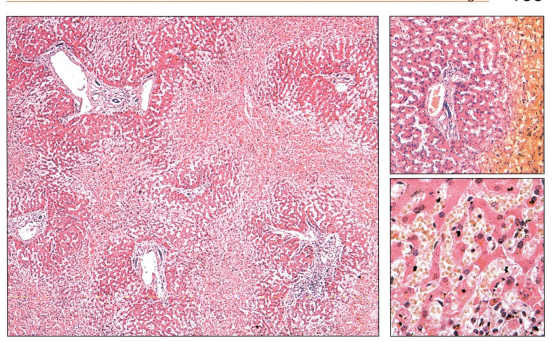

Abb. 5-45. Chronische Blutstauung der Leber. Links: Übersichtsbild. Nur in der Umgebung der Portalfelder noch erhaltenes Parenchym. HE-Fbg. **Rechts oben:** stärkere Vergrößerung eines Portalfeldes mit umgebendem Leberparenchym und orangeroten Erythrozyten. HE-Fbg. **Rechts unten:** vermehrte Erythrozyten in den Sinus. Schwarzes Formalinpigment. HE-Fbg.

Leber

Kreislaufstörungen

• **Akute Blutstauung.** Bei einer rasch einsetzenden Insuffizienz des rechten Ventrikels, einer akuten Abflussstörung des venösen Leberblutes oder einer Störung in der diastolischen Füllung des Herzens kommt es zu einem Blutrückstau in die Leber. Die Kapillaren und die Zentralvene sind ausgeweitet und prall mit Blut angefüllt. Bei einer stärkeren Blutstauung können läppchenzentral Nekrosen (wie bei Schock) auftreten.

• **Chronische Blutstauung.** Eine chronische Blutstauung entsteht bei einer lang andauernden Leistungsminderung des rechten Herzventrikels oder bei einer chronisch progredienten venösen Abflussstörung (Verschluss der Lebervenen [Budd-Chiari-Syndrom] oder einer Kompression des Herzens [Herzbeutelerguss, Pericarditis constrictiva]). Histologisch zeigt die Leber folgende Veränderungen:

– In der Übersicht sieht man eine deutliche Vermehrung der Blutfülle (orangerot gefärbte Erythrozyten beherrschen das Bild). Nur noch in der

Umgebung der Portalfelder ist erhaltenes trabekulär gestaltetes Leberparenchym nachweisbar.
– Die mittlere Vergrößerung zeigt einen weitgehenden Schwund des Leberparenchyms im Bereich der Blutstauung.
– In der stärkeren Vergrößerung sieht man läppchenzentral nur noch blutreiche Kapillaren. In der Läppchenperipherie sind die Leberzellen noch gut darstellbar. In der Intermediärzone zeigen die Leberbälkchen eine Verschmälerung (Druckatrophie) sowie degenerative Veränderungen (feintropfige Verfettung) als Zeichen des Sauerstoffmangels.
– Artefakt. In blutreichen Gewebepartien kommt es häufiger zur Ablagerung eines dunkelbraunen bis schwarzen Formalinpigments.

• **Budd-Chiari-Syndrom.** Es handelt sich um eine Durchblutungsstörung der Leber infolge eines Verschlusses der Lebervenen. Betroffen sind die einmündungsnahen Venen (trunkuläre Form) oder die kleineren intrahepatischen Venen (radikuläre Form). Häufigste Ursache sind inkomplette Venenthrombosen bei Hyperkoagulabilität. Das morphologische Bild entspricht einer chronischen Blutstauung. Ähnliche Veränderungen treten auch bei der **Venenverschlusskrankheit** (venooclusive disease) auf.

• **Schocknekrosen.** Bei verschiedenen Schockformen kommt es infolge eines Blutdruckabfalls zu einer ungenügenden Durchblutung der Leber, die sich vorwiegend im Bereich des venösen Schenkels der Sinusoide auswirkt. Verschlechtert wird die Durchblutung durch eine intravasale Gerinnung (DIC). Bei schweren Fällen treten bevorzugt läppchenzentral lokalisierte Koagulationsnekrosen auf, die gallig imbibiert sind.

• **Hypoxämische Nekrosen.** Bei hochgradigen chronischen Anämien zeigt die Leber ausgedehnte läppchenzentrale Nekrosen infolge des unzureichenden Sauerstoffangebotes.

• **Eklampsie.** Die Eklampsie ist die schwerste Manifestationsform der **schwangerschaftsinduzierten hypertensiven Erkrankungen** (SIH), die früher als EPH-Gestosen (Edema, Proteinuria, Hypertension) bezeichnet wurden. Histologisch sieht man in der Frühphase flächenhafte intravaskuläre Gerinnungen (DIC), die sich als intrasinusoidale eosinrote Ablagerungen (hyaline Thromben) darstellen. Später entwickeln sich ausgedehnte, scharf begrenzte, aber unregelmäßig verteilte Koagulationsnekrosen. Das Leberparenchym zeigt eine eosinrote Homogenisierung. Auch das Gitterfasergerüst wird zerstört. Wenn die Patientin diese Krankheitsphase überlebt, werden die Nekrosen leukozytär abgebaut.

• Das **HELLP-Syndrom** (Hemolysis, Elevated Liverenzymes, Low Platelets) ist eine schwere Komplikation der Präeklampsie, die mit einem chronisch progredienten Verlauf einhergeht. Auch hier finden sich die Zeichen der Leberschädigung.

• **Polyarteriitis nodosa.** Zu den Ursachen einer arteriellen Zuflussstörung zählt die Polyarteriitis nodosa. Das histologische Bild entspricht den Veränderungen in den anderen Organen (Niere): sektorförmige fibrinoide Wandnekrosen, diffuse entzündlich-zellige Wandinfiltration und thrombotischer Verschluss der Lichtung. Die Folge sind kleine, unregelmäßig verteilte Leberparenchymnekrosen vom anämischen Typ.

• Beim **Zahn-Infarkt** liegt eine makroskopisch gut erkennbare Veränderung (keilförmiges, sehr blutreiches Leberareal) vor, die aber histologisch nur mit einer umschriebenen vermehrten Blutfülle einher gehen. Ursache des Zahn-Infarktes ist ein Ver-

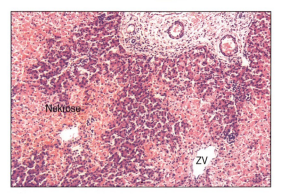

Abb. 5-46. Hypoxämische Leberzellnekrosen. Eosinrote Nekrosefelder, besonders läppchenzentral. **ZV:** Zentralvene. HE-Fbg.

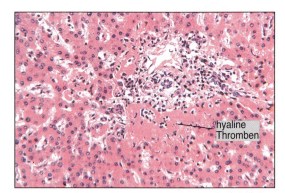

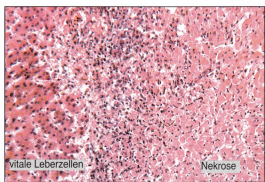

Abb. 5-47. Eklampsieleber. Oben: intravasale Gerinnung. **Unten:** in leukozytärem Abbau begriffene Nekrosen. HE-Fbg.

schluss eines intrahepatischen Pfortaderastes (Thrombose, Tumor) bei gleichzeitiger Störung der arteriellen Blutversorgung (Blutdruckabfall).

• **Peliosis hepatis.** Bezeichnung für erweiterte Lebersinusoide, die endothelialisierte Blutseen oder -zysten bilden.

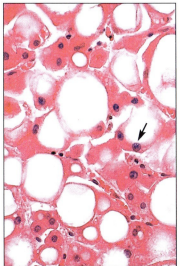 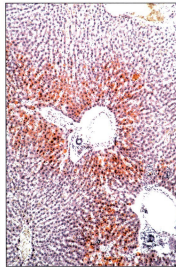 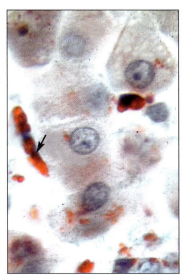

Abb. 5-48. Leberverfettung. Links: klein- bis großtropfige Verfettung der Hepatozyten. Optisch leere Vakuolen, in die Zellperipherie **(Pfeil)** verdrängter Kern. HE-Fbg. **Mitte:** periphere Verfettung. **ZV:** Zentralvene. Sudan-Fbg. **Rechts:** Verfettung der Kupffer-Zellen **(Pfeil)**. Sudan-Fbg.

Stoffwechselstörungen

• **Leberverfettung.** Histologisch spricht man von einer Leberverfettung, wenn es zu einer gesteigerten Ablagerung von Fett (fast ausschließlich Triglyzeride) in den Hepatozyten kommt. Zahlreiche Ursachen können mit einer erhöhten Zufuhr oder mit einem verminderten Abbau von Fett einhergehen: Überernährung (Adipositas), Alkoholabusus, Diabetes mellitus, Hunger, Proteinmangel (Kwashiorkor), Intoxikationen und andere seltenere Erkrankungen (Reye-Syndrom, Schwangerschaftsleber im letzten Trimenon).

Histologisch lassen sich folgende Gewebeveränderungen nachweisen:

– **Zytoplasmavakuolisierung.** Die Leberzelle zeigt zunächst kleine, später größere zusammenfließende Vakuolen, die sich im Zytoplasma als optisch leerer Hohlraum darstellen. Der Kern wird zur Peripherie verdrängt, sodass das typische Bild einer Siegelringzelle entsteht. Anhand einer Sudan-Färbung lässt sich nachweisen, dass es sich bei den Vakuolen um herausgelöstes Fett handelt, das jetzt als orangeroter intrazytoplasmatischer Tropfen zu erkennen ist.

– **Verteilungsmuster der Leberverfettung.** Unter Berücksichtigung des am stärksten verfetteten Leberläppchenanteils unterscheidet man eine zentrale Leberzellverfettung in der Umgebung der Zentralvene (meist stauungs- oder anoxämisch bedingt), eine periphere Leberzellverfettung, bevorzugt in der Umgebung der Portalfelder (meist nach toxischer Einwirkung) und intermediäre Formen (z. B. bei schweren Anoxämien). Dieses Verteilungsmuster ist nicht immer eindeutig nachzuweisen.

– **Schweregrad der Verfettung.** Je nach Ausmaß der Fetteinlagerung (Zahl der betroffenen Hepatozyten) spricht man von einer geringen Verfettung (<10% der Hepatozyten sind verfettet), einer mittelgradigen Verfettung (10–30%) einer schweren Verfettung (31–50%) und von einer Fettleber (über 50%).

Leberveränderungen bei Diabetes mellitus. Bei einer diabetischen Stoffwechsellage findet man häufiger eine Leberzellverfettung. Typisch ist auch der Nachweis von Lochkernen in der Leberzelle. Der Kern schließt eine rundliche, optisch leere Vakuole (herausgelöstes Glykogen) ein. Als Ausdruck einer bestehenden Hyperlipidämie lassen sich im Zytoplasma der Kupffer-Zellen Sudan-positive orangerote Einlagerungen (Verfettung der Kupffer-Zellen) finden.

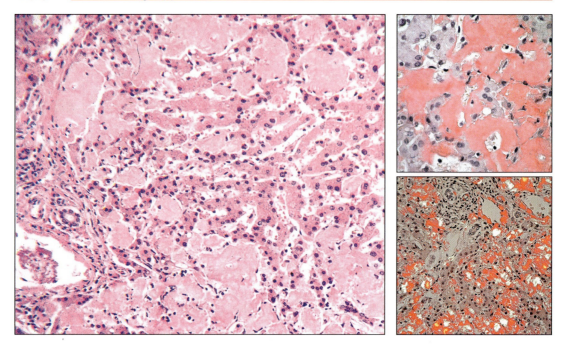

Abb. 5-49. Leberamyloidose. Links: homogene, eosinrote Amyloidablagerungen zwischen den Leberbälkchen. Eingeschlossene druckatrophische Leberbälkchen. HE-Fbg. **Rechts oben:** Amyloid in der Kongorot-Fbg. **Rechts unten:** doppelbrechende Amyloidablagerungen. Kongorot-Fbg im polarisierten Licht.

• Die **Amyloidose** wird zum Formenkreis der Speicherkrankheiten gezählt. Amyloid ist lichtmikroskopisch eine homogene eosinrote Substanz, die extrazellulär abgelagert wird und nach einer Kongorot-Färbung metachromatische und polarisationsoptisch doppelbrechende Eigenschaften zeigt. Amyloid kommt in der Leber bevorzugt bei den Amyloidosen vom AA- und AL-Typ vor. Bei verschiedenen Grundleiden (chronische Entzündungen, wie rheumatoide Arthritis oder Tuberkulose, Kollagenosen, monoklonale Gammopathien) entwickelt sich eine sekundäre Amyloidose.

Histologisch sieht man folgende Veränderungen:
– HE-Färbung. In der Übersicht lassen sich homogen eosinrote Ablagerungen zwischen den Leberbälkchen finden. Das eingeschlossene Leberparenchym zeigt häufiger eine Verschmälerung als Ausdruck der Druckatrophie. Nicht nur der Disse-Raum zeigt Amyloidablagerungen, sondern auch die Wand kleinerer Leberarterien in den Portalfeldern.
– Kongorot-Färbung. Nach Behandlung mit diesem Farbstoff nimmt das Amyloid eine orangerote Farbe an, die nicht mit der des Farbstoffes übereinstimmt (Metachromasie).

– Polarisation. Gesichert wird der Nachweis von Amyloid durch die Betrachtung eines Kongorotgefärbten Präparates im polarisierten Licht. Dabei kommt es zu einer gelb bis grünlich aufleuchtenden Doppelbrechung auf dunklem Hintergrund. Erst dieser Befund ist beweisend für Amyloid.

Klinik. Die Amyloidose stellt eine Komplikation eines jahrelang bestehenden Grundleidens dar. Zu den bevorzugt betroffenen Organen zählen Leber, Nieren, Nebennieren u.a. Da häufiger auch die submukösen Blutgefäße der Rektumschleimhaut Amyloidablagerungen zeigen, kann die Diagnose durch eine Rektumbiopsie gesichert werden.

• **α₁-Antitrypsin (AAT)-Mangel.** Der Proteinaseinhibitor ist auf 10% der Norm vermindert. Es wird ausreichend AAT produziert, aber nur teilweise ins Blut abgegeben. Der Rest verbleibt als Diastase-resistente, PAS-positive Tropfen im Zytoplasma der läppchenperipheren Hepatozyten zurück. Gesichert wird die Diagnose durch den immunhistochemischen Nachweis von α₁-Antichymotrypsin im Zytoplasma der Hepatozyten. Die Veränderungen können in eine Zirrhose übergehen.

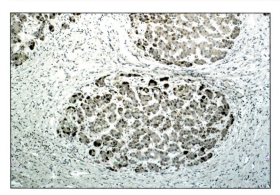
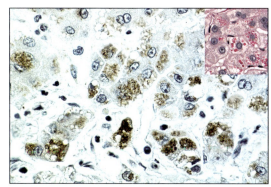

Abb. 5-50. Alpha-1-Antitrypsin-Mangel. Links: Lebergewebe mit zirrhotischem Umbau. **Rechts:** Bei stärkerer Vergrößerung sieht man eine intrazytoplasmatische Speicherung von Alpha-1-Antitrypsin in den Hepatozyten. Immunhistochemie. **Inset:** PAS-Fbg.

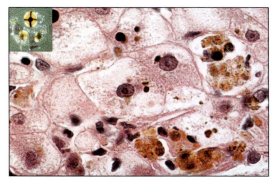
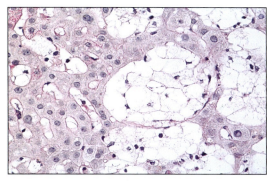

Abb. 5-51. Erythropoetische Porphyrie. Braune grobkörnige Pigmentierung der Hepatozyten durch Speicherung von Protoporphyrinen. HE-Fbg. **Inset:** typische Doppelbrechung im polarisierten Licht.

Abb. 5-52. Niemann-Pick-Krankheit. Inselförmige Ansammlungen von hellzelligen lipidspeichernden Makrophagen zwischen Leberbälkchen. HE-Fbg.

• **Erythropoetische Porphyrie.** Seltene genetische Störung des Porphyrinstoffwechsels, bei der eine verminderte Aktivität der Fero-Chelatase (mitochondriales Enzym, das die Einlagerung von Fe^{+++} in das Protoporphyrin steuert) vorliegt. Die gesteigerte Synthese von Protoporphyrin manifestiert sich histologisch in Form eines braunen, tropfigen Pigmentes in Hepatozyten und Sternzellen. Nach Ausscheidung über das Gallengangsystem lässt es sich auch in erweiterten Canaliculi nachweisen. Die Protoporphyrinablagerungen sind gekennzeichnet durch eine rote Eigenfluoreszenz und eine Doppelbrechung. Die toxische Wirkung der hohen Konzentration kann zu einer Zirrhose führen.

• **Niemann-Pick-Krankheit.** Als Folge einer verminderten Aktivität der Sphingomyelinase (spaltet Sphingomyelin in Shingosin) kommt es zu einer Anreicherung von Sphingomyelin und Cholesterin

(Typ A und B) bzw. von Glykolipiden, Cholesterin und Sphingomyelin (Typ C) in den Zellen des MPS. Histologisch findet man in der Leber isoliert liegende oder knotenförmig angeordnete Ansammlungen von multivakuolisierten Makrophagen (Sternzellen), die bis 90 µm groß werden. Sie enthalten histochemisch nachweisbar Sphingomyelin und andere Lipide.

Klinik. Beim Typ A sind Säuglinge im Alter von 6 Monaten betroffen: Hepatosplenomegalie, psychomotorische Retardierung und Verlust der Motorik. Beim Typ B handelt es sich um Kinder mit Hepatosplenomegalie und Lungenbefall. Das ZNS ist nicht betroffen. Eine Störung des Cholesterinstoffwechsels liegt bei den sehr seltenen Typen C bis E vor.

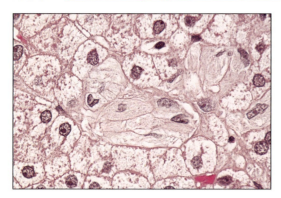

Abb. 5-53. Gaucher-Krankheit. Zwischen den Hepatozyten finden sich stark vergrößerte Makrophagen mit einem typischen Zytoplasma. HE-Fbg.

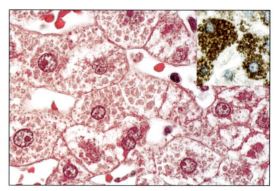

Abb. 5-54. Hypofibrinogenämie. Typisch sind tropfenförmige intrazytoplasmatische PAS-positive Einlagerungen. **Inset:** immunhistochemischer Nachweis von Fibrinogen.

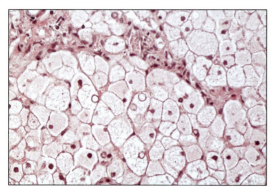

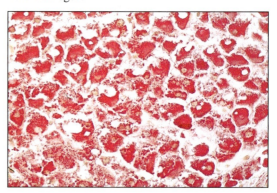

Abb. 5-55. Glykogenose. Links: Nach konventioneller Formalinfixierung sieht man geschwollene, hellzytoplasmatische Hepatozyten. **Rechts:** Das eingelagerte Glykogen lässt sich selektiv – nach Alkoholfixierung – durch die Karminfärbung nach Best darstellen.

• **Gaucher-Krankheit** (Glucosylceramid-Lipidose). Es handelt sich um einen autosomal-rezessiv vererbten Defekt der spezifischen β-Glucosidase. Als Folge kommt es zu einer lysosomalen Ablagerung des nicht abgebauten Zerebrosids in Leber, Knochenmark, Milz und Lymphknoten.Histologisch sieht man typische abgerundete Speicherzellen mit einem leicht eosinophilen, knitterig aussehenden Zytoplasma.

Klinik. Die häufigste Form ist Typ I, der bevorzugt bei älteren Ostjuden vorkommt und nicht selten symptomlos bleibt. Typ II manifestiert sich in den ersten Lebensmonaten mit Hepatomegalie, Bewegungsstörungen, Kachexie und zentralnervösen Symptomen. Im zweiten Lebensjahr kommt es zum letalen Ausgang. Ein etwas längerer Krankheitsverlauf kommt beim Typ III vor.

• **Hereditäre Hypofibrinogenämie.** Bei diesem autosomal-dominanten Erbleiden ist das Fibrinogen im Blutplasma auf 10% der Norm herabgesetzt. Das in der Leber synthetisierte Fibrinogen wird intrazisternal gespeichert. Histologisch sieht man einen läppchenperipheren Hepatozyten, schwach PAS-positive, granuläre oder tropfige Einschlüsse, die immunhistochemisch mit Antifibrinogen reagieren.

• **Glykogenosen** (Gierke-Krankheit). Durch eine Störung im Glykogenabbau kommt es zu einer Glykogenspeicherung besonders in der Leber (Hepatomegalie beim **Typ I** [Gierke]). Die Hepatozyten sind groß, das Zytoplasma hell. Nach Alkoholfixierung und PAS- oder Karmin-Best-Färbung lässt sich das Glykogen selektiv darstellen. Ferner liegen die Zeichen einer portalen Fibrose vor. Bei der **Glykogenose Typ III** (Cori, Grenzdextrinose) sind Leber und Muskulatur betroffen.

• **Cholestase der Leber** (Ikterus). Das morphologische Korrelat eines Ikterus (Bilirubinkonzentrati-

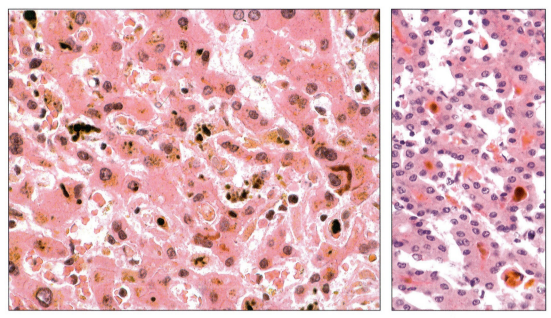

Abb. 5-56. Cholestase der Leber. Links: Übersichtsbild mit multiplen kleinen dunklen Galletröpfchen zwischen den Leberbälkchen. HE-Fbg. **Rechts:** stärkere Vergrößerung. Von Leberzellen bzw. Leberbälkchen eingeschlossenes, gelbes bis braunes Gallepigment. HE-Fbg.

on im Blut > 20 mg/dl) ist die Cholestase der Leber, die histologisch gekennzeichnet ist durch eine intra- und/oder extrazelluläre Ablagerung von Galle. Der klinische Cholestasebegriff ist wird durch biochemische Befunde definiert: Erhöhung der alkalischen Phosphatase, Gamma-GT, LAP und Vermehrung der Gallensäure im Serum. Histologisch sind der hepatische und der posthepatische Ikterus durch folgende Befunde gekennzeichnet:

– **Gallepigment** ist vorwiegend läppchenzentral lokalisiert. Gallenthromben sind rundliche, amorphe, gelbbraune bis schwarze Massen zwischen den Leberbälkchen. Galletropfen sind kleine, rundliche, gelbbraune Pigmentablagerungen im Zytoplasma der Hepatozyten. Auch Zellen (Kupffer-Zellen, nekrotische Hepatozyten) können gallig imbibiert sein und eine orangegelbe Zytoplasmafärbung zeigen.

– **Schwellung und Netznekrosen der Hepatozyten.** Besonders läppchenzentral zeigen die Hepatozyten ein wabig-netziges Zytoplasma als Zeichen der toxischen (federigen) Degeneration. Diese kann von der Einzelzellnekrose bis zum ausgedehnten Galleninfarkt reichen.

– **Entzündliche Veränderungen.** In der Umgebung der Leberzellnekrosen finden sich Granulozyten, in den Portalfeldern Granulozyten, Lymphozyten und Histiozyten. Besonders beim post-

hepatischen Ikterus kommt es zu einer perikanalikulären konzentrischen Fibrose in den Portalfeldern.

– **Gallenseen.** Typisch für einen obstruktiven Ikterus ist der Nachweis von rupturierten, stark ausgeweiteten und mit Galle angefüllten portalen Gallengängen. Die ausgetretene Galle (Gallenextravasate) greift auf das Bindegewebe über und ruft eine Portalfibrose hervor.

Klinik. Formalpathogenetisch unterscheidet man:

– den prähepatozellulären Ikterus (Folge einer Hämolyse),

– den hepatozellulären Ikterus bei einer Lebererkrankung (Hepatitis, medikamenten- oder alkoholinduzierte Leberschäden, biliäre Leberzirrhose, Karzinommetastasen). Die Störungen reichen von der Bilirubinaufnahme in die Leberzelle (prämikrosomaler Ikterus) bis zur Exkretion von Galle in die Canaliculi (mikrosomaler und postmikrosomaler Ikterus)

– den posthepatischen Ikterus bei Verschluss der abführenden Gallenwege,

– die Kombinationsformen (Gilbert-Syndrom, Drogenikterus, Neugeborenenikterus) und

– die funktionellen Hyperbilirubinämien (Crigler-Najjar-Syndrom, Dubin-Johnson- und Rotor-Syndrom).

• **Wilson-Krankheit.** Autosomal rezessiv vererbte Störung des Kupfer-Stoffwechsels mit verminderter Coeruloplasmin-Bildung. Lebermanifestation: He-

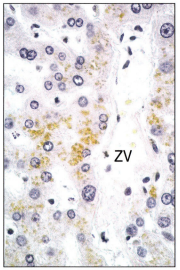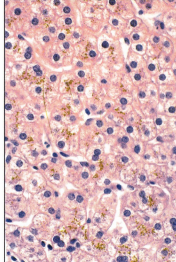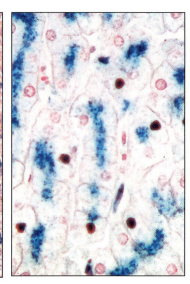

Abb. 5-57. Leberpigmente. Links: Lipofuszinose. Intrazytoplasmatische Ablagerungen von goldgelbem, feinkörnigem Lipofuszin im Läppchenzentrum. **ZV:** Zentralvene. Hämatoxylin-Fbg. **Mitte: Siderose der Leber.** Intrazytoplasmatisches rostbraunes grobkörniges Eisenpigment. HE-Fbg. **Rechts:** Berliner-Blau-positives Eisenpigment in Hepatozyten.

patitis, Zirrhose, histochemischer Nachweis von intrazytoplasmatischem Kupfer.

• **Lipofuszinose.** Lipofuszin besteht aus lysosomalen, nicht weiter abbaubaren Resten von lipidhaltigen zellulären Membranen. Das Pigment kommt somit bevorzugt in »alten Zellen« in der Leber und im Myokard –– als Zeichen einer braunen Degeneration oder Atrophie – vor. Verstärkte Lipofuszinablagerungen werden auch beim Phenazetinabusus beobachtet. Histologische Befunde sind:
– **Nachweis von Lipofuszinpigment** in den läppchenzentralen Hepatozyten.
– **Eigenschaften des Lipofuszins.** Es handelt sich um ein feinkörniges intrazytoplasmatisches Pigment von gelber bis gelbbrauner Farbe. Dieses Pigment ist eisenfrei (Berliner-Blau-Reaktion ist negativ). Die lipidhaltige Komponente ist leicht Sudan-positiv.

• **Siderose – Hämochromatose.** Eine erhöhte Ablagerung von Eisen im Gewebe wird als Siderose bezeichnet. Ist sie Folge eines verstärkten Abbaus von Hämoglobin, dann spricht man von einer Hämosiderose. Zu den Ursachen gehören Hämolysen, diätetische Faktoren (hohe Eisenmengen in Nahrungsmitteln [Bantu-Siderose]) oder parenterale Eisenzufuhr (Bluttransfusion). Bei der Hämochromatose (Siderophilie) handelt es sich um ein autoso-

mal rezessives Leiden mit verstärkter Eisenresorption im Dünndarm. Histologisch finden sich folgende Befunde:
– **Eisenpigmentablagerungen.** Intrazytoplasmatisches, eisenhaltiges Pigment in den läppchenperipheren Hepatozyten (in Ribosomen als Ferritin und Siderin). Der Prozess breitet sich zum Läppchenzentrum aus. Ferner kommen – in Abhängigkeit von Parenchymnekrosen – Pigmentablagerungen in Makrophagen und in Kupffer-Zellen vor.
– **Eisenpigment** (Sideringranula). Es handelt sich um grobkörniges, intrazytoplasmatisches Pigment von rostbrauner Eigenfarbe. Das Pigment lässt sich selektiv mit der Berliner-Blau-Reaktion darstellen.
– **Eisenablagerungen in den portalen Gallengängen** sind typisch, aber nicht pathognomonisch für die Hämochromatose.

Klinik. Bei schweren Siderosen bzw. Siderophilien kommt es zu progredienten Leberveränderungen, die bis zur Leberzirrhose (Pigmentzirrhose) und zum Leberzellkarzinom reichen. Zu den weiteren Veränderungen zählen Diabetes mellitus, Herzrhythmusstörungen, Kardiomyopathien, Arthropathien u. a. Der Krankheitsverlauf korreliert mit dem Alter des Patienten:

unter 20 Jahre:	keine Veränderungen
20 bis 40 Jahre:	Lebersiderose
40 bis 50 Jahre:	Leberfibrose
über 50 Jahre:	Leberzirrhose

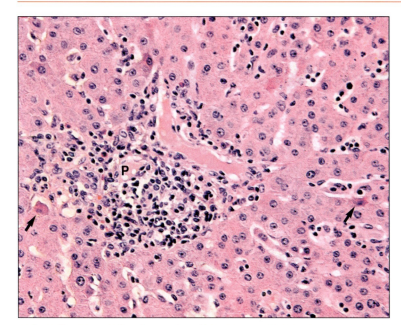
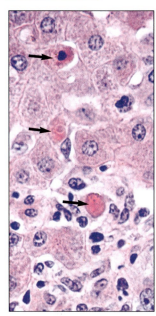

Abb. 5-58. Akute Virushepatitis. Links: Entzündlich infiltriertes Portalfeld (**P**). Frische Einzelzellnekrosen (**Pfeile**). Ausgeprägte Kupffer-Zellaktivierung. HE-Fbg. **Rechts:** Einzelzellnekrosen (Councilman-Körperchen: **Pfeile**) bei stärkerer Vergrößerung. HE-Fbg.

Entzündungen

• **Virusbedingte Hepatitis.** Zu den virusbedingten Entzündungen der Leber gehören die Virushepatitis A, B, C sowie die seltener vorkommenden Formen D und E. Ferner sind noch die Hepatitis bei Mononukleose, Zytomegalie, Gelbfieber, Coxsackie- und Herpesinfektionen sowie bei verschiedenen Formen des hämorrhagischen Fiebers zu nennen.

Akute Virushepatitis. In der akuten Verlaufsphase sind der Untergang von Hepatozyten und die entzündliche Reaktion charakteristisch. Einzelne Leberzellen sind zunächst hydropisch geschwollen (Ballonzellen). Später lösen sie sich aus dem trabekulären Verband. Das Zytoplasma ist stark eosinrot; die Kerne sind zunächst pyknotisch, später aufgelöst. Diese abgerundeten nekrotischen Hepatozyten werden als Councilman-Körper bezeichnet. Im Bereich der Portalfelder besteht eine überwiegend lymphoplasmazelluläre Infiltration. Ferner sind die Kupffer-Zellen deutlich vergrößert und proliferiert (Sternzellknötchen). In den Portalfeldern treten ceroid- und siderinhaltige Makrophagen als Zeichen einer Abräumreaktion auf.

Bei der **akuten Leberdystrophie** (fulminante Hepatitis) stehen Leberzellverfettung und ausgedehnte Leberzellnekrosen im Vordergrund (gelbe Leberdystrophie). Diese Entzündungsform kann auch toxisch bedingt sein (z. B. nach Einwirkung der Toxine Amanitin und Phalloidin des Knollenblätterpilzes [Amanita phalloides]).

Wird die akute Dystrophiephase ca. 3 Wochen überlebt, dann werden die abgeräumten Nekrosen durch stark hyperämische Kapillaren ersetzt (**subakute rote Leberdystrophie**). Die Leberdystrophie kann mit ausgedehnten Narben ausheilen und in eine grobknotige Leberzirrhose übergehen.

Klinik. Die klinische Symptomatik einer Virushepatitis reicht vom anikterischen symptomlosen Zustand bis zur fulminanten Hepatitis. Bei einem normalen Krankheitsverlauf kommen drei Phasen vor:

– Prodromalstadium. Die Phase ist uncharakteristisch. Die Allgemeinsymptome reichen bis zum Nachweis eines Ikterus und einer erhöhten Transaminaseaktivität als Zeichen der Leberschädigung.

– Die ikterische Phase ist Ausdruck der floriden Leberveränderung (Nekrosen und entzündliche Infiltration).

– In der Rekonvaleszenzphase klingen die Symptome allmählich ab und entsprechen dem Rückgang der histologisch nachweisbaren Entzündungszeichen. Eine Erhöhung der Transaminasen (»Transaminitis«) kann über längere Zeit persistieren. Bei der Hepatitis B lassen sich immunhistochemisch Antigene nachweisen:

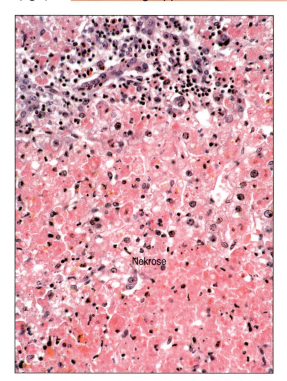
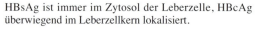
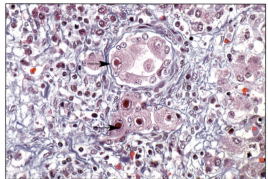
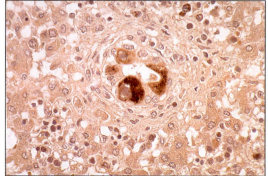

Abb. 5-59. Gelbfieber. Ausgedehnte eosinrote Leberzellnekrosen. In der Nekrose sind die Kerne der Kupffer-Zellen z. T. noch erhalten. HE-Fbg.

Abb. 5-60. Zytomegalie. In Hepatozyten und Gallengangsepithelien große basophile Kerneinschlüsse **(Pfeile). Oben:** Azan-Fbg. **Unten:** Immunhistochemie.

HBsAg ist immer im Zytosol der Leberzelle, HBcAg überwiegend im Leberzellkern lokalisiert.

• **Gelbfieber.** Beim Gelbfieber, beim hämorrhagischen Fieber (Dengue-Fieber, Kiasanure-Waldfieber, Lassa-Fieber, argentinisches oder bolivianisches hämorrhagisches Fieber) und bei der Marburg-Virus-Krankheit beherrschen ausgedehnte Parenchymnekrosen mit eosinroten kernlosen Hepatozyten das histologische Bild. Die Kernzeichnung der Kupffer-Zellen ist zunächst noch weitgehend erhalten. Im Randbereich der Nekrosen finden sich entzündliche Infiltrate.

• **Zytomegaliehepatitis.** Das Zytomegalievirus (CMV = DNA-Virus der Herpes-Gruppe) ist weltweit verbreitet. Der Durchseuchungsgrad der Bevölkerung schwankt zwischen 40% (Industrieländer) und 100% (Entwicklungsländer). Die Zytomegaliekrankheit kommt am häufigsten bei Neugeborenen vor, die in den ersten drei Monaten diaplazentar infiziert wurden. Bei einer Erstinfektion der Mutter während der Schwangerschaft entwickelt sich die **konnatale Zytomegalie** mit hoher Mortali-

tät oder bleibenden Schäden. Im Erwachsenenalter kann die **klinisch manifeste Zytomegalie** als Ausdruck einer Immuninsuffizienz (AIDS, Organtransplantation) auftreten. In 60% der Zytomegaliefälle ist die Leber beteiligt. Die Diagnose wird durch den histologischen und immunhistochemischen Nachweis von basophilen Viruseinschlüssen (»Eulenaugenzellen«) gesichert.

• **Hepatitis bei Mononukleose.** Die Allgemeinerkrankung wird durch das Epstein-Barr-Virus hervorgerufen und geht in einer akuten Krankheitsphase in über 80% der Fälle mit einer Leberbeteiligung einher. Meist handelt es sich um eine Begleithepatitis mit entzündlicher Infiltration der Portalfelder und großen mononukleären Zellen in den Sinusoiden. Im Leberparenchym lassen sich Sternzellknötchen finden. Nekrosen sind nur selten vorhanden, Mitosen aber auffallend häufig.

Normale Leber

Chronisch aktive Hepatitis

Nekrose

Entzündungs-zellen

Chronisch destruktive Cholangitis

Chronisch persistie-rende Hepatitis

Gallengang

Kupffer-Zelle

Grenzplatte

Reaktiv unspezifische Hepatitis

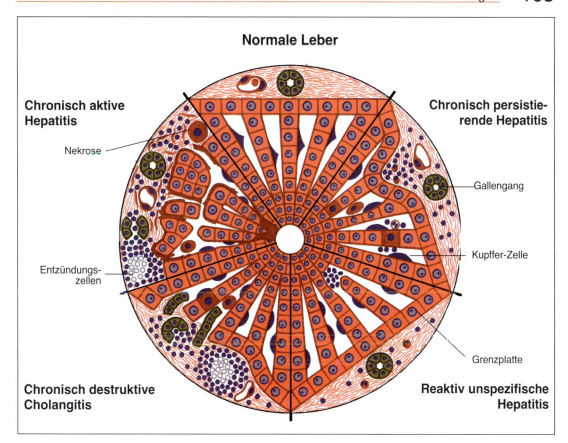

Abb. 5-61. Differenzialdiagnose der chronischen Hepatitis. Schematische Darstellung

Klinik. Die Erkrankung der Leber im Rahmen einer Mononukleose manifestiert sich durch eine Erhöhung der Transaminasen. In 5% der Fälle liegt auch ein Ikterus vor

• **Chronische Hepatitis.** Eine chronische Hepatitis wird diagnostiziert, wenn die klinischen und morphologischen Befunde länger als 6 Monate bestehen. Man unterscheidet folgende Verlaufsformen: chronisch persistierende Hepatitis, chronisch aggressive oder aktive Hepatitis von mäßiger oder hoher Aktivität und die chronisch lobuläre Hepatitis. In Zukunft sollen jedoch die Begriffe »persistierend« und »aggressiv« wegfallen und durch den Grad der entzündlichen Aktivität und das Stadium der Fibrose ersetzt werden.

Eine **chronisch persistierende Hepatitis** kommt als Folge einer Hepatitis B oder C (häufig), seltener bei D und fraglich bei E vor. Histologisch sind die Portalfelder verbreitert und dicht entzündlich-zellig infiltriert. Es lassen sich vorwiegend Lymphozyten

sowie vereinzelte Plasmazellen nachweisen. Eine meist geringgradige Faservermehrung tritt erst spät auf. Von diagnostischer Bedeutung ist die intakte Grenzplatte, die das Portalfeld begrenzt. Die Kupffer-Zellen bilden kleine Sternzellknötchen. Sehr charakteristisch ist der Nachweis von Milchglaszellen (fehlen bei Hepatitis C): Das Zytoplasma der Hepatozyten zeigt eine feingranulierte eosinrote Homogenisierung; sie stellt eine Speicherung von HBsAg dar. Diese Antigene lassen sich selektiv immunhistochemisch nachweisen.

Die beschriebenen Veränderungen sind von einer **unspezifischen reaktiven Hepatitis** abzugrenzen, die bei verschiedenen allgemeinen Infektionen vorkommen kann. Auch die Rückbildung einer akuten Virushepatitis kann ähnliche Gewebeveränderungen zeigen.

Die **chronisch aggressive** oder **aktive Hepatitis** kommt als Folgezustand einer akuten Hepatitis B

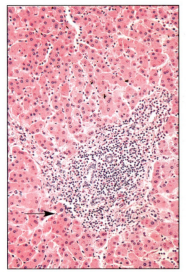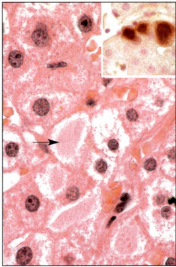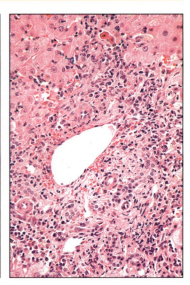

Abb. 5-62. Chronische Hepatitis. Links: persistierende Hepatitis mit dichter portaler Infiltration. Erhaltene Grenzlamelle **(Pfeil).** HE-Fbg. **Mitte:** Milchglaszellen **(Pfeil).** HE-Fbg. **Inset:** HBsAg-Nachweis. **Rechts:** chronisch aktive Hepatitis. Portale Infiltration mit Fibrose. Zerstörung der Grenzlamelle. HE-Fbg.

oder C vor. Aber auch andere Lebererkrankungen können mit sehr ähnlichen Gewebeveränderungen einhergehen. Zu diesen zählen: Autoimmunhepatitis, Hepatitis nach Einwirkung von Medikamenten oder Industriestoffen sowie die Frühstadien der Wilson-Krankheit, der Hämochromatose, der primär biliären Leberzirrhose oder der primär sklerosierenden Cholangitis. Histologisch zeigen die Portalfelder eine dichte entzündliche Infiltration, bestehend aus Plasmazellen und Lymphozyten. Letztere können kleine Lymphfollikel mit Keimzentren bilden. Zwischen den Portalfeldern und der Zentralvene entwickeln sich **Brückennekrosen**, die durch Bindegewebe ersetzt werden. Die Grenzlamelle ist weitgehend zerstört **(Mottenfraßnekrose)**, sodass die Umrisse des Portalfeldes unscharf erscheinen. In 70% der Fälle lässt sich immunhistochemisch HBsAg nachweisen. Im Rahmen einer Verschlimmerung (schubweise verlaufende chronisch aggressive Hepatitis) können vermehrt Nekrosen von Hepatozyten auftreten.

Bei der **autoimmunen chronisch aktiven Hepatitis** sind Antikörper gegen verschiedene Gewebebestandteile bekannt (Zellproteine [ANA], Proteine glatter Muskelfasern [SMA] und mikrosomale Proteine), die für eine Autoimmunkrankheit sprechen. Morphologisch zeigt die Leber Parenchymnekrosen, die durch Bindegewebe ersetzt werden. Es bilden sich Bindegewebestraßen, die die Portalfelder

untereinander verbinden. Dabei wird die Grenzplatte weitgehend zerstört. Unter einer immunsuppressiven Therapie bilden sich die aktiven Entzündungszeichen zurück.

Die **chronische lobuläre Hepatitis** bleibt über längere Zeit bestehen, kann aber ausheilen. Eine Sonderform stellt die Minimalhepatitis B dar, bei der sich HBsAg nachweisen lässt. Das Bild einer unspezifischen Hepatitis kann über Jahre persistieren. Die inapparenten HBsAg-Träger (Carrier) zeigen weder klinisch noch morphologisch Zeichen einer Leberveränderung. Bei der Riesenzellhepatitis liegt eine Reaktion auf eine Leberschädigung im frühkindlichen Alter vor. Histologisch wird das Bild durch mehrkernige Riesenzellen beherrscht. 50% dieser Fälle gehen in eine Leberzirrhose über.

- **Intrahepatische Cholangitiden.** Entzündliche Prozesse im Bereich der intrahepatischen Gallengänge können durch bakterielle Infektionen hervorgerufen werden oder medikamentoxisch, allergisch sowie autoimmunologisch bedingt sein.

Bei der **bakteriellen Cholangitis** kommt es zu einer intrakanalikulären, lymphogenen, hämatogensystemischen oder portalen Keimbesiedlung. Histologisch sieht man in einem akuten Stadium ein ausgeprägtes periduktales Ödem mit einer leukozytären Infiltration. Die segmentkernigen Leukozyten

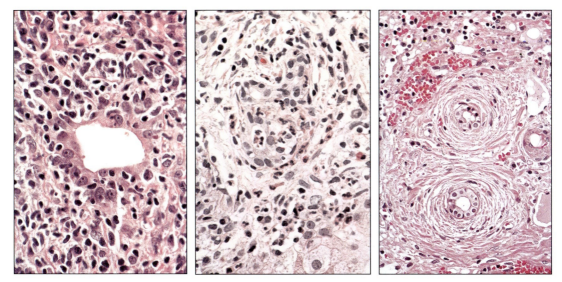

Abb. 5-63. Links: chronische nicht eitrige destruierende Cholangitis mit lymphozytärer Portalinfiltration. HE-Fbg. **Mitte: subakute Cholangitis** mit eosinophilen Granulozyten. **Rechts: primär-sklerosierende Cholangitis**. Ausgeprägte periduktuläre Fibrose. HE-Fbg.

lassen sich in der Gallengangslichtung sowie im Portalfeld nachweisen. Sind besonders kleine Gallengänge betroffen, dann spricht man von einer Cholangiolitis bzw. Pericholangiolitis.

Eine besondere Form ist die **eosinophile Ausscheidungscholangitis**, die durch eine toxische Einwirkung oder allergisch durch einen medikamentösen Schaden hervorgerufen wird. Typisch ist der Nachweis eines aus eosinophilen Granulozyten bestehenden Infiltrats.

Die **chronische, nicht eitrige destruierende Cholangitis** gehört zu den primären Cholangitiden, bei denen eine immunologische Genese vermutet wird. In 95% der Fälle lassen sich Autoantikörper gegen Mitochondrien der Untergruppe M_2 nachweisen. Besonders betroffen sind 40 bis 60 Jahre alte Frauen.

Histologisch unterscheidet man vier Entwicklungsstadien:

– Stadium 1 (floride Gangläsion). Mittelgroße Gallengänge (Durchmesser zwischen 40 bis 80 μm) zeigen ein entzündliches Infiltrat aus Lymphozyten, Plasmazellen, Histiozyten und nur vereinzelten Granulozyten. Die Gallengangsepithelien sind geschwollen und von Lymphozyten durchsetzt. Nekrosen können vorkommen. Ferner können in der Portalfeldern riesenzellhaltige Granulome sowie sekundäre Lymphfollikel auftreten.
– Stadium 2 (Ductulus-Neubildung). Es finden sich neugebildete Gänge – als Ausdruck einer reparativen Reaktion –, die von einer portalen Fibrose begleitet werden.
– Stadium 3 (Vernarbung). Der zunehmende Schwund an mittelgroßen Gallengängen hat eine extralobuläre Cholestase mit Netznekrosen und Galleninfarkten zur Folge.
– Stadium 4 (biliäre Zirrhose). Der langsam fortschreitende Prozess führt zu einer biliären Leberzirrhose.

Immuncholangitis. Klinisches Bild, Verlauf und Morphologie entsprechen der chronischen destruierenden Cholangitis. Wegen der besonderen Autoantikörperkonstellation liegt jedoch ein eigenständiges Krankheitsbild vor. Man findet antinukleäre Antikörper sowie Antikörper gegen glatte Muskulatur; antimitochondriale Antikörper fehlen.

Primärsklerosierende Cholangitis. 50% der Erkrankungen sind als idiopathisch einzuordnen. Betroffen sind junge Männer. Histologisch sieht man in der Frühphase ein portales Ödem ohne zellige Infiltration. Anschließend kommt es zu einer Gallengangsvermehrung mit periduktulärer Fibrose, die konzentrisch angeordnet ist. Endzustand ist eine biliäre Leberzirrhose.

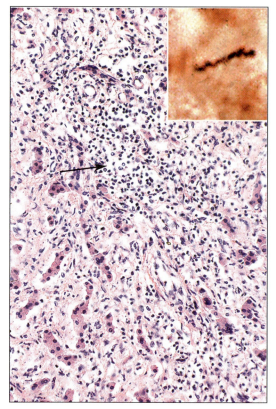

Abb. 5-64. »Feuersteinleber«. Diffuse Fibrose mit Syphilomen **(Pfeil)**. **Inset:** Erreger. Levaditi-Fbg.

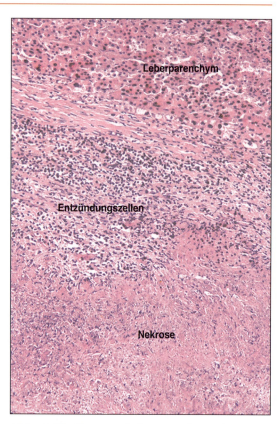

Abb. 5-65. Gumma. Leberparenchymnekrose mit zelligem Randsaum und Zellresten. HE-Fbg.

Leberabszesse stellen eine umschriebene eitrige abgekapselte Entzündung dar, die sich auf dem Boden einer hämatogenen Streuung (Pfortader [Pylephlebitis], Umbilikalvene [Omphalophlebitis] oder A. hepatica propria [Septikopyämie]) bzw. kanalikulär bei eitriger Cholangitis entwickeln kann.

Spezifische Entzündungen

• **Lues.** Die durch *Treponema pallidum* hervorgerufene Leberentzündung manifestiert sich als

– **»Feuersteinleber«.** Es handelt sich um eine Manifestationsform der Lues connata. Die trabekuläre Gestaltung des Parenchyms wird weitgehend durch eine diffuse Fibrose ersetzt. Ferner finden sich kleine knotenförmige rundzellige Infiltrate (Syphilome). Erreger lassen sich selektiv durch Versilberung (Levaditi-Färbung) nachweisen.

– Beim **Lebergumma** liegt eine Koagulationsnekrose mit nur schattenhaft erkennbaren Zellen vor. Die Peripherie wird durch Bindegewebe und Ent-

zündungszellen begrenzt. Durch Vernarbung der Gummen wird die Leberoberfläche eingezogen und pseudolobuliert (Hepar lobatum).

Zu den weiteren bakteriellen Leberentzündungen zählen die Tuberkulose (besonders als Miliartuberkulose oder Tuberkulom) und die Listeriose, die durch Listeria monocytogenes hervorgerufen wird.

• **Histoplasmosis capsulati.** Die weltweit vorkommende Mykose wird durch *Histoplasma capsulatum var. capsulatum* hervorgerufen. Im Gewebe kommen die hefeartigen Erreger als 3 bis 5 µm große Pilzzellen vor. Die Erkrankung beginnt als Primärinfektion der Lungen (Residualherde nach ausgeheilter Infektion). Nur bei einem schweren Krankheitsverlauf mit Generalisation liegt eine Beteiligung der Leber vor. Die kleinen Erreger sind vorwiegend in den Kupffer-Zellen zu finden.

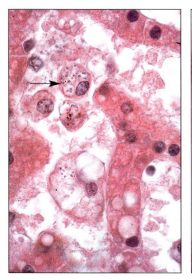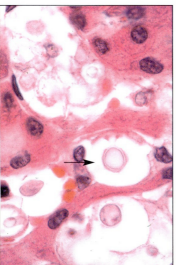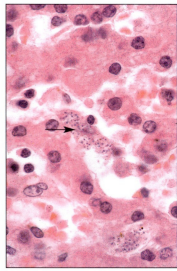

Abb. 5-66. Links: Histoplasmose der Leber. Multiple kleine Erreger in z. T. abgelösten und abgerundeten Kupffer-Zellen **(Pfeil)**. HE-Fbg. **Mitte: Kryptokokkose.** Freiliegende rundliche Erreger mit einer Schleimkapsel. **(Pfeil)**. HE-Fbg. **Rechts: Kala-Azar.** Kleine intrazytoplasmatische Erreger in Kupffer-Zellen **(Pfeil)**. HE-Fbg.

• **Kryptokokkose** (Torulose, Europäische Blastomykose). Die Kryptokokkose wird durch *Cryptococcus neoformans* hervorgerufen, besonders bei Patienten mit einem reduzierten Allgemeinzustand (z. B. bei malignen Lymphomen). Der Erreger besteht aus ca. 10 µm großen, runden Pilzzellen, die von einer Muzikarmin-positiven Schleimkapsel umgeben sind. Die Infektion beginnt mit einem Lungenbefall. Im Rahmen einer Generalisation kann auch die Leber beteiligt sein. Histologisch sind die rundlichen Erreger zwischen den Leberbälkchen deutlich zu erkennen.

• **Kala-Azar.** Es handelt sich um die viszerale Form der Leishmaniose, die durch ca. 3 µm lange, ovale Körperchen *(Leishmania donovani)* hervorgerufen wird. Histologisch lässt sich der Gram- und Grocott-negative Erreger in den Kupffer-Zellen nachweisen. In der Leber können hämorrhagische Nekrosen auftreten.

• **Schistosomiasis** (Bilharziose). *Schistosoma japonicum* und *S. mansoni* können auch die Leber befallen. Die Trematoden gelangen in die Mesenterialvenen und sind hier paarweise vereinigt. Die Parasiteneier können über das Pfortaderblut in die Leber eingeschwemmt werden. Hier rufen sie eine eosinophilzellige granulomatöse Reaktion hervor. Abgestorbene Eier gehen mit einer ausgeprägten Fremdkörperreaktion einher. Gelegentlich sind die Granulome hintereinander aufgereiht (Pfeifenstielfibrose).

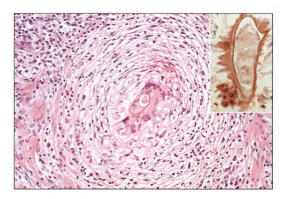

Abb. 5-67. Bilharziosegranulom. Das entzündliche Granulom zeigt eine konzentrische Fibrose und eine mehrkernige Riesenzelle vom Fremdkörpertyp mit phagozytiertem Parasitenei. HE-Fbg. **Inset:** typisches Parasitenei. Nativpräparat.

• **Amöbiasis.** *Entamoeba histolytica* kann auf portalem Wege in die Leber gelangen und hier Abszesse hervorrufen. Die PAS-positiven Erreger lassen sich in den nekrotischen Hepatozyten nachweisen.

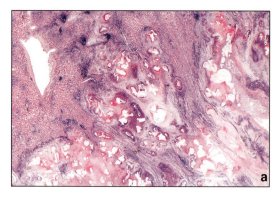
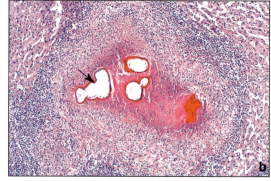
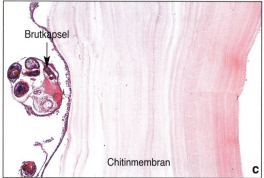
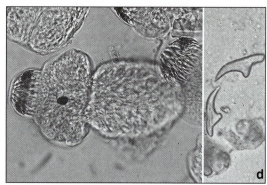

Abb. 5-68. Leberechinokokkose. a) Übersichtsbild einer multilokulären Echinokokkose. Multiple kleine Hohlräume in einem fibrosierten und entzündlich infiltrierten Gewebe. HE-Fbg. **b)** PAS-positive Hydatide (**Pfeil**), die von einer dichten, eosinophilzellhaltigen Reaktion umgeben wird. **c)** Hydatidenwand bei stärkerer Vergrößerung. Geschichtete Chitinmembran. **Links:** Keimschicht mit Brutkapsel. **d) Links:** Parasit mit typischem Häkchenkranz. **Rechts:** in der Hydatidenflüssigkeit freiliegende Häkchen. Nativpräparate.

• **Echinokokkose.** Erreger dieser Erkrankung ist in 98% der Fälle der *Echinococcus cysticus* (Hundebandwurm als Endwirt bei verschiedenen Caninusarten). In 2% der Fälle handelt es sich um den *E. alveolaris* oder *multilocularis*, bei dem der Fuchs den Endwirt darstellt. Der Mensch ist nur ein Fehlzwischenwirt. Die Erreger prägen das morphologische Bild:

– **Unilokuläre Echinokokkose.** Im Zwischenwirt (oder Fehlzwischenwirt) ist das morphologische Bild durch die Parasitenzyste (Hydatide) gekennzeichnet. Sie kommt bevorzugt in der Leber, in Endemiegebieten praktisch aber auch in jedem anderen Organ vor. Die Zysten setzen sich aus einer äußeren lamellierten (makroskopisch milchweißen), stark PAS-positiven Chitinmembran und einer inneren Keimschicht zusammen. Hier bilden sich die meist inneren Tochterblasen (Brutkapseln), die beim Menschen frühzeitig absterben, sodass verkalkte sterile Hydatiden zurückbleiben. Vitale Brutkapseln schließen den

Parasitenkopf (Skolex) mit typischen Häkchen ein. Abgestorbene Brutkapseln setzen die Häkchen frei, die im Ausstrich der Hydatidenflüssigkeit nachweisbar sind.

– **Multilokuläre Echinokokkose.** Die Erkrankung ist gekennzeichnet durch multiple kleine Hydatiden, die eine ausgeprägte entzündliche Reaktion des umgebenden Gewebes hervorrufen. Die Zysten zeigen den Aufbau einer unilokulären Echinokokkose, sind aber wesentlich kleiner. Die entzündliche Reaktion besteht aus einer dichten lymphozytären und eosinophilzelligen Infiltration sowie aus einer stärkeren Vernarbung. Oft sind im Narbengewebe nur noch PAS-positive Reste der Chitinmembran zu finden.

Klinik. Die **unilokulären Echinokokkuszysten** bleiben bis zu einer bestimmten Größe symptomlos, später manifestieren sie sich durch Kompressionserscheinungen: vergrößerte Leber, gespannte schmerzhafte Leberkapsel. Bei der **multilokulären Echinokokkose** steht die progrediente vernarbende Entzündung unter dem klinischen Bild ei-

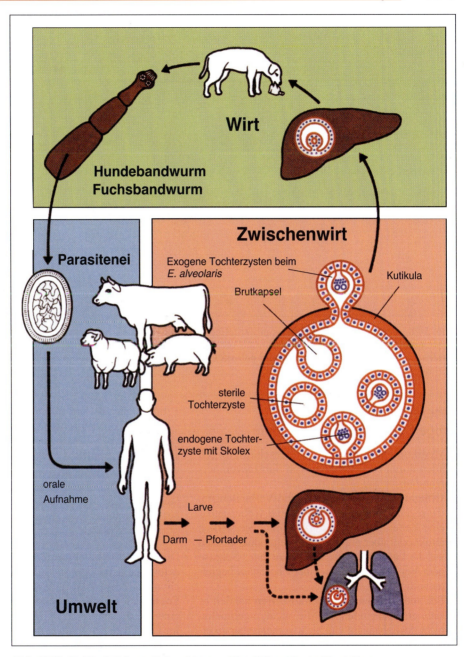

Abb. 5-69. Echinokokkose. Entwicklungszyklus. Schematische Darstellung

nes infiltrierend wachsenden malignen Tumors im Vordergrund. Die Zysten lassen sich sonografisch, computertomografisch oder durch Szintigrafie erfassen. Die Treffsicherheit der Serologie beträgt ca. 70%. Histologisch wird die Diagnose durch den Nachweis PAS-positiver Chitinmembranreste, der Skolizes oder der Skolexhäkchen gesichert.

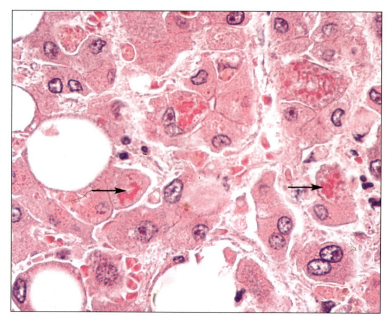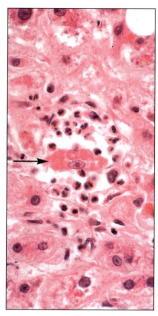

Abb. 5-70. Fettleberhepatitis. Links: großtropfige Leberzellverfettung mit intrazytoplasmatischer Vakuole und verdrängtem Kern. Im Zytoplasma eosinrote verzweigte Mallory-Körper **(Pfeile).** HE-Fbg. **Rechts:** eosinrote, kernlose, aus dem trabekulären Verband gelöste Leberzelle **(Pfeil:** Nekrose) mit leukozytärer Abbaureaktion. HE-Fbg.

Leberveränderungen durch Drogen, Gifte oder Medikamente

• **Medikamentös-toxische Leberschädigungen** werden durch zwei Gruppen von Substanzen hervorgerufen:

– **Obligate Leberschadstoffe** sind Verbindungen, die regelmäßig, dosisabhängig und vorhersagbar eine Leberschädigung hervorrufen. Sie wirken direkt oder über ein Stoffwechselprodukt toxisch auf die Leber und führen meist zu einer Nekrose oder Verfettung, die von einer Cholestase begleitet wird.

– Bei **potenziellen Leberschadstoffen** handelt es sich um Verbindungen, die nicht regelmäßig, nicht dosisabhängig und nicht vorhersagbar zu einer Leberschädigung führen. Der Wirkungsmechanismus kann über eine Überempfindlichkeitsreaktion oder über einen Enzymdefekt stattfinden. Histologisch manifestieren sich die Leberschäden in Form einer hepatozellulären Verfettung, einer Cholestase (z. B. bei Ovulationshemmern), einer cholestatischen Hepatitis (Antibiotika, Antirheumatika, Antimykotika), einer unspezifischen reaktiven Hepatitis (Penicillin- oder -Streptomyzinallergie), einer granulomatösen Sarkoidose-ähnlichen Hepatitis (Sulfonamide, Halothan, Phenylbu-

tazon) oder als Tumor (langfristige Verabreichung von Antikonzeptiva oder Anabolika).

• **Fettleberhepatitis.** Die Fettleberhepatitis ist eine typische, mit Verfettung kombinierte Entzündung der Leber, die – nach einer kontinuierlichen und lang andauernden Noxeneinwirkung – zu einer Leberzirrhose führt. Häufigste Ursache ist der chronische Alkoholabusus.

Die **akute Form** ist gekennzeichnet durch ausgedehnte läppchenzentrale oder panlobuläre Parenchymnekrosen. Häufiger wird die **chronische Form** histologisch nachgewiesen. Sie beginnt mit einer klein- bis großtropfigen Leberzellverfettung. Im Läppchenzentrum liegen die Zeichen einer hydropischen Schwellung vor: deutlich vergrößerte, hellzytoplasmatische Hepatozyten. Ferner findet man im Zytoplasma der Hepatozyten klumpige oder hirschgeweihartig verzweigte eosinrote Einlagerungen (alkoholisches Hyalin, Mallory-Körper). Die geschädigten Hepatozyten gehen zugrunde, werden leukozytär abgebaut und durch Narbengewebe ersetzt. Im Läppchenzentrum entwickelt sich eine Maschendrahtfibrose (kollagene Fasern um einzelne Hepatozyten), die sich in die Peripherie ausdehnt und in einem zirrhotischen Umbau endet.

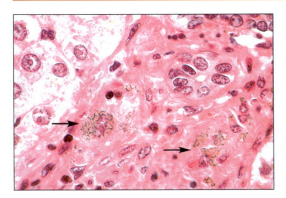 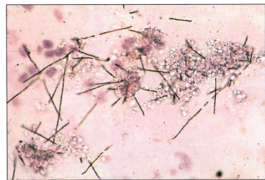

Abb. 5-71. Thorotrastose der Leber. Links: Thorotrastgranulom mit eingelagerten bräunlichen Granula **(Pfeile)**. HE-Fbg. **Rechts:** Darstellung der Strahlenspuren im Mikroautoradiogramm.

Leberfibrosen

Eine Leberfibrose ist gekennzeichnet durch eine Vermehrung des kollagenen Bindegewebes, die zu einer gestörten, aber nicht aufgehobenen Läppchenstruktur fuhrt. Diese Veränderung kann in der ganzen Leber oder nur herdförmig auftreten. Man unterscheidet portale und intralobuläre sowie stationäre und progrediente Fibrosen. Große fibrosierte Leberareale treten bei der Narbenleber auf.

• **Intralobuläre Fibrosen** kommen als Folge einer alkoholischen Hepatitis sowie bei chronischer Blutstauung (Stauungsfibrose) vor. Sie sind bevorzugt läppchenzentral lokalisiert und können – als aktive Fibrosen – in eine Leberzirrhose übergehen.

• **Portale Fibrosen** entwickeln sich als Komplikation einer chronischen Hepatitis. In diesen Formenkreis gehören auch die biliären Fibrosen. Eine besondere Form der Portalfibrose stellt die **strahleninduzierte Thorotrastfibrose** dar. Diese Verbindung wurde bis Anfang der 50er-Jahre als Röntgenkontrastmittel sowohl lokal als auch intravenös verabreicht. Es handelt sich um ein Thoriumdioxydhaltiges Mittel (α-Strahler), das nicht ausgeschieden, sondern in den Zellen des MPS (Leber, Knochenmark und Milz) abgelagert wird. In der Leber entstehen kleine Granulome, die goldgelbe Granula speichern. Selektiv lässt sich Thorotrast durch seine ionisierenden Eigenschaften im Mikroautoradiogramm nachweisen.

Die Narbenleber stellt den Endzustand einer abgelaufenen Leberdystrophie dar. Auch andere Entzündungen (z.B. luetische Gummata) können zu umschriebenen Vernarbungen führen.

Leberzirrhosen

Bei der Leberzirrhose kommt es nach einer Parenchymzerstörung zu einem Verlust der Läppchenarchitektur durch eine Bindegewebsvermehrung, die von einem knotigen parenchymatösen Regenerationsprozess begleitet wird. Beide Veränderungen führen zu einer erheblichen Störung der intrahepatischen Blutzirkulation.

Zu den **häufigsten Ursachen** einer Leberzirrhose zählen der chronische Alkoholabusus (über eine Fettleberhepatitis) und die Folgen einer Virushepatitis (besonders vom Typ B und C).

Seltenere Ursachen sind die Siderophilie, metabolische Erkrankungen (Speicherkrankheiten, α_1-Antitrypsinmangel) und toxische Verbindungen (Medikamente, Gifte). Zu einer Zirrhose führen auch Störungen in der Gallezirkulation (biliäre Zirrhose) sowie eine chronische Blutstauung (Cirrhose cardiaque).

Formalpathogenetisch entsteht eine Leberzirrhose durch Zerstörung von Leberparenchym (Einzel-, Gruppenzell- und Mottenfraßnekrosen sowie Massennekrosen bei Dystrophie), das durch Narbengewebe (septal oder flächenhaft angeordnet) ersetzt wird und teilweise knotig regeneriert (Parenchymumbau). Das neu gebildete Bindegewebe kann – als passive portozentrale Septen – den nekrotisch bedingten Parenchym- und Gitterfaserkollaps ersetzen oder – als aktive Septen – von den entzündlich infiltrierten und vernarbten Portalfeldern auf das periportale Parenchym übergreifen. **Folgen** sind in beiden Fällen erhebliche Durchblutungsstörungen, die oft zu weiteren Parenchymnekrosen führen oder den Pfortaderdruck stark erhöhen.

Systematik der Leberzirrhosen. Unter Berücksichtigung der **Größe der Regeneratknoten** unterscheidet man (besonders makroskopisch):

– Die **mikronoduläre Leberzirrhose** mit 1 bis 3 mm großen Parenchymregeneraten, die von zarten bindegewebigen Septen getrennt werden. Diese Zirrhoseform ist meist auf eine chronisch aktive Hepatitis B oder C, eine alkoholbedingte Fettleberhepatitis sowie, seltener, auf eine Hämochromatose bzw. Strahlen- oder Gifteinwirkung zurückzuführen.

– Die **makronoduläre Form** (Regeneratknoten im Durchmesser über 3 mm groß) entsteht, wenn die auslösende Hepatitis (Virushepatitis, Kupferspeicherkrankheit, Intoxikationen) in Schüben verläuft. Auch primär sehr ausgedehnte Parenchymnekrosen führen zur Bildung größerer Narbenfelder, so z. B. bei der postdystrophischen Leberzirrhose nach fulminanter Virushepatitis oder nach bestimmten Intoxikationen (Knollenblätterpilzvergiftung).

– Nicht selten sind die **Mischzirrhosen**, die sich aus einer Kombination der beiden oben genannten Formen zusammensetzen.

Unter Berücksichtigung der **Pathogenese** lassen sich folgende Zirrhoseformen abgrenzen:

• **Entzündlich bedingte portale Zirrhosen nach Hepatitis.** Es handelt sich meist um eine mikronoduläre Leberzirrhose mit kleinen Parenchymregeneratknoten, die von zarten bindegewebigen Septen begrenzt werden. Histologisch sind folgende Geweberänderungen nachzuweisen:

– **Regeneratknoten.** Bei schwacher Vergrößerung sieht man kleine und mittelgroße Parenchyminseln. Sie bestehen aus trabekulär gestaltetem, aber nicht mehr geordnetem Lebergewebe. Das heißt, die typische radiäre Anordnung um Zentralvenen ist nicht mehr erkennbar. Die Leberzellen weisen die gewohnte Gestaltung auf. Unter Berücksichtigung der kausalen Pathogenese können in unterschiedlicher Ausprägung Begleitveränderungen (z. B. eine Leberzellverfettung) auftreten. Auch die **Komplikationen** im Krankheitsverlauf können sich morphologisch manifestieren: Cholestase bei einem allgemeinen Ikterus, Parenchymnekrosen bei einem Hepatitisrezidiv oder bei Durchblutungsstörungen (Blutdruckabfall bei Schock).

– **Bindegewebsvermehrung.** Histologisch lassen sich meist schmale, kollagenfaserreiche Septen

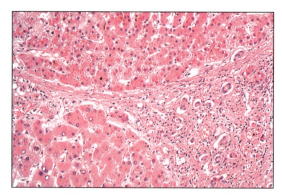

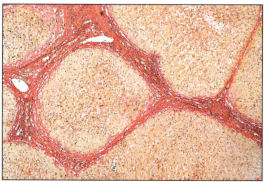

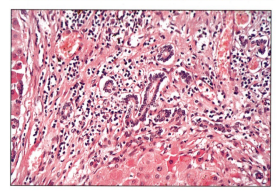

Abb. 5-72. Septale Leberzirrhose. Knotiger Umbau der Leber mit zarten bindegewebigen Septen. **Oben:** HE-Fbg. **Mitte:** Gieson-Fbg. **Unten:** entzündlich infiltrierte Septen mit Pseudogallengangswucherungen. HE-Fbg.

finden, die das Lebergewebe aufteilen. Einzelne kollagene Fasern können auch in die Peripherie der Regeneratknoten einstrahlen.

– **Entzündliche Infiltrate** finden sich in den Portalfeldern und in den bindegewebigen Septen. Dabei handelt es sich um eine rundzellige Infiltration, die Ausdruck der Progredienz des zirrhotischen Prozesses sein kann.

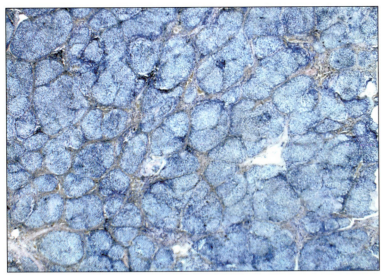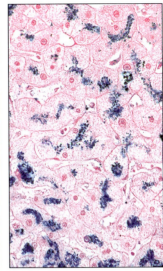

Abb. 5-73. Pigmentzirrhose. Links: Übersichtsbild einer kleinknotig zirrhotisch umgebauten Leber. Das Leberparenchym ist stark mit Eisen beladen. **Rechts:** Bei stärkerer Vergrößerung erkennt man Eisenablagerungen in den Hepatozyten. Berliner-Blau-Reaktion.

– Als Zeichen einer **Regeneration** sind auch gewucherte Pseudogallengänge zu werten, die sich im Bereich der neugebildeten Septen nachweisen lassen. Sie entsprechen morphologisch kleineren, teils soliden, teils drüsigen Strukturen.

• **Postdystrophische Leberzirrhose.** Diese Form zeigt Veränderungen, die einer portalen Leberzirrhose entsprechen; allerdings sind die Regeneratknoten und die Narbenfelder wesentlich größer.

• Die **Pigmentzirrhose** wird als Spätkomplikation einer Siderophilie (Hämochromatose) beobachtet. Histologisch findet man folgende Gewebeveränderungen:
– **Septale Zirrhose** mit kleinknotigem Umbau und zarten Septen.
– **Pigmentzirrhose** mit einer besonders ausgeprägten Ablagerung von eisenhaltigem Pigment. In den Leberbälkchen erkennt man in der HE-Färbung intrazytoplasmatisches, gelb- bis rostbraunes, grobscholliges Pigment, das sich selektiv durch die Berliner-Blau-Reaktion identifizieren lässt. Eisenhaltiges Pigment kann auch in den Kupffer-Zellen sowie in Makrophagen im Bindegewebe auftreten. Bei einer Hämochromatose lassen sich auch reichlich Eisenablagerungen in den Epithelien der Gallengänge finden.

• Bei der **biliären Leberzirrhose** steht der Gallenstau morphologisch im Vordergrund. Es gibt primäre Formen (primär nicht eitrige destruierende Cholangitis, sklerosierende Cholangitis) und sekundäre Formen, bei denen zunächst eine Cholestase (z. B. bei einem Verschluss der extrahepatischen Gallenwege) den zirrhotischen Prozess einleitet. Das histologische Bild ist gekennzeichnet durch:
– eine **Portalfibrose** mit stark narbig verbreiterten Portalfeldern.
– Zeichen einer schweren **Cholestase** mit reichlich Gallenthromben zwischen den Hepatozyten und Gallentröpfchen im Zytoplasma der Leberzellen. Entsprechend der kausalen Pathogenese finden sich weitere begleitende Veränderungen (Entzündungszeichen in den Portalfeldern oder in den Gallengängen, Riesenzellen).

• **Cirrhose cardiaque.** Sehr selten wird ein vollständiger zirrhotischer Umbau nach einer chronischen Blutstauung der Leber beobachtet. Bei einer chronischen Rechtsherzinsuffizienz oder bei einer Pericarditis constrictiva entwickelt sich zunächst eine Stauungsfibrose. Wenn die Patienten 10 oder mehr Jahre überleben, kann diese Veränderung in eine Zirrhose übergehen.

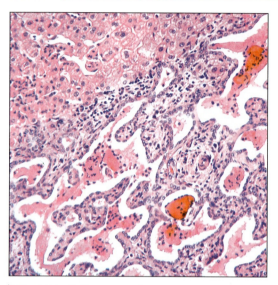

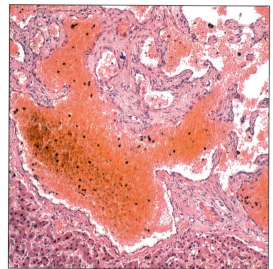

Abb. 5-74. Gallengangsadenom. In einem fibrosierten Stroma finden sich Gallengänge, die in den ausgeweiteten Lichtungen Galle einschließen. HE-Fbg.

Abb. 5-75. Kavernöses Hämangiom. Im Leberparenchym finden sich ausgeweitete Hohlräume, die mit Blut angefüllt sind. HE-Fbg.

Tumoren

In der Leber kommen Tumoren und tumorartige Veränderungen vor. Die Tumoren können primär in diesem Organ entstehen oder sich sekundär als Metastasen entwickeln. Die primären Neubildungen werden unterteilt nach dem Muttergewebe, aus dem sie hervorgehen (epitheliale, mesenchymale und Mischgeschwülste) sowie nach ihrer Dignität in gut- und bösartig.

Gutartige Lebertumoren und tumorartige Veränderungen

• **Fokale noduläre Hyperplasie.** Es handelt sich um eine gutartige, in 80% der Fälle isoliert vorkommende Proliferation von Hepatozyten, die meist bis zu 5 cm im Durchmesser groß ist. Noduläre Hyperplasien zeigen keine eigene Bindegewebekapsel, können aber reichlich Bindegewebe sowie Gallengänge einschließen. Die Veränderungen sind besonders nach langfristiger Applikation von Ovulationshemmern oder Androgenen beobachtet worden. Bei der diffusen nodulären regenerativen Leberzellhyperplasie bleibt die Leberstruktur (Portalfelder) erhalten.

• **Leberzelladenom** (gutartiges Hepatom). Gutartiger, meist abgekapselter Tumor, der aus normal aussehenden, aber etwas größeren Hepatozyten besteht. Die Neubildung kann isoliert oder multipel vorkommen in einer sonst normalen Leber. Portalfelder, Zentralvenen und Gallengänge fehlen. Die Adenomzellen weisen einen soliden oder breittrabekulären Aufbau auf.

• **Gallengangsneubildungen.** Gutartige Neubildungen der Gallengänge werden als Gallengangsadenome bezeichnet. Häufig sind tumorartige Gallengangsveränderungen, bei denen die Gallengangswucherung mit einer stärkeren Stromavermehrung einhergeht (Cholangiofibrose bzw. Cholangiofibrome). Diese Veränderungen sind nur schwer von Mikrohamartomen (Meyenburg-Komplex) abzugrenzen, die meist multipel und subkapsulär lokalisiert sind. Zu den Gallengangsadenomen zählen auch die intrahepatischen Gangadenome, Kystadenome und die biliäre Papillomatose.

• **Kavernöses Hämangiom.** Unter den gutartigen mesenchymalen Neubildungen ist das kavernöse Hämangiom (Kavernom) zu nennen. Es wird in der Regel zufällig sonografisch oder im Rahmen einer Laparotomie nachgewiesen. Histologisch liegt ein umschriebener, aber nicht abgekapselter Knoten vor, der aus unterschiedlich großen, mit Blut gefüllten Hohlräumen besteht. Die Lichtung dieser Hohlräume wird von Endothel ausgekleidet. Hämangiome können thrombosieren und narbig obliterieren.

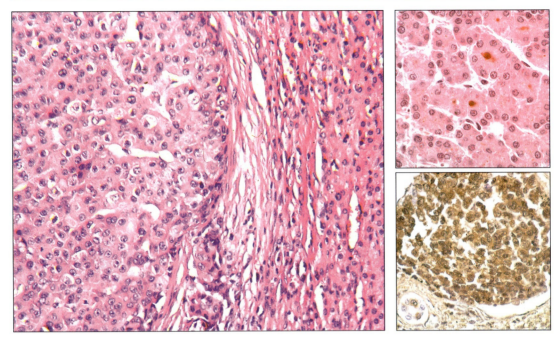

Abb. 5-76. Leberzellkarzinom. Links: trabekulär gestaltetes Leberzellkarzinom. In der Bildmitte eine Pseudo-kapsel, die den Tumor vom erhaltenen Leberparenchym (rechts) trennt. HE-Fbg. **Rechts oben:** gallebildendes Leberzellkarzinom bei stärkerer Vergrößerung. HE-Fbg. **Rechts unten:** α-Fetoprotein-positive Tumorzellen.

Bösartige Lebertumoren

• **Leberzellkarzinom** (malignes Hepatom). Diese bösartige Neubildung tritt in den meisten Fällen auf dem Boden einer Leberzirrhose auf. Ein kausalpathogenetischer Zusammenhang besteht mit verschiedenen Noxen: Hepatitis B und C, Arsen, Pestizide, natürliche Gifte (Aflatoxin), Anabolika und Androgene. Eine höhere Entartungsrate kommt bei Pigmentzirrhosen vor.

Das **histologische Bild** zeigt:
– einen **unscharf begrenzten Tumor** in einer zirrhotisch umgebauten Leber.
– Die **Tumorzellen erinnern an normale Hepatozyten**, weisen aber eine unterschiedliche Kern- und Zytoplasmaanfärbbarkeit auf. Mitosen sind häufig. Ferner lassen sich mehrkernige Tumorzellen finden. Diese Geschwulstzellen können eine trabekuläre, pseudoglanduläre (azinär), solide oder szirrhöse Anordnung zeigen. Gelegentlich lassen sich zwischen den Tumorzellen kleine Gallezylinder (gallebildendes Leberzellkarzinom) finden. Das maligne Hepatom ist stromaarm, aber stark vaskularisiert. Bei der fibrolamellären Form liegen die strangförmig angeordneten Karzinomzellen in einem fibrosierten, kollagenfaserreichen Gewebe, das parallel zu den Tumorsträngen ausgerichtet ist. Diese Variante kommt meist in einer nicht zirrhotischen Leber vor. Bei der szirrhösen Form werden kleine Tumorinseln von einem faserreichen Stroma eingeschlossen.
– **Tumoreinbruch in Blutgefäße.** Gesichert wird die Diagnose »Karzinom« durch den Nachweis eines Einbruchs von Tumorzellen in die Lichtung von Kapillaren.
– **Tumormarker.** Etwa 70% der Leberzellkarzinome sind immunhistochemisch α-Fetoprotein-positiv.

Zu den **zytologischen Varianten** des Leberzellkarzinoms zählen pleomorphe, hellzellige, riesenzellige und pseudosarkomatöse Leberzellkarzinome.

Klinik. In einer Frühphase der Tumorentwicklung wird die klinische Symptomatik durch die meist vorhandene Leberzirrhose beherrscht: Ikterus, Aszites, Leberinsuffizienz und portale Hypertension. Zu den ersten Zeichen einer malignen Entartung gehört die **Feststellung eines therapieresistenten Aszites**. Dieser Befund ist auf eine plötzliche und persistierende Erhöhung des portalen Drucks durch Tumorthrombosen (Einbruch in das intrahepatische Pfortadersystem) zurückzuführen.

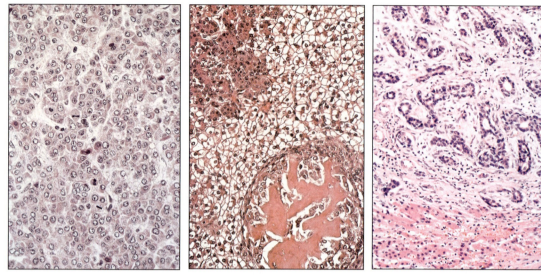

Abb. 5-77. Links: Hepatoblastom vom epitheloiden Typ mit kleinen Tumorzellen, die an Hepatozyten erinnern. HE-Fbg. **Mitte:** Bei der gemischten Form findet man – neben einer epithelialen Komponente (hier mit hellzelligem Aufbau) – mesenchymale Anteile (Knochen). HE-Fbg. **Rechts:** Gallengangskarzinom. In einem faserreichen Stroma Verbände eines drüsenbildenden Karzinoms. HE-Fbg.

• **Hepatoblastom.** Zu den Mischtumoren der Leber zählt das in der Regel maligne, früh metastasierende Hepatoblastom, das in 90% der Fälle vor dem 5. Lebensjahr klinisch manifest wird. Histologisch sieht man einen Mischtumor, der aus epithelialen und mesenchymalen Anteilen (Bindegewebe, Muskulatur, Knorpel, Knochen) besteht. Man unterscheidet einen epithelialen Typ (56% der Hepatoblastome) mit fetalem und/oder embryonalem Aufbau und einer gemischten epithelialen/mesenchymalen Form (44% aller Tumoren).

• **Gallengangskarzinom** (Cholangiokarzinom, malignes Cholangiom). Es handelt sich um ein primäres Leberkarzinom, das von den intrahepatischen Gallengängen ausgeht und sich sowohl klinisch als auch morphologisch vom Leberzellkarzinom unterscheidet. Kausalpathogenetisch ist lediglich ein Zusammenhang mit einem parasitären Leberbefall (Clonorchiase und Opisthorchiase) beschrieben worden.

Histologisch sind folgende Befunde von diagnostischer Bedeutung:

– **Unifokales Wachstum.** Im Gegensatz zum Leberzellkarzinom zeigt das Gallengangskarzinom meist nur einen großen Knoten, bevorzugt in Hilumnähe.

– **Adenokarzinom** mit drüsenbildenden, meist tubulär gestalteten Strukturen. Eine Verschleimung kann vorkommen. Neubildungen mit kleinen Drüsen werden als cholangiozelluläre Karzinome bezeichnet. Zu den zytologischen Varianten zählen verschleimte, siegelringzellige, adenosquamöse, spindelzellige und mukoepidermoide Formen.

– **Metastasierung.** Die Neubildung zeigt nur vereinzelte Gefäßeinbrüche und metastasiert bevorzugt auf lymphogenem Wege.

– Meist kein zirrhotischer Umbau in der tumorfreien Leber.

– **Kollagenfaserreiches Tumorstroma**.

– Das Karzinom ist **α-Fetoprotein-negativ**.

• **Malignes Hämangioendotheliom – Hämangiosarkom der Leber.** Es handelt sich um eine maligne Neubildung der Leber, die von Endothelien ausgeht. Zu den bekannten Noxen, die als Ursache zählen, gehören die Strahleneinwirkung von α-Thoriumdioxyd (nach Thorotrastspeicherung) und die chronische Arsenintoxikation (z. B. als »Winzerkrebs«).

Histologische Befunde:

– Sehr **blutreiche Tumorknoten** (großer Primärtumor mit kleinen Satellitenknötchen) ohne Kapsel.

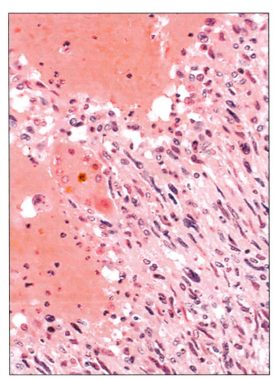

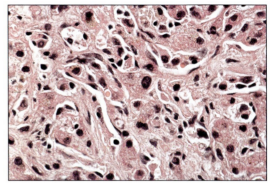

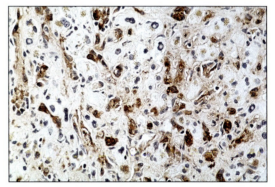

Abb. 5-78. Hämangioendotheliom. Spindelzellig aufgebauter Tumor mit ausgeprägten Kernatypien, ausgedehnten Blutungen und eingeschlossenen ortsständigen Hepatozyten. HE-Fbg.

Abb. 5-79. Epitheloides Hämangioendotheliom. Der Tumor zeigt in der HE-Fbg. **(oben)** einen epithelähnlichen Aufbau. Die Tumorzellen exprimieren Faktor VIII **(unten:** Immunhistochemie).

– Der Tumorknoten besteht aus gewucherten spindeligen Zellen, die **blutreiche Hohlräume** bilden oder als solide Neubildungen vorkommen. Im Tumorgewebe eingeschlossen finden sich isolierte oder kleinere Gruppen von noch erhaltenen Hepatozyten.

– **Malignitätszeichen** wie Mitosen und Zellatypien kommen häufiger vor.

– **Immunhistochemie.** Die immunhistochemischen Reaktionen zum Nachweis von Endothelien (Willebrand-Faktor VIII und PNA) sind positiv, die epithelialen Marker negativ.

– Der Tumor setzt **frühzeitig Fernmetastasen** (Lunge).

Beim **epitheloiden Hämangioendotheliom** liegt eine niedrigmaligne Neubildung der Leber, Weichteile oder Knochen vor. In 65% der Fälle sind Frauen betroffen. Große Tumoren manifestieren sich als Hepatomegalie. Zu den **Komplikationen** zählen Tumorruptur mit Hämoperitoneum, Budd-Chiari-

ähnliche Befunde, portale Hypertension und Leberversagen.

Die multiplen Tumorknoten wachsen entlang der Sinusoide, Lebervenen und Portalvenenäste; sie können die Leberkapsel infiltrieren,. Die hepatozytenähnlichen Tumorzellen zeigen einen hellzelligen Aufbau und atypische Kerne. Immunhistochemisch exprimieren sie Faktor VIII, Antigene CD31 und CD34 sowie Vimentin und Laminin. Elektronenmikroskopisch zeigen sie Eigenschaften endothelialer Zellen: Basallamina, pinozytotische Bläschen und Weibel-Palade-Körper.

Leberveränderungen bei Systemerkrankungen

• **Extramedulläre Blutbildung.** Bei einem Ausfall von blutbildendem Knochenmark (Knochenmarkinsuffizienz nach Einwirkung von Giften, Medikamenten oder Strahlen, Knochenmarkverdrängung durch Osteomyelofibrose oder Tumorinfiltration [Leukämien, Plasmozytom, Knochenmarkkarzinose]) entwickelt sich eine extramedulläre Blutbildung (bevorzugt in Milz und Leber).

Histologisch sieht man Blutbildungsherde in den Lebersinuoiden. Es handelt sich um kleine herdförmige Ansammlungen von unreifen Blutzellen (Vorstufen der Erythro-, Myelo- und Thrombozytopoese). Besonders deutlich sind die Megakaryoblasten-Riesenzellen zu erkennen. Die Zellen der Granulopoese lassen sich selektiv enzymhistochemisch (ASD-Chlor-Azetat-Esterase) nachweisen.

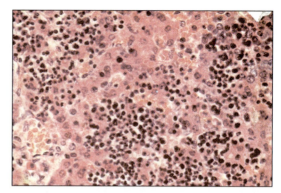

Abb. 5-80. Extramedulläre Blutbildung bei Erythroblastose. Zwischen den Leberbälkchen finden sich dichte Ansammlungen von kernhaltigen Zellen der roten Blutreihe. HE-Fbg.

• **Leukämien.** Die Leber ist bei einer Leukämie infiltriert und zeigt – in Abhängigkeit von der Leukämieart – unterschiedliche feingewebliche Veränderungen.

– Bei der **chronischen lymphatischen Leukämie** findet man eine herdförmige, portalbetonte Infiltration aus reifen Lymphozyten (kleine Zellen mit chromatindichtem Kern und nur spärlich angelegtem Zytoplasma). Ferner kommen auch in den Sinuoiden Leukämiezellen vor. Immunhistochemisch sind die Lymphozytenmarker positiv.

– Bei der **myeloischen Leukämie** sieht man eine überwiegend diffuse Infiltration der Leber. In der Lichtung der Sinuoide treten unreife und reife Zellen der Myelopoese auf (buntes Zellbild). Die verschiedenen Stufen der Hämopoese lassen sich zytologisch (Giemsa-gefärbter Semidünnschnitt) und enzymhistochemisch differenzieren.

• **Maligne Lymphome.** Die Leber ist bei verschiedenen Lymphomarten (Hodgkin- und Non-Hodgkin-Lymphome im Stadium IV) betroffen. Diagnose und Differenzialdiagnose werden zytohistologisch und immunhistochemisch gestellt.

• **Lebermetastasen.** Die Leber ist besonders häufig Sitz einer hämatogenen Absiedelung.

– Metastasen über die A. hepatica propria. Meist handelt es sich um primäre Mamma- und Lungenkarzinome, aber auch andere Neubildungen können in die Leber metastasieren (Nierenkarzinom, Melanom, Sarkome).

– Pfortadermetastasen von Magen-Darm-Tumoren.

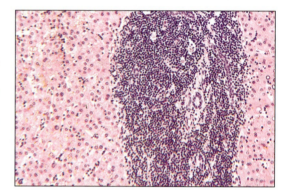

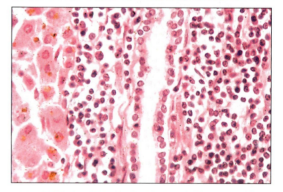

Abb. 5-81. Leukämische Leberinfiltrate. Oben: herdförmige rundzellige Infiltration eines Portalfeldes bei chronischer lymphatischer Leukämie. HE-Fbg. **Unten:** diffuse Infiltration der Lebersinuoide bei unreifzelliger myeloischer Leukämie. HE-Fbg.

Gallenblase

Stoffwechselstörungen

• **Cholesteatose der Gallenblase** (Cholesterolose, »Stippchengallenblase«). Bei dieser Gallenblasenveränderung besteht eine abnorme Speicherung von Cholesterin, Cholesterinestern und anderen Lipiden in Makrophagen der Schleimhaut.

Histologisch findet man folgende Befunde:
– Im HE-gefärbten Schnitt zeigen sich die Spitzen der Schleimhautfalten plump verdickt. Im Stroma liegen kleinere Ansammlungen von hellen, lipidreichen Makrophagen vor.
– In der Sudan-Färbung werden die Lipide selektiv orangerot dargestellt. Im polarisierten Licht erkennt man doppelbrechende Cholesterinkristalle.

Klinik. Das Bild einer Cholesteatose findet man in ca. 20% der operativ entfernten Gallenblasen. Die Veränderung kommt bevorzugt bei über 50 Jahre alten Frauen vor und zeigt keinen Krankheitswert. Somit stellt sie lediglich einen histologischen Zufallsbefund dar.

Tumoren und tumorartige Veränderungen

• Das **Gallenblasenkarzinom** entspricht histologisch einem drüsenbildenden Karzinom. Weitere histologische Typen sind das solide entdifferenzierte Karzinom, das Adenokankroid oder Adenoakanthom sowie das Plattenepithelkarzinom. Der Tumor infiltriert alle Wandschichten des Organs und wird nicht selten sowohl makroskopisch als auch histologisch durch die Vernarbung maskiert. Die epithelialen Marker (Panzytokeratin, EMA) sind positiv. Im Bereich des Gallenblasenhalses sind die Karzinomverbände von hyperplastischen Drüsen abzugrenzen.

Zu den Vorstufen eines Gallenblasenkarzinoms zählt das **Carcinoma in situ**. Es zeigt sehr dunkle Epithelien, infiltriert aber nicht das darunter liegende Stroma. Die Veränderung lässt sich selektiv immunhistochemisch mit CEA nachweisen.

Klinik. Etwa 70% aller Gallenblasenkarzinome entwickeln sich auf dem Boden einer chronischen vernarbten Cholezystitis bei Cholelithiasis. Karzinome können auch primär in einem extrahepatischen Gallengang entstehen. Große Leberhilumneubildungen werden als Klatskin-Tumor bezeichnet.

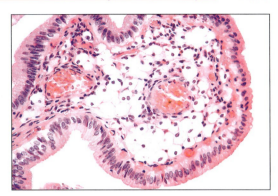

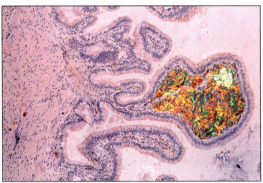

Abb. 5-82. Cholesteatose der Gallenblase. Oben: hellzellige Makrophagen im Stroma der Schleimhautfalten. HE-Fbg. **Unten:** doppelbrechende Cholesterinkristalle. Sudan-Fbg. Polarisation.

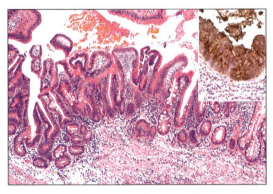

Abb. 5-83. Carcinoma in situ der Gallenblase. Ausgeprägte Zellatypien in der Schleimhaut. HE-Fbg. **Inset:** CEA-positive Epithelzellen.

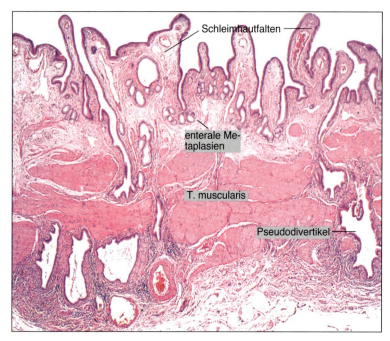
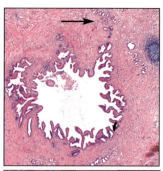
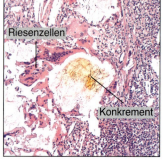

Abb. 5-84. Chronische Cholezystitis. Links: plumpe Schleimhautfalten mit fibrosiertem, leicht entzündlich infiltriertem Stroma und mukoiden Drüsen. Unter der deutlich verdickten T. muscularis von Epithel ausgekleidete Pseudodivertikel. HE-Fbg. **Rechts oben:** hyperplastische Drüsen im Gallenblasenhalsbereich **(Pfeil).** HE-Fbg. **Rechts unten:** Cholegranulom. HE-Fbg.

Entzündungen

• **Akute Cholezystitis.** In den meisten Fällen handelt es sich um einen frischen entzündlichen Schub auf dem Boden einer chronischen Cholezystitis. Unter Berücksichtigung des vorherrschenden entzündlichen Exsudates unterscheidet man eitrige, phlegmonöse, ulzerierende, gangränöse und hämorrhagische Formen. Die Eiteransammlung in der Gallenblasenlichtung bezeichnet man als Empyem.

• **Chronische Cholezystitis.** Sehr häufig ist die chronische Entzündung mit einem Steinleiden der Gallenblase vergesellschaftet.

Histologische Befunde:
– **Schleimhautentzündung.** Die Schleimhautfalten sind plump verdickt und weisen eine entzündliche Infiltration des Stromas auf (Lymphozyten und Plasmazellen).
– **Enterale Metaplasien.** Im Stroma finden sich kleinere Ansammlungen von mukoiden Drüsen, die an Brunner-Drüsen erinnern.
– **Schleimhautpseudodivertikel.** Als Folge des erhöhten intraluminalen Druckes (z. B. bei einge-

klemmtem Stein im Ductus cysticus) kommt es zu einer Ausstülpung der Schleimhaut, die bis unter die Tunica muscularis reichen kann. Hier sieht man Hohlräume, die von Zylinderepithel ausgekleidet sind und Galle enthalten können.
– **Cholegranulome.** Die Galle in den tiefen Pseudodivertikeln kann auskristallisieren und Konkremente bilden. Diese zerstören das auskleidende Epithel der Pseudodivertikel, sodass Galle auf das umgebende Stroma übergreift. Auf diesem Wege wird eine entzündliche Stromareaktion mit Riesenzellen vom Fremdkörpertypus hervorgerufen.
– **Hyperplasie der Drüsen im Gallenblasenhalsbereich.** In der Umgebung der Lichtung des Ductus cysticus finden sich kleinere Ansammlungen von Drüsen, die bei einer chronischen Entzündung herdförmig hyperplastisch werden und ein Adenokarzinom vortäuschen können.

• **Porzellangallenblase.** Eine sehr lang andauernde Gallenblasenentzündung führt zu einer ausgeprägten Wandvernarbung. Häufig lassen sich die ursprünglichen Wandstrukturen (Schleimhaut, Muskulatur) nicht mehr nachweisen.

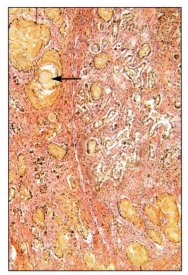
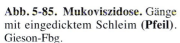
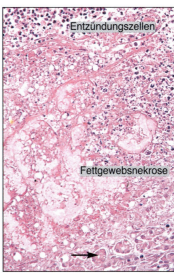
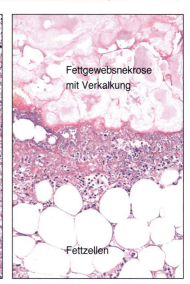

Abb. 5-85. Mukoviszidose. Gänge mit eingedicktem Schleim (**Pfeil**). Gieson-Fbg.

Abb. 5-86. Akute Pankreatitis. Links: Nekrose von Pankreasparenchym und Fettgewebe. Entzündliche Demarkation (**Pfeil**: erhaltenes Parenchym). **Rechts:** Fettkalkspritzer. HE-Fbg.

Exokrines Pankreas

Angeborene Erkrankungen

• **Mukoviszidose** (zystische Pankreasfibrose). Die Mukoviszidose ist die häufigste angeborene Stoffwechselerkrankung im Kindesalter (ein Krankheitsfall unter 2 000 Neugeborenen). Sie wird autosomal rezessiv vererbt.

Histologische Befunde:
– **Gangektasie.** Die kleinen und großen Gänge sind ausgeweitet und mit dichten Schleimmassen angefüllt. Durch fortschreitenden Schleimstau kommt es zu einer zystischen Umwandlung dieser Gänge.
– **Interstitielle Fibrose – Parenchymatrophie.** Neben den Gangveränderungen entwickelt sich eine progrediente interstitielle Fibrose, die zu einer Parenchymatrophie führt.
– Die **Langerhans-Inseln** bleiben erhalten und sind im fibrotischen Gewebe gut erkennbar.

Klinik. Die beschriebenen Veränderungen des Pankreasparenchyms haben eine exokrine Pankreasinsuffizienz zur Folge. Ähnliche Veränderungen kommen auch in den Drüsen anderer Organe (Darm, Respirationstrakt, Leber und Genitalorgane) vor. Über die Schweißdrüsen kommt es zu einer erhöhten Kochsalzausscheidung.

Entzündungen

• **Akute Pankreatitis.** Es handelt sich um eine besondere Entzündungsform, bei der formalpathogenetisch die exokrinen Pankreasenzyme eine besondere Rolle spielen. Zu den **wichtigsten Ursachen** zählen der chronische Alkoholismus und das Gallensteinleiden. Als seltene Ursachen sind Infektionen (Mumpsvirus, Coxsackie-Virus), Medikamente oder Hyperparathyreoidismus zu nennen. Man unterscheidet:
– Milde Formen einer akuten Pankreatitis (ca. 90% aller Fälle) weisen nur ein interstitielles entzündliches Ödem (Schweregrad I) und disseminierte Fettgewebsnekrosen (Schweregrad II) auf.
– Schwere Formen einer akuten nekrotisierenden oder hämorrhagischen Pankreatitis (Schweregrad III) können bis zur Pankreasapoplexie reichen (Schweregrad IV).

Histologische Befunde einer schweren Pankreatitis:
– **Interstitielles Ödem – disseminierte Fettgewebsnekrosen.** Zunächst finden sich die Veränderungen nach Art einer milden Pankreatitis. Das Fettgewebe setzt im Rahmen der Nekrose Fettsäuren frei, die hämatoxylinblaue Kalkablagerungen (Fettkalkspritzer) bilden.
– **Ausbreitung der Nekrosen im Pankreas sowie peripher.** Pankreasparenchym sowie Fettgewebe gehen zugrunde. Es kommt zu einem Verlust der

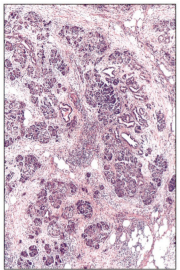 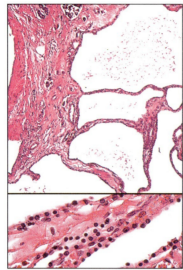 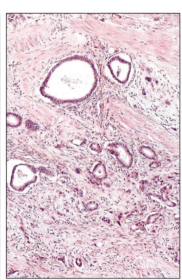

Abb. 5-87. Chronische Pankreatitis. Fibrose und Atrophie des Drüsenkörpers. HE-Fbg.

Abb. 5-88. Seröses Kystadenom. Hohlräume mit einem abgeflachten Epithel. HE-Fbg.

Abb. 5-89. Drüsenbildendes Pankreaskarzinom. HE-Fbg.

Kernzeichnung. In den Fettzellen sieht man kleine amorphe Massen mit Lücken.

– **Entzündliche Reaktion.** Das Zwischengewebe zeigt eine unterschiedlich ausgeprägte entzündliche Infiltration aus Leukozyten, die bevorzugt in der Peripherie der Nekrosen lokalisiert sind.

– **Intravasale Gerinnung.** In der Lichtung kleinerer Blutgefäße erkennt man homogene eosinrote Thromben aus Fibrin und Thrombozyten.

– **Hämorrhagische Form – Pankreasapoplexie.** Bei schweren Formen kommt es zu ausgedehnten Blutungen. Die schwerste Manifestation der Pankreatitis ist die Gesamtnekrose des Organs, die als Pankreasapoplexie bezeichnet wird.

• **Chronische Pankreatitis.** Eine chronische Entzündung kann sich schleichend entwickeln (meist Folge eines chronischen Alkoholismus) oder nach einer akuten Pankreatitis entstehen. Im Vordergrund steht eine ausgeprägte interstitielle Fibrose. Das Parenchym geht kontinuierlich zugrunde, dabei bleiben die Langerhans-Inseln weitgehend erhalten. Die feingeweblichen Veränderungen sind häufig nur schwer von einem Pankreaskarzinom abzugrenzen.

Tumoren

• **Gutartige exokrine Pankreastumoren** sind selten (Azinuszelltumor, intraduktales Papillom). Zu den besonderen Formen zählen die serösen und muzinösen Adenokystome, die morphologisch den entsprechenden Ovarialtumoren vergleichbar sind. Die Geschwülste können gut- und bösartig verlaufen. Histologische Befunde:

– **Mikrozystisches seröses Kystadenom.** Der Tumor besteht aus multiplen kleinen Hohlräumen, die von PAS-negativen kubischen Zellen ausgekleidet werden. Im Zentrum des Tumors erkennt man eine sternförmige faserreiche Struktur (Cor).

– **Makrozystisches pseudomuzinöses Kystadenom.** Diese Tumorart bildet größere schleimhaltige Hohlräume, die von zylindrischen, PAS-positiven Epithelien begrenzt werden.

• **Pankreaskarzinom.** Im Pankreas kommen verschiedene histologische Varianten eines Karzinoms vor: drüsenbildende, muzinöse, riesenzellhaltige Karzinome sowie Azinuszellkarzinome. Die häufigsten Pankreaskarzinome zeigen folgendes feingewebliches Bild:

– Einen **kleindrüsigen bis alveolären Aufbau** mit den zytologischen Zeichen der Malignität (Atypien, Mitosen). Das Stroma ist faserreich.

– **Destruktives Wachstum.** Der Tumor zerstört das ortsständige Pankreasgewebe.

– Die **Differenzialdiagnose** gegenüber einer chronischen Pankreatitis kann – besonders im Schnellschnitt – schwierig sein.

• **Gastroenteropankreatische neuroendokrine Tumoren (GEP-NET):** siehe Seite 280

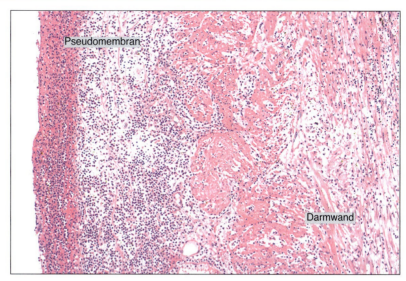

Abb. 5-90. Fibrinös-eitrige Begleitperitonitis. Rechts im Bild: Anteile der Darmwand mit dichter entzündlicher Infiltration. Die linke Bildhälfte zeigt die entzündliche Pseudomembran: Sie besteht aus eosinrotem Fibrin und dichten Ansammlungen von segmentkernigen Leukozyten. Die ursprüngliche Mesothelschicht des Peritoneums ist nicht mehr nachweisbar. HE-Fbg.

Peritoneum

Entzündungen

• Die **Peritonitis** ist meist eine fortgeleitete Entzündung eines intraperitonealen Organs (Appendizitis, Adnexitis, perforierte Cholezystitis, Dickdarmdivertikulitis, Perforation eines peptischen Ulkus) oder Folge einer Verletzung der Bauchdecken. Die Entzündung kann auf das primär entzündete Organ – als Begleitperitonitis – beschränkt bleiben (z. B. bei einer phlegmonösen Appendizitis) oder sich diffus in der gesamten Bauchhöhle ausbreiten (diffuse Peritonitis). Histologisch unterscheidet man folgende Entzündungsformen:

– **Fibrinös-eitrige Peritonitis.** Auf der Serosa (Peritoneum parietale und/oder viscerale) sieht man Pseudomembranen, die aus einem zarten Fibrinnetz bestehen. Hier eingeschlossen lassen sich reichlich Granulozyten mit pyknotischem Kern finden. Diese Veränderungen kommen als typische Serosaauflagerungen im Rahmen einer Begleitperitonitis vor.

– Eine überwiegend **eitrige Peritonitis** tritt nach Perforation eines Hohlorgans (Ulcus pepticum, Divertikel) auf.

– **Nicht erregerbedingte Peritonitiden** kommen bei der akuten Pankreatitis, der galligen Peritonitis (Gallenblasenperforation) oder als Bariumperitonitis nach Perforation eines Kontrasteinlaufs vor.

– Die **primäre chronische Peritonitis** ist selten. Sie manifestiert sich als diffuse fibroplastische Peritonitis mit Verdickung der Darmserosa, des Mesenteriums und des Peritoneum parietale. Die Peritonitis chronica incapsulans bildet eine sackartige Pseudomembran, die große Teile des Darms einschließt.

– **Peritoneale Verwachsungen.** Eine abgelaufene akute Peritonitis kann narbig ausheilen. Dabei entstehen flächenhafte oder strangförmige Verwachsungen, die aus einem kollagenfaserreichen Bindegewebe bestehen.

Unter den **spezifischen Entzündungen des Pankreas** ist besonders die **Tuberkulose** zu erwähnen. Das Peritoneum zeigt auf der Oberfläche multiple kleine Knötchen mit dem typischen epitheloidzelligen Aufbau mit eingeschlossenen mehrkernigen Riesenzellen vom Langhans-Typ.

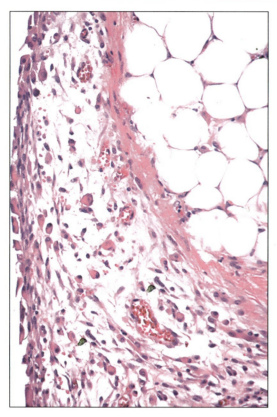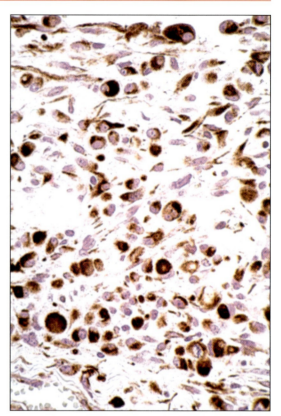

Abb. 5-91. Malignes Mesotheliom des Peritoneums. Diffuse Tumordurchsetzung des großen Netzes. **Links:** HE-Fbg. **Rechts:** Vimentin-Reaktion.

Tumoren

• Im Bereich des Peritoneums kommen am häufigsten **Metastasen** (Peritonealkarzinose) vor. Dabei handelt es sich meist um Absiedelungen eines Magen- oder Ovarialkarzinoms.

Zu den **primären Neubildungen** gehören das gut- und das bösartige Mesotheliom.

• **Gutartiges Peritonealmesotheliom.** Kleine Knötchen bestehen aus gewucherten Serosadeckzellen, die sich besonders im großen Netz ausbreiten.

• **Bösartige Peritonealmesotheliome** sind Neubildungen, die sich im gesamten Bauchraum ausbreiten. Histologisch erinnern sie an ein Adenokarzinom und sind daher histologisch von einer Peritonealkarzinose abzugrenzen. Hilfreich ist die Immunhistochemie: Mesotheliome sind Calretinin-,

Vimentin- und Zytokeratin-positiv sowie CEA-negativ.

Zu den **Sonderformen** zählen der epitheloide Typ mit tubulären oder papillären Strukturen und der fibrös-sarkomatoide (desmoplastische) Typ, der an ein Fibrosarkom erinnert. Beim biphasischen Typ kommen beide Muster gleichzeitig vor.

• Als **Pseudomyxoma peritonei** bezeichnet man die intraperitoneale Ablagerung von Schleim, der aus einer geplatzten Mukozele (Appendix) oder einem rupturierten Pseudomuzinkystom des Ovars stammt. Histologisch sieht man auf der peritonealen Oberfläche kleine Inseln von schleimproduzierenden Drüsen.

Klinik. Die bösartigen Neubildungen des Peritoneums und das Pseudomyxoma peritonei führen zu einer Ummauerung sowie zu Verklebungen und Verwachsungen der Darmschlingen mit entsprechender Ileussymptomatik.

Inhalt

Niere

Fehlbildungen	188
Hereditäre Glomerulopathien	190
Kreislaufstörungen	191
Vaskuläre Nierenerkrankungen	191
Nierennekrosen	192
Glomerulosklerose	193
Stoffwechselstörungen	193
Entzündungen	197
Glomerulonephritis	197
Ausscheidungsnephritis	202
Interstitielle Nephritis	202
Niereninsuffizienz	206
Krankheiten des Nierentransplantats	207
Abstoßungsreaktionen	207
Tumoren	208
Epitheliale Tumoren	208
Nephroblastische Tumoren	210
Andere Tumoren und tumorartige Veränderungen	212

Ableitende Harnwege

Erkrankungen der Ureteren	213
Metaplasien in den ableitenden Harnwegen	214
Harnblasenentzündungen	215
Harnblasentumoren	215
Erkrankungen der Urethra	217

Immunhistochemie

Immunhistochemie der Nierentumoren	218
Immunhistochemie der Tumoren der ableitenden Harnwege	218

Niere

Fehlbildungen

Fehlbildungen der Nieren betreffen Störungen der Zahl und Größe (Agenesie, Hypoplasie), der Lage, der Form oder Orientierung (Dystopie, Fusion, Malrotation) sowie der Differenzierung der Nieren (Dysplasie, Zystennieren). Zu den wichtigsten angeborenen zystischen Nierenerkrankungen zählen die infantilen (autosomal rezessiven) und die erwachsenen (autosomal dominanten) Formen. Außerdem sind die multizystische und hypoplastische Nierendysplasie, die medulläre Schwammniere und glomerulozystische Nierenerkrankung zu nennen.

• **Autosomal rezessiv vererbte polyzystische Nierenerkrankung** (Potter Typ I). Diese infantile Form ist durch eine schwammartige Schnittfläche mit radiär angeordneten, zystisch erweiterten Sammelrohranteilen gekennzeichnet. Unter der Nierenoberfläche ist noch kompaktes Nierenparenchym mit reichlich Glomeruli erkennbar. Zur Tiefe hin ist das Nierenparenchym stark zystisch umgewandelt und schließt nur noch vereinzelt erhaltene Glomeruli ein.

Klinik. Die infantile Form (90% versterben im Neugeborenenalter) wird autosomal rezessiv vererbt und tritt in etwa 1:20 000 Lebendgeburten auf. Die Nieren sind beidseits vergrößert. Kinder, die das Neugeborenenalter überleben, weisen zunehmend größere Zysten auf, die den Tubulussegmenten nicht mehr zugeordnet werden können. Eine kongenitale Leberfibrose mit vermehrtem Bindegewebe in den Portalfeldern und proliferierten Cholangiolen ist stets vorhanden.

• **Autosomal dominant vererbte polyzystische Nierenerkrankung** (Potter Typ III). Histologisch erkennt man Zysten, die sowohl im Kortex als auch in der Medulla liegen; dabei ist das Nierenbecken regelrecht angelegt. Man findet unterschiedlich große Hohlräume, die von einem abgeflachten Epithel ausgekleidet werden. Dazwischen liegen druckatrophische, aber reife Nephrone sowie Entzündungszellen. Ferner lassen sich – besonders in einem fortgeschrittenen Krankheitsstadium – im Interstitium und in den Zystenlichtungen reichlich Kalkablagerungen sowie Oxalatkristalle nachweisen.

Klinik. Die Erwachsenenform der Nierendysplasie kommt einmal unter 1000 Lebendgeburten vor und beruht in über 95% der Fälle auf einer Genmutation des kurzen Arms des Chromosoms 16. Die Zysten sind schon zum Zeitpunkt der Geburt vorhanden, die klinische Manifestation ist aber äußerst variabel. Bei allen Patienten lassen sich spätestens bis zum 30. Lebensjahr sonografisch Nierenzysten nachweisen. In abnehmender Häufigkeit werden zusätzlich Zysten der Leber, des Pankreas und der Milz beobachtet. Bis zum 5. Dezennium treten klinische Symptome auf: terminale Niereninsuffizienz, arterielle Hypertonie, Nephrolithiasis und rezidivierende Harnwegsinfekte.

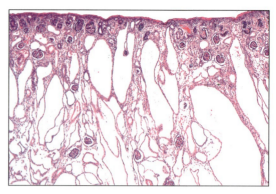

Abb. 6-1. Rezessive polyzystische Nierenerkrankung (Typ Potter I). Unter der Nierenoberfläche eine Schicht von erhaltenem Nierenparenchym. Das darunter liegende Nierenparenchym ist stark zystisch umgewandelt mit vereinzelten noch erhaltenen, eingeschlossenen Glomeruli. HE-Fbg.

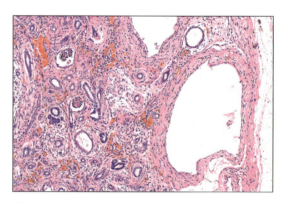

Abb. 6-2. Dominante polyzystische Nierenerkrankung (Typ Potter III). In Mark und Rinde unterschiedlich große Zysten mit abgeflachtem Epithel. Ferner sieht man erhaltenes, aber stärker druckatrophisches Nierenparenchym (Glomeruli und Tubuli). HE-Fbg.

• **Zystische und hypoplastische Nierendysplasie**
(Potter Typ IIA, IIB). Es handelt sich um zystische
Nierenerkrankungen (multizystische dysplastische
Niere, unilaterale multizystische Nierenerkrankung), bei der sich zumeist dickwandige Zysten und
unterschiedlich breite Gewebemanschetten nachweisen lassen. Darin eingeschlossen sind Herde tubulärer Strukturen (primitive Gänge) und dysplastischer Glomeruli zu finden. Außerdem kommen fetale Blutbildungsherde, Nervenstränge sowie in
50% der Fälle auch Knorpelinseln und fokale Plattenepithelmetaplasien vor.

Klinik. Die Krankheit kommt mit einer Häufigkeit von
1:1000 Lebendgeburten vor und führt zu einer Vergrößerung (Potter Typ IIA) oder Verkleinerung (Potter Typ
IIB) der Nieren. Die klinische Manifestation ist äußerst
variabel, da die Dysplasie unilateral, bilateral oder segmental auftreten kann. Die Nierenveränderungen sind
zum Zeitpunkt der Geburt sonografisch als abnorme Masse nachweisbar. Das Ausscheidungsurogramm ist negativ,
in der retrograden Pyelografie lässt sich kein Hindernis
nachweisen. Bei bilateralen Dysplasieformen sterben die
Kinder postnatal infolge der Oligohydramnionsequenz an
Ateminsuffizienz. Segmentale Formen bleiben in den
meisten Fällen klinisch stumm.

• **Obstruktive polyzystische Nierendysplasie**
(Potter Typ IV). Tritt eine Harnflussstörung nach
weitgehender Differenzierung des Nierenparenchyms auf (z. B. Verschluss durch Urethralklappe
oder Urethralatresie, Harnblasenektasie), dann entwickelt sich eine Dysplasie mit Zystenumbildung in
den subkapsulären kortikalen Anteilen. Die primär
regelrecht angelegte Niere wird sekundär durch
Harnrückstau geschädigt. Dies führt zur zystischen
Dysplasie im Bereich der subkapsulären Nephroge-
nesezone und zur Ausbildung glomerulärer Zysten.
Die Zysten werden von einem unreifen aufgelockerten Mesenchym eingeschlossen.

Zahlreiche **Fehlbildungssyndrome** können mit
zystischen Nierenveränderungen einhergehen, so z.
B. das Meckel-Syndrom (okzipitale Enzephalozele,
Polydaktylie und zystische Nierenveränderung)
oder das Prune-belly-Potter-Syndrom (bindegewebiger Ersatz der hypoplastischen Bauchdeckenmus-
kulatur, Kryptorchismus, Urethralstenose, Riesen-
harnblase [Megazystis] und obstruktive Nierendysplasie).

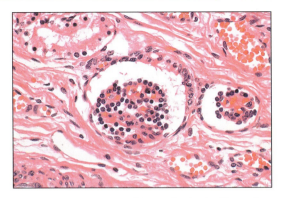

**Abb. 6-3. Zystische und hypoplastische Nierendys-
plasie** (Potter Typ II). HE-Fbg.

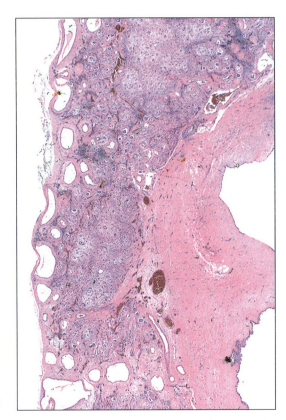

**Abb. 6-4. Obstruktive polyzystische Nierendyspla-
sie** (Potter Typ IV). Im differenzierten Nierenparenchym entwickeln sich kortikal unter der Kapsel kleine
glomeruläre Zysten, die von einem unreifen Mesenchym eingeschlossen werden. Das Nierenbecken ist
ausgeweitet, die Wand stark fibrös verdickt. HE-Fbg.

Hereditäre Glomerulopathien

• **Alport-Syndrom** (hereditäre Nephritis). Es handelt sich um eine in ihrem Erbgang nicht vollständig geklärte, beide Geschlechter betreffende Glomerulopathie, die mit Schwerhörigkeit und Augenanomalien einhergehen kann. In der Frühphase der Krankheit erscheinen die Glomeruli histologisch unauffällig. Interstitielle Schaumzellen bei normaler Blutlipidkonzentration können ein Hinweis auf das Alport-Syndrom sein. Im späteren Verlauf der Krankheit treten eine uncharakteristische Vernarbung der Glomeruli (mesangiale Glomerulosklerose), eine interstitielle Fibrose und Tubulusatrophie auf. Ultrastrukturell besteht eine variabel breite glomeruläre Basalmembran, die lamelliert und aufgelockert sein kann.

Klinik. Männliche Familienmitglieder sind häufiger betroffen als weibliche. Die Krankheit beginnt im 10. Lebensjahr mit mikroskopischer Hämaturie und geht später in Proteinurie, arterielle Hypertonie und terminale Niereninsuffizienz über.

• **Syndrom der dünnen Basalmembran.** Es handelt sich um eine Erkrankung, die sich bei Jugendlichen und jungen Erwachsenen durch intermittierende mikroskopische oder makroskopische Hämaturie äußert. Histologisch und immunhistochemisch ergeben sich keine pathologischen Veränderungen. Elektronenmikroskopisch besteht eine Verschmälerung der glomerulären Basalmembran.

• **Nephrotisches Syndrom vom finnischen Typ.** Diese Krankheit tritt sporadisch, familiär oder autosomal rezessiv vererbt auf und wird bevorzugt bei Kindern finnischer Abstammung diagnostiziert.

Histologisch findet man regelrechte Glomeruli, eine mesangioproliferative oder eine fokale und segmentale Glomerulonephritis. Die kortikalen Tubuli sind bei zwei Drittel aller Patienten zystisch ausgeweitet und speichern Eiweißtröpfchen in den proximalen Abschnitten. Ultrastrukturell finden sich abnorme Podozyten mit plumpen oder fehlenden Fußfortsätzen, die Ausbildung von Mikrovilli und eine Abhebung der Zellen in den Bowman-Kapselraum.

Klinik. Die Neugeborenen sind unreif, zeigen eine verzögerte Ossifikation und während der ersten Monate einen massiven Proteinverlust durch die Nieren. Terminal kommt es zu einer Einschränkung der Nierenfunktion. Der Fet weist sonografisch große Nieren auf.

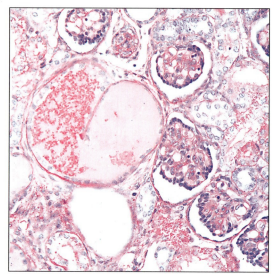
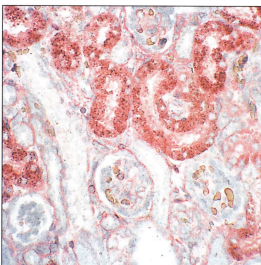

Abb. 6-5. Nephrotisches Syndrom vom finnischen Typ. Oben: ektatische bis zystische Tubuli. Auch der Bowman-Kapselraum erscheint ausgeweitet. HE-Fbg. **Unten:** ausgeprägte Ausscheidung von Immunglobulin G (IgG) im Primärharn mit Speicherung von roten IgG-haltigen Tröpfchen im Zytoplasma der Zellen der proximalen Tubuli. Immunhistochemie.

Kreislaufstörungen

Vaskuläre Nierenerkrankungen

• Als **Nephrosklerose** bezeichnet man die renale Arterio- und Arteriolosklerose, eine degenerative Gefäßerkrankung, die große und kleine arterielle Gefäße der Niere erfasst. Histologisch besteht in den Arterien eine subendotheliale Fibrose, eine Fragmentierung und Zunahme der elastischen Fasern im Bereich der Tunica elastica interna, der Adventitia und manchmal der gesamten Media. Die Mediamuskulatur kann teilweise hyperplastisch, teilweise nekrotisch oder durch kollagene Fasern und hyaline Substanzen ersetzt sein. Die Arteriolen zeigen oft eine subendotheliale depotartige Ablagerung von PAS-positivem Material, das immunhistochemisch auf Immunglobulin M und Komplementfaktor C3 positiv reagiert. Diese subepithelialen Plasmainsudationen treten bei permanenter oder transienter arterieller Hypertonie auf.

Nicht selten sind diese hypertensiven Gefäßschäden der erste Hinweis auf eine arterielle Hypertonie. Die renalen arteriellen Läsionen entsprechen nicht dem typischen Atherom der Atherosklerose großer Arterien in extrarenalen Gefäßgebieten. Schaumzellen werden kaum beobachtet. Die glomerulären Veränderungen hängen wesentlich von der intraglomerulären Hämodynamik ab. Bei erheblicher Obstruktion präglomerulärer Gefäße zieht sich das glomeruläre Schlingenkonvolut zum Hilum und verödet. Bei Versagen der Autoregulation und Durchbruch des arteriellen Drucks in den Glomerulus entwickelt sich in einem an Größe zunehmenden Glomerulus eine mesangiale und dann fortschreitende segmentale Vernarbung. Als Folge der herdförmigen obstruktiven präglomerulären Veränderungen und der fokalen Glomerulosklerose ergibt sich eine hypoxidotische Tubulusatrophie und interstitielle Fibrose. Von sehr flachem Epithel ausgekleidete Zysten sind als Retentionszysten eine häufige Begleiterscheinung der Nephrosklerose.

• **Maligne Nephrosklerose.** Bei fortschreitender arterieller Hypertonie können in den Nieren Läsionen präglomerulärer Gefäße auftreten, die sich in Qualität und Schwere von denen der benignen Nephrosklerose unterscheiden. Arteriae arcuatae und interlobulares zeigen eine proliferative Endarteriitis. Sie stellt eine das Gefäßlumen hochgradig einengende, zwiebelschalenförmige Hyperplasie subendothelialer Muskelzellen dar, die durch elastische Fasern und fibrilläre Matrix voneinander getrennt sind. Oft weisen die Gefäße zusätzlich eine

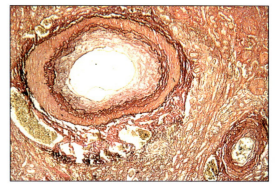

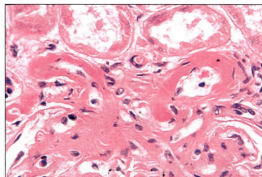

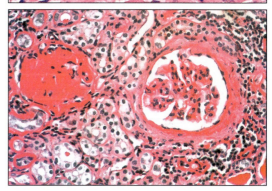

Abb. 6-6. Vaskuläre Nierenerkrankungen. Oben: Arteriosklerose. Zwei mittelgroße Arterien zeigen eine Intimafibrose und eine Aufsplitterung der Elastica interna. EvG-Fbg. **Mitte:** Hyalinose der präglomerulären Arteriolen. Verdickung und eosinrote Homogenisierung der Arteriolenwand. HE-Fbg. **Unten:** links ein vollständig verödeter Glomerulus, rechts Glomerulus mit fibrös verdickter Bowman-Kapsel. PAS-Fbg.

Nekrose des Endothels, intraluminale Thromben und eine lokale hyaline und fibrinoide Nekrose der Media auf. Die glomerulären Veränderungen entsprechen weitgehend einer thrombotischen Mikroangiopathie mit subendothelialen, feinfibrillären Depots, Duplikation der Basalmembran und einem verbreiterten, granulären Material im Mesangium.

Nierennekrosen

• **Niereninfarkt.** Typischerweise sind die Niereninfarkte kegelförmig mit ihrer Basis zur Nierenkapsel gerichtet. Von dieser sind sie durch einen schmalen Kortexparenchymsaum getrennt, der aufgrund der erhaltenen Durchblutung über Kapselgefäße vital bleibt. Mit der Spitze reicht der Infarkt in das Mark.

Die Nekrose von Tubuli, Gefäßen und Glomeruli ist histologisch nach ca. 6 bis 12 Stunden in der Infarktperipherie deutlich ausgebildet, um dann zum Zentrum fortzuschreiten. Man sieht nur noch schattenhaft die ursprünglichen Parenchymstrukturen (azidophile, kernlose Glomeruli und Tubuli). Es folgt eine Begrenzung durch einen Erythrozytensaum (hämorrhagischer Randsaum), später bildet sich ein Wall aus Granulozyten (leukozytärer Randsaum). Nach etwa einer Woche kollabiert der Infarkt und wird im Laufe von Wochen in eine Narbe umgewandelt.

• Die **Nierenrindennekrose** ist eine fokale oder diffuse, meist bilaterale Nekrose des Kortex, die bei schwangerschaftsassoziierten Blutungen, bei Eklampsie, bei schweren Infektionen, bei schwerem, meist traumatischem Schock, beim hämolytisch urämischen Syndrom und bei Vergiftungen auftreten kann. Formalpathogenetisch steht ein lang andauernder Vasospasmus im Vordergrund. Oligurie oder Anurie stellen das Leitsymptom dar.

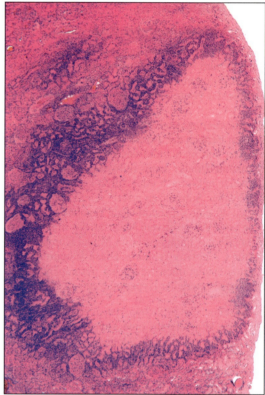

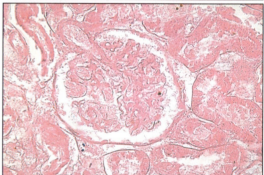

Abb. 6-7. Anämischer Niereninfarkt. Oben: keilförmiger, weitgehend homogener, eosinroter Niereninfarkt mit leukozytärer Demarkation. In der Nekrose ist das Nierenparenchym nur noch schattenhaft erkennbar. Kortikal subkapsulär ist das Nierengewebe noch erhalten. HE-Fbg. **Unten:** Infarkt bei stärkerer Vergrößerung. Das Nierenparenchym (Glomerulus und Tubuli) ist noch schattenhaft erhalten. Als Zeichen der Nekrose liegt eine verstärkte Zytoplasmaazidophilie sowie ein Verlust der Kernzeichnung vor. HE-Fbg.

Glomerulosklerose

Die Glomerulosklerose oder Vernarbung der Nierenkörperchen ist ein morphologisches Substrat, das in der chronischen Phase einer entzündlichen, immunologischen oder metabolischen glomerulären Krankheit beobachtet wird. Die einzelnen Nierenkörperchen sind weitgehend homogen eosinrot und schließen nur vereinzelte Endothel- und Mesangiumzellen ein. In der Gieson-Färbung weisen sie einen orangeroten Farbton auf (Bindegewebe mit insudiertem Eiweiß).

Zu den häufigsten **Ursachen** einer Glomerulosklerose zählen die Arteriolosklerose sowie Entzündungen (Pyelonephritis, chronische Glomerulonephritis). Eine noduläre Glomerulosklerose ist typisch für die renale Manifestation bei Diabetes mellitus (Kimmelstiel-Wilson-Syndrom). Dabei kommt es außerdem zur Ausbildung kleiner Aneurysmen in den Glomerulusschlingen, die auch thrombosieren und hyalinisieren können.

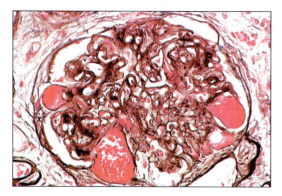

Abb. 6-8. Glomerulosklerose Kimmelstiel-Wilson. In den Glomerulusschlingen finden sich aneurysmatisch ausgeweitete und mit Blut angefüllte Kapillaren sowie kugelförmige Schlingensklerosen. Movat-Versilberung.

Stoffwechselstörungen

• **Oxalose.** Hyperoxalämie und Hyperoxalurie können zu einer renalen Oxalose führen. Es kommen primäre Formen (angeborene Enzymdefekte) sowie sekundäre Formen (dekompensierte Niereninsuffizienz, verschiedene Vergiftungen) vor. Bei erhöhten Oxalsäurekonzentrationen kommt es histologisch zu Ablagerungen von tafelförmigen, im polarisierten Licht doppelbrechenden Kalziumoxalatkristallen im Zwischengewebe, die von entzündlichen Infiltraten begleitet werden.

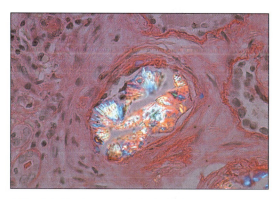

Abb. 6-9. Oxalose. Typisch sind tafelförmige, im polarisierten Licht doppelbrechende Kristalle. HE-Fbg. POL.

• **Nephrokalzinose.** Kalzinosen können sich auf dem Boden von Nekrosen (dystrophische Verkalkungen) oder im Rahmen von Stoffwechselstörungen (metabolische Formen) bei Hyperkalzämie entwickeln. Letztere werden auch als metastatische Verkalkungen bezeichnet und treten bevorzugt beim Hyperparathyreoidismus und bei einigen malignen Tumoren (knochenmetastasierende Karzinome, Plasmozytom sowie als paraneoplastische Hyperkalzämie) auf. In leichten Fällen finden sich histologisch Kalkablagerungen im Bereich von nekrotischen Tubulusepithelien. In schweren Fällen lassen sich schollige Verkalkungen im Zwischengewebe, in der Wand kleinerer Blutgefäße sowie in den Glomeruli darstellen.

Die **klinische Symptomatik** wird durch das Grundleiden bestimmt.

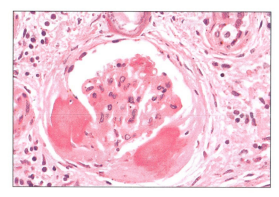

Abb. 6-10. Nephrokalzinose. In der Kapsel sowie im Bereich der Glomerulusschlingen lassen sich Kalkablagerungen finden. HE-Fbg.

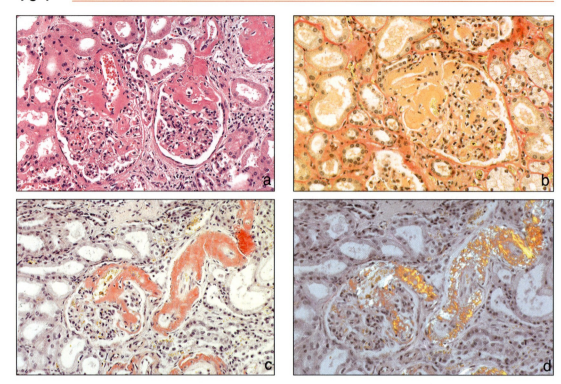

Abb. 6-11. Amyloidnephropathie. a) Homogene, eosinrote Amyloidablagerungen treten in Glomeruli sowie in der Wand der Arterien und Arteriolen auf. **b)** In der Gieson-Färbung stellt sich das Amyloid homogen gelb dar. **c)** In der Kongorot-Färbung zeigt Amyloid metachromatische Eigenschaften: Es färbt sich orangerot an. **d)** Die Diagnose »Amyloid« wird durch die Doppelbrechung im polarsierten Licht der Kongorot-gefärbten Ablagerungen gestellt. Amyloid leuchtet gelbgrün auf dunklen Hintergrund auf.

• **Amyloidnephropathie.** Histologisch finden sich homogene, eosinrote Ablagerungen in der Wand kleinerer und mittelgroßer Arterien sowie in Glomerulusschlingen. Diese Ablagerungen stellen sich in der Gieson-Färbung gelb dar. In der Kongorot-Färbung weisen sie metachromatische Eigenschaften auf, d. h., sie nehmen einen orangeroten Farbton an. Beweisend für Amyloid ist die Doppelbrechung im polarisierten Licht: Auf dunklem Hintergrund leuchtet die Amyloidablagerung grüngelb auf. Außerdem zeigt das Nierenparenchym ausgeweitete Tubuluslichtungen, die mit hyalinen Zylindern angefüllt sind.

Klinik. Bei verschiedenen Grunderkrankungen kommt es zu Amyloidablagerungen. In der Niere unterscheidet man vorwiegend Amyloid vom AL-, AA- und AF-Typ. Bei Patienten mit AA-Amyloidose wird ein Akut-Phasen-Protein abgelagert. Zu den wichtigsten Grundleiden zählen Tuberkulose, Osteomyelitis und rheumatoide Arthritis. Klinisch steht eine mäßiggradige bis schwere Proteinurie im Vordergrund. Im Endstadium kommt es zu einer dialysepflichtigen Niereninsuffizienz.

• Die **Urat-** oder **Harnsäurenephropathie** kann als akutes oder chronisches Ereignis auftreten. Eine akute Harnsäurenephropathie (Harnsäureinfarkt) entwickelt sich unter physiologischen Bedingungen vom ersten bis zum dritten Lebenstag als Folge einer massiven Zerstörung kernhaltiger Erythrozyten. Die Harnsäure (im Zytosol der Makrophagen durch Abbau der Purine der Zellkern-DNA und -RNA der phagozytierten Erythrozyten gebildet) wird mit dem Harn ausgeschieden. Makroskopisch erkennt man Harnsäureinfarkte (es liegt keine Nekrose vor!). Unter pathologischen Bedingungen können ähnliche Veränderungen auftreten, so z. B. bei einem massiven Zellzerfall (behandelte Leukämien, nekrotische Tumoren), beim Lesh-Nyhan-Syndrom oder beim Hitzschlag.

Chronische Harnsäurenephropathie (Gichtniere). Im Rahmen einer Gicht treten bei über 60% der Patienten Nierenveränderungen auf, 30% zeigen eine typische Gichtniere. Histologisch findet man bei wasserfreier Behandlung des Gewebes Ablagerungen von Natriumurat. Die im polarisierten Licht doppelbrechenden Nadeln liegen in den Lichtungen der Sammelkanälchen sowie im Interstitium. Hier rufen sie eine Fremdkörperreaktion mit mehrkernigen Riesenzellen hervor. Das histologische Bild entspricht einem Tophus.

Klinik. Regelmäßig findet sich eine chronisch entzündliche Infiltration des Bindegewebes, die bis zum Vollbild einer chronischen destruktiven interstitiellen Nephritis reichen kann. Die Veränderungen kommen bei 40% der Gichtnieren vor. 10% der Gichtkranken entwickeln eine progrediente Niereninsuffizienz. Ferner finden sich die Zeichen einer Arteriosklerose im Rahmen des begleitenden Hypertonus. Das klinische Bild der Gicht wird durch das Grundleiden bestimmt.

• **Refluxnephropathie – Harnaustritt.** Bei insuffizientem Ventilmechanismus am vesikoureteralen Übergang tritt ein Rückfluss von Harn aus der Harnblase in den oberen Harntrakt ein. Der intrarenale Reflux betrifft bevorzugt Nierensegmente mit Compoundpapillen, die in den Nierenpolen liegen. Hier finden sich die ersten Veränderungen, später auch im Bereich der konischen Papillen in den mittleren Nierenabschnitten. Die vom Reflux betroffenen Parenchymanteile weisen ein interstitielles, lymphoplasmazelluläres Infiltrat, eine Vernarbung des Interstitiums und eine Atrophie der Tubuli auf. Die Tubuli sind teils eng, teils ektatisch und bilden fokal strumigene Felder. Die Glomeruli sind primär nicht beteiligt, werden jedoch im Verlauf der Krankheit von einer fokalen und segmentalen Skle-

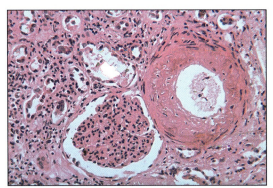
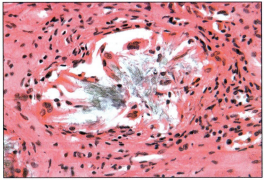

Abb. 6-12. Gichtniere. Beide Abbildungen zeigen doppelbrechende Natriumuratkristalle, die z. T. in der Tubuluslichtung (**oben**) oder als Tophus im Zwischengewebe (**unten**) liegen. Letztere bestehen aus Kristallen, die von mehrkernigen Riesenzellen vom Fremdkörpertyp umgeben werden. Die obere Abbildung zeigt außerdem eine deutlich wandverdickte Arterie. HE-Fbg. POL.

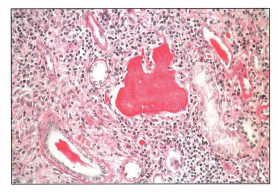

Abb. 6-13. Harnaustritt. Austritt von Harn in das Nierenzwischengewebe stellt sich als homogene, PAS-positive Masse dar. In der Tubuluslichtungen finden sich hyaline Eiweißzylinder. PAS-Fbg.

rose betroffen. Neben subkapsulären kleinen Narben entstehen teils sternförmig im Verlauf der Gefäße orientierte und teils kegelförmige Narben mit Einbeziehung von Kortex und Mark. Ein Harnaustritt in das Nierenzwischengewebe stellt sich histologisch als homogene, eosinrote Ablagerung dar, die sich besonders deutlich in der PAS-Färbung nachweisen lässt. Wenn zum Reflux zusätzlich eine bakterielle Entzündung hinzutritt, wird die Struktur der Niere insgesamt durch sehr unregelmäßig verteilte interstitielle Narben und Tubulusatrophien zerstört.

- **Cholämische Nephrose.** Beim Ikterus kommt es zur renalen Ausscheidung von Gallenfarbstoffen. Bei schweren Fällen bestehen ausgeprägte Parenchymveränderungen: In der Lichtung der Tubulusepithelien finden sich gelbe bis grüne Eiweißzylinder. Gallenfarbstoff lässt sich durch Rückresorption auch in den Tubulusepithelien darstellen.

- **Plasmozytomniere.** Bei ca. 50% der Plasmozytom-Patienten besteht zum Zeitpunkt der Diagnose eine Proteinurie. Zu den typischen histologischen Befunden zählen:
  - Eiweißzylinder (in 98% der Fälle)
  - hyaline Zylinder mit umgebenden mehrkernigen Riesenzellen (40%)
  - Tubulusverkalkungen (26%)
  - Nierenamyloidose (8%).

Immunhistochemisch lassen sich in den Eiweißzylindern Lambda- und Kappa-Leichtketten, Albumin sowie Fibrinogen nachweisen.

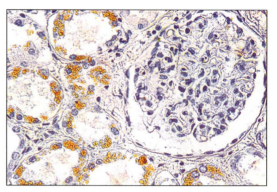

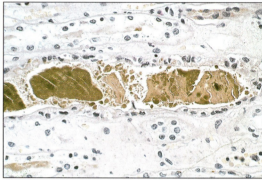

Abb. 6-14. Cholämische Nephrose. Oben: Goldgelbes Gallepigment im Zytoplasma der Tubulusepithelien. H-Fbg. **Unten:** Grünlich verfärbter, gallig imbibierter Eiweißzylinder in einer Tubuluslichtung. H-Fbg.

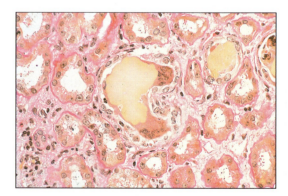

Abb. 6-15. Plasmozytomniere. In den Tubuluslichtungen finden sich homogene, eiweißreiche Zylinder, die eine typischen Fremdkörperreaktion hervorrufen. Gieson-Fbg.

Entzündungen

Glomerulonephritis

Unter Glomerulonephritis wird eine Entzündung des Glomerulus, meist mit Vermehrung glomerulärer Zellen oder mit einer Infiltration des Nierenkörperchens durch Entzündungszellen, verstanden. Der Entzündungsprozess geht oft mit einer Zunahme der Matrix im Mesangium und in peripheren glomerulären Basalmembranen einher.

• **Glomeruläre Minimalläsion.** Diese Krankheit (Lipoidnephrose, Minimal-Changes-Glomerulopathie) ist durch eine erhöhte Permeabilität des glomerulären Filters für Proteine gekennzeichnet. Die Glomeruli zeigen histologisch einen Normalbefund, immunhistochemisch manchmal eine mesangiale Ablagerung von IgM. Die charakteristische Veränderung ist das Fehlen von Fußfortsätzen der viszeralen Deckzellen im ultrastrukturellen Bild.

Klinik. Die glomeruläre Minimalläsion ist in etwa 80% Ursache eines nephrotischen Syndroms bei Kindern mit einer Inzidenz von 160 Fällen pro 1 Million Kinder. Die Ätiologie ist unbekannt. Beim Erwachsenen ist die Nierenveränderung häufig assoziiert mit Medikamenteneinnahme oder mit malignen Tumoren.

• **Endokapilläre Glomerulonephritis** (Poststreptokokken-Glomerulonephritis). Es handelt sich um eine Glomerulonephritis mit Zunahme der mesangialen und endothelialen Zellen und mit Infiltration des Glomerulus durch Granulozyten und Monozyten. Nach einer meist mehrwöchigen Latenz nach einem bakteriellen Infekt (z. B. Infekt der oberen Luftwege durch nephritogene hämolysierende Streptokokken der Gruppe A, Typ 12, oder einer Hautinfektion durch Streptokokken der Gruppen A, Typ 42) kommt es zu einer Ablagerung von präformierten Streptokokken-Antigen-Antikörperkomplexen im Glomerulus oder einer In-situ-Antigen-Antikörperkomplex-Bildung.

Histologisch sieht man eine Proliferation von Mesangiumzellen und Endothelien, die von einer immunhistochcmisch nachwcisbarcn Ablagcrung von Komplementfaktor C3 und IgG entlang der glomerulären Basalmembran begleitet wird. Die Immundepositen sind ultrastrukturell charakteristischerweise subepithelial (Humps), aber auch intramembranös und subendothelial anzutreffen.

Klinik. Es besteht ein nephritisches Syndrom mit peripheren und periorbitalen Ödemen, Hypertonie, Proteinurie und Hämaturie.

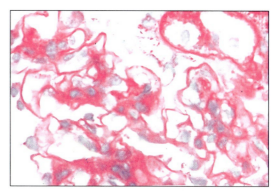

Abb. 6-16. Glomeruläre Minimalläsion. PAS-Fbg.

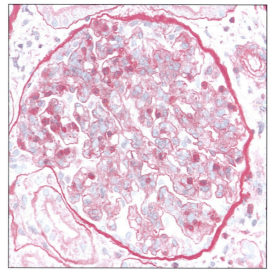

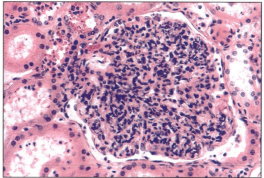

Abb. 6-17. Endokapilläre Glomerulonephritis. Verstärkte Zellularität in den Glomerulusschlingen. **Oben** PAS-Fbg., **unten** HE-Fbg.

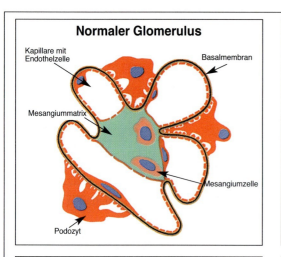

Normaler Glomerulus

Kapillare mit
Endothelzelle

Basalmembran

Mesangiummatrix

Mesangiumzelle

Podozyt

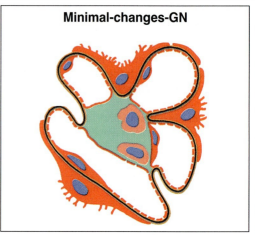

Minimal-changes-GN

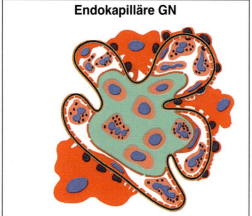

Endokapilläre GN

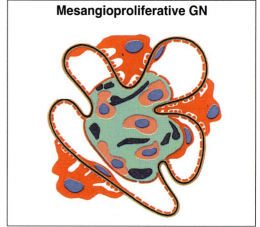

Mesangioproliferative GN

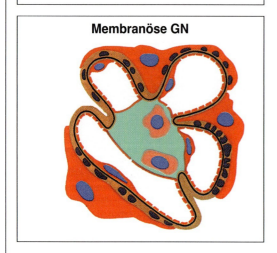

Membranöse GN

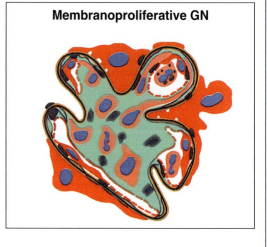

Membranoproliferative GN

Abb. 6-18. Glomerulonephritis (GN). Schematische Darstellung.

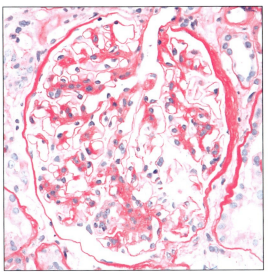
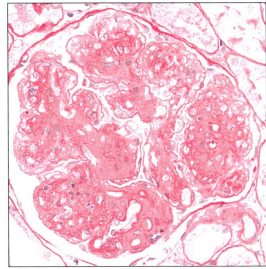

Abb. 6-19. Mesangioproliferative Glomeruloneph-ritis. PAS-Fbg.

Abb. 6-20. Membranoproliferative Glomerulo-nephritis. PAS-Fbg.

• **Mesangioproliferative Glomerulonephritis.** Es liegt eine Entzündung des Glomerulus mit Prolife-ration von Zellen im Mesangium und mit einer Zu-nahme der mesangialen Matrix vor. Diese Glome-rulonephritisform kann Folge einer endokapillären Glomerulonephritis sein oder die entzündliche glo-meruläre Manifestation einer systemischen Krank-heit wie Lupus erythematodes visceralis, Schönlein-Henoch-Purpura und bakterielle Endokarditis oder die seltene idiopathische Form darstellen. Eine häu-fige Form ist die IgA-Nephritis, die durch eine Ab-lagerung von polymerem Immunglobulin A im Mesangium gekennzeichnet ist.

Histologisch kann die IgA-Nephritis in verschiede-nen lichtmikroskopischen Formen auftreten: Mini-mal-Glomerulitis, mesangioproliferative Glomeru-lonephritis, extrakapillär proliferierende und – sel-ten – nekrotisierende Glomerulonephritis. Das Mes-angium ist typischerweise verbreitert mit vermehr-ter Matrix und erhöhter Zahl mesangialer Zellen. Immunhistochemisch sind bei der IgA-Nephritis Immunglobulin A und Komplementfaktor C3 mes-angial abgelagert. Elektronenmikroskopisch sind elektronendichte Ablagerungen im Mesangium zu finden.

Die **Schönlein-Henoch-Purpura**, eine akute syste-mische Vaskulitis der Haut, der Gelenke und des Gastrointestinaltraktes, ist in der Niere histopatho-logisch nicht sicher von einer IgA-Nephritis abzu-grenzen.

IgM-Nephropathien. Es handelt sich um eine glo-meruläre Läsion mit prominenter IgM-Ablagerung im Mesangium, teilweise assoziiert mit mesangialer Positivität für IgG und Komplementfaktor C3. Elektronenmikroskopisch bestehen oft die Zeichen einer Podozytenschädigung mit Verlust der Fuß-fortsätze wie bei der Minimal-Changes-Glomerulo-pathie.

Es ist zu berücksichtigen, dass mesangiale IgM-Ab-lagerungen in vielen Fällen typischer Minimal-Changes-Glomerulopathien, bei arterieller Hyperto-nie mit glomerulärer Schädigung, bei mesangialer Sklerose unterschiedlicher Genese und in seltenen Fällen auch in Glomeruli von Normalpersonen ohne weitere histologische oder klinische Zeichen einer Nierenerkrankung vorkommen können.

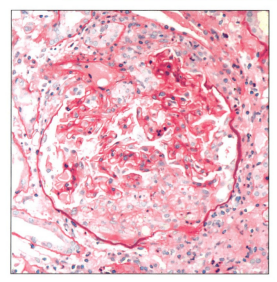

Abb. 6.21. Antibasalglomerulonephritis. PAS-Fbg.

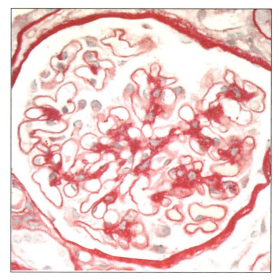

Abb. 6-22. Membranöse Glomerulonephritis. PAS-Fbg.

● **Membranoproliferative Glomerulonephritis.** Es handelt sich um eine Immunkomplex-Glomerulonephritis mit ausgeprägter mesangialer Zellproliferation. Histologisch ist die Zunahme mesangialer Zellen verbunden mit einer Vermehrung der mesangialen Matrix und glomerulärer Basalmembrankomponenten mit Ausbildung doppelkonturierter Basalmembranen. Es besteht zusätzlich eine Lobulierung des glomerulären Schlingenkonvolutes und eine oft dichte granulozytäre Infiltration. Immunhistochemisch sind Komplementfaktoren und Immunglobuline im Mesangium und in peripheren Basalmembranen abgelagert. Elektronenmikroskopisch erkennt man ausgedehnte subendotheliale und weniger stark intramembranöse und subepitheliale Depots.

● **Fokal und segmental nekrotisierende Glomerulonephritis mit und ohne extrakapilläre Proliferation.** Diese Glomerulonephritis (klinische Bezeichnung: rapid progressive Glomerulonephritis) ist die morphologische Nierenmanifestation mehrerer systemischer Erkrankungen.

Histologisch zeigen die Glomeruli eine Nekrose und Fibrinausscheidung in und außerhalb von Kapillarschlingen. Es folgt eine Proliferation von Zellen im Bowman-Kapselraum, teilweise sichelförmig in Form von Halbmonden, teilweise unter vollständiger zelliger Ausfüllung des Kapselraums und Kompression der Kapillarschlingen. Die proliferierten Zellen sind Makrophagen und epitheliale Zellen

der Bowman-Kapsel. Die extrakapillären Proliferate wandeln sich in fibrozelluläre und schließlich fibröse Halbmonde um.

Eine besondere Form ist die **Antibasalmembran-Glomerulonephritis**. Sie ist durch eine lineare Ablagerung von Antikörpern gegen die glomeruläre, nicht kollagene Domäne des Basalmembrankollagens IV in der Lamina densa gekennzeichnet. Wenn zur Glomerulonephritis pulmonale Blutungen aufgrund einer Antikörperbindung an den alveolären Kapillaren eintreten, liegt ein Goodpasture-Syndrom vor.

● **Membranöse Glomerulonephritis.** Als membranöse Glomerulonephritis bezeichnet man eine Krankheit mit nephrotischem Syndrom bei glomerulärer Proteinurie.

Histologisch besteht eine subepitheliale Ablagerung von Immundepositen (Stadium I). Sekundär erfolgt eine Zunahme der Basalmembranmatrix mit Verdickung der Basalmembran, Ausbildung von Spikes und eine progressive Membraninkorporation der Immundepositen (Stadium II und III). Die Immundepositen können sich teilweise auflösen mit Zurücklassen von Substanzdefekten in der verbreiterten Basalmembran (Stadium IV). Elektronenmikroskopisch zeigen sich fehlende Fußfortsätze. Entlang der glomerulären Basalmembran kann immunhistochemisch eine granuläre Ablagerung von IgG nachgewiesen werden.

• **Lupusnephritis.** Histologisch erkennt man Hämatoxylinkörper (kondensierte, fragmentierte, extra- oder intrazellulär in Makrophagen liegende Zellkernanteile), Drahtschlingen (breite, ausgeprägt eosinophile Kapillarwände, die durch flächenhafte subepitheliale Immundepots entstehen) sowie gelegentlich eine Vaskulitis. Immunhistochemisch besteht nicht selten ein »full-house pattern«, d. h., IgA, IgM, IgG, Komplementfaktoren, Fibrinogen/Fibrin sind kombiniert nachweisbar. Elektronenmikroskopisch können zwei Veränderungen zur Diagnose eines Lupus erythematodes der Nierenkörperchen beitragen:

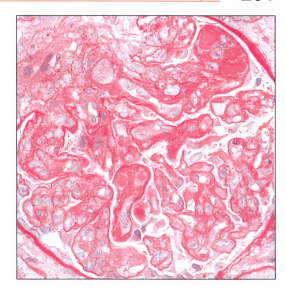

– tubuloretikuläre Strukturen, die wie Viruspartikel im Zytoplasma glomerulärer Endothelien liegen und wahrscheinlich Zytokin-(Interferon-)induziert sind.
– elektronendichte Ablagerungen in allen Anteilen der Basalmembran und des Mesangiums.

Die lichtmikroskopischen, immunhistochemischen und elektronenmikroskopischen Befunde in den Glomeruli können einer systemischen oder serologischen Manifestation des Lupus erythematodes vorausgehen.

Klinik. Die Lupusnephritis betrifft bevorzugt junge Frauen. Neben einer Beteiligung der Haut, des Herzens und des Zentralnervensystems ist die Niere in nahezu 100% der Fälle befallen.

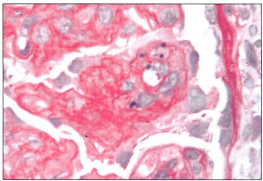

• **AIDS-assoziierte Nephropathie.** Die Krankheit tritt fast ausschließlich bei farbigen Erwachsenen auf, die mit dem humanen Immundefizienzvirus (HIV) infiziert sind. Die Patienten haben typischerweise ein nephrotisches Syndrom und entwickeln innerhalb von Wochen bis Monaten eine Urämie. Histopathologisch besteht meist eine diffuse mesangioproliferative Glomerulonephritis oder eine fokale und segmentale Glomerulosklerose. Die Tubuli sind nicht selten auffallend ektatisch. Schwere tubulointerstitielle Nephritiden kommen vor.

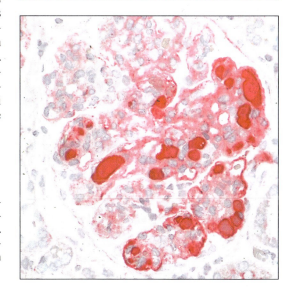

Abb. 6-23. Lupusnephritis. Oben: membranoproliferative GN bei Lupus erythematodes visceralis. Lobulierte Glomeruli, verstärkte Zellproliferation. PAS-Fbg. **Mitte:** kleine blaue Hämatoxylinkörperchen in den Glomerulusschlingen. PAS-Fbg. **Unten:** IgA-Ablagerungen entlang der Basalmembran. Immunhistologie.

Ausscheidungsnephritis

Bei der eitrigen Herdglomerulitis handelt es sich um eine abszedierende eitrige Entzündung infolge einer hämatogenen Streuung von hochvirulenten Erregern. Diese bleiben in den Glomeruluskapillaren oder in den Vasa recta spuria stecken und führen zur Ausbildung von Abszessen. Die eitrige Glomerulitis ist die häufigste Organmanifestation einer Pyämie.

Histologisch sieht man dunkelblau gefärbte Bakterienhaufen, eine Einschmelzung des Gewebes und eine dichte, aus segmentkernigen Leukozyten bestehende, herdförmige Infiltration. Bakterien und Leukozyten sind auch in der Lichtung der Tubuli lokalisiert. Nach einer Tubulusnekrose greifen die entzündlichen Infiltrate auf das umgebende Niereninterstitium über. Die klinische Manifestation entspricht der einer akuten Pyelonephritis.

• **Löhlein-Herdnephritis.** Bei der Endocarditis lenta finden sich oft fibrinoide Schlingennekrosen in den Glomeruli. Es handelt sich um eine nekrotisierende Immunkomplex-Glomerulonephritis. Daneben lassen sich manchmal auch echte Embolien aus Fibrin, Bakterien und Leukozyten nachweisen, die von den endokarditischen Vegetationen stammen. Die fibrinoid nekrotischen Anteile des Glomerulus erscheinen homogen eosinrot.

Interstitielle Nephritis

• **Analgetika-Nephropathie** (Phenazetinniere). Die chronische tubulointerstitielle Nephritis tritt nach langer, hoch dosierter Einnahme von Phenazetin und/oder Azetylsalizylsäure auf. Histologisch besteht im Frühstadium der Krankheit eine Verbreiterung von kapillären Membranen im Papillenbereich und im suburothelialen Fettbindegewebe von Nierenbecken, Ureter und Blase (Kapillarsklerose). Die Basalmembran der Henle-Schleife ist ebenfalls verbreitert, einzelne Epithelien sind nekrotisch. Der tubuläre Atrophieprozess greift über auf Außenmedulla und Kortexgewebe mit Sklerosierung der Glomeruli.

• **Chronische Pyelonephritis.** Histologisch sieht man im Übersichtsbild herdförmige, bevorzugt subkapsulär liegende Narben, die aus einem rundzellig infiltrierten Bindegewebe und aus hyalinisierten Glomeruli (eosinrote Kugeln) bestehen. Das angrenzende Nierenparenchym zeigt erhaltene Glomeruli sowie Tubuli mit ausgeweiteter Lichtung (kann Ausdruck einer kompensatorischen Tubulus-

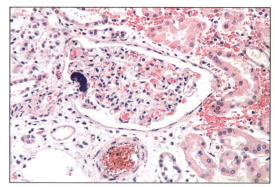

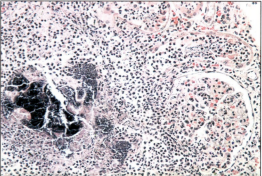

Abb. 6-24. Ausscheidungsnephritis (Septikopyämie). Oben: bakterieller Embolus in der zuführenden Arteriole. HE-Fbg. **Unten:** Zerstörung und dunkelblaue bakterielle Durchsetzung eines Glomerulus mit entzündlicher Infiltration des umgebenden Zwischengewebes. HE-Fbg.

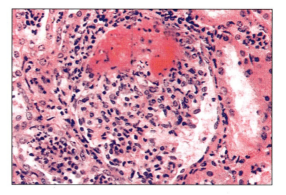

Abb. 6-25. Löhlein-Herdnephritis. Homogene eosinrote fibrinoide Nekrose im Bereich einer Glomerulusschlinge bei Endocarditis lenta. HE-Fbg.

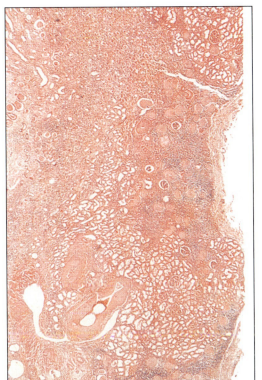 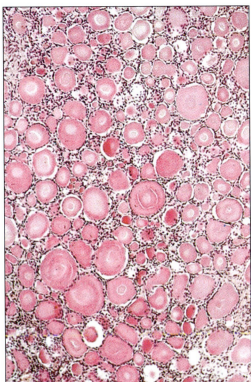

Abb. 6-26. Chronische Pyelonephritis. Links: Übersichtsbild mit einer narbigen Einziehung der Nierenoberfläche. Das darunter liegende Parenchym zeigt eine entzündliche Infiltration und hyalinisierte Glomeruli. Ferner erkennt man Eiweißzylinder in den Tubuluslichtungen sowie die Zeichen einer Arteriosklerose. HE-Fbg. **Rechts:** strumoide Felderung bei stärkerer Vergrößerung. Die ausgeweiteten Tubuluslichtungen sind mit teilweise konzentrisch geschichteten Eiweißmassen angefüllt und täuschen Schilddrüsengewebe vor. HE-Fbg.

hypertrophie sein). Recht charakteristisch für eine chronische Pyelonephritis sind die »strumoiden Felder«; sie bestehen aus ausgeweiteten Lichtungen, die mit eosinroten Eiweißzylindern angefüllt sind und somit histologisch Schilddrüsengewebe vortäuschen. Diese Zylinder entstehen durch Eindickung nicht resorbierbarer Harnmukoide. Zum histologischen Bild der chronischen Pyelonephritis gehören auch Gefäßveränderungen wie Arteriosklerose, Intimafibrose und Arteriolosklerose.

Klinik. Das Krankheitsbild kann einen schleichenden, symptomarmen Beginn zeigen. Die Patienten klagen über uncharakteristische Schmerzen. Klinische Symptome und Laborparameter unterliegen erheblichen Schwankungen in Abhängigkeit von einer mono- oder polysymptomatischen Verlaufsform mit Übergang in die terminale Niereninsuffizienz, besonders bei der obstruktiven Form.

Zu den **Sonderformen** der Pyelonephritis zählt die **Papillitis necroticans**. Diese bevorzugt mit Papillenspitzennekrosen einhergehende Entzündung kommt bevorzugt bei einem Diabetes mellitus sowie bei der chronischen interstitiellen Nephritis infolge Phenazetinabusus vor. Die Papillenspitzen sind nekrotisch und z. T. abgestoßen. Sie weisen eine krümelige, grauweiße Beschaffenheit auf und werden in der Peripherie von einer schwarzen Demarkationszone umgeben.

• **Xanthomatöse Pyelonephritis.** Die xanthomatöse Pyelonephritis ist eine chronische, eitrig verfettende Entzündung des Nierenparenchyms, des Nierenbeckens und des Nierenhilumgewebes. In 70% der Fälle werden gramnegative Erreger im Harn nachgewiesen. Histologisch sieht man – neben einem gefäßreichen Granulationsgewebe, Eiterzellen und einem lymphoplasmazellulären Infiltrat – typische Xanthomzellen. Dabei handelt es sich um große Zellen mit einem kleinen rundlichen Kern und scharfen Zellgrenzen. Das Zytoplasma speichert fetthaltige Abbauprodukte und stellt sich fein granuliert oder optisch leer dar. Diese Zellen erinnern an ein hellzelliges Nierenkarzinom.

Klinik. Die Krankheit bleibt zunächst auf die Niere (Stadium I) beschränkt. Eine peri- (Stadium II) und paranephritische Ausbreitung (Stadium III) mit Fistelbildung ist häufig.

• **Nierentuberkulose.** Die Urogenitaltuberkulose entwickelt sich nach einer hämatogenen Streuung, die in über 90% der Fälle ihren Ausgang von einem pulmonalen, wesentlich seltener von einem enteromesenterialen Primärkomplex nimmt. Anschließend kommt es über eine kanalikulär deszendierende Ausbreitung zu einem Befall von Ureteren, Harnblase, Urethra, Prostata, Samenblasen, Nebenhoden und Hoden.

Histologisch unterscheidet man eine rein exsudative Form, bei der eine reaktionslose Nekrose das histologische Bild beherrscht. Bei der produktiven Form findet man typisches tuberkulöses Granulationsgewebe. In den meisten Fällen kommen beide Manifestationsformen der Gewebetuberkulose gleichzeitig vor. Bei der Kittniere (Stadium III) liegt eine hochgradige Zerstörung des Nierenparenchyms mit ausgeprägter Einschränkung der Organfunktion vor.

• **Zytomegalie.** Zu den virusbedingten Nephritiden zählt die Zytomegalie. Sie kommt häufig bei Immunschwäche (AIDS, Chemotherapie) vor. Histologisch ist sie durch einen großen basophilen Zelleinschluss (»Eulenaugenzelle«) gekennzeichnet. Die histologische Diagnose kann immunhistochemisch gesichert werden.

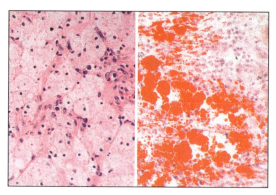

Abb. 6-27. Pseudoxanthomatöse Pyelonephritis. Histologisch zeigt die HE-Färbung (**links**) dichte Ansammlungen von hellzytoplasmatischen Makrophagen mit einem kleinen zentralen Kern. Die Diagnose wird durch den Nachweis von verfetteten Makrophagen in der Sudan-Färbung (**rechts**) gesichert.

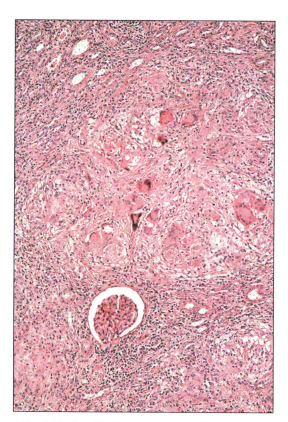

Abb. 6-28. Spezifische Nierenentzündungen. Tuberkulöses Granulom mit mehrkernigen Riesenzellen und Epitheloidzellen. HE-Fbg.

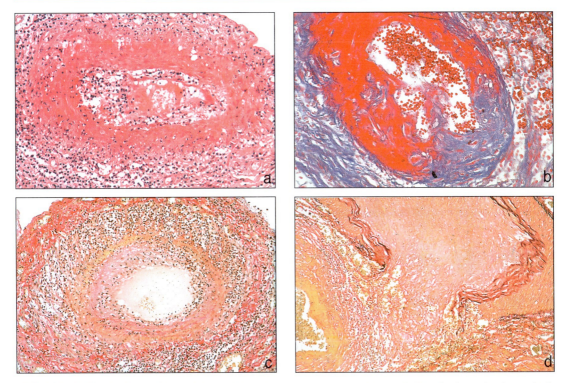

Abb. 6-29. Polyarteriitis nodosa. a) Ausgedehnte homogene eosinrote fibrinoide Wandnekrose in einer mittelgroßen Arterie. HE-Fbg. **b)** Die Nekrose läßt sich selektiv rot in der Azan-Färbung darstellen. Azan-Fbg. **c)** In einer späteren Phase läßt sich ein buntes entzündliches Infiltrat finden, das die Gefäßwand durchsetzt und auf die Adventitia übergreift. EvG-Fbg. **d)** In einer Spätphase erkennt man ein faserreiches Narbengewebe, das den Wanddefekt ersetzt und die Gefäßlichtung verlegt. Unten links eine frische, Gieson-gelbe fibrinoide Nekrose als Zeichen eines frischen Krankheitsschubes. EvG-Fbg.

• **Polyarteriitis nodosa.** Die Krankheit geht in einem fortgeschrittenen Stadium fast immer mit einer Nierenbeteiligung einher. Histologisch sieht man eine sektorförmige Nekrose der Gefäßwand bzw. glomerulärer Kapillaranteile mit zahlreichen Granulozyten, Lymphozyten und Plasmazellen. Vielfach sind die betroffenen Gefäßabschnitte durch Thromben verlegt. Es resultiert eine anämische Nekrose des versorgten Nierenparenchyms. Im Spätstadium erkennt man nach einer Organisation der Thrombose und der Wandnekrosen ein faserreiches Narbengewebe, das die Gefäßlichtung weitgehend ausfüllt. In seltenen Fällen bildet sich im Bereich der früheren Nekrose ein Aneurysma.

Klinik. Die klinische Manifestation hängt von dem betroffenen Organ ab. Die Nierenveränderungen können zu einer renalen Insuffizienz führen.

Niereninsuffizienz

• **Akute Niereninsuffizienz.** Die akute Niereninsuffizienz wird als plötzlicher Ausfall der exkretorischen Nierenfunktion mit Anstieg der harnpflichtigen Substanzen definiert. Aus diagnostischen und therapeutischen Überlegungen hat sich eine Einteilung des Nierenversagens nach der Lokalisation der auslösenden Störung bewährt.

Man unterscheidet prärenale, renale und postrenale akute Nierenversagen.

Histologie. Beim häufigen prärenalen Nierenversagen werden weite Tubuli (Resorptionsinsuffizienz der tubulären Epithelien), Zytoplasmabestandteile in den Tubuluslichtungen und nicht selten epitheliale Nekrosen beobachtet. Das Interstitium ist ödematös aufgelockert. Beim toxischen Nierenversagen besteht eine Nekrose der Tubulusepithelien. Eine Stase von Erythrozyten in peritubulären Kapillaren (insbesondere der äußeren Medulla) ist beim akuten Nierenversagen des Menschen nicht sehr ausgeprägt. Im Interstitium ist die Zahl von Makrophagen erhöht; dies begünstigt wahrscheinlich die Regeneration des Tubulusepithels durch Sekretion von Wachstumsfaktoren. Nur bei protrahiertem Nierenversagen entwickeln sich irreversible Schäden mit Tubulusatrophie und interstitieller Fibrose.

Im Rahmen der **disseminierten intravasalen Gerinnung** (DIC) lassen sich zahlreiche hyaline Fibrinthromben in der Lichtung der Glomerulusschlingen nachweisen. Sie erscheinen in der HE-Färbung homogen eosinrot und in der Azan-Färbung dunkelrot gefärbt.

Bei einem akuten Nierenversagen bei **Crush-Niere** findet man reichlich myohämoglobinhaltige Zylinder in den Tubuluslichtungen.

• **Chronische Niereninsuffizienz** (Urämie). In einem fortgeschrittenen Erkrankungsstadium sind die Nieren stark geschrumpft, das Parenchym ist weitgehend zerstört. Histologisch findet man zahlreiche vernarbte, dicht nebeneinander liegende Glomeruli sowie die Zeichen der Tubulusatrophie und Entzündung im Interstitium.

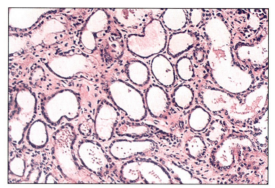

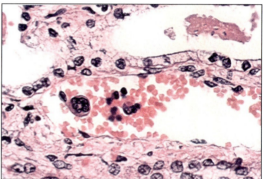

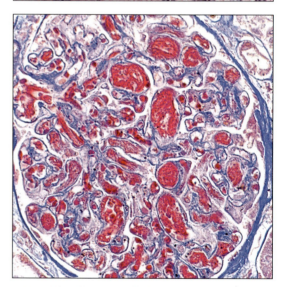

Abb. 6-30. Niereninsuffizienz – DIC. Oben: akute Niereninsuffizienz (Schockniere) mit ausgeprägter Tubulusektasie. HE-Fbg. **Mitte:** unreife Blutzellen in der Lichtung von Blutgefäßen im Nierenmarkbereich. HE-Fbg. **Unten:** disseminierte intravasale Gerinnung (DIC). Die Lichtung der Kapillaren in den Glomerulusschlingen wird durch Azan-rote Fibrinthromben verlegt. Azan-Fbg.

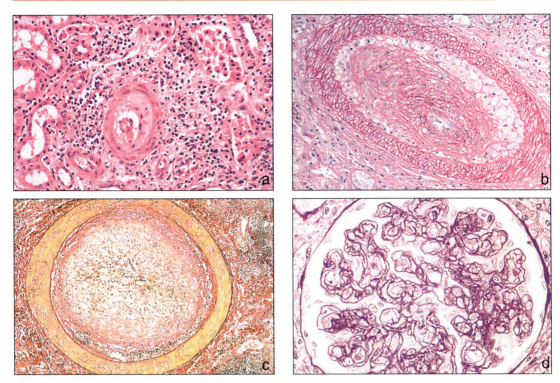

Abb. 6-31. Abstoßungsreaktionen. a) Akute vaskuläre Abstoßung. Ausgeprägtes Intimaödem mit Einengung der Gefäßlichtung. Entzündliche Infiltration des Zwischengewebes, Untergang von Tubulusepithelien. HE-Fbg. **b)** Chronische vaskuläre Abstoßung. Schaumzellen unter einer fibrös verdickten Gefäßintima. PAS-Fbg. **c)** Fortgeschrittenes Stadium einer chronischen vaskulären Abstoßung. Vollständige fibrotische Verlegung der Lichtung einer Nierenarterie. **d)** Transplantatglomerulopathie. Typische Doppelkonturierung der Basalmembran. HE-Fbg.

Krankheiten des Nierentransplantats

Abstoßungsreaktionen

Unter Berücksichtigung der Verlaufsform unterscheidet man hyperakute bis chronische Abstoßungsreaktionen.

• Die **hyperakute Abstoßung** ist Folge einer Aktivierung der Komplement- und Gerinnungskaskade. Thrombozyten lagern sich am Endothel ab. So kommt es zu einer Thrombose in präglomerulären, glomerulären und postglomerulären Gefäßen und anschließend zu einer Nekrose des Endothels. Das tubulointerstitielle Kompartiment ist unterblutet, granulozytär infiltriert und fokal infarziert.

• Bei der **akzelerierten** und **akuten Abstoßung** unterscheidet man zwei Varianten:
– Die **akute tubulointerstitielle Abstoßung** entspricht histologisch einer interstitiellen Nephritis mit Infiltration von Tubuli und Interstitium durch Lymphozyten, Makrophagen und Granulozyten. Lymphoide Zellen dringen in die Tubulusepithelien ein. Je nach Ausmaß des zellulären Infiltrates und der Tubulusepithelschädigung mit Nekrose und Abstoßung von Zytoplasmabestandteilen in die Tubuluslichtungen ergeben sich geringe, mäßiggradige und schwere Formen.
– **Akute vaskuläre Abstoßung.** Histologisch können verschiedene Stadien der vaskulären Abstoßung unterschieden werden. In einem frühen Stadium imponiert das Epithel arterieller Gefäße durch seine ödematöse Auflockerung. Im Folgestadium haften Makrophagen, T-Lymphozyten und Granulozyten dem Endothel an, das fokal nekrotisch und von der Lamina elastica interna abgelöst ist. Fibrin, Komplementfaktoren, Immunglobuline können in der Intima und Media nachgewiesen werden. Der Prozess kann bis zum vollständigen Gefäßverschluss führen.

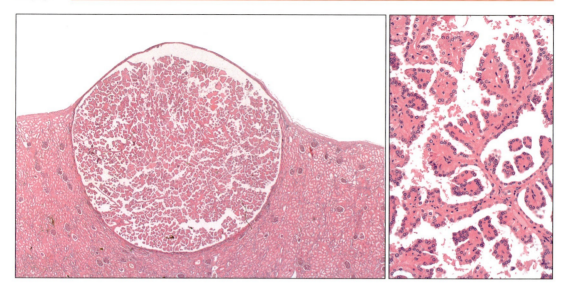

Abb. 6-32. Papilläres Nierenrindenadenom. Links: teilweise abgekapseltes Knötchen wölbt sich auf der Nierenoberfläche vor. Der Tumor zeigt einen papillären Aufbau. Unauffälliges umgebendes Nierenparenchym. HE-Fbg. **Rechts:** Tumorpapillen bei stärkerer Vergrößerung. Auf einem faserreichen Stroma liegen kubische Tumorzellen in einreihiger Anordnung. HE-Fbg.

• Die **Transplantatglomerulitis** ist eine Abstoßungsreaktion im kapillären Schlingenkonvolut des Glomerulus, die meist mit einer typischen vaskulären Rejektion einhergeht und als eine spezielle Form der vaskulären Abstoßung angesehen werden kann. Die Kapillarlichtungen sind eingeengt oder verschlossen mit geschwollenen Endothelien, denen Monozyten, aktivierte Lymphozyten und Granulozyten anhaften.

• Die **Transplantatglomerulopathie** ist das Folgestadium der Transplantatglomerulitis. Die peripheren Basalmembranen sind verbreitert, nicht selten dupliziert, mit Erweiterung der Lamina rara interna. Die mesangiale Matrix ist vermehrt. Elektronendichte Ablagerungen, Immunkomplexen entsprechend, können mesangial und subendothelial vorliegen. IgM ist das dominierend abgelagerte Immunglobulin.

• **Chronische vaskuläre und tubulointerstitielle Abstoßung.** Die beschriebenen floriden Abstoßungsreaktionen an Gefäßen, Glomeruli und dem tubulointerstitiellen Kompartiment können in einen chronischen Zustand übergehen. Hauptsächliche Kennzeichen der Chronizität sind die Fibrose der Intima präglomerulärer Gefäße, des Interstitiums, die Sklerose der Glomeruli und ein relativ diskretes entzündliches Infiltrat.

Tumoren

Epitheliale Tumoren

• **Nierenrindenadenom.** Adenome sind gutartige epitheliale Neubildungen; sie sind von einer Faserkapsel umgeben und in der Regel im Durchmesser unter 3 cm groß. Adenome weisen ein regelmäßiges Zellbild auf, Mitosen fehlen oder kommen nur vereinzelt vor. Unter Berücksichtigung der Morphologie unterscheidet man Adenome aus wasserklaren, eosinophilen oder granulierten (onkozytären) Zellen. Histologisch können sie einen soliden, zystischen oder papillären Aufbau zeigen. Zeichen der Malignität wie Gefäßeinbrüche in Gefäße oder in die Nierenbeckenlichtung fehlen. Das papilläre Adenom besitzt eine nur unvollständig ausgebildete Kapsel und breitet sich fingerförmig in das umgebende Nierenparenchym aus (pseudoinfiltratives Wachstum). Im Stroma der Papillen findet man häufig konzentrisch geschichtete Kalkablagerungen.

Die Abgrenzung eines Adenoms von einem hochdifferenzierten Adenokarzinom Grad I kann – wenn eindeutige Malignitätskriterien (Gefäßeinbrüche, Metastasen) fehlen – schwierig sein. Die Tumorgröße (unter 3 cm häufiger gutartig, 3 bis 5 cm potenziell maligne und über 5 cm in der Regel maligne) ist ein unsicherer Parameter, da auch sehr kleine Tumoren Metastasen setzen können. Aus diesem

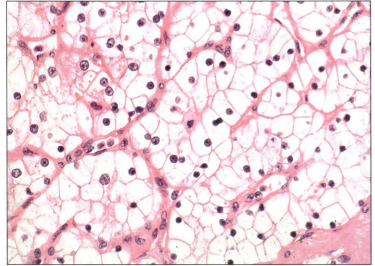

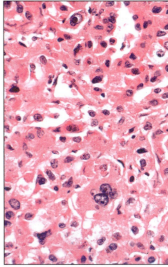

Abb. 6-33. Hellzelliges Nierenkarzinom. Hochdifferenziertes Nierenkarzinom Grad 1 mit wasserklaren Zellen. Leichte Kernpolymorphie. HE-Fbg.

Abb. 6-34. Verwildertes Nierenkarzinom Grad 3. HE-Fbg.

Grund wird das Nierenadenom von einigen Autoren immer als kleines, latentes, metastasierungsfähiges Karzinom Grad 1 angesehen.

• **Nierenkarzinom** (hellzelliges Karzinom, hypernephroides Karzinom). Der Tumor geht meist von den Epithelien der proximalen Tubuli contorti aus und entwickelt sich zunächst in der Rinde. Später infiltriert die Neubildung das gesamte Organ. Histologisch findet man solide, kleindrüsige, alveoläre, großzystische, onkozytäre und papilläre Formen. Zytologisch kommen die bereits für das Adenom beschriebenen Varianten vor. Unter Berücksichtigung des Reifegrades der Neubildung unterscheidet man

– **Karzinome Grad 1:** hochdifferenzierte Neubildungen mit wasserklaren Zellen. Mitosen kommen sehr selten vor. Atypien fehlen. Der Tumor entspricht in seinem feingeweblichen Aufbau einem Adenom. Die Diagnose wird nur durch den Nachweis sicherer Malignitätskriterien (Gefäßeinbrüche, Einbruch in die Nierenbeckenlichtung oder nachgewiesene Metastasen) gesichert.

– **Karzinome Grad 2** nehmen eine Zwischenstellung zwischen den Karzinomen Grad 1 und 3 ein.

– **Karzinome Grad 3** zeigen histologisch einen soliden Aufbau. Neben vereinzelten wasserklaren Zellen finden sich eosinophile oder granulierte Zellen. Mitosen und Atypien kommen häufi-

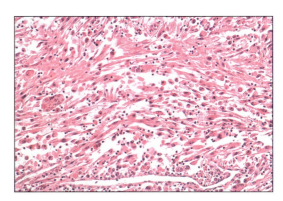

Abb. 6-35. Nierenkarzinom Grad 3. Stark verwildertes, sarkomartig wachsendes Nierenkarzinom mit spindeligen Tumorzellen. HE-Fbg.

ger vor. Besonders typisch sind spindelzellig aufgebaute Karzinome, die an ein Sarkom erinnern. Die Diagnose »Karzinom« lässt sich nur immunhistochemisch sichern.

Klinik. Da das Nierenkarzinom zu den früh metastasierenden Neubildungen gehört, sind die Absiedelungen in verschiedenen Organen differenzialdiagnostisch von anderen Tumoren mit einem ähnlichen feingeweblichen Aufbau abzugrenzen: Haut (noduläres Hidradenom, Ballonzellnävus), Weichteilgewebe (spindelzelliges Sarkom, klarzelliges Sarkom, Granularzelltumor), Schilddrüse (hellzelliges Karzinom), Kleinhirn (Hämangioblastom) und Nebenniere (Rindenkarzinom).

• **Nierenbeckentumoren.** Das Nierenbeckenkarzinom vom Übergangszelltyp entspricht in seinem zytologischen und histologischen Aufbau sowie in seinem biologischen Verhalten den Karzinomen der ableitenden Harnwege, insbesondere der Harnblase.

Nephroblastische Tumoren

• **Mesoblastisches Nephrom** (leiomyomatöses oder renales Hamartom, benignes mesoblastisches Nephrom). Es handelt sich um eine einseitige, gutartige bis potenziell maligne (Rezidiv!), kongenitale oder neonatale Neubildung, die als Hamartom gedeutet wird. 90% der Fälle kommen während der ersten drei Lebensmonate vor.

Histologisch erkennt man glatte Muskelfasern und kollagene Fasern, die unreifes Nierengewebe bzw. fetales Blastem einschließen. Die Gefäßkomponente kann stark entwickelt sein. Ferner lassen sich tumorperiphere Knorpelinseln sowie perivaskuläre Blutbildungsherde finden. In wenig differenzierten Arealen können Mitosen vorkommen, die aber der Mitoserate des fetalen Nierengewebes entsprechen und nicht als Zeichen der Malignität zu werten sind. Die Neubildung besitzt keine Kapsel und führt auch nicht zu einer Druckatrophie des benachbarten Parenchyms.

• Das **einseitige multilokuläre zystische Nephrom** (solitäre Zyste, segmentale zystische Nierenerkrankung), das als ebenfalls gutartige Variante angesehen wird, kommt vorwiegend bei Kleinkindern und Erwachsenen vor. Die Hohlräume werden von einem einreihigen, vorspringenden (»hobnailed«) Epithel ausgekleidet. Dazwischen können zelldichte Areale vorkommen, die an Ovarialstroma erinnern.

• **Nephroblastom.** Das Nephroblastom stellt die maligne Neubildung aus diesem Formenkreis dar. Man unterscheidet folgende Formen unter Berücksichtigung der Prognose (Grading).

– Zu den **Nephroblastomen Grad 1** mit günstiger Prognose zählen das unilaterale, multilokuläre oder solitäre zystische Nephroblastom, das aus Hohlräumen besteht, die von einem kubischen Epithel ausgekleidet werden. Zwischen den Zysten ist kein normales Nierengewebe nachweisbar. Das monomorphe tubuläre Nephroblastom besteht fast ausschließlich aus tubulusartigen Strukturen. Das zellreiche konnatale mesoblastische Nephroblastom und das rhabdomyomatöse Nephroblastom mit quer gestreifter Muskulatur

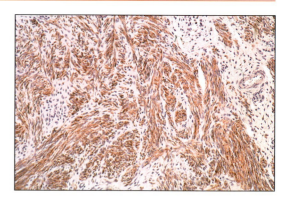

Abb. 6-36. Mesoblatisches Nephrom. Tumor aus glatten Muskelfasern, die sich selektiv immunhistochemisch (Desmin) nachweisen lassen.

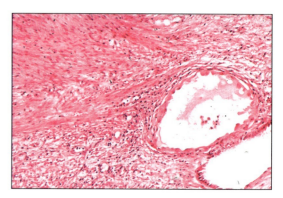

Abb. 6-37. Einseitiges, multilokuläres zystisches Nephrom. Übersichtsbild des Tumors mit glatten Muskelfasern und Tumorzysten. HE-Fbg.

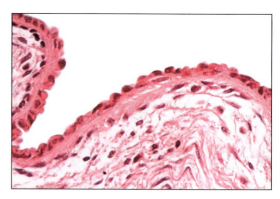

Abb. 6-38. Einseitiges, multilokuläres zystisches Nephrom. Auskleidung der Tumorzyste bei stärkerer Vergrößerung. HE-Fbg.

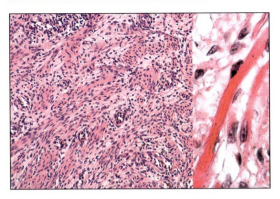

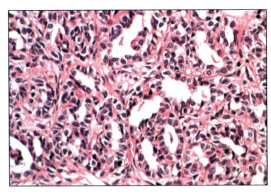

Abb. 6-39. Nephroblastom. Links: teilweise myomatös differenziertes Stroma. **Rechts:** langgestreckte Tumorzelle mit quer gestreiftem Zytoplasma (rhabdomyomatöse Variante). HE-Fbg.

Abb. 6-40. Monomorphes tubuläres Nephroblastom Grad 1. HE-Fbg.

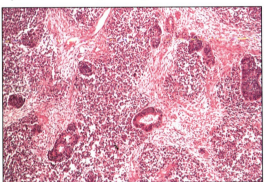

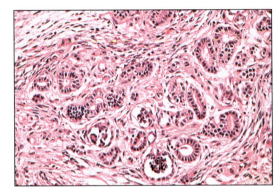

Abb. 6-41. Nephroblastom (Wilms-Tumor). In einem sarkomatösen Stroma finden sich drüsenähnliche Formationen. HE-Fbg.

Abb. 6-42. Nephroblastom (Wilms-Tumor). Teils tubuläre, teils pseudoglomeruläre Formationen. HE-Fbg.

gehören auch in diesen Formenkreis. Es finden sich vermehrte, aber nicht atypische Mitosen.
– **Nephroblastome Grad 2** sind Neubildungen mit einem Standardrisiko (mittlerer Malignitätsgrad), die etwa 80% aller Nephroblastome ausmachen. In diesen Formenkreis gehört der klassische triphasische Wilms-Tumor (Blastem, Stroma sowie tubulus- und glomerulusartige Strukturen). Histologisch findet man ein zelldichtes Blastem mit reichlich Mitosen sowie ein fibromyxoides Stroma. Gelegentlich lassen sich auch eingeschlossene myogene Zellen darstellen. Typisch für den Wilms-Tumor sind glomerulus- und tubulusartige Strukturen. In einigen Arealen sind Pseudorosetten zu finden. Zu den weiteren Varianten zählen das Nephroblastom mit überwiegend blastemischem Anteil und das Nephroblastom mit überwiegendem Stromaanteil sowie das Nephro-

blastom mit überwiegend epithelialen Strukturen unterschiedlicher Reife.
– Das **Nephroblastom Grad 3** gilt als prognostisch ungünstig und wird durch den malignen Rhabdoidtumor der Niere dargestellt. Mitosen und Atypien kommen häufig vor. Typisch sind rundliche, eosinrote, leicht PAS-positive Zytoplasmaeinschlüsse. Dieser Tumor setzt häufig Hirnmetastasen.
– Bei einem **Nephroblastom Grad 4** liegt ein beidseitiger Nierenbefall vor.

Im Durchmesser unter 3 cm große Nephroblastome bezeichnet man als **Wilms-Tumorlets**.

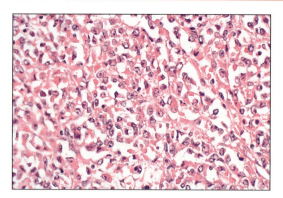

Abb. 6-43. Rhabdoidtumor. Kleine runde, eosinrote Tumorzellen. HE-Fbg.

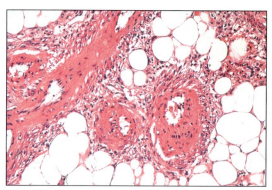

Abb. 6-44. Angiolipom. In Fettgewebe eingebettete Blutgefäße mit einer dicken Wand aus glatten Muskelfasern. HE-Fbg.

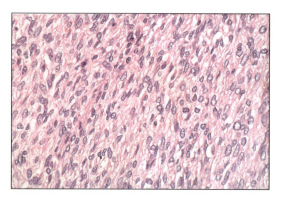

Abb. 6-45. Klarzellensarkom. Tumor mit hellzytoplasmatischen Zellen. HE-Fbg.

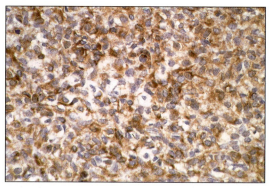

Abb. 6-46. Klarzellensarkom. Stark Vimentin-positive Tumorzellen.

Andere Tumoren und tumorartige Veränderungen

• Das **klarzellige Nierensarkom** wird heute als eigenständiger Tumor angesehen. Es ist durch Zellen mit hellem Zytoplasma, deutlichen Zellgrenzen und geringer Polymorphie gekennzeichnet. Hyalinisierungen sowie Knorpel- und Knochenherde können vorkommen.

• **Gutartige mesenchymale Tumoren.** In der Niere können reine mesenchymale Tumoren (Fibrome, Angiome, Leiomyome, Lipome, Lymphangiome) sowie gemischte Tumoren vorkommen. Besonders typisch ist das **Angiomyolipom**, das ein renales Hamartom darstellt. Die Tumoren werden sehr groß und können bei Patienten mit tuberöser Hirnsklerose (Bourneville-Pringle-Syndrom) beidseitig und multipel angelegt sein.

Histologisch besteht die Neubildung aus unregelmäßig angeordneten Blutgefäßen, die von manschetten-artig angelegten, glatten Muskelfasern umgeben werden. Eine Differenzierung in Tunica elastica interna und externa liegt nicht vor. Gefäße und glatte Muskelfasern sind in Fettzellen eingebettet. Der Anteil der drei Komponenten unterliegt großen Schwankungen, sodass reine Lipome, Angiome oder Leiomyome vorgetäuscht werden. Zelldichte Areale können Mitosen, Atypien sowie Riesenzellen zeigen, die aber nicht als Malignitätskriterien zu werten sind.

• **Persistierendes Nierenblastem** (metanephritisches Hamartom, noduläres metanephritisches oder renales Blastem). Es handelt sich um kleine, subkapsulär gelegene, in der Regel beidseitige Herde, die aus embryonalem nephrogenem Gewebe bestehen. In den meisten Fällen werden sie histologisch zufällig im Rahmen einer Obduktion entdeckt. Besonders große, diffus oder multifokal angelegte Blastemherde werden als Nephroblastomatose bzw. Nephroblastematose bezeichnet; sie werden häufiger von Missbildungen begleitet.

Ableitende Harnwege

Erkrankungen der Ureteren

Im Ureter kommen akute (eitrige) und chronische Entzündungen vor, die meist im Zusammenhang mit einer Pyelonephritis oder einer Urozystitis stehen. Formalpathogenetisch ist besonders ein Steinleiden (Ureterolithiasis) von Bedeutung.

• **Ureteritis cystica** ist eine Sonderform der chronischen Ureteritis, gekennzeichnet durch die Ausbildung kleinster Schleimhautknötchen, die zystisch ausgeweitet sein können. Histologisch handelt es sich um Brunn-Epithelnester, die bei chronischer Reizeinwirkung eine Lichtung bilden. Diese nimmt an Größe zu und wölbt sich an der Oberfläche der Ureterschleimhaut vor.

• Bei der **Ureteritis follicularis** liegen hyperplastische Lymphfollikel vor, die kleine Knötchen in der Schleimhaut bilden und eine Keimzelldifferenzierung aufweisen können. Auch sie sind Ausdruck einer chronischen Reizeinwirkung.

Primäre Tumoren der Ureteren sind selten. Zu den häufigsten malignen Formen zählt das Übergangszellkarzinom, das nicht selten mit einem Nierenbecken- und/oder Harnblasenkarzinom vergesellschaftet ist. Es entspricht histologisch einem Harnblasenkarzinom. Sein exophytisches Wachstum führt zu einer früheren Verlegung der Harnleiterlichtung.

• **Retroperitoneale Fibrose** (Ureteritis plastica, Ormond-Krankheit). Als retroperitoneale Fibrose bezeichnet man eine chronische unspezifische sklerosierende Entzündung, die bevorzugt im Retroperitoneum in der Umgebung der Ureteren vorkommt und zu einer Verlegung der Ureterenlichtung mit konsekutiver Hydronephrose führt. Unter den bekannten Ursachen (Ormond-Syndrom) sind die Metastasen eines szirrhösen Karzinoms des Magens oder der Mamma zu nennen.

Histologisch ist das Gewebe in einer Frühphase stärker vaskularisiert und zellreich (mit reichlich verfetteten Makrophagen [Pseudoxanthogranulomatose]). Später wandelt sich das Gewebe in eine derbe, grauweiße gefäßarme Platte um. Zwischen breiten hyalinisierten Kollagenfaserbändern finden sich reichlich rundzellige entzündliche Infiltrate. Die neu gebildeten kollagenen Fasern können in die Muskelwand des Ureters einstrahlen.

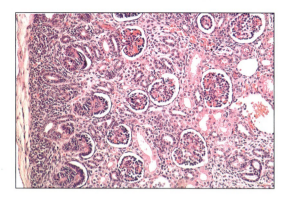

Abb. 6-47. Persistierendes Nierenblastem. Fetales Nierengewebe unter der Organkapsel (links im Bild). HE-Fbg.

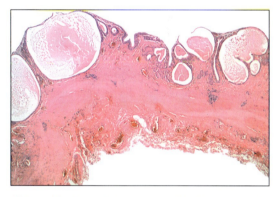

Abb. 6-48. Ureteritis cystica. Die Zysten in der Schleimhaut wölben sich an der Oberfläche vor. HE-Fbg.

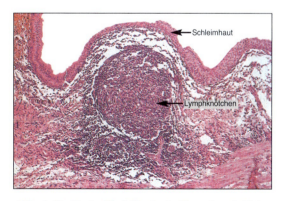

Abb. 6-49. Ureteritis follicularis. Unter dem Schleimhautepithel kleine knotenförmige Ansammlungen von Lymphozyten. HE-Fbg.

Ein Krankheitsbild, das teilweise an die Ormond-Krankheit erinnert, ist die **Paranephritis fibroplastica** bzw. Perinephritis fibrosa, scleroticans oder fibrolipomatosa. Bevorzugt befallen sind die Nierenkapsel und das pararenale Fettgewebe. Sekundär kommt es zu einer Ummauerung des proximalen Ureters.

Metaplasien in den ableitenden Harnwegen

In der Übergangsschleimhaut können fokale oder diffuse, plattenepithelartige, drüsige oder nephrogene Metaplasien vorkommen.

• Die **Plattenepithelmetaplasie** wird auch als Leukoplakie bezeichnet und imponiert als weißer, trockener Fleck (»Xerosis vesicae«). Histologisch lässt sich ein mehrschichtiges Plattenepithel nachweisen, das gelegentlich eine oberflächliche Verhornung zeigt. Das Zellbild ist regelmäßig, Atypien kommen nur bei Präkanzerosen vor, meist bei Leukoplakien auf dem Boden einer Harnblasenbilharziose.

Eine **Sonderform** stellt die **glykogenreiche Plattenepithelmetaplasie** dar, die an Vaginalepithel erinnert.

• Die **drüsigen Metaplasien** kommen im Rahmen einer Cystitis glandularis als kleine umschriebene Areale mit Becherzelldifferenzierung vor. Sie treten an der Oberfläche oder in der Tiefe – z. B. in zystisch umgewandelten Brunn-Epithelnestern – auf. Gelegentlich erstrecken sie sich über eine größere Fläche und täuschen ein villöses Adenom vor.

• Die **nephrogene Metaplasie** (nephrogenes Adenom) kommt bevorzugt im Blasenboden bei Männern im mittleren Alter vor und stellt die besondere Reaktionsform einer chronischen Entzündung dar. Histologisch findet man im Schleimhautstroma papilläre und tubuläre Strukturen, die an Nierentubuli erinnern. Sie werden von einer entzündlichen Reaktion begleitet. Die epithelialen Formationen weisen eine Basalmembran auf, die PAS- und Alzianblau-Färbungen sind positiv.

Das **klinische Bild** entspricht einer unspezifischen Zystitis. Nephrogene Metaplasien neigen zum Rezidiv, eine maligne Entartung ist aber extrem selten.

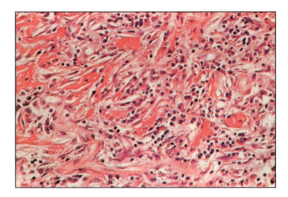

Abb. 6-50. Retroperitoneale Fibrose. Granulationsgewebe mit breiten hyalinisierten Kollagenfasern. HE-Fbg.

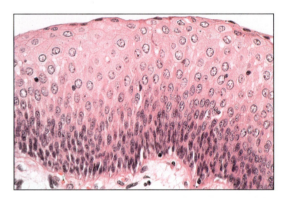

Abb. 6-51. Plattenepithelmetaplasie in der Harnblasenschleimhaut. HE-Fbg.

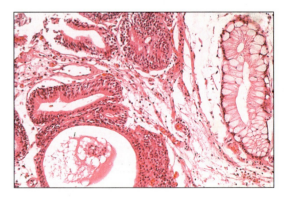

Abb. 6-52. Schleimhautmetaplasie. Teils drüsige (links), teils mukoide Metaplasie (rechts) der Harnblasenschleimhaut. HE-Fbg.

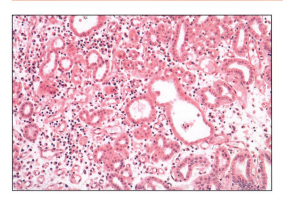

Abb. 6-53. Nephrogene Metaplasie. Kleine drüsige Formationen im Stroma der Harnblasenschleimhaut. HE-Fbg.

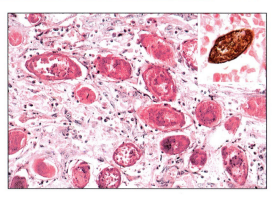

Abb. 6-54. Harnblasenbilharziose. PAS-positive Parasiteneier im Stroma der Harnblasenschleimhaut. **Inset:** verkalktes Parasitenei. Kossa-Versilberung.

Harnblasenentzündungen

In der Harnblase kommen akute und chronische sowie spezifische Entzündungen vor. Die akute Urozystitis kann katarrhalisch, eitrig, hämorrhagisch (»Endoxanharnblase«) oder pseudomembranösnekrotisierend sein. Die Entzündung kann isoliert oder im Rahmen einer allgemeinen Entzündung der ableitenden Harnwege auftreten. Kausalpathogenetisch spielen Urolithiasis, Prostatahyperplasie, Harnblasendivertikel bei Balkenblase und andere Faktoren eine Rolle. Die chronische Urozystitis entspricht der beschriebenen Ureteritis follicularis oder cystica.

• Eine spezifische Harnblasenentzündungen ist die **Bilharziose** (Schistosomiasis: Erreger meist *S. haematobium*). Die PAS-positiven Parasiteneier werden im Stroma der Harnblasenschleimhaut abgelegt. Hier rufen sie zunächst eine eosinophilzellige entzündliche Reaktion hervor, später gehen sie häufig zugrunde und verkalken (Nachweis durch Kossa-Versilberung).

Harnblasentumoren

• Das **Übergangszellpapillom** ist sehr selten (2% aller epithelialen Neubildungen der ableitenden Harnwege). Typisch ist das rein exophytische Wachstum mit papillärem Aufbau: Ein zartes bindegewebiges Stroma wird von einem regelmäßigen,

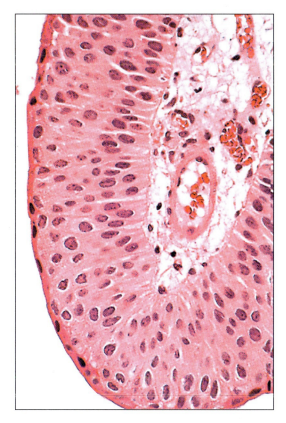

Abb. 6-55. Harnblasenpapillom. Papillärer Tumor mit einem schmalen, regelmäßigen Epithelüberzug. Keine Atypien. HE-Fbg.

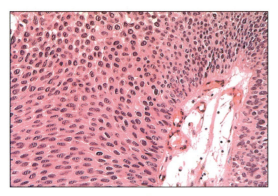

Abb. 6-56. Exophytisches Übergangszellkarzinom (Stadium pTa). Stark verdickter Epithelüberzug mit vereinzelten Mitosen. Keine Stromainvasion. HE-Fbg.

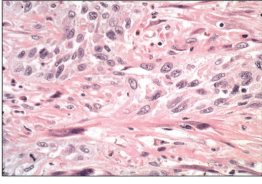

Abb. 6-57. Invasives Harnblasenkarzinom Grad 3. Stark verwildertes Karzinom. HE-Fbg.

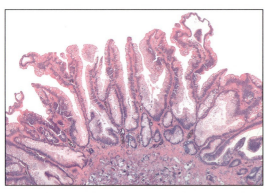

Abb. 6-58. Adenokarzinom der Harnblase bei Bilharziose. Papillärer Tumor mit mukoiden Zotten. Unten im Bild dichte Ansammlungen von Parasiteneiern. HE-Fbg.

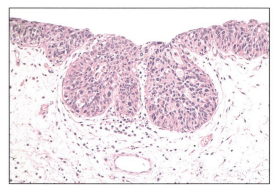

Abb. 6-59. Carcinoma in situ. Verdickung der Harnblasenschleimhaut mit aufgehobener Schichtung und Zellatypien. Vermehrte Mitosen. Basalmembran intakt. HE-Fbg.

bis zu sieben Zelllagen dicken Übergangsepithel bedeckt. Zell- oder Kernatypien fehlen, Mitosen sind nur spärlich nachzuweisen.

• **Übergangszellkarzinom.** Harnblasenkarzinome sind häufiger multifokal und werden nach ihrem Reifegrad unterteilt.

– **Harnblasenkarzinome Grad 1** zeigen ein rein exophytisches Wachstum, das den Papillomen entspricht und dem Stadium pTA zugeordnet wird. Das bedeckende Epithel ist über sieben Zelllagen dick. Mitosen und Atypien sind vereinzelt zu finden.

– **Harnblasenkarzinome Grad 2** nehmen eine Zwischenstellung zwischen den hochdifferenzierten und den entdifferenzierten Karzinomen ein. Bei Karzinomen Grad 2 liegt häufig ein infiltratives Wachstum vor.

– **Entdifferenzierte Karzinome Grad 3** zeigen eine deutliche Polymorphie, zahlreiche Mitosen und ein invasives Wachstum. Ferner liegt ein Verlust des typischen Oberflächenepithels (Regenschirmzellen) vor. Stark verwilderte Übergangszellkarzinome haben einen spindelzelligen, polymorphzelligen oder riesenzelligen Aufbau und erinnern an ein Sarkom. Die Diagnose »Karzinom« wird immunhistochemisch mit epithelialen Markern (Zytokeratine, TPA) gesichert. Plattenepithelartige sowie drüsig schleimige Differenzierungen können auftreten.

• Das **Adenokarzinom der Harnblase** ist eine seltene Geschwulst, die als verschleimtes papilläres Karzinom im Fundusbereich von Resten des Ductus Urachus ausgeht. Diese Fetalreste sind normalerweise bei einem Drittel aller Erwachsenen noch erhalten.

Adenokarzinome werden auch bei Harnblasen-
ekstrophie und – wie das Plattenepithelkarzinom –
bei Bilharziose beschrieben.

• **Carcinoma in situ (Tis).** Diese Präneoplasie
kann primär als flache, nicht papilläre Schleimhautveränderung oder sekundär als Begleitveränderung
eines bereits nachgewiesenen Übergangszellkarzi-
noms vorkommen. Das Carcinoma in situ besteht
aus einem abnormen Epithel mit aufgehobener
Schichtung, Atypien und Mitosen. Superfizialzellen
fehlen. Der Befund entspricht einer schweren Dysplasie Grad 3. Zytologisch unterscheidet man klein-
und großzellige Formen. Das Carcinoma in situ
kann zunächst stationär bleiben, geht aber später in
über 80% der Fälle in ein hoch malignes infiltrierend wachsendes Karzinom über. Die Diagnose
Carcinoma in situ ist daher von schlechter Prognose
und zwingt – nach erfolgloser konservativer Therapie zu einem radikalen Eingriff.

• Bei einer **Schleimhauthyperplasie** ist diese verdickt, zeigt aber an der Oberfläche typische Regenschirmzellen. Diese Veränderung ist reaktiv – Folge
einer Reizeinwirkung – bedingt.

Erkrankungen der Urethra

• **Urethralkarunkel.** Zu den wichtigsten tumorartigen Veränderungen der Urethra zählen das Kon-
dylom und die Urethralkarunkel. Letztere kommt
fast ausschließlich bei Frauen vor, wird als entzündlich bedingt angesehen und ist in Meatusnähe lokalisiert.
Man unterscheidet histologisch folgende Varianten:
– die **drüsig papillomatöse Form** mit ausgeprägter epithelialer Reaktion
– die **angiomatöse Form** mit stark ausgeweiteten
  und mit Blut angefüllten Gefäßen
– die **granulomatöse Form** mit einem gefäßreichen Granulationsgewebe.

• **Entzündungen.** Zu den spezifischen Entzündungen (insbesondere der männlichen Harnröhre) zählt
die Gonorrhö, die zu narbigen Strikturen führt.

• **Tumoren.** Primäre Neubildungen der Urethra
sind selten und meist maligne. Als Karzinome kommen Adenokarzinome und Plattenepithelkarzinome
vor, die oft mit einer HPV-Infektion (HPV-16 und
18) assoziiert sind. Der Virennachweis in Platten-
epithelkarzinomen gelingt bei der Frau in 60% der
Fälle, beim Mann in 30%. Die Prognose ist schlecht

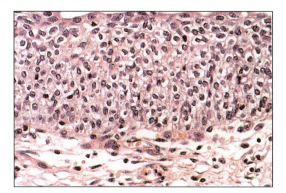

**Abb. 6-60. Hyperplasie der Harnblasenschleim-
haut.** Die Harnblasenschleimhaut ist deutlich verdickt, die Schichtung unregelmäßig. An der Schleimhautoberfläche lassen sich erhaltene Regenschirmzellen nachweisen. HE-Fbg.

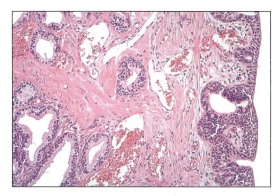

**Abb. 6-61. Urethralkarunkel vom drüsig-papillo-
matösen Typ.** Rechts normale Urethralschleimhaut.
HE-Fbg.

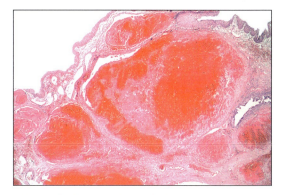

**Abb. 6-62. Urethralkarunkel vom angiomatösen
Typ.** Prall mit Blut gefüllte, ektatische Blutgefäße.
HE-Fbg.

und hängt vorwiegend vom Tumorstadium (unterschiedliche TNM-Systeme für Mann und Frau) ab.

Immunhistochemie

Immunhistochemie der Nierentumoren

• **Hellzelliges Nierenkarzinom:** Häufig positiv sind Antikörper gegen CK18, CK19, CAM 5.2, Vimentin. CD10 und EMA. 20% dieser Tumoren sind Renin-positiv, allerdings kommt es nur selten zur klinischen Manifestation einer paraneoplastischen Polyglobulie.

• **Papilläres Nierenzellkarzinome.** Positiv sind die Reaktionen AE1/AE3, CAM 5.2 (in 100% der Fälle) und CD10 (90%). In 40 bis 50% der Fälle reagieren die Tumoren mit Vimentin, EMA und S100.

• **Chromophobe Nierenzellkarzinome.** Bei dieser histologischen Karzinomform kommt es regelmäßig zu einer positiven Reaktion mit CD10, CD9 und EMA: 70 bis 90% der Neubildungen zeigen eine positive Reaktion mit CD117, CK07 und CK18, Vimentin ist negativ.

• **Papilläres Nierenzellkarzinom.** Positiv ist der Antikörpernachweis für AE1, CD10, CD9, CK7 und N-Cadherin.

• **Sarkomatöses Nierenzellkarzinom.** Die meisten Reaktionen sind negativ. Lediglich N-Cadherin (in 75% der Fälle) und CD10 (50%) sind positiv.

• **Nephroblastom** (Typ Wilms-Tumor). Positiv sind CD56 und Desmin; NSE und Panzytokeratin zeigen eine fokale Reaktion. Antikörper gegen WT1 (Wilms-Tumor-Protein) reagieren mit Zellen des Wilms-Tumors, akuten Leukämien und Mesotheliomen.

• **Nierenonkozytom.** Regelmäßig positiv sind CD15, AE1/AE3, CD9, EMA und Panzytokeratin. CD10 ist dagegen negativ.

Immunhistochemie der Tumoren der ableitenden Harnwege

• **Infiltrierende Karzinome.** Panzytokeratin, CK20 und der Proliferationsmarker P52 sind positiv.

• **Nicht invasive Karzinome.** Die papillären Karzinome (Grad I und II) sind CK20- und P53-positiv.

• **Carcinoma in situ.** Die immunhistochemischen Marker für das invasive und das papilläre Karzinom sind auch beim Carcinoma in situ positiv.

• **Adenokarzinome.** Positiv sind AE1/AE3, CAM 5.2. In über 70% der Fälle kommt es auch zu einer Antikörperreaktion mit BCL-2, CD15, CEA und CK7.

• **Rhabdomyosarkom.** Myogenin, Desmin und Aktin können – in Abhängigkeit vom Differenzierungsgrad – positiv sein.

7

Männliches Genitale

Inhalt

Hoden

Atrophie – Involution 220
Entzündungen 220
Tumoren 221
    Germinative Hodentumoren 221
    Nicht germinative Hodentumoren 224

Prostata

Hyperplasien 225
Entzündungen 225
Präneoplasien 226
Tumoren 227

Penis

Entzündungen 229
Präkanzerosen und Tumoren 229

Geschlechtskrankheiten bei Mann und Frau

Gonorrhö 229
Ulcus molle 229
HPV-induzierte genitale Warzen 229
Lues 229
Infektionen durch Chlamydia trachomatis . . . 230
Trichomoniasis 230

Immunhistochemie

Immunhistochemie der Hodentumoren 231
Immunhistochemie
der Prostataveränderungen 232

Hoden

Atrophie – Involution

Verschiedene entzündliche, degenerative oder kreislaufbedingte Krankheiten wirken sich auf den Hoden aus und führen im Endstadium zur Hodenatrophie. Diese ist von der altersbedingten physiologischen Hodeninvolution abzugrenzen. Beide Prozesse unterscheiden sich nur in ihrer Pathogenese, nicht aber in ihrem morphologischen Bild. Die histologischen Veränderungen treten in den Hodenkanälchen sowie im Zwischengewebe auf. In den Tubuli findet man – besonders bei Kryptorchismus – degenerierte Sertoli-Zellen. Die Spermiogenesestörungen reichen von einer verminderten Reifung der Spermatozoen bis zu einem vollständigen Zellverlust der Hodenkanälchen. Die Basalmembran ist deutlich verdickt; das umgebende Stroma weist eine inselförmige Hyperplasie der Leydig-Zellen sowie eine Fibrose mit einer relativen und absoluten Faservermehrung auf.

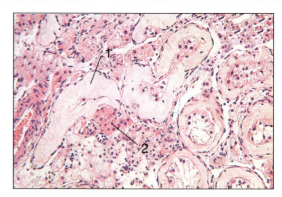

Abb. 7-1. Hodenatrophie. Hodenkanälchen mit deutlich herabgesetzter bis fehlender Spermiogenese. Verdickung der Basalmembran (—1). Vermehrung des Zwischengewebes mit knotiger Leydig-Zell-Hyperplasie (—2). HE-Fbg.

Entzündungen

• Die **akute Orchitis** stellt eine meist hämatogen entstandene Begleitentzündung dar. Am häufigsten ist sie als Komplikation einer Parotitis epidemica (Mumpsorchitis) zu finden, seltener bei Typhus, Scharlach, Grippe, Masern und anderen Infektionskrankheiten. Vor der Pubertät ist die akute Orchitis sehr selten. Histologisch besteht ein entzündliches Ödem, das sich nur innerhalb der Tunica albuginea ausbreiten kann und daher über eine Druckerhöhung zu einer Mangeldurchblutung mit konsekutiver Zerstörung des Keimepithels führt.

• Die **chronische Orchitis** ist durch eine rundzellige Infiltration und eine progrediente Stromafibrose gekennzeichnet. Letztere führt zu umschriebenen Parenchymnarben oder zur vollständigen Hodenatrophie. Eine besondere Entzündungsform stellt die Orchitis granulomatosa dar, eine Krankheit unbekannter Ätiologie. In 40% der Fälle lassen sich Spermatozoen im Zwischengewebe nachweisen, sodass formalpathogenetisch ein **Spermagranulom** diskutiert wird. Histologisch liegt eine granulomatöse Entzündung mit dichter lymphoplasmazellulärer Infiltration des Zwischengewebes und einer zunächst nur diskreten Fibrose vor. Später sind auch die Hodenkanälchen infiltriert; sie lassen sich nur noch schattenhaft darstellen. Riesenzellen, eosinophile Granulozyten sowie eine Begleitangiitis sind nicht selten.

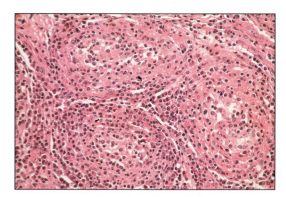

Abb. 7-2. Granulomatöse Orchitis. Nur noch schattenhaft darstellbare Hodenkanälchen, die in einem dichten entzündlichen Infiltrat liegen. HE-Fbg.

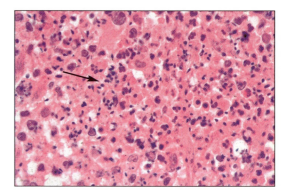

Abb. 7-3. Spermagranulom. In einem entzündlichen Infiltrat sind Spermatozoen **(Pfeil)** nachweisbar. HE-Fbg.

Tumoren

Germinative Hodentumoren

Die meisten **primären Hodenneubildungen** gehen vom Keimepithel aus und werden als germinative Tumoren bezeichnet. Die größte Gruppe bilden die Seminome. Zu den nicht seminomatösen germinativen Hodentumoren zählen embryonale Karzinome, reife und unreife Teratome, Teratokarzinome, Yolksac-Tumoren und Chorionkarzinome. Diese Neubildungen kommen bevorzugt kombiniert vor.

- **Seminom.** 40% der echten Hodentumoren sind reine Seminome, bei weiteren 15% stellen sie eine von mehreren Tumorkomponenten dar. Histologisch unterscheidet man folgende Varianten:
  - Das **klassische Seminom** zeigt große Zellen mit deutlicher Membran und einem hellen, lipid- oder glykogenhaltigen Zytoplasma. Die Zellen bilden solide Wucherungen und schließen in ihrem Stroma herdförmige Ansammlungen von Lymphozyten ein. Die immunhistochemischen Reaktionen (epitheliale und mesenchymale Marker) sind inkonstant, lediglich die alkalische Phosphatase (PLAP) ist häufig positiv.
  - Das **anaplastische Seminom** ist durch besonders zahlreiche Mitosen und Atypien sowie durch das Fehlen von Lymphozyten im Stroma gekennzeichnet. Nach Ansicht einiger Autoren handelt es sich um einen Borderline-Tumor (Seminom/ embryonales Karzinom).
  - Das **spermatozytische Seminom** besteht aus kleinen runden Tumorzellen, die an Lymphozyten oder Lymphoblasten erinnern. Dazwischen finden sich einige Tumorzellen mit deutlich vergrößertem Kern. Es wird ein malignes Lymphom vorgetäuscht, die LCA- und PLAP-Reaktionen sind aber negativ.
  - Das **granulomatöse Seminom** besteht nur aus kleinen Inseln von Tumorzellen, die morphologisch einem klassischen Seminom entsprechen. Im Vordergrund steht ein dichtzelliges Stromainfiltrat mit Lymphozyten, Histiozyten, Plasmazellen, Riesenzellen vom Langhans-Typ, neu gebildeten Kapillaren und kollagenen Fasern.
  - **Kombinierte Seminome.** Etwa ein Drittel aller Seminome zeigt bei sorgfältiger histologischer Aufarbeitung Anteile nicht seminomatöser Tumoren. Eine besondere Rolle spielen die HCG-positiven Seminome. Hierbei handelt es sich um einen Patienten mit einem hohen HCG-Spiegel. Die konventionelle histologische Untersuchung deckt nur Anteile eines Seminoms auf. Erst die immunhistochemische HCG-Bestimmung an

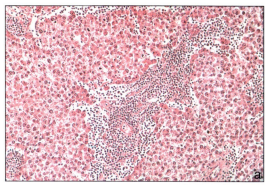
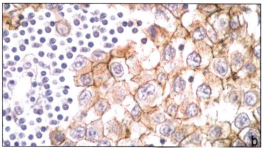
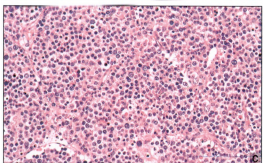
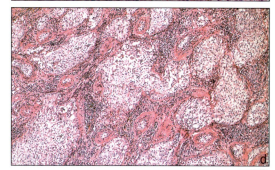

Abb. 7-4. Seminom. a) Klassisches Seminom. Große Tumorzellen mit hellem Zytoplasma. Im Stroma dichte Ansammlungen von Lymphozyten. HE-Fbg. **b)** Klassisches Seminom. Plazentare alkalische Phosphatase. **c)** Spermatozytisches Seminom. Überwiegend kleine Zellkerne mit leichter Polymorphie. HE-Fbg. **d)** Granulomatöses Seminom. Tumorinseln werden von einem dichten entzündlichen Infiltrat eingeschlossen. HE-Fbg.

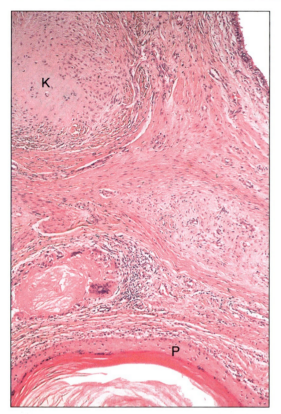 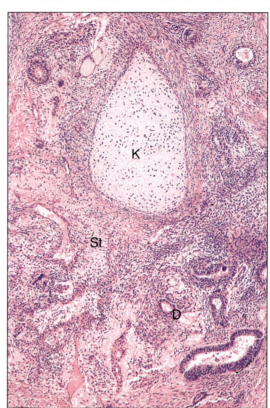

Abb. 7-5. Teratom. Links: reifes Hodenteratom mit Hohlräumen, die teilweise von einem verhornten Platten-epithel **(P)** ausgekleidet werden. Im Stroma finden sich Inseln aus hyalinem Knorpelgewebe **(K)**. HE-Fbg.
Rechts: Unreifes Teratom. Unreife drüsige Strukturen **(D)** sind in einem myxoid aufgelockerten Stroma **(St)** ein-geschlossen. Das Knorpelgewebe **(K)** ist zellreich und zeigt eine basophile Grundsubstanz. HE-Fbg.

Großflächenschnitten zeigt choriale Riesenzel-len, die isoliert oder in kleinen Gruppen vorkom-men.
– Das **Seminoma in situ** wird als Carcinoma in si-tu bezeichnet.

• **Reifes Teratom** (differenziertes Teratom, TD). Ausgereifte Teratome bei Kleinkindern (Durch-schnittsalter unter 30 Monate) sind gutartig. Bei äl-teren Kindern und bei Erwachsenen sind sie im Ge-gensatz zum gutartigen reifen Ovarialteratom zu-mindest niedrigmaligne (langsames Wachstum, lymphogene, seltener hämatogene Fernmetastasen). Histologisch findet man reifes, organoid aufgebau-tes Gewebe, das dem Alter des Patienten entspricht und aus den drei Keimblättern besteht: Hohlräume, die von Plattenepithel, respiratorischem oder intes-tinalem Epithel ausgekleidet werden. Dazwischen lassen sich glatte Muskelfasern, Nervengewebe so-wie Inseln aus hyalinem Knorpel nachweisen. Das

Stroma zeigt eine myxoide Auflockerung. Zu den einseitig differenzierten, reifen Teratomen zählen: Plattenepithelzysten, Epidermoid- und Dermoidzys-ten sowie der Karzinoidtumor.

• **Unreifes Teratom** (malignes undifferenziertes Teratom, MTU). Das unreife Teratom zeigt histolo-gisch undifferenzierte Teratomstrukturen: unreife, zellreiche, inselförmig angelegte Knorpelinseln, zelldichtes sarkomatoides Stroma und wenig diffe-renzierte Drüsen. Die Entdifferenzierung kann bis zum Karzinom oder Sarkom reichen. Eine sichere Abgrenzung gegenüber dem Teratokarzinom ist nicht immer möglich, aber auch nicht klinisch rele-vant.

• **Embryonales Karzinom.** Die Neubildung be-steht aus soliden, trabekulär oder azinär angeordne-ten Verbänden. Epitheliale Marker (TPA, Zytokera-

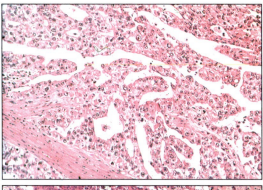

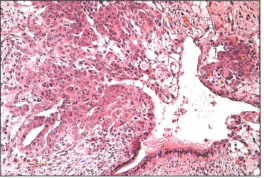

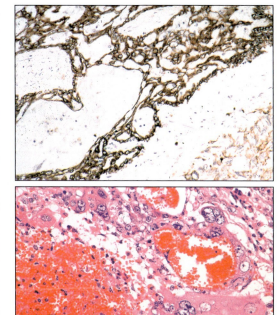

Abb. 7-6. Oben: Embryonales Karzinom mit trabekulär angeordneten Tumorzellen. HE-Fbg. **Unten: Teratokarzinom.** Drüsige und solide Strukturen in einem myxoid aufgelockerten Stroma. HE-Fbg.

Abb. 7-7. Oben: Yolksac-Tumor. Dünne, verzweigte Tumorstränge, die α-Fetoprotein exprimieren. **Unten: Chorionkarzinom.** Vakuolisierte mehrkernige Riesenzelle in der Umgebung eines Gefäßes. HE-Fbg.

tin) und die alkalische Phosphatase sind meist positiv.

• **Teratokarzinom** (malignes Teratom vom Intermediärtyp, MIT). Histologisch liegt eine Kombination aus einem Teratom mit unterschiedlich reifen Arealen (Drüsen, Knorpel) und einem embryonalen Karzinom vor. Sehr charakteristisch ist das myxoid aufgelockerte Stroma.

• **Yolksac-Tumor** (endodermaler Sinustumor, Dottersacktumor). Die Bezeichnungen beziehen sich auf die morphologische Ähnlichkeit mit extraembryonalen Strukturen beim Nager. Histologisch handelt es sich um eine Neubildung, die aus dünnen, lang gestreckten und untereinander verzweigten Zellformationen besteht. Gesichert wird die Diagnose durch den Nachweis von α-Fetoprotein im Gewebe.

Zu den **Sonderformen** zählen:
– **Orchioblastom** (Dottersacktumor des Kindes) mit typischen glomeruloiden Schiller-Duval-

Körperchen, die aber nicht immer zu finden sind. Ferner zeigen die Zellen kugelförmige, PAS-positive Zytoplasmaeinlagerungen.
– **Polyembryom:** Der Tumor besteht aus Embryoidkörpern, die an eine frühe Phase der embryonalen Entwicklung erinnern.

• **Chorionkarzinom** (Chorionepitheliom, malignes trophoblastisches Teratom, MTT). In den meisten Fällen kommt dieser Tumor kombiniert mit anderen germinativen Neubildungen vor. Typisch ist der histologische Nachweis von synzytialen Zellkomplexen und von mehrkernigen Riesenzellen, die im Randbereich von Blutungen liegen und kleine Zytoplasmavakuolen einschließen. Die Diagnose wird durch den Nachweis von HCG in den Riesenzellen gesichert.

• **Carcinoma in situ.** In der Umgebung von invasiven Seminomen zeigen die Tubuli atypische Zellen, die zunächst als Seminoma in situ bezeichnet wurden. Später hat man sie auch bei nicht seminomatösen germinativen Hodentumoren beobachtet, sodass

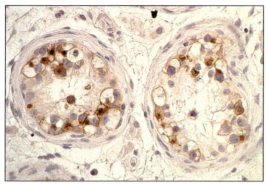

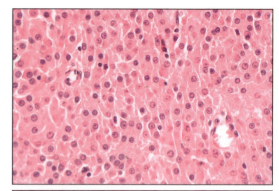

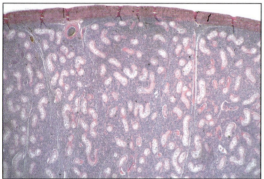

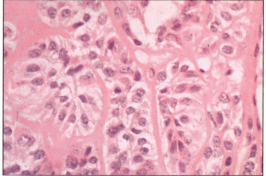

Abb. 7-8. Oben: Carcinoma in situ. Atypische Zellen in den Hodenkanälchen. Plazentare alkalische Phosphatase. **Unten: malignes Lymphom.** Diffuse, dichtzellige Durchsetzung des Hodenparenchyms. Giemsa-Fbg.

Abb. 7-9. Oben: Leydig-Zell-Tumor. Zelldichte Neubildung mit azidophilen Zellen. HE-Fbg. **Unten: Sertoli-Zell-Tumor.** Helle, zylindrische Tumorzellen in tubulärer Anordnung. HE-Fbg.

heute die Bezeichnung »Carcinoma in situ« bevorzugt wird. Histologisch sind schon in der HE-Färbung die Zellen mit einer ausgeprägten Zell- und Kernpolymorphie deutlich zu erkennen. Selektiv lassen sie sich mit der plazentaren alkalischen Phosphatase (PLAP) erfassen.

Nicht germinative Hodentumoren

• **Maligne Lymphome** können sich im Hoden als Primärerkrankung entwickeln, häufiger werden sie jedoch im Rahmen einer Generalisation diagnostiziert. Lymphome kommen bevorzugt bei älteren Menschen vor und sind histologisch von einem spermatozytischen Seminom abzugrenzen, da sie immunhistochemisch LCA-positiv sind. Man unterscheidet niedrig- und hochmaligne Lymphome (diffuse großzellige B-Zelllymphome).

• **Leydig-Zell-Tumor.** Dieser androgen- und in geringeren Mengen auch östrogenproduzierende Tumor macht ca. 2% aller Hodentumoren aus. Echte

Neubildungen sind von einer inselförmigen Leydig-Zellhyperplasie abzugrenzen, die in einem atrophischen Hoden und besonders beim Klinefelter-Syndrom sehr ausgeprägt sein kann. Histologisch findet man trabekulär gestaltete, scharf gezeichnete, polygonale, eosinrote Zellen. Der Kern schließt einen prominenten Nukleolus ein, mehrkernige Riesenzellen können vorkommen. Typisch, aber nicht immer nachweisbar sind intrazelluläre Lipofuszinablagerungen und zigarrenförmige, dunkelrote Reinke-Kristalle.

• **Sertoli-Zell-Tumor.** Dieser seltene, Androgen und Östrogen produzierende Hodentumor zeigt histologisch einen tubulären, mesenchymalen, gemischten oder großzelligen Aufbau. Die Neubildung erinnert an ein ovarielles Androblastom.

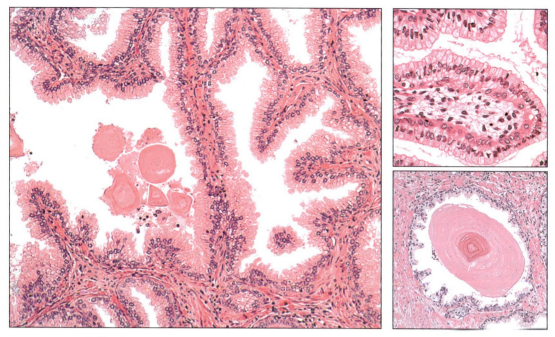

Abb. 7-10. Noduläre Prostatahyperplasie. Links: ausgeweitete Drüsenlichtungen, die Prostatakonkremente einschließen. Die Lichtungen werden von Papillen und Pseudopapillen ausgekleidet. HE-Fbg. **Rechts oben:** Papille bei stärkerer Vergrößerung. Zylinderepithelien mit Basalzellen. Regelmäßige, basal angeordnete Zellkerne. HE-Fbg. **Rechts unten:** konzentrisch geschichtetes Prostatakonkrement. HE-Fbg.

Prostata

Hyperplasien

Noduläre Hyperplasie (Prostatahyperplasie, Adenomyomatose). Nach dem 50. Lebensjahr erscheint die Prostata zunächst leicht, später deutlich knotig vergrößert, ruft aber nur bei 10 bis 30 % der Männer behandlungsbedürftige Störungen hervor.

Histologisch setzt sich der Prozess aus einer epithelialen und einer mesenchymalen Komponente zusammen. Die hyperplastischen tubuloalveolären Drüsen behalten ihren läppchenförmigen Aufbau, sind aber unterschiedlich groß. Die einzelnen Drüsenlichtungen können stark ausgeweitet und von Papillen (von Epithel überzogenes Stroma) bzw. von Pseudopapillen (solide Epithelknospen ohne Stroma) ausgekleidet sein. Die epitheliale Zweischichtung (Zylinderepithelien und Basalzellen) der Drüsenauskleidung ist erhalten. In den Lichtungen liegen eingedickte eosinrote Sekretmassen und konzentrisch geschichtete, verkalkte Corpora amylacea. Zwischen den Drüsen erkennt man neu gebildete glatte Muskelfasern.

Durch die expansive Hyperplasie der Innendrüse bildet sich in der Peripherie eine Bindegewebeverdichtung, die als chirurgische Kapsel bezeichnet wird.

Entzündungen

• **Akute Prostatitis.** Die akute eitrige Prostatitis kommt isoliert oder als Phlegmone vor.

• **Chronische Prostatitis.** Meist liegt eine unspezifische Entzündung vor. Zu den wichtigsten Erregern zählen Chlamydia trachomatis und Ureaplasma urealyticum. Histologisch handelt es sich um eine interstitielle Entzündung mit Lymphozyten im Stroma (im fortgeschrittenen Stadium fast ausschließlich T-Lymphozyten), die mit einer Drüsenzerstörung einhergeht.

Ein eigenständiges Krankheitsbild stellt die **granulomatöse Prostatitis** dar, die meist in den Formenkreis der Autoimmunerkrankungen gehört. Histologisch sieht man eine Zerstörung des Zwischengewebes durch eine Granulombildung. Nach einer transurethralen Prostataresektion entwickelt sich eine chronische, z. T. epitheloidzellige Entzündung

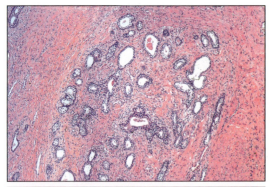

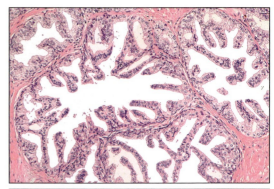

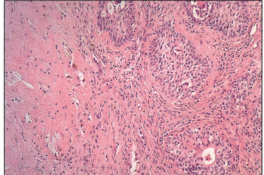

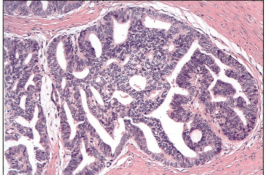

Abb. 7-11. Oben: Prostataatrophie. Drüsen mit ausgeweiteter Lichtung und relative Vermehrung des Zwischengewebes. HE-Fbg. **Unten: Plattenepithelmetaplasien.** Solide Plattenepithelinseln in der Umgebung eines anämischen Infarkts. HE-Fbg.

Abb. 7-12. Präneoplasien (PIN). Oben: mittelgradige Hyperplasie mit pseudopapillären Strukturen in ausgeweiteten Drüsenlichtungen. HE-Fbg. **Unten:** schwere atypische Hyperplasie mit stark basophilem Zytoplasma, »Brückenbildung« und Verlust der Zellpolarität. HE-Fbg.

(TUR-Prostatitis), die über mehrere Monate persistieren kann.

• **Prostataatrophie.** Eine diffuse Involution kommt beim alternden Mann in Abhängigkeit von der Androgenproduktion bzw. bei jüngeren Patienten nach Kastration vor. Fokale Atrophien werden durch Kompression (z. B. noduläre Hyperplasie, Sekretstau oder durch größere Konkremente) hervorgerufen. Sie können mit oder ohne Stromasklerose einhergehen. Histologisch sind die Epithelien der Drüsen und Ausführungsgänge deutlich abgeflacht, die Lichtung zystisch ausgeweitet. Bei fokalen Atrophien kann es zu einer intraluminalen, pseudopapillären Epithelproliferation kommen, die als postatrophische Hyperplasie bezeichnet wird; sie besteht immunhistochemisch sowohl aus sekretorischen Epithelien als auch aus Basalzellen.

• **Plattenepithelmetaplasie.** In der Umgebung von Prostatainfarkten sowie nach Östrogentherapie ei-

nes Prostatakarzinoms findet man nicht selten Zytokeratin-positive und PSA-/PSP-negative Plattenepithelmetaplasien.

Präneoplasien

Atypische adenomatöse Hyperplasien stellen eine mikroglanduläre Proliferation von kleinen Drüsen mit basalem und sekretorisch luminalem Epithel dar, die manchmal nur schwer von einem hochdifferenzierten Karzinom zu unterscheiden sind. Die Schicht aus basalen Zellen (Zytokeratindarstellung) ist unterbrochen, beim Karzinom fehlt sie. Kernnukleolen können prominent sein.

Bei der **prostatischen intraepithelialen Neoplasie (PIN)** liegt eine intraluminale Zellproliferation vor. Zytologische Merkmale sind vergrößerte und hyperchromatische Zellkerne, Verlust der Kernpolarität (sie liegen nicht mehr streng basal) und unschar-

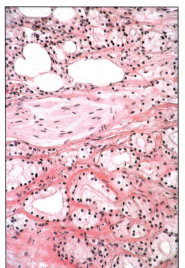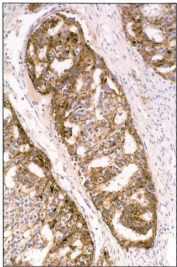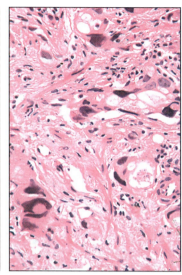

Abb. 7-13. Prostatakarzinom. Links: hochdifferenziertes hellzelliges Karzinom mit perineuraler Infiltration. HE-Fbg. **Mitte:** kribriformes Karzinom mit »Drüsen in Drüsen«. PSP-Immunhistochemie. **Rechts:** verwildertes Karzinom mit ausgeprägter Zell- und Kernpolymorphie. HE-Fbg.

fe Basalmembranen. Prominente periphere Nukleolen können vorkommen. Im Gegensatz zum Karzinom sind intraluminale Corpora amylacea zu finden. Nach dem histologischen Muster unterscheidet man klein- und großazinäre, papilläre, kribriforme und tubuläre Varianten. Je nach Schweregrad der Veränderung spricht man von leichten bis schweren Dysplasien oder PIN-Formen.

Bei den **Borderline-Atypien** (Unterbrechung der Basalmembran, Verlust der Keratinexpression) liegt bereits ein Übergang in ein Karzinom vor.

Tumoren

• **Prostatakarzinom.** Das drüsenbildende Karzinom ist die häufigste Form unter den malignen Prostatatumoren und die zweithäufigste Krebsart beim Mann.

Unter Berücksichtigung des **zytologischen Befundes** unterscheidet man hell- und dunkelzellige Varianten. Nimmt man das **histologische Bild** als Einteilungsprinzip, dann sind folgende Untergruppen zu berücksichtigen, die als uniforme oder pluriforme Karzinome etwa gleich häufig vorkommen:

– Das **mikroglanduläre** oder **kleindrüsige Karzinom** bildet azinäre Strukturen mit einer engen Lichtung. Bei den hochdifferenzierten Formen (G1) ist das Zytoplasma hell, Mitosen fehlen und Nukleolen kommen vereinzelt vor. PSP (prostataspezifische Phosphatase) und PSA (prostataspezifisches Antigen) sind apikal nachweisbar.

– Das **großazinäre Karzinom** ist durch große Lichtungen gekennzeichnet, die papilläre und pseudopapilläre Wucherungen einschließen können. Die Häufigkeit an Zell-/Kernatypien, Mitosen und Nukleolen nimmt zu (G2). PSA und PSP sind in der Zelle diffus verteilt.

– Das **kribriforme Karzinom** besteht aus größeren, fast stromalosen, drüsigen Tumorformationen, die »Drüsen in Drüsen« bilden. Bei dieser Tumorart liegen erhebliche Atypien vor (G3). Die Zellkerne zeigen zwei und mehr Nukleolen. Mitosen werden nachgewiesen.

– **Solide** und **trabekuläre Varianten** lassen keine Drüsenlichtungen erkennen. Bei den kribriformen und soliden Formen sind PSA- und PSP-Expression negativ oder unregelmäßig und diffus.

– Beim **schleimbildenden Karzinom** kommt es zu einer extrazellulären Schleimablagerung oder zur Bildung von Siegelringzellen.

– **Verwilderte Adenokarzinome** gehen mit einer besonders ausgeprägten Zell- und Kernpolymorphie einher. Diese Veränderungen treten bevorzugt nach Bestrahlung oder nach Hormontherapie auf.

Penis

Entzündungen

- **Balanitis plasmacellularis Zoon.** Bei dieser chronischen unspezifischen Entzündung der Glans penis besteht histologisch ein verschmälertes und aufgesplittertes Plattenepithel, das dicht von Entzündungszellen durchsetzt wird. Im Stroma liegen blutreiche, z. T. neugebildete Kapillaren sowie Plasmazellen und andere Entzündungszellen vor.

- Bei der **Balanitis xerotica obliterans** handelt es sich um einen Lichen sclerosus et atrophicus. Der Prozess zeigt sich als weißer Fleck und neigt zur fibrotischen Retraktion und somit zur Phimose. Histologisch weist das bedeckende Plattenepithel eine mäßige parakeratotische Verhornung auf. Das unmittelbar darunter liegende Stroma ist zellarm und homogenisiert. Die tieferen Stromaschichten zeigen eine entzündliche Infiltration.

Präkanzerosen und Tumoren

- **Präkanzerosen.** In den Formenkreis der Präkanzerosen, die meist erst nach längerer Latenzzeit in ein Karzinom übergehen, gehören die Bowen-Krankheit und die Erythroplasie Queyrat älterer Männer. In beiden Fällen liegt das histologische Bild eines Carcinoma in situ vor.
  - Bei der **Bowen-Krankheit** sind Haut (Gesicht, Rumpf) sowie Halbschleimhäute (äußere Genitale) und Schleimhäute befallen. Histologisch zeigt das Epithel eine aufgehobene Schichtung sowie reichlich Atypien und Mitosen. An der Oberfläche findet sich eine Para- und Hyperkeratose.
  - Die **Erythroplasie Queyrat** kommt im Bereich der Halbschleimhäute vor. Histologisch liegt ein Carcinoma in situ vor. Körner- und Hornschicht fehlen.

- **Tumoren.** Der häufigste Penistumor ist das Plattenepithelkarzinom.

- **Paratestikuläre Tumoren.** Der diffus wachsende, gutartige adenomatoide Tumor am Nebenhoden zeigt einen soliden, vakuolisierten oder pseudodrüsigen Aufbau. Die Zellen weisen eine leichte Polymorphie auf, Mitosen kommen jedoch nicht vor. Immunhistochemisch sind die epithelialen Marker (EMA, TPA) sowie Vimentin deutlich positiv.

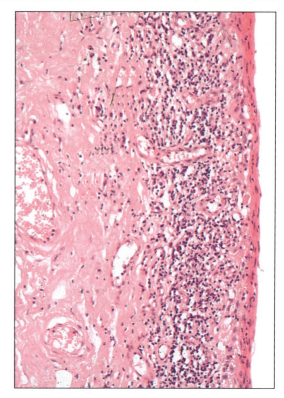

Abb. 7-14. Balanitis plasmacellularis Zoon. Unter einer atrophischen Epidermis liegt ein bandformiges, plasmazelluläres Koriuminfiltrat. HE-Fbg.

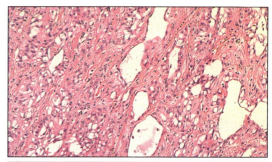

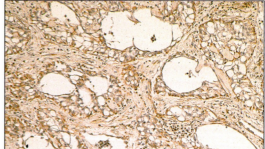

Abb. 7-15. Adenomatoider Tumor. **Oben:** HE-Fbg. **Unten:** Vimentin.

Geschlechtskrankheiten bei Mann und Frau

• **Gonorrhö.** Im Abstrich lassen sich in der Methylenblau- oder in der Gram-Färbung extra- und intrazellulär liegende, gramnegative Diplokokken finden. Der spezifische Nachweis erfolgt über Anzüchtung auf speziellen Nährböden.

• **Ulcus molle.** Diese auch als weicher Schanker bezeichnete Geschlechtskrankheit wird durch das gramnegative Stäbchen *Haemophilus ducreyi* ausgelöst. Mikroskopisch können die Erreger in der Gram- oder Unna-Pappenheim-Färbung in Form von fischzugartig angeordneten, gramnegativen Stäbchen dargestellt werden.

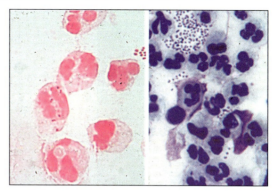

Abb. 7-16. Gonorrhö. Im Ausstrich intra- und extrazellulär liegende Gonokokken. **Links:** Gram-Fbg., **rechts:** Methylenblau-Fbg.

• **HPV-induzierte genitale Warzen.** Eine Vielzahl von humanen Papillomviren (HPV) können Warzen bzw. warzenähnliche Läsionen im Genitoanaltrakt verursachen. Dabei sind die klassischen Feigwarzen neben den flach kondylomatösen und pigmentierten Läsionen und die **Riesenkondylome** (Buschke-Löwenstein-Tumoren) mit HPV 6 und HPV 11 assoziiert. Im Gegensatz zu diesen HPV-Typen stellen die HPV-16- und HPV-18-assoziierten bowenoiden Papulosen – wegen ihrer möglichen malignen Entartung – High-risk-Infektionen dar.

Bei den **Riesenkondylomen** handelt es sich häufig um exophytisch wachsende Tumoren, die mit destruktivem Wachstum einhergehen. Bei HPV-6- und HPV-17-assoziierten Kondylomen besteht eine unregelmäßige Akanthose und Papillomatose bei Orthohyperkeratose mit einzelnen, oft sehr diskreten perinukleären Aufhellungszonen. Bei den HPV-16- und HPV-18-assoziierten Läsionen entsprechen die feingeweblichen Veränderungen einem Carcinoma in situ.

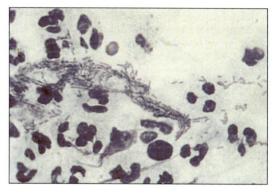

Abb. 7.17. Ulcus molle. Fischzugartige Anordnung von Haemophilus ducreyi. Methylenblau-Fbg.

• **Lues** (Syphilis). Die sexuell übertragbare Krankheit wird durch *Treponema pallidum subsp. pallidum* hervorgerufen. Dabei handelt es sich um spiralig geformte Spirochäten, die sich im Ausstrich mit der Dunkelfeldmethode und im Gewebe durch Levaditi-Versilberung darstellen lassen. Die Erkrankung zeigt einen stadienhaften Ablauf:

– Primärstadium: Inokulationsschanker nach einer Inkubationszeit von 2 bis 4 Wochen
– Sekundärstadium: Hauteffloreszenzen (Syphilis maculosa)
– Tertiärstadium: Spätsyphilis mit Ausbildung von Gummen (besondere Form der käsigen Nekrose)

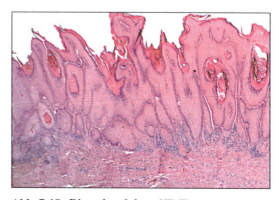

Abb. 7-18. Riesenkondylom. HE-Fbg.

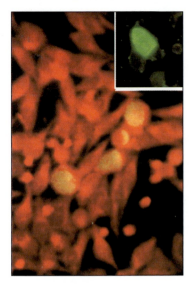

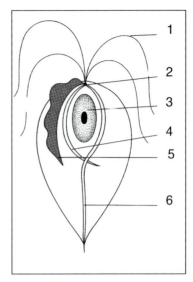

Abb. 7-19. Chlamydia trachomatis. Gelbgrüne Einschlusskörperchen in McCoy-Zellkultur. Giemsa-Fbg. im Dunkelfeld. **Inset:** immunfluoreszenzoptischer Nachweis mit monoklonalem Antikörper.

Abb. 7-20. Trichomonas hominis. 1: Geißel. **2:** Blepharoplast. **3:** Kern. **4:** parabasaler Körper. **5:** undulierte Membran. **6:** Axostyl. Schematische Darstellung.

oder von vaskulären Veränderungen (Mesaortitis luica).

– **Neurolues:** Metasyphilis mit progressiver Paralyse und Tabes dorsalis.

– Bei der **Lues connata** findet die transplazentare Übertragung des Erregers von der Mutter auf den Feten nach der 4. Schwangerschaftswoche statt. Dabei stirbt die Frucht ab oder es kommt zu schweren Organveränderungen (Pneumonia alba, Hutchinson-Trias [Keratitis parenchymatosa, Tonnenzähne und Innenohrschwerhörigkeit], Osteochondritis luica, Feuersteinleber).

• **Infektionen durch Chlamydia trachomatis.** Zu den Erkrankungen, die durch Chlamydien hervorgerufen werden, gehört das **Lymphogranuloma venereum** (Lymphogranuloma inguinale, Durand-Nicolas-Favre-Krankheit), das durch Geschlechtsverkehr übertragen wird. Nach einer vorübergehenden herpesartigen Effloreszenz bildet sich eine regionale Lymphadenopathie. Der Erreger lässt sich in der Zellkultur (Einschlusskörperchen) oder im Gewebe durch eine Immunfluoreszenzreaktion mit monoklonalen Antikörpern (gegen Proteine der äußeren Erregermembran) nachweisen. Hier sind auch die Mykoplasmen zu erwähnen.

Etwa 20% der **nicht gonorrhoischen Urethritiden (NGU)** werden durch Ureaplasma urealyticum hervorgerufen.

• **Trichomoniasis.** Die Erkrankung wird durch ein Flagellat (Trichomonas vaginalis oder T. urogenitalis) hervorgerufen. Der Parasit kommt im unteren weiblichen (Vagina, Vulva) und männlichen Genitale (Urethra, Prostata, Harnblase) vor. Es handelt sich um einen birnenförmigen, 7 × 15 µm großen Erreger mit fünf Geißeln, die aus der Zellvorderseite entspringen. Eine Geißel ist als ondulierte Membran nach hinten gerichtet. Der Erreger wird bei über 70% der Frauen im geschlechtsreifen Alter mit Fluor nachgewiesen.

Immunhistochemie

Immunhistochemie der Hodentumoren

- **Carcinoma in situ.** Die intratubulären Tumorzellen stellen sich in der plazentaren alkalischen Phosphatase (PLAP) stark positiv dar.

- **Seminom.** Beim klassischen Seminom fallen die immunhistochemischen Reaktionen unterschiedlich stark und häufig aus. Besonders gute Ergebnisse werden am alkoholfixierten Gewebe erzielt. Positiv ist KI-67 in 100% der Fälle. 80 bis 95% positiv: CD117, Cyclin A und PLAP. 20 bis 40% positiv: Panzytokeratin, CK7, Vimentin. Bei ca. 8% der klassischen Seminome kommen HCG-positive Riesenzellen vor (»HCG-positives Seminom«). Chromogranin, AFP, PSA, CEA und S100 sind negativ. Beim spermatozytischen Seminom sind die meisten immunhistochemischen Reaktionen negativ. Wichtig ist die negative LCA-Reaktion, da das maligne Lymphom zu den häufigsten Fehldiagnosen zählt.

- Das **embryonale Karzinom** zeigt in 90 bis 100% der Fälle eine positive Reaktion mit folgenden Antikörpern: AE1, Ki-67, CAM 5.2, Cyclin A und CD30. Häufig positiv sind auch PLAP, NSE und Zytokeratine (Panzytokeratin, CK7). Bei kombinierten Tumoren kann AFP (Yolksac-Komponente in 30%) oder HCG (choriokarzinomatöse Komponente in 15%) positiv sein. EMA-Antikörper reagieren nur in 5%.

- **Chorionkarzinome** (und choriokarzinomatöse Komponente bei kombinierten Tumoren) sind HGC- und EMA-positiv. Bei den intermediären Trophoblastzellen liegt eine positive Reaktion gegenüber dem humanen Plazentalaktogen vor. Ferner reagieren alle Tumorkomponenten mit PLAP und Panzytokeratin.

- **Yolksac-Tumoren** sind AFP- (eine negative Reaktion schließt die Diagnose nicht aus), AE1/AE3-, CAM 5.2- und CD10-positiv.

- **Reife Teratome** sind CEA-, EMA- und Vimentin-positiv.

- Bei **unreifen Teratomen** sind die epithelialen und die mesenchymalen Marker unterschiedlich häufig positiv. Nicht selten kommt es zu einer PNET-Differenzierung, die an Neuroblastome und andere neurogene Tumoren erinnert. In diesen Fällen sind die Reaktionen mit Synaptophysin, LEU 7 und in 30% der Fälle auch Chromogranin positiv.

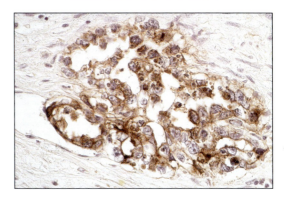

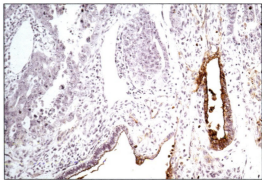

Abb. 7-21. Hodentumoren. Oben: embryonales Karzinom. Alkalische Phosphatase. Unten: Teratokarzinom. Hochdifferenzierte drüsige Anteile sind CEA-positiv.

- **Sertoli-Zell-Tumoren** sind sehr häufig Vimentin- und CD99-positiv. Ferner sind NSE, S100, Panzytokeratin in 50%, EMA in 15% der Fälle positiv.

- **Leydig-Zell-Tumoren.** Der immunhistochemische Nachweis von verschiedenen Steroidhormonen (Testosteron oder Östrogen und Östradiol) ist positiv. Auch Vimentin fällt positiv aus.

- **Maligne Lymphome.** In 5% der extranodalen Lymphome ist der Hoden betroffen. Meist handelt es sich um diffuse großzellige B-Zelllymphome, seltener um Plasmozytome. Das immunhistochemische Muster entspricht den üblichen malignen nodalen Lymphomen. Differenzialdiagnostisch ist ein spermatozytisches Seminom (LCA-negativ) auszuschließen.

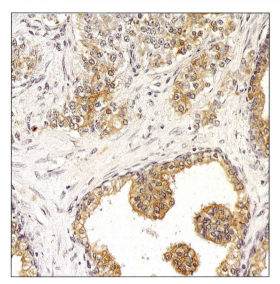

Abb. 7-22. Entdifferenziertes Prostatakarzinom G3. Panzytokeratin.

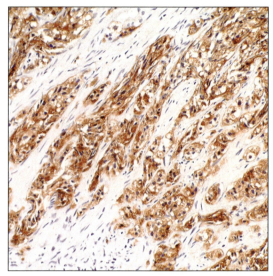

Abb. 7-23. Solides Prostatakarzinom G3. Prostataspezifisches Antigen (PSA).

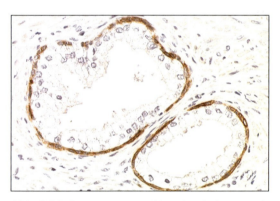

Abb. 7-24. Prostata. Immunhistochemische Darstellung der basalen Zellen mit Zytokeratin 5 (= Basalzellzytokeratin).

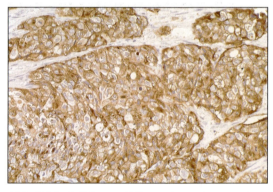

Abb. 7-25. Solides entdifferenziertes Prostatakarzinom. EMA.

Immunhistochemie der Prostataveränderungen

Differenzialdiagnostische Schwierigkeiten treten bei einem gleichzeitigen Tumorbefall von Prostata und Harnblase auf. In diesen Fällen kann die Anwendung immunhistochemischer Methoden (Prostataspezifisches Antigen [PSA], Prostata-saure Phosphatase [PSP] und epitheliale Marker [Zytokeratine]) hilfreich sein. PSA ist bei Harnblasenkarzinomen negativ (100%ige Spezifität bei einer 85%igen Sensitivität). Bei PSP liegt dagegen eine Spezifität von nur 50% vor (sowohl Prostata- als

auch Harnblasenkarzinome können positiv sein). Von diagnostischer und differenzialdiagnostischer Bedeutung ist der immunhistochemische Nachweis von Zytokeratin 5 (Basalzellenzytokeratin 34ßE12). In normalen Prostatadrüsen sowie bei einer nodulären Hyperplasie ist die Schicht der Basalzellen intakt. Bei adenomatösen Hyperplasien und intraepithelialen Neoplasien ist diese Schicht nur noch teilweise erhalten. Karzinome zeigen keine Basalzellen. Auch proliferationskinetische Untersuchungen (Ki67) können hilfreich sein. Im normalen Gewebe sowie bei nodulärer Hyperplasie liegt eine Markierung nur in der Basalzellschicht vor.

Weibliches Genitale – Mamma

Inhalt

Ovar

Entwicklungsstörungen 234
Ovarialzysten 234
Ovarialtumoren 235
  Immunhistochemie der Kystadenome 236

Tube

Entzündungen 240
Tumoren 240

Uterus

Entzündungen 241
Störungen der Follikelphase 242
Störungen der Sekretionsphase 243
Schleimhautektopien 243
Tumoren und Präneoplasien 244
Tumorartige Veränderungen
des Endometriums 247

Vagina

Gardner-Ganghyperplasie – Adenose 248

Vulva

Chronische Vulvaerkrankungen 248
Tumoren und Präneoplasien 248

Mamma

Mastopathie 249
Gutartige duktale Epithelproliferation 250
Mastitis 250
Mammatumoren 251
  Gutartige epitheliale Tumoren 251
  Nicht invasive Mammakarzinome 252
  Invasive Mammakarzinome 253
  Mammakarzinome mit
  spezieller Differenzierung 253
Mischtumoren 255
Gynäkomastie 255
Immunhistochemie
der Mammaveränderungen 256

Ovar

Entwicklungsstörungen

Fehlbildungen der Ovarien sind insgesamt selten. Sie können Ausdruck einer gestörten Genitalentwicklung auf dem Boden spezifischer genetischer Anomalien sein **(gonadale Dysgenesie)**. Beim echten Hermaphroditismus findet sich in vier Fünftel der Fälle nebeneinander ovarielles und testikuläres Gewebe **(Ovotestis)**. Bei **Intersexualität** können einseitige fibröse Ovarialmissbildungen mit einem kontralateralen intraabdominellen Hodengewebe nachweisbar sein. Dabei besteht ein erhöhtes Risiko zur Entwicklung von Tumoren (in 30% Gonadoblastome mit oder ohne Übergang in andere maligne Keimzelltumoren).

Ovarialzysten

• **Follikelzysten** bilden die häufigste Form der Ovarialzysten, treten solitär oder multipel, in einem oder in beiden Ovarien auf und sind von einer serösen, gelegentlich blutig tingierten Flüssigkeit gefüllt. Die meisten Follikelzysten sind Folge eines anovulatorischen (persistierenden) Follikels. Im Frühstadium findet sich eine Membrana granulosa als Auskleidung, die mit zunehmender Größe abflacht und schließlich zu einem hyalinen fibrösen Bindegewebe umgewandelt sein kann (einfache Ovarialzyste).

• **Polyzystisches Ovar.** Das Syndrom des polyzystischen Ovars (SPO) ist durch eine Fibrose der Ovarialkapsel (Tunica albuginea) mit zahlreichen subkapsulären Follikelzysten gekennzeichnet; es betrifft vor allem jüngere und/oder adipöse Frauen. Beide Ovarien sind bis auf das 5fache vergrößert. Auf der Schnittfläche finden sich überwiegend subkapsuläre Zysten. Ferner besteht eine Rindenfibrose mit einer auf das Mehrfache der Norm (100 µm) verdickten Tunica albuginea. Darunter liegen glattwandige Follikelzysten.

• **Corpus-luteum-Zysten.** Bei einer verzögerten Rückbildung des Corpus luteum, z. B. infolge einer Blutung in den Gelbkörper, entsteht eine Corpus-luteum-Zyste. Diese wird von einem schmalen Fibroblastensaum mit darunter gelegener Granulosaluteinzellschicht ausgekleidet. Im Lumen findet sich eine seröse oder blutig tingierte Flüssigkeit. Die Corpus-albicans-Zyste ist ein endokrin inaktives Residuum der Corpus-luteum-Zyste mit vollständig hyalinisierter Wand.

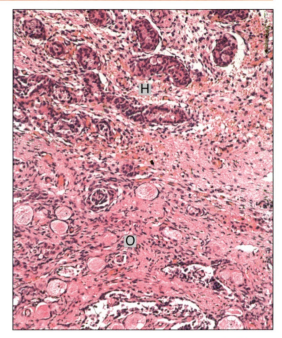

Abb. 8-1. Ovotestis. Unreife Hodentubuli (**H**) und isoliert liegende Oozyten (**O**). HE-Fbg.

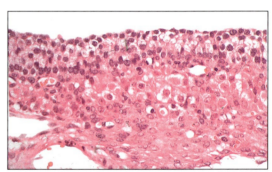

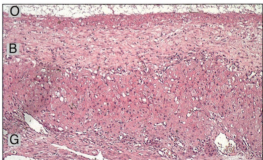

Abb. 8-2. Oben: Follikelzyste, die durch Granulosazellen ausgekleidet wird. HE-Fbg. **Unten: Corpus-luteum-Zyste** mit Granulosaluteinzellen (**G**), die innen von einer Bindegewebeschicht (**B**) gegen das Zystenlumen (**Z**) begrenzt werden. HE-Fbg.

• **Keimepithelzysten** sind kleinere, von Deckepithel ausgekleidete Rindenzysten, die vorwiegend bei älteren Frauen auftreten. Die Zysten werden von einem zylindrischen Flimmerepithel, seltener von einem endometrioiden oder endozervikalartigen Epithel ausgekleidet.

• **Endometriosezysten** treten meist multipel auf. Durch zyklusabhängige Blutungen entstehen größere, von dunkelbrauner Masse gefüllte Schokoladenzysten. Da auch andere Zysten makroskopisch als Schokoladenzyste imponieren können, sichert erst der histologische Nachweis von Endometriumschleimhaut mit Drüsen und zytogenem Stroma die Diagnose »Endometriosezyste«. Im Stroma finden sich häufig hämosiderinhaltige (eisenpositive) Makrophagen. Bei vollständiger Wandfibrose kann die histogenetische Zuordnung schwierig sein (einfache Schokoladenzyste).

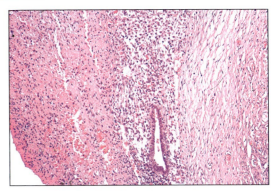

Abb. 8-3. Endometriosezyste. Von zytogenem Stroma eingeschlossene endometriale Drüse. HE-Fbg.

Ovarialtumoren

• **Gutartiges seröses Kystadenom.** Es handelt sich um ein- oder mehrkammerige, dünnwandige zystische Neubildungen, die innen glatt sind (einfaches seröses Kystom oder Kystadenom) oder papilläre Erhebungen aufweisen (papilläres seröses Kystadenom). Histologisch ist die Zystenwand von einem einreihigen kubischen Epithel ausgekleidet, welches unmittelbar der bindegewebigen Unterlage aufsitzt. In die Lichtung (invertierte Form) oder zur Oberfläche vorspringende Papillen (evertierte Form oder Oberflächenpapillom) zeigen häufig ein ödematös aufgelockertes Stroma. Geschichtete Kalkablagerungen (Psammomkörper) können vorliegen, Mitosen fehlen.

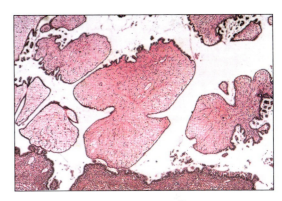

Abb. 8-4. Seröses Kystadenom. Übersichtsbild eines papillären Ovarialkystoms mit typischer ödematöser Auflockerung des Papillenstromas. HE-Fbg.

• **Seröse Borderline-Tumoren.** Die Übergangsform zu den malignen Tumoren wird heute als Karzinom von niedrigem Malignitätsgrad bezeichnet. Histologisch findet man ein verbreitertes Epithel mit büschelförmigen Epithelpapillen. Die Epithelien sind hyperchromatisch. Mitosen (eine Teilungsfigur pro Blickfeld) kommen vor. Eine eindeutige Stromainfiltration lässt sich nicht finden.

• **Seröses Kystadenokarzinom.** Zu den malignen serösen Tumoren zählt das seröse Kystadenokarzinom. Die Zysten sind von papillären oder soliden grauweißen Tumormassen gefüllt. Histologisch findet sich ein der Tube ähnliches, atypisches, seröses, PAS-negatives, infiltrierend wachsendes Epithel. In Abhängigkeit vom Differenzierungsgrad besteht ein

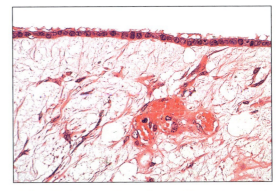

Abb. 8-5. Seröses Kystadenom. Einreihiges kubisches, eosinrotes Epithel umkleidet die Kystomlichtung aus bzw. bedeckt die Papillen. HE-Fbg.

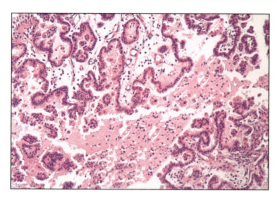

Abb. 8-6. Niedrigmalignes Kystom (Borderline-Tumor) mit deutlich proliferiertem Epithel auf den Kystompapillen. HE-Fbg.

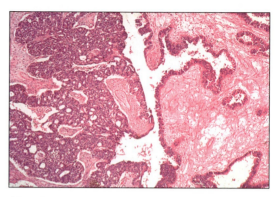

Abb. 8-7. Papilläres Adenokarzinom. Malignes, infiltrierend wachsendes, seröses Kystom. HE-Fbg.

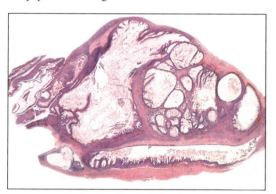

Abb. 8-8. Multilokuläres Pseudomuzinkystom. Multiple, mit Schleim angefüllte Hohlräume. HE-Fbg.

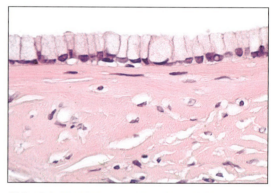

Abb. 8-9. Multilokuläres Pseudomuzinkystom. Zylinderepithel mit apikaler Schleimvakuole. PAS-Fbg.

mehrdrüsig papilläres (Grad 1) oder ein rein solides Wachstumsmuster (Grad 3).

• Als **muzinöses Kystadenom** bezeichnet man gutartige muzinös-zystische Tumoren. In den Drüsenlichtungen erkennt man Schleimmassen. Die Auskleidung besteht aus einem einschichtigen, schleimbildenden Zylinderepithel.

• **Niedrigmaligne muzinöse Tumoren** sind muzinöse Borderline-Neubildungen mit atypischen mehrschichtigen Epithelzellen (bis zu vier Zellen). Mitosen können auftreten.

• **Muzinöse Kystadenokarzinome** stellen die maligne Variante dar. Histologisch ist das Ovar von atypischen, infiltrierend wachsenden, muzinösen, PAS-positiven Drüsen durchsetzt. Das Epithel ist verbreitert (über drei Zelllagen mit oder ohne kribriforme Anteile).

Immunhistochemie der Kystadenome

– **Seröse Kystadenome** exprimieren AE1/AE3, CD95, CK7, EMA, E-Cadherin und Ki-67. Meist negativ sind CD17 und CEA.
– **Nicht muzinöse Ovarialkarzinome** sind EMA-, AE1/AE3-, CD95-, Panzytokeratin- und Ki-67-positiv.
– **Muzinöse Ovarialkarzinome** sind AE1/AE3-, E-Cadherin-, EMA-, Ki-67- und CK7-positiv.
– **Seröse Kystadenome** zeigen folgendes immunhistochemisches Spektrum: AE1/AE3, CD95, E-Cadherin, EMA und Ki-67. Negativ sind Inhibin und CEA.

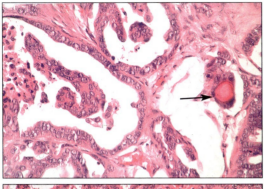

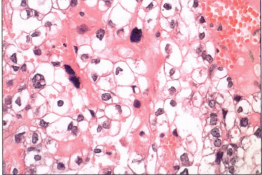

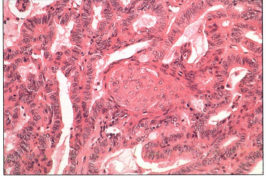

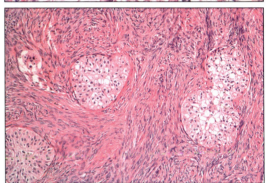

Abb. 8-10. Oben: endometrioides Karzinom. Drüsen bildendes Karzinom mit konzentrisch geschichteten Kalkablagerungen **(Pfeil)**. HE-Fbg. **Unten: Adenoakanthom.** Drüsen bildendes Karzinom mit Plattenepithelknötchen. HE-Fbg.

Abb. 8-11. Oben: hellzelliges Karzinom. Hellzytoplasmatische Zellen mit deutlicher Kernpolymorphie. HE-Fbg. **Unten: Brenner-Tumor.** Kleine Inseln mit plattenepithelähnlicher Gestaltung in einem faserreichen Stroma. HE-Fbg.

- **Endometrioide Tumoren** kommen als gutartige (endometrioides Adenom), niedrigmaligne (Borderline-Tumor) oder als eindeutig bösartige Neubildungen (endometrioides Adenokarzinom, adenosquamöses Karzinom, Adenokankroid oder als endometrioides Stromasarkom) vor. Das endometrioide Karzinom macht etwa 15% aller Ovarialkarzinome aus. Das histologische Bild entspricht weitgehend dem eines Endometriumkarzinoms mit einem – je nach Differenzierungsgrad – mehr oder weniger deutlich ausgeprägten drüsigen Wachstumsmuster (Grad 1 – 3). In 50 % der Fälle kommen Plattenepitheldifferenzierungen mit oder ohne Atypien vor (**adenosquamöses Karzinom** = Adenokarzinom mit Plattenepithelkarzinom, **Adenoakanthom** = Adenokarzinom mit Plattenepithelmetaplasien). Es können Anteile eines klarzelligen Karzinoms, Kystadenokarzinoms sowie Zeichen der Sekretion oder Muzinproduktion nachweisbar sein. Bei einem sarkomatös umgewandelten Mesenchym spricht man von einem **malignen mesodermalen Mischtumor** (Karzinosarkom).

- Das **klarzellige Karzinom** macht etwa 5% aller Ovarialkarzinome aus und geht auf das paramesonephrische Müller-Gangepithel zurück. Histologisch werden drüsig papilläre und solide Wachstumsmuster nachgewiesen. Diagnostisch relevant ist der Nachweis heller Zellen mit klarem Zytoplasma (glykogenreich, schwach PAS-positiv) und einem exzentrisch gelegenen, deutlich vergrößerten, oft kolbenförmig in die Lichtung vorspringenden Kern. Papillen weisen ein hyalinisiertes Stroma auf.

- **Brenner-Tumor** (Oophorom). Dieser meist gutartige Tumor ist relativ selten (bis 3% aller Ovarialtumoren). Histologisch sind in einem faserreichen Stroma rundliche Epithelzellnester nachweisbar, die an Walthard-Zellnester erinnern. Sie weisen helle Zellen mit kaffeebohnenförmigem Kern auf.

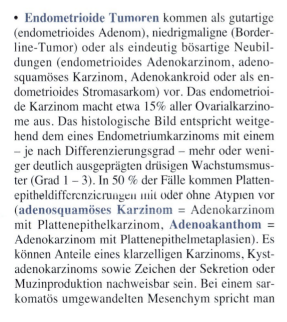

• **Granulosazelltumor.** 1 bis 2% aller Ovarialneu-bildungen sind Granulosazelltumoren. Histologisch finden sich nebeneinander unterschiedliche Wachs-tumsmuster mit teils mikro- oder makrofollikulären, trabekulären oder soliden Mustern. Mikrofolliku-läre Anteile weisen kleine Hohlräume auf, die einge-dicktes Sekret und nekrobiotische Tumorzellen ein-schließen (Call-Exner-Körperchen). Die Diagnose wird durch den Nachweis der typischen Granulosa-zelle mit ovalärem, kaffeebohnenartig eingekerb-tem Kern und das fehlende Gitterfasernetz gesi-chert. Immunhistochemisch sind folgende Reaktio-nen positiv: Vimentin, Inhibin, HER-2 NEU, Calre-tinin. CAM 5.2 und S100 sind in 40 bis 50% der Fälle positiv. CEA, Chromogranin, EMA, P53 und CK5/6 sind dagegen negativ.

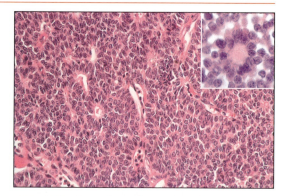

Abb. 8-12. Granulosazelltumor mit Pseudorosetten. **Inset:** Call-Exner-Körperchen. HE-Fbg.

• **Thekom – Fibrom.** Thekazelltumoren machen bis zu 4% der Ovarialtumoren aus. Histologisch be-steht ein fließender Übergang zwischen einem rei-nen Thekom und einem Fibrom. Reine Fibrome sind aus kollagenen Fasern und Fibroblasten, teils mit storiformem Muster aufgebaut. Ovaläre Stro-mazellen mit einem vakuolisierten, fetthaltigen, Su-dan-positiven Zytoplasma und dichten perizellulä-ren Retikulinnetz kennzeichnen das Thekom. In den Knotcn eingeschlossen finden sich zytoplasmarei-che luteinisierte Zellen, das bei überwiegender Lu-teinisierung auch als Luteom bezeichnet wird.

• **Sertoli-Leydig-Zell-Tumor.** Diese Tumoren (Androblastom, Arrhenoblastom) sind sehr selten. Histologisch finden sich je nach Zusammensetzung eine Sertoli-Zell-Differenzierung (tubuläres An-droblastom mit und ohne Lipidspeicherung: enge Tubuli von Sertoli-Zellen ausgekleidet), eine Mi-schung aus Sertoli- und Leydig-Zellen (zwischen den Tubuli größere Ansammlungen von Leydig-Zellen) oder reine, überwiegend virilisierende Ley-dig-Zell-Tumoren **(Hilumzelltumor)**. Die Tumoren können hoch-, mittelgradig differenziert oder sar-komartig entdifferenziert vorkommen. In 20% der Fälle lassen sich heterologe Gewebeanteile (mukoi-des gastrointestinales Epithel, argentaffine Zellen, Knorpel oder Skelettmuskulatur) nachweisen. In 10% der Fälle finden sich Wachstumsmuster, die dem der Rete testis entsprechen.

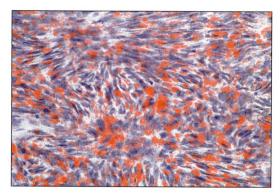

Abb. 8-13. Thekom mit feintropfigen Lipideinlage-rungen in wirbelartig angeordneten Tumorzellen. Su-dan-Fbg.

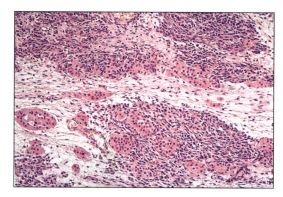

Abb. 8-14. Sertoli-Leydig-Zell-Tumor. In dunklen Sertoli-Zellen eingeschlossene, eosinrote Leydig-Zel-len. HE-Fbg.

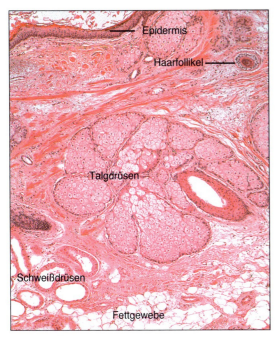
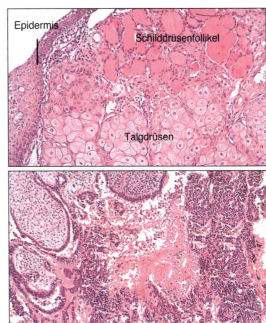

Abb. 8-15. Reifes Teratom. Links: reife Teratomanteile mit Epidermis, Haarfollikeln, Schweiß- und Talgdrüsen. HE-Fbg. **Rechts oben:** reifes Teratom mit Schilddrüsengewebe. **Rechts unten:** unreifes Teratom mit wenig differenzierten Drüsen und einem zellreichen Stroma. HE-Fbg.

- **Teratome** leiten sich von den drei embryonalen Keimblättern ab. Sie werden in reife (nahezu immer eine Dermoidzyste) und unreife Teratome unterteilt.
  - Die **Dermoidzyste** (reifes zystisches Teratom) stellt 20% aller Ovarialtumoren dar. Histologisch wird die Zyste von Epidermis ausgekleidet, der Kopfhöcker von Hautanhangsgebilden gebildet. Weitere ektodermale Gewebeanteile (Plattenepithel, Schweißdrüsen) sowie Nervengewebe sind in nahezu 100%, mesodermale Anteile in 90% und entodermale Differenzierungen mit respiratorischem Epithel und Darmepithel in 70% der Dermoidzysten nachweisbar.
  - Das **unreife** oder **maligne Teratom** ist sehr selten. Es besteht aus einem unreifen epithelialen und mesenchymalen Gewebe.
  - **Monodermal differenzierte Teratome** entsprechen reifen soliden Teratomen, in denen ein bestimmtes ento- oder ektodermales Gewebe deutlich überwiegt. In 20% der Dermoidzysten kommt Schilddrüsengewebe (Struma ovarii) vor, das aus kolloidhaltigen Follikeln besteht. Ferner zählen zu diesem Formenkreis der Teratome auch die malignen Karzinoidtumoren.

- Das **Gonadoblastom** (dysgenetisches Gonadom, Gonozytom) tritt bei abnormer Geschlechtsentwicklung mit missgebildetem Ovar (Gonadendysgenesie) auf. Histologisch finden sich solide Nester von Granulosa-, Scrtoli- und dysgerminomartigen Keimzellen in einem lockeren Bindegewebe, das häufiger Verkalkungen einschließt.

- **Dysgerminome** machen 1% aller Ovarialtumoren aus. Histologisch entspricht die Neubildung weitgehend einem Hodenseminom mit Nestern undifferenzierter heller Zellen mit einem zentralen runden Kern. Dazwischen liegt ein faserreiches, herdförmig lymphozytär infiltriertes Stroma. Immunhistochemisch sind PLAP (plazentare alkalische Phosphatase) und Vimentin positiv.

- **Sex-cord-Tumor** (Keimleistentumor mit anulären Tubuli). Es handelt sich um eine Neubildung, die in etwa einem Drittel der Fälle mit einem Peutz-Jeghers-Syndrom assoziiert ist. Das histologische Bild ist charakteristisch: Tubuli werden von kleinen ringförmigen Zellen umgeben und schließen zentral ein hyalinisiertes Material ein.

• **Krukenberg-Tumor**. Es handelt sich um die Metastase eines Siegelringzellkarzinoms. Meist sitzt der Primärtumor im Magen. Histologisch wird das ovarielle Stroma von Siegelringzellen durchsetzt, die sich besonders deutlich in der PAS-Färbung darstellen lassen: Zellen mit PAS-positiver Schleimvakuole, die den Kern in die Zellperipherie verdrängt.

Tube

Entzündungen

• Bei der **akuten Salpingitis** ist – insbesondere bei Gonorrhö – die Tubenschleimhaut dicht eitrig infiltriert, das Lumen von entzündlichem Schorf gefüllt (Endosalpingitis). Von der Schleimhaut greift die Entzündung auf die Muskulatur über und führt zu einer erheblichen Wandverdickung (Salpingitis). Bei Verklebungen des abdominalen Tubenostiums kommt es zu einer Eiteransammlung in der Tubenlichtung (Pyosalpinx). Greift die Entzündung auf das Ovar über, entsteht als Ausdruck einer schweren Adnexitis der Tuboovarialabszeß mit eitriger Einschmelzung von Ovarial- und Tubengewebe.

• Als Ausdruck einer **chronischen Salpingitis** können eine lymphatische Hyperplasie (Salpingitis pseudofollicularis) oder Verwachsungen der Schleimhautfalten mit siebartigem Eindruck auf dem Tubenquerschnitt (Tubenlabyrinth) vorliegen. Die häufigste Ursache einer granulomatösen Salpingitis ist die Tuberkulose. Der Infektionsweg ist im Unterschied zur unspezifischen Salpingitis meist hämatogen (bei bestehender Lungentuberkulose).

Tumoren

Tubentumoren sind selten. **Karzinome** zeigen meist einen soliden entdifferenzierten Aufbau, entsprechend einem verwilderten **Adenokarzinom**. In unmittelbarer Nachbarschaft der Tuben kommt der **adenomatoide Tumor** vor, der morphologisch dem Nebenhodentumor entspricht.

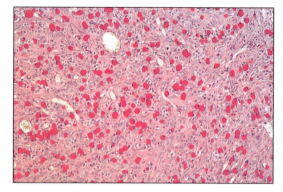

Abb. 8-16. Krukenberg-Tumor. Metastatische Siegelringzellen eines primären Magenkarzinoms durchsetzen diffus das Ovarialstroma. PAS-Fbg.

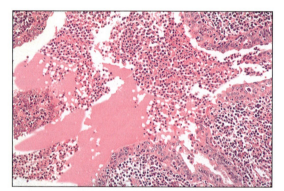

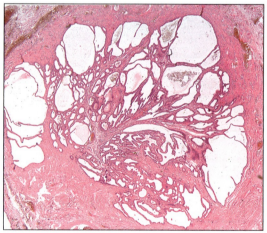

Abb. 8-17. Entzündungen der Tube. Oben: Eitrige Salpingitis. In einem eiweißreichen Exsudat in der Tubenlichtung liegen reichlich segmentkernige Zellen. Die entzündliche Infiltration greift auch auf das Stroma über. **Unten:** Tubenlabyrinth. Die Schleimhautfalten sind untereinander verwachsen und bilden kleine geschlossene Hohlräume. HE-Fbg.

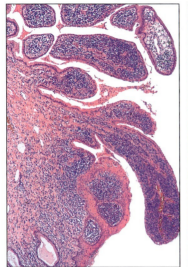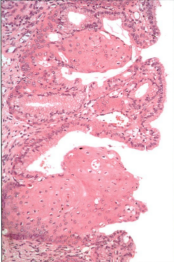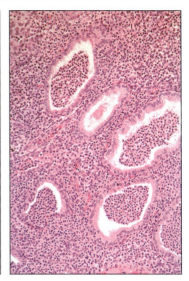

Abb. 8-18. Entzündungen des Uterus. Links: chronisch polypöse Cervicitis follicularis mit dichter lymphozytärer Schleimhautinfiltration. HE-Fbg. **Mitte:** eosinrote Plattenepithelmetaplasien in der Zervixschleimhaut. HE-Fbg. **Rechts:** chronisch eitrige Endometritis mit Eiterzellen in Drüsenlichtungen. HE-Fbg.

Uterus

Entzündungen

• **Zervizitis.** Die akute Entzündung wird hervorgerufen durch Bakterien (Chlamydia trachomatis, Neisseria gonorrhoeae), Trichomonaden oder Candida albicans. Akute eitrige Entzündungen werden durch Streptokokken, Staphylokokken oder Enterokokken induziert. Ferner sind verschiedene Virusinfektionen (Herpes-2-Viren und humane Papillomaviren) zu nennen.

Histologisch liegt eine dichte leukozytäre Infiltration im Bereich der Endo- und Ektozervix vor. Bei einem Übergreifen der Entzündung auf das Plattenepithel der Portio können sich Epitheldefekte entwickeln (Erosio vera). Chronische entzündliche Infiltrate aus Lymphozyten und Plasmazellen sind sehr häufig; sie werden auch durch unspezifische Reize hervorgerufen. Diese Infiltrate sind nur bei einer sehr ausgeprägten Form, z. B. mit Follikelbildung (Cervicitis follicularis) klinisch relevant. Bei der Herpeszervizitis sind typisch milchglasähnliche Kernveränderungen (Viruseinschlüsse) vorhanden.

• **Plattenepithelmetaplasien.** Durch einen chronischen Entzündungsreiz kommt es bereits innerhalb von wenigen Tagen zu einem Ersatz des oberflächlichen Zylinderepithels durch ein eosinrotes, glyko-

genarmes Plattenepithel (überhäutete Ektopie). Dieses Plattenepithel stammt aus dem peripheren Plattenepithel der Portio (Regeneratepithel bei überwiegender Östrogenstimulation) und aus einer Reservezellhyperplasie (Plattenepithelmetaplasien bei überwiegender Gestagenstimulation). Durch Verlegung der Ausführungsgänge der in der Tiefe gelegenen Schleimhautdrüsen entwickeln sich Retentionszysten (Ovula Nabothi), die sich an der Oberfläche vorwölben. Unreife Plattenepithelmetaplasien bestehen überwiegend aus kleinen Basalzellen mit wenig Zytoplasma und hyperchromatischem Kern. Im Gegensatz zu einer zervikalen intraepithelialen Neoplasie (CIN) sind Schichtung und Polarität der Zellen noch erhalten. Mitosen können vorkommen. Atypische unreifzellige Plattenepithelmetaplasien weisen Zell- und Kernatypien sowie prominente Nukleolen auf. Auch sie lassen sich von einer CIN abgrenzen, da an der Oberfläche noch erhaltene, PAS-positive Zylinderepithelien zu finden sind.

• **Endometritis.** Die unspezifische akute oder chronische Endometritis wird meist durch Keimaszension hervorgerufen. Eine Verletzung der Endometriumoberfläche ist wesentliche Voraussetzung für die Entstehung einer Entzündung. Dementsprechend tritt die Endometritis besonders häufig puerperal (insbesondere nach intrauterinem Abort) auf. Histologisch besteht bei der **akuten Endometritis** ein dichtes leukozytäres Stromainfiltrat, das im Un-

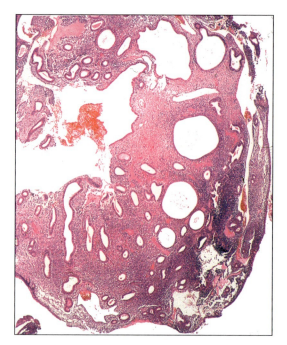
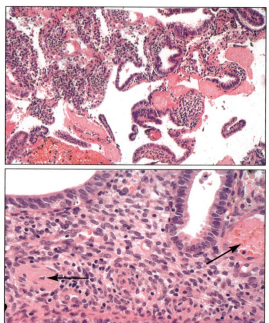

Abb. 8-19. Glandulär-zystische Hyperplasie. HE-Fbg. **Links:** im Übersichtsbild. Stark ausgeweitete, rundliche endometriale Drüsen in einem zelldichten Stroma. **Rechts oben:** in Abstoßung begriffenes Endometrium mit Blut und Fibrin. Aus dem Verband gelöste Drüsen. **Rechts unten:** Fibrinthromben **(Pfeile).**

terschied zu den endometrialen Körnchenzellen durch konfluierende Einschmelzungsherde (Mikroabszesse) und Drüseninfiltration mit Epitheldestruktion gekennzeichnet ist. Ausgedehnte eingeblutete, entzündlich infiltrierte Gewebenekrosen (hämorrhagisch nekrotisierte Endometritis) sind Ausdruck einer schwergradigen, meist auf das Myometrium übergreifenden akuten Endometritis.

Bei einer **chronischen unspezifischen Endometritis** findet sich ein lymphoplasmazelluläres Entzündungsinfiltrat. Die Diagnose wird durch den Nachweis von Plasmazellen (meist Gruppen von drei oder mehr Zellen) sowie einer leukozytären Infiltration mit Zerstörung des Drüsenepithels) gesichert. Als Folge einer chronischen Entzündung kann es zu Plattenepithelmetaplasien kommen, sodass ein verhorntes oder unverhorntes Plattenepithel das Cavum uteri auskleidet (Ichthyosis uteri).

Störungen der Follikelphase

• **Glandulär-zystische Hyperplasie.** Zur Pathogenese zählen die Luteinisierung eines persistierenden Follikels, die Spontanovulation und die exogene Gestagentherapie. Die meisten oder alle Endometriumdrüsen sind unterschiedlich stark zystisch ausgeweitet (Schweizer-Käse-Muster) und von proliferierendem, mehrreihigem Epithel ausgekleidet. Mitosen sind zahlreich. Unter dem Oberflächenepithel finden sich oft dilatierte und thrombosierte Kapillaren (eosinrote Fibrinthromben); in der Umgebung hämorrhagische Nekrosen. Infolge der Östrogenüberstimulation treten in den Drüsen helle Zellen oder Plattenepithelmetaplasien (»Plattenepithelknötchen«) auf. Im weiteren Verlauf kann es zur anovulatorischen Durchbruchblutung (ausgeblutete glandulär-zystische Hyperplasie) als Ausdruck eines relativen Östrogenmangels kommen. Außerdem kann sich das zylindrische Drüsenepithel in ein abgeflachtes Epithel (regressive Hyperplasie), gelegentlich mit besonders ausgeprägter zystischer Gestaltung (zystische Atrophie) umwandeln. Zu den Sonderformen einer Endometriumhyperplasie zählt die umschriebene drüsig-zystische Form. Sie ist Folge eines Östrogenrezeptordefekts im umgebenden Endometrium. Diese Hyperplasieform kann in drüsig-zystische oder fibrös-drüsige Polypen übergehen. In diesen Formenkreis gehört auch die Basalishyperplasie, die aus tiefen zystischen Drüsen und aus einem regelrechten oberflächlichen Endometrium besteht. Das endometriale Stroma kann diffus (Vorstufe des endometrialen Stromasarkoms?) oder umschrieben (Stromalom) hyperplastisch beteiligt sein.

• **Atrophisches und ruhendes Endometrium.** Das atrophische Endometrium ist hochgradig abgeflacht und zeigt ein schmales, dichtes spindelzelliges Stroma mit wenigen engen Drüsen, die von kubischem Epithel ausgekleidet sind. Das ruhende Endometrium enthält etwas mehr Drüsen und zeigt ein noch höher aufgebautes, teilweise zylindrisches Epithel. Zystische Atrophien mit zystisch ausgeweiteten Drüsen, abgeflachtem Epithel und spärlichem Stroma sind das Residuum einer glandulär-zystischen Hyperplasie nach Wegfall der Östrogenstimulation (regressive Hyperplasie).

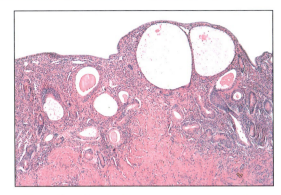

Abb. 8-20. Altersbedingte **zystische Atrophie** des Endometriums. HE-Fbg.

Störungen der Sekretionsphase

• **Verzögerte Abstoßung.** Durch verzögerte Auflösung des Endometriums sind nebeneinander geschrumpfte und erhaltene sowie hämorrhagisch zerfallene Anteile der Schleimhaut nachweisbar. Die Drüsen sind sternförmig kollabiert und oft hellzellig. Das Stroma erscheint zelldicht, die Spiralarterien sind dickwandig und noch deutlich abgrenzbar. Im Spätstadium sind neben hämorrhagischen Nekrosen bereits erste regenerierende Drüsen, teilweise mit Mitosen, nachweisbar (unterwertige Proliferation nach verzögerter Abstoßung). Besonders ausgeprägte Veränderungen kommen als Arias-Stella-Phänomen bei einer Extrauteringravidität vor. Bei verzögerter Rückbildung des Corpus luteum im Präklimakterium wird das Endometrium von reichlich sezernierenden, geschlängelt verlaufenden Drüsen aufgebaut und ist bis zu 10 mm hoch (sekretorische Hypertrophie).

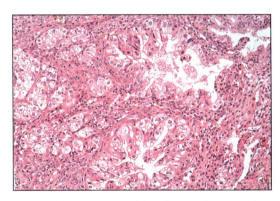

Abb. 8-21. Verzögerte Abstoßung bei extrauteriner Gravidität (Arias-Stella-Phänomen). Sternförmig gestaltete endometriale Drüsen in einem zelldichten Stroma. Vorspringende hyperchromatische Drüsenkerne. HE-Fbg.

Schleimhautektopien

• **Endometriose.** Als Endometriose bezeichnet man die außerhalb der Gebärmutterschleimhaut vorkommenden, von zytogenem Stroma umgebenen endometrialen Drüsen. Die Veränderung kann im (Endometriosis uteri interna) sowie außerhalb des Corpus uteri als Endometriosis uteri externa oder extrauterine Endometriose vorkommen.Histologisch sieht man bei der Endometriosis uteri inter-

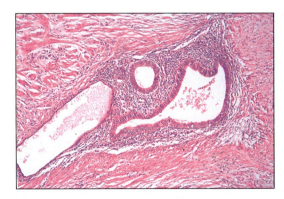

Abb. 8-22. Endometriose. Im Myometrium eingeschlossen eine Endometrioseinsel, bestehend aus endometrialen Drüsen, die von zytogenem Stroma umgeben sind. HE-Fbg.

na in den schleimhautnahen Anteilen des Myometriums Inseln von endometrialen Drüsen, die von zytogenem Stroma eingeschlossen werden. Diese Veränderungen lassen sich auch bei der Endometriosis externa oder bei der extrauterinen Endometriose nachweisen. Das ektope Gewebe kann einige funktionelle Veränderungen des Endometriums zeigen, so z. B. zyklische Blutungen oder eine deziduale Stromaumwandlung. Kommt es gleichzeitig zu einer Hyperplasie des Myometriums, dann spricht man von einer Adenomyosis uteri.

Tumoren und Präneoplasien

• **Zervikale intraepitheliale Neoplasie.** Als zervikale intraepitheliale Neoplasie (CIN) werden alle proliferativen intraepithelialen Plattenepithelläsionen bezeichnet, die als Vorstufe des Zervixkarzinoms (Präkanzerosen) anzusehen sind. Die verschiedenen Schweregrade der Epitheldysplasie reichen von CIN 1 (mäßig) über CIN 2 und CIN 3 (mittelgradige bis schwere Dysplasien) bis zum Carcinoma in situ.

Die CIN besteht histologisch aus einer abnormen Zellproliferation mit atypischen Mitosen, einer Reifungsstörung (aufgehobene Zellschichtung und Zellpolarität) sowie aus Zell- und Kernatypien. Die zytologischen Veränderungen beginnen basal und parabasal (CIN 1) und breiten sich später über die Intermediärzellenschicht (CIN 2) bis zur Oberfläche (CIN 3) aus. Mit zunehmendem Schweregrad (2 und 3) nimmt auch die Zahl der atypischen und typischen Mitosen zu. In Abhängigkeit vom Atypiegrad werden unterschieden:

– Geringgradige Dysplasien (CIN 1) zeigen mäßiggradig vergrößerte atypische Kerne im unteren Drittel der Epithelschicht mit einzelnen typischen Mitosen. Die zwei oberen Drittel weisen eine noch eine erhaltene Epithelschichtung auf.
– Mittelgradige Dysplasie (CIN 2) mit Zell- und Kernatypien in etwa zwei Drittel der Epithelschicht mit vermehrten Mitosen.
– Schwergradige Dysplasie (CIN 3) mit Ersatz aller Epithelschichten durch ein atypisches Plattenepithel mit aufgehobener Schichtung und zahlreichen Mitosen.
– Carcinoma in situ (Cis, CIN 3). Das Epithel zeigt alle Merkmale eines Karzinoms mit plump zur Tiefe vorgeschobenen Epithelzapfen (plumpes Vorwuchern gegen das Stroma oder Ersatz der zervikalen Drüsen) und atypischen Mitosen. Die Basalmembran ist aber noch intakt.

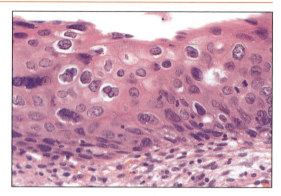

Abb. 8-23. Mittelgradige Dysplasie des Portioepithels (CIN 2). Teilweise aufgehobene Zellschichtung, ausgeprägte Zell- und Kernatypien sowie Mitosen. HE-Fbg.

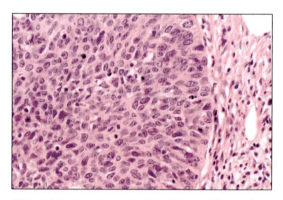

Abb. 8-24. Carcinoma in situ. Plumpes Vorwuchern in das entzündlich infiltrierte Stroma. Scharfe Grenze gegenüber dem Stroma durch erhaltene Basalmembran. HE-Fbg.

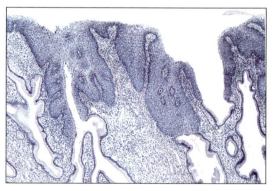

Abb. 8-25. Carcinoma in situ. Einfacher Ersatz zervikaler Drüsen, die im unteren Bildabschnitt noch erhalten sind. Keine Stromainvasion. H-Fbg.

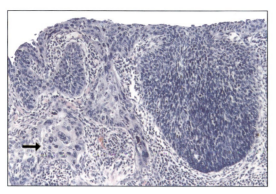

Abb. 8-26. Mikrokarzinom (Pfeil) auf dem Boden eines Carcinoma in situ (rechts im Bild). Beginnende Infiltration des Stromas. H-Fbg.

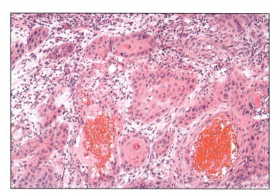

Abb. 8-27. Verhorntes Plattenepithelkarzinom der Portio uteri. HE-Fbg.

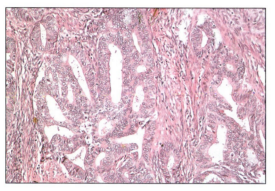

Abb. 8-28. Endometrioides Karzinom. Drüsig aufgebautes Karzinom. HE-Fbg.

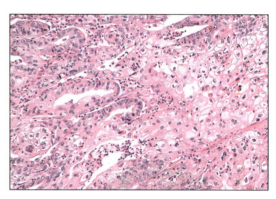

Abb. 8-29. Adenokankroid. Drüsen bildendes Karzinom mit atypischen Plattenepithelformationen. HE-Fbg.

• Beim **Portiokarzinom** handelt es sich meist um ein verhorntes oder nicht verhorntes Plattenepithelkarzinom. Immunhistochemische Marker sind AE1/AE3, EMA, P63 und CK5/6. In etwa 50% der Fälle ist es auch HPV-18-positiv. Seltener werden Drüsen bildende Karzinome beobachtet. Sie zeigen eine Expression von AE1/AE3, CK7 und EMA.

• Das **Endometriumkarzinom** zeigt histologisch einen typischen endometrioiden Aufbau. In Abhängigkeit vom Ausmaß der Drüsenbildung werden drüsenreiche (gut differenzierte, drüsige oder drüsig papilläre Karzinome G1), teils glanduläre, teils solide (G2) und überwiegend solide, wenig differenzierte Adenokarzinome (G3) unterschieden. Als Ausdruck der verstärkten Östrogenwirkung lassen sich Schaumzellnester im Stroma nachweisen, die in etwa 40% der gut differenzierten Adenokarzino-

me auftreten. Zu den positiven immunhistochemischen Markern zählen: CAM 5.2, CD117, Panzytokeratin, EMA, Panzytokeratin

Zu den **Sonderformen eines endometrialen Karzinoms** zählt das **Adenokankroid**, das sich aus einem drüsigen (Adenokarzinom) und einem soliden (Plattenepithelkarzinom) zusammensetzt. Im Gegensatz zum Adenoakanthom zeigt der Plattenepithelanteil deutliche Malignitätszeichen.

Ferner ist das **klarzellige Karzinom** zu erwähnen, das in seinem histologischen Aufbau dem klarzellige Ovarialkarzinom entspricht.

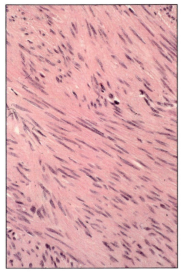
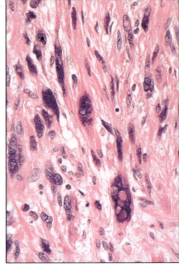
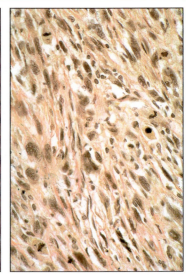

Abb. 8-30. Links: Leiomyom mit spindeligen glatten Muskelfasern. Dazwischen kollagene Fasern. HE-Fbg.
Mitte: bizarres symplastisches Leiomyom mit polymorphen hyperchromatischen Kernen. Keine Mitosen. HE-Fbg. **Rechts: Leiomyosarkom** mit spindeligen Zellen und zahlreichen Mitosen. Gieson-Fbg.

• **Leiomyome** stellen den häufigsten genitalen Tumor der Frau dar. Es handelt sich um gutartige, submuköse, intramural oder subserös lokalisierte Neubildungen. Histologisch bestehen sie aus glatten Muskelfasern, die reichlich kollagene Fasern einschließen (Fibromyom). Mitosen fehlen. Das Zellbild ist regelmäßig. Immunhistologisch sind die Zellen Desmin- und Aktin- sowie Östrogen- und Progesteronrezeptor-positiv.

Bei einer diffusen Durchsetzung des Uterus mit knotigen Verdickungen spricht man von einer diffusen **Leiomyomatose**. Gelegentlich lassen sich zusätzliche Tumorkomponenten, wie Endometrium (Adenomyom), Gefäße (Angiomyom oder vaskuläres Leiomyom) sowie reifes Fettgewebe (Lipomyom) nachweisen. Zu den **besonderen Leiomyomvarianten** zählen:

– Die gutartigen zellulären Myome weisen – gegenüber dem umgebenden Myometrium – eine deutlich verstärkte Zellularität auf. Mitosen oder Atypien fehlen.
– Das gutartige epitheloide Leiomyom zeigt rundliche oder polygonale eosinrote Zellen.
– Das klarzellige Leiomyoblastom besteht aus unterschiedlich großen hellen Zellen.
– Das bizarre atypische pleomorphe oder symplastische (synzytiale) Myom ist eine gutartige Neubildung mit besonders ausgeprägten, regressiv bedingten Zell- und Kernatypien. Die Kerne sind

unterschiedlich groß, hyperchromatisch und schließen häufiger eosinrote zytoplasmatische Invaginationen ein (Pseudokernvakuolen). Mitosen fehlen.

• **Leiomyosarkome** sind seltene Neubildungen, die sich gegenüber einem Leiomyom durch den vermehrten Nachweis von Mitosen abheben. Die meisten Tumoren sind sehr zellreich und weisen deutlich mehr als 10 Mitosen pro Blickfeld (HPF = High Power Field) sowie mäßige bis deutliche Zellatypien auf.

Dignitätsbeurteilung: Leiomyome des Uterus entarten – im Gegensatz zu anderen Lokalisationen (z. B. Retroperitoneum) – nur selten (0,7%). Das biologische Verhalten myogener Uterustumoren korreliert mit dem histologischen Typ, dem zytologischen Bild und der Mitoserate.

Tumorartige Veränderungen des Endometriums

• **Endometriale Polypen** entstehen als umschriebene, hormonell bedingte Schleimhauthyperplasien, bei denen es sich nicht um eine echte Neubildung handelt. Es werden drüsige, drüsig-zystische, adenomatöse und fibrös-zystische Polypen unterschieden. Diagnostisch kennzeichnend ist das kollagenfaserreiche, Gieson-rote Stroma, das an der Polypenbasis Gruppen dickwandiger Spiralarterien einschließt.

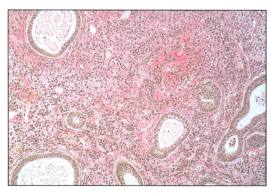

Abb. 8-31. Korpuspolyp. Endometriale Drüsen in einem kollagenfaserreichen Stroma. Gieson-Fbg.

• **Adenomatöse Hyperplasie.** Unter dauerhafter Östrogeneinwirkung kommt es zu einer besonders starken Proliferation der Endometriumdrüsen mit intraluminalen Epithelpapillen und Drüsenverzweigungen. Diagnostisch ist der Nachweis von dichtgelagerten Drüsengruppen (dos-à-dos) relevant. Histologisch werden in Abhängigkeit vom Ausmaß der Drüsenwucherung mit konsekutiver Stromaverdrängung und Epithelpolymorphie drei Schweregrade abgegrenzt (Grad 1–3).

Schwere atypische adenomatöse Hyperplasien (Grad 3) sind durch polymorphe Drüsenkerne, zahlreiche Mitosen und eine eosinophile Aufhellung des Zytoplasmas (PAS-negativ) gekennzeichnet. Plattenepithelmetaplasien des Drüsenepithels und die in über 50% der Fälle nachweisbaren endometrialen Schaumzellen sind Ausdruck der Östrogenstimulation.

Die **Dignität dieser verstärkten Drüsenproliferation des Endometriums** ist vom Drüsenreichtum, dem zytologischen Atypiegrad und dem Alter der Patientin abhängig. So wird das Entartungsrisiko einer glandulär-zystischen Hyperplasie mit 2%, einer adenomatösen Hyperplasie mit 5% und einer atypischen adenomatösen Hyperplasie mit 23% angegeben.

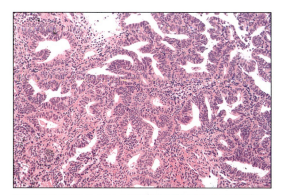

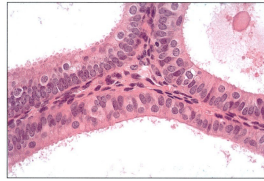

Abb. 8-32. Oben: adenomatöse Hyperplasie im Übersichtsbild mit Rücken-an-Rücken-Stellung (dos-à-dos) der Drüsen. **Unten:** adenomatöse Drüsen bei stärkerer Vergrößerung. HE-Fbg.

Vagina

Gartner-Ganghyperplasie – Adenose

Einzelne von kubischem oder zylindrischem Epithel ausgekleidete drüsige Gangreste in der Vaginalwand sind von adenomatösen Wucherungen (Adenose) abzugrenzen, die in bis zu 90% der Frauen nach intrauteriner Diäthylstilböstrol (DES)-Exposition nachweisbar sind. Histologisch werden in der oberen Scheidenhälfte von zylindrischem oder kubischem Epithel ausgekleidete Drüsenproliferate angetroffen. Bei einer DES-Anamnese finden sich häufiger Plattenepithelmetaplasien und Dysplasien. Die Veränderung kann in ein Adenokarzinom übergehen.

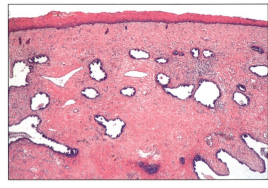

Abb. 8-33. Adenosis vaginae. Unter einem regelrechten Plattenepithel erkennt man Drüsen mit unregelmäßig geformten Lichtungen. HE-Fbg.

Vulva

Chronische Vulvaerkrankungen

Zu den **chronischen Vulvaerkrankungen**, die früher unter der Sammelbezeichnung Vulvadystrophien zusammengefasst wurden, gehören insbesondere der Lichen sclerosus (Kraurosis vulvae) und die vulväre Stachelzellhyperplasie.

– Der **Lichen sclerosus** ist histologisch gekennzeichnet durch eine Atrophie der Epidermis, einen Verlust der Reteleisten, eine Hyperorthokeratose und eine vakuolige Degeneration der Basalzellenschicht. Typisch ist die subepidermale Homogenisierung des kollagenen Bindegewebes mit Verlust der elastischen Fasern. Zur Tiefe hin schließt sich ein wechselnd dichtes lymphohistiozytäres Infiltrat an.

– **Vulväre Stachelzellhyperplasie.** Infolge einer chronischen lokalen Reizeinwirkung (z. B. Kratzen und Reiben) kommt es zu einer Verbreiterung der Epidermis (Akanthose) bei erhaltener Schichtung und Hyperorthokeratose. Das darunter liegende Stroma zeigt ein lymphohistiozytäres Infiltrat (Lichenifikation). Es können auch atypische Stachelzellen vorkommen, die dann einer VIN 1 bis 3 (VIN = vulväre intraepitheliale Neoplasie) entsprechen.

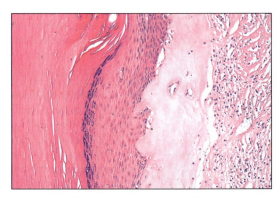

Abb. 8-34. Lichen sclerosus. Hyperkeratose des bedeckenden Plattenepithels. Eosinrote Homogenisierung des darunter liegenden Koriums und entzündlicher Infiltration der tiefen Stromaschichten. HE-Fbg.

Tumoren und Präneoplasien

Meist handelt es sich um Plattenepithelkarzinome. Zu den selteneren Neubildungen zählt das maligne Melanom. Unter den Krebsvorstufen ist die Bowen-Krankheit zu nennen. Ferner kommt im Bereich der Vulva die intraepidermale Karzinomausbreitung nach Art einer Paget-Krankheit vor.

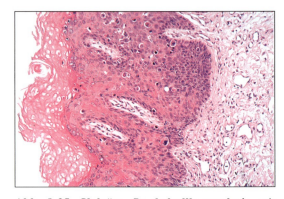

Abb. 8-35. Vulväre Stachelzellhyperplasie mit Hypertrophie des bedeckenden Plattenepithels und Homogenisierung des Stromas. Verbreiterung der Epidermis (Akanthose). HE-Fbg.

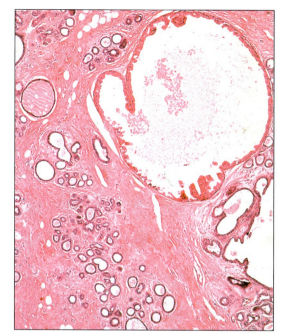
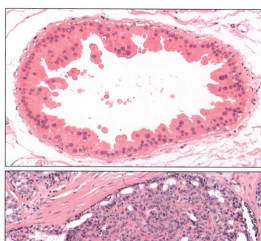

Abb. 8-36. Mastopathie. Links: Übersichtsbild einer fibrös-zystischen Mastopathie. In einem faserreichen Stroma liegen Drüsen mit ausgeweiteter Lichtung. **Rechts oben:** Schweißdrüsenmetaplasie des auskleidenden Epithels (Saar-Epithel). HE-Fbg. **Rechts unten:** gutartige intraduktale Epithelwucherung. HE-Fbg.

Mamma

Mastopathie

Als Mastopathie werden qualitativ und quantitativ von den normalen altersbezogenen Veränderungen abweichende Umbauvorgänge der Brustdrüse bezeichnet, die durch Proliferation des duktalen und lobulären Epithels, Fibrosierung des Zwischengewebes und Zystenbildung gekennzeichnet sind. Pathogenetisch beruhen diese Veränderungen auf einer Hormonimbalance mit relativem Hyperöstrogenismus, wie es besonders im Klimakterium der Fall ist. Die WHO-Systematik berücksichtigt nur noch die einfache Mastopathie mit ihren verschiedenen Varianten. Die intraduktalen Epithelprolifertionen (früher Mastopathie 2 und 3) werden zu den neoplastischen Veränderungen gezählt.

Zu den typischen feingeweblichen Veränderungen einer **einfachen Mastopathie** zählen

– Adenosis: vermehrte und vergrößerte Mammadrüsen.
– Epitheliosis: überwiegend solide Vermehrung von Drüsenepithelien und Myoepithelien in der Lichtung eines Ausführungsgangs.

– Metaplasie: Meist handelt es sich um eine apokrine, d. h. schweißdrüsenähnliche Metaplasie mit zylindrischen eosinroten Epithelien. Diese Zellen können einen hyperchromatischen Zellkern mit prominenten Nukleolen zeigen.

– Zysten und duktale Ektasien: Die Ausführungsgänge sind deutlich ausgeweitet, weisen aber in der Regel eine erhaltene Epithelauskleidung auf.

– Fibrose: intra- oder perilobuläre Kollagenfaservermehrung im Mammastroma.

– Blutungen und Mikroverkalkungen können vorkommen.

Zu den **Sonderformen** einer Mastopathie zählen

– die **sklerosierende Adenosis,** bei der eine deutliche Zellproliferation vorliegt, die ein Karzinom vortäuschen kann. Wichtiges differenzialdiagnostisches Kriterium ist der Nachweis der Aktin-positiven Myoepithelien zwischen den Drüsen.

– Eine Variante der Adenosis ist die **radiäre Narbe** mit deutlicher tubulärer Epithelproliferation, die sich um ein fibroelastotisches zellarmes Zentrum anordnet.

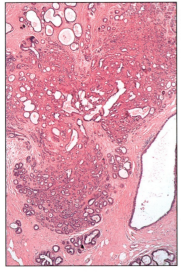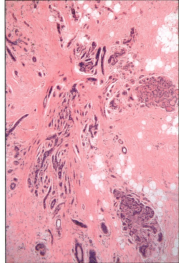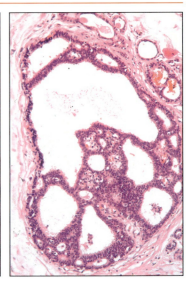

Abb. 8-37. Mastopathie. Links: Adenosis im Übersichtsbild. **Mitte:** sklerosierende Adenosis mit neu gebildeten und durch Stromafibrose stark deformierten Drüsen. HE-Fbg. **Rechts:** Mikropapillomatose: kleine papilläre, intraduktale Wucherungen. HE-Fbg.

Gutartige duktale Epithelproliferation

Histologisch sind die Milchgänge von einem verbreiterten Epithel ausgekleidet, wobei Knospen- und Brückenbildungen, aber auch papilläre Formationen vorliegen können. Die Epithelschichtung, insbesondere die Myoepithelschicht, ist erhalten. Das Zellbild ist regelmäßig; Atypien oder Mitosen fehlen.

Mastitis

Als Mastitis bezeichnet man die Entzündung des Brustdrüsenkörpers. In der akuten Phase kommt sie meist in einer laktierenden Mamma (Mastitis puerperalis) vor und wird bevorzugt durch Staphylococcus aureus hervorgerufen. Histologisch handelt es sich um eine eitrige Entzündung im Bereich des Brustdrüsenkörpers mit Infiltration der Milchgänge und Drüsenläppchen.

• **Chronische Mastitis** (Retentionssyndrom). Etwa ein Drittel der nicht puerperalen Mastitiden sind abakterielle, chemisch induzierte Entzündungen, die durch intraduktale Sekretionsretention hervorgerufen werden. Histologisch finden sich ausgeweitete, mit eingedicktem Sekret und Schaumzellen gefüllte Gänge (Galaktostase) sowie periduktale Ansammlungen von Lymphozyten und Plasmazellen (periduktale Mastitis).

Eine **Sonderform** ist die **granulomatöse Mastitis**. Morphologisch finden sich epitheloidzellige tuberkuloide Granulome im Bereich der Lobuli, die typischerweise zentral einen Fetttropfen einschließen.

• **Lipophage Granulome.** Meist nach einer lokalen traumatischen Einwirkung auf den Brustdrüsenkörper kommt es zum Austritt von Fett aus den Fettzellen. Dieses Fett wird von Makrophagen phagozytiert oder fließt zu größeren Ölzysten zusammen, die von mehrkernigen Fremdkörperriesenzellen umgeben sind. Später entwickelt sich eine entzündliche Infiltration mit Fremdkörperreaktion. Terminal kommt es zu einer narbigen Fibrose.

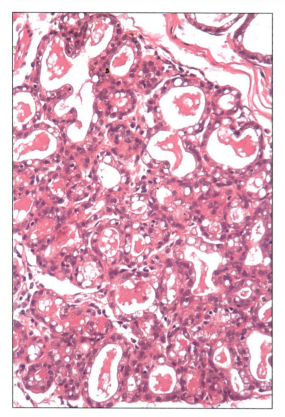 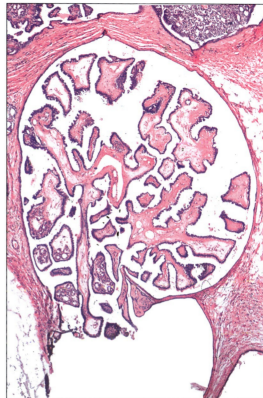

Abb. 8-38. Links: sezernierendes tubuläres Mammaadenom. HE-Fbg. **Rechts: intraduktales Mammapapillom**, das die Ganglichtung weitgehend ausfüllt. HE-Fbg.

Mammatumoren

Gutartige epitheliale Tumoren

Zu den wichtigsten Neubildungen aus diesem Formenkreis zählen:

• **Intraduktales Papillom.** In einem ausgeweiteten Milchgang erkennt man eine fibroepitheliale Proliferation. Auf einem astförmig verzweigten Stroma liegt ein kubisches Epithel. Das Zellbild ist regelmäßig. Atypien oder Mitosen fehlen. Die epitheliale Auskleidung des Milchgangs ist erhalten. Ein Stromainvasion ist nicht nachweisbar. Einzelne Tumorpapillen können hämorrhagisch infarzieren und Ursprung einer blutenden Mamille sein.

• **Mammaadenom.** Reine drüsige Neubildungen mit azinärem Aufbau sind selten. Gelegentlich weisen die Tumorzellen kleine zytoplasmatische Vakuolen – entsprechen einer sekretorischen Variante – auf. Ähnliche histologische Bilder kommen bei

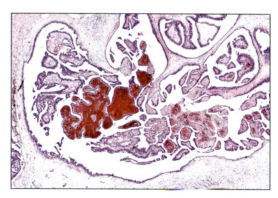

Abb. 8-39. Blutende Mamma. Eine Tumorpapille des Milchgangadenoms ist hämorrhagisch infarziert. HE-Fbg.

einer physiologischen laktationsbedingten Hyperplasie des Drüsenkörpers vor.

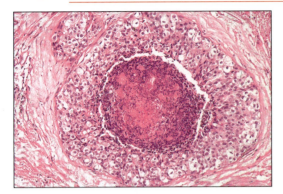

Abb. 8-40. Komedokarzinom. Der Milchgang wird von einer Schicht Tumorzellen ausgefüllt. Im Zentrum liegt eine ausgedehnte Tumornekrose. HE-Fbg.

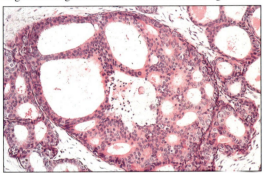

Abb. 8-41. Kribriformes Karzinom. Der Milchgang wird von Tumorzellen ausgefüllt, die kleine Lichtungen in Lichtungen bilden. HE-Fbg.

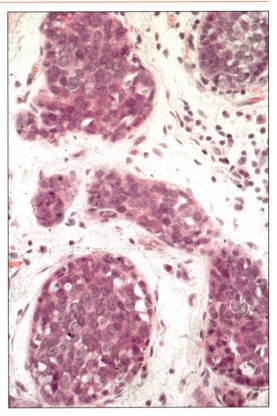

Abb. 8-42. Carcinoma lobulare in situ. Kleine solide Karzinominseln füllen die Acini aus. HE-Fbg.

Nicht invasive Mammakarzinome

• **Intralobuläres Mammakarzinom** (lobuläres Carcinoma in situ). Als Carcinoma lobulare in situ werden von den Drüsenläppchen ausgehende, solide Epithelproliferationen mit Zellatypien bezeichnet, bei denen die Läppchen ausgeweitet sind, die Architektur jedoch erhalten bleibt.

Histologisch finden sich vergrößerte Drüsenläppchen (Lobuli), die von kleinen isomorphen Zellen vollständig ausgefüllt werden (Typ A). Formen mit sehr polymorphen Zellen (Typ B) sind gegenüber einer Läppchenkanzerisierung durch ein duktales Karzinom zu unterscheiden.

Fehlt die Ausweitung der Läppchen oder sind nur einzelne Acini von soliden atypischen Zellproliferationen ausgefüllt, dann spricht man von einer **atypischen lobulären Hyperplasie**.

• **Intraduktales Karzinom** (duktales Carcinoma in situ). Es handelt sich um Neubildungen, die auf die Gangstrukturen begrenzt sind, aus einer karzinomatös entarteten Epithelproliferation bestehen, aber nicht die Basalmembran durchbrechen. Histologisch unterscheidet man folgende Wachstumsmuster:

– Das **Komedokarzinom** zeigt große pleomorphe Epithelien und zentrale Nekrosen. Bei sorgfältiger Untersuchung lässt sich meist eine infiltrative Komponente finden.

– Das **Clinging Carcinoma** besteht nur aus ein oder zwei atypischen duktalen Epithellagen.

– Das **kribriforme Karzinom** zeigt das Muster »Drüsen in Drüsen« und tritt in größeren Ausführungsgängen auf.

– Das **mikropapilläre intraduktale Karzinom**. Der Nachweis einer zumindest teilweise fehlenden Myoepithelschicht erlaubt die Abgrenzung gegenüber der atypischen duktalen Hyperplasie.

Invasive Mammakarzinome

• **Invasives duktales Mammakarzinom.** Histologisch findet sich ein oft faserreiches, tumorzellarmes Zentrum und eine tumorzellreiche Infiltrationszone. Etwa ein Drittel der Neubildungen zeigen ein szirrhöses und solides Wachstumsmuster. Unter Berücksichtigung der Tumor-/Stromarelation unterscheidet man szirrhöse, solide und medulläre Formen. Auf diese Bezeichnungen wird heute weitgehend verzichtet; sie weisen aber – insbesondere das szirrhöse Karzinom – auf eine typische Manifestationsform des Karzinoms hin: Es besteht ein besonders ausgeprägtes kollagenfaserreiches Tumorstroma, das isolierte oder im »Gänsemarsch« liegende Tumorzellen einschließt. Diese zeigen die zytologischen Kriterien der Malignität. Bei den soliden Karzinomen sind der epitheliale und der Stromaanteil des Karzinoms gleich stark entwickelt. Das **medulläre Karzinom** (ohne lymphozytäre Stromainfiltration) besteht fast ausschließlich aus großen Karzinominseln, die von zarten bindegewebigen Septen begrenzt werden.

• Beim **invasiven lobulären Karzinom** handelt es sich um eine bösartige Neubildung, die von den Drüsenepithelien ausgeht und aus relativ kleinen runden Zellen besteht. Die häufig PAS-positiven Zellen bilden Ringe um erhaltene Milchgänge (targetoid pattern) oder weisen ein szirrhöses Wachstum auf. Typisch ist, dass diese Neubildungen häufiger multizentrisch und nicht selten auch bilateral auftreten.

Mammakarzinome mit spezieller Differenzierung

• Das **medulläre Karzinom** mit lymphozytärem Stroma wird als eigene Tumorentität geführt. Die Neubildung zeigt große Tumorverbände, die nur wenig Stroma einschließen. Prognostisch relevant (bessere Prognose) ist der Nachweis der dichten lymphozytären Stromainfiltration.

• **Muzinöse Karzinome** sind gut abgegrenzte, aber nicht abgekapselte Tumoren mit gallertiger Schnittfläche. Sie zeigen eine ausgeprägte Bildung von Schleim, der teils intrazellulär (Siegelringzellkarzinom), teils extrazellulär (Gallertkarzinom) liegt. Häufiger lassen sich nur vereinzelte Zellen in großen Schleimseen darstellen. Siegelringzellen und Schleim sind stark PAS-positiv.

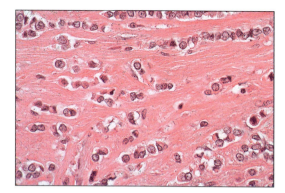

Abb. 8-43. Invasives Mammakarzinom vom szirrhösen Typ. Tumorzellen im »Gänsemarsch« angeordnet. HE-Fbg.

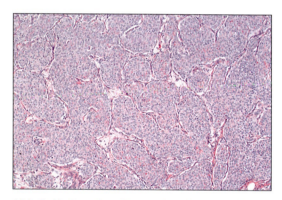

Abb. 8-44. Invasives Mammakarzinom vom Typ eines medullären Karzinoms. Nur spärliches Bindegewebe zwischen den Tumorverbänden erkennbar. PAS-Fbg.

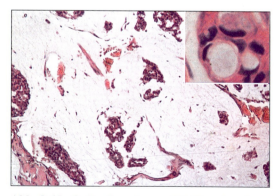

Abb. 8-45. Gallertkarzinom. HE-Fbg. In einem leicht basophilen, fädigen Schleim eingebettet finden sich kleine Tumorinseln. **Inset:** Bei stärkerer Vergrößerung erkennt man typische Siegelringzellen mit einer rundlichen Vakuole (Schleim) und einem peripheren Kern.

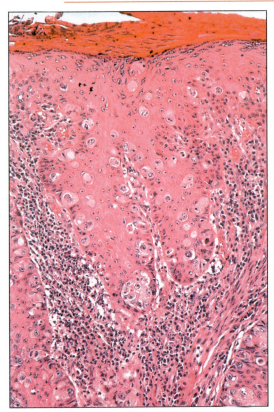

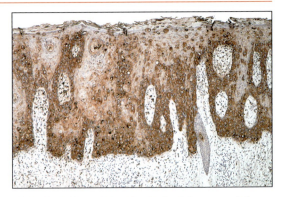

Abb. 8-47. Paget-Krankheit der Mamma mit braun markierten Tumorzellen. CEA-Reaktion.

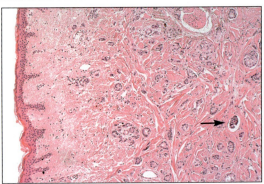

Abb. 8-46. Paget-Krankheit der Mamma. Die Epidermis wird von einzeln oder in Gruppen liegenden Zellen mit hellem Zytoplasma infiltriert. HE-Fbg.

Abb. 8-48. Inflammatorisches Karzinom mit ausgeprägter Lymphangiosis carcinomatosa **(Pfeil)** im Bereich der Haut der Mamma. HE-Fbg.

• **Paget-Karzinom.** Die metastatische intraepitheliale Ausbreitung von großen hellen Zellen eines Milchgangkarzinoms in der Mamillenregion wird als Paget-Krankheit oder Paget-Karzinom bezeichnet. Histologisch lassen sich vom Stratum germinativum aufsteigende, meist einzeln oder in kleinen Gruppen liegende, große Zellen mit hellem Zytoplasma (Paget-Zellen) nachweisen. Diese reagieren intensiv positiv (braune Markierung) mit CEA und EMA und sind im Unterschied zu den Zellen eines malignen Melanoms S100-Protein-negativ. Ferner erkennt man an der Epidermisoberfläche eine stärkere orthokeratotische Hyperkeratose, die dem klinischen Bild eines Ekzems entspricht. Die Prognose hängt von der Ausbreitung des Milchgangkarzinoms (Stromainfiltration?) ab.

• Beim **inflammatorischen Karzinom** (Carcinoma erysipelatosum) liegt eine besonders ausgeprägte diffuse Stromametastasierung mit Lymphangiosis carcinomatosa vor. Die Bezeichnung »inflammatorisch« geht auf den klinischen Befund zurück: Die Mamma zeigt makroskopisch eine starke entzündliche Rötung. Der Befund ist von sehr schlechter Prognose.

Mischtumoren

• **Fibroadenom.** Es handelt sich um einen gutartigen Mischtumor der jungen Frau. Histologisch findet sich ein Tumor mit einem zellarmen myxoiden Stroma mit eingeschlossenen spaltförmigen Lumina, die von einem flachen, zweireihigen Epithel ausgekleidet werden. Beim Fibroadenoma pericanaliculare liegen die Stromaverquellungen um die Epithelspalten, beim Fibroadenoma intracanaliculare wölben sie sich in die Epithelspalten vor.

• Der **Phylloidtumor** (alte Nomenklatur: *Cystosarcoma phylloides*) entsteht wahrscheinlich aus einem Fibroadenom und ist durch sein besonders zellreiches Stroma gekennzeichnet, das durch weite Epithelspalten durchzogen wird. Das myxoidreiche Stroma schließt spindelige Zellen ein. Außerdem kommen Knorpel-, Knochen-, Fettgewebs- und Plattenepithelmetaplasien vor. Mitosen und Atypien weisen auf die Dignität der Neubildung hin. Die Rezidivrate beträgt ca. 30%. In 15% der Phylloidtumoren liegt eine eindeutig maligne Geschwulst (Stromasarkom) vor. Malignitätskriterien sind eine erhöhte Mitoserate, atypisches zellreiches Stroma und invasives Wachstum am Tumorrand.

Gynäkomastie

Als Gynäkomastie wird die ein- oder beidseitige Größenzunahme der männlichen Brust durch ein abnormes Wachstum des Drüsenkörpers bezeichnet. Bei der Pseudogynäkomastie liegt lediglich eine vermehrte Fettzelleinlagerung vor.

Histologisch finden sich in 70% der Fälle intraduktale pseudopapilläre Epithelproliferationen. Die epithelialen Anteile werden von einem konzentrisch geschichteten, myxoid aufgelockerten Stroma umgeben.

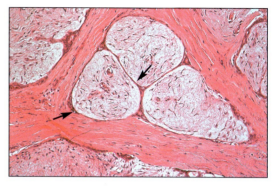

Abb. 8-49. Fibroadenom der Mamma mit intrakanalikulärem Wachstum. In einem faserreichen Stroma liegen kleine Tumorformationen, die aus einem myxoiden Stroma und lang gestreckten Epithelverbänden **(Pfeile)** bestehen. HE-Fbg.

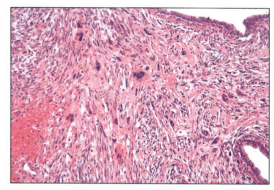

Abb. 8-50. Maligner Phylloidtumor mit sehr zelldichtem Stroma, das polymorphe Zellen mit Kernatypien und Mitosen zeigt. HE-Fbg.

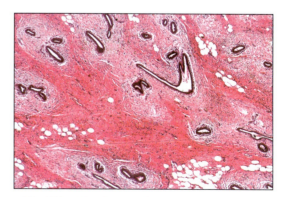

Abb. 8-51. Gynäkomastie. Proliferierte Ausführungsgänge, die von einem konzentrisch geschichteten, myxoid aufgelockerten Stroma umgeben werden. HE-Fbg.

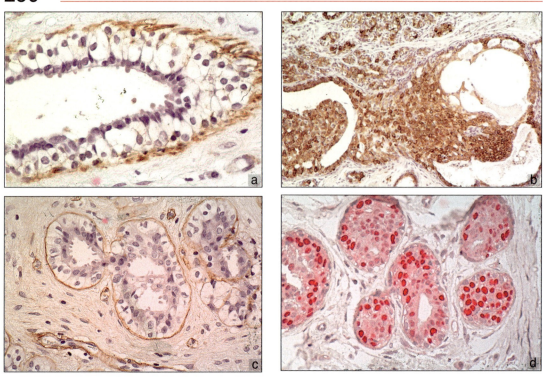

Abb. 8-52. Immunhistochemie der Mammaveränderungen. a) Epithelhyperplasie. Stark geschwollene helle Myopepithelien mit brauner Reaktion im basalen Bereich. Die Lichtung wird von abgeflachten Drüsenepithelien ausgekleidet. α-Aktin. **b)** Intraluminale Proliferation der Drüsenepithelien bei juveniler Papillomatose. Zytokeratin. **c)** Darstellung der Basalmembran. Geschwollene Myoepithelien bei Mastopathie. Kollagen IV. **d)** Immunhistochemischer Nachweis von Östrogenrezeptoren (rot gefärbte Kerne) in einem soliden duktalen Mammakarzinom.

Immunhistochemie der Mammaveränderungen

In den Gang- und Drüsenstrukturen der Mamma sind zwei verschiedene Zellarten nachweisbar. Die lumennahen eosinroten Epithelzellen sind Zytokeratin- (Typen 14, 15, 18 und 19), TPA- und unterschiedlich stark EMA-positiv. Die Myoepithelzellen exprimieren glattmuskuläres α-Aktin, Zytokeratin 5 und 14 sowie Vimentin und S100-Protein. Adenosen und Papillome stellen eine gemischt myothelial-epitheliale Hyperplasie, Epitheliosen eine überwiegend epitheliale Hyperplasie dar.

Von diagnostischer Bedeutung ist der Nachweis von Vimentin bzw. von α-Aktin: Während duktale Epithelproliferationen eine intakte Myoepithelschicht zeigen, ist diese bei infiltrativen Karzinomen (z. B. beim tubulären Karzinom) und beim duktalen Carcinoma in situ herdförmig oder vollständig aufgehoben. Bei Ganghyperplasien liegt eine Vermehrung von α-Aktin- bzw. Vimentin-positiven Zellen vor.

- **Duktales Mammarzinom.** Positive Reaktionen: E-Cadherin, CAM 5.2, AE1/AE3, Panzytokeratin, CK7.

- **Lobuläre Mammakarzinome** exprimieren CAM 5.2, AE1/AE3, CK7. E-Cadherin ist nur in 3% der Fälle positiv.

- **Paget-Krankheit der Mamma.** Positiv sind CEA, EMA, HER-2 NEU und CK7.

Von prognostischer und therapeutischer Relevanz ist der Nachweis von Hormonrezeptoren in den Tumorzellen (z. B. von Östrogenrezeptoren). Prognostisch ungünstig ist eine starke Expression von C-erB-2.

Inhalt

Schwangerschafts-
erkrankungen

Mütterliche Krankheiten 258
Abort – EUG 259
Reifungstörungen 259
Reifungs- und Anlagestörungen 261
Tumoren und tumorartige Veränderungen .. 262

Plazentatumoren 262
Tumoren des Trophoblasten 262
Tumorartige Veränderungen des
    intermediären Trophoblasten 263

Immunhistochemie

Immunhistochemische Reaktionen 264

Schwangerschafts-erkrankungen

Mütterliche Krankheiten

• **Gestosen.** Störungen bei der Adaptation des mütterlichen Organismus an die Schwangerschaft (Gestosen) werden in Frühgestosen (überwiegend funktionelle Störungen: Übelkeit, Brechreiz, Erbrechen) und Spätgestosen eingeteilt.

Hypertensive Schwangerschaftskrankheiten (Spätgestose). Die bisher gebräuchliche Bezeichnung EPH-Gestose (**E** = Ödeme, **P** = Proteinurie, **H** = Hypertonie) oder Spätgestose wird heute durch den Oberbegriff »**schwangerschaftsinduzierte hypertensive Krankheit**« (SIH) ersetzt. Dabei findet das Kriterium *Ödeme* keine Berücksichtigung mehr, da es den Krankheitsverlauf weder in der Ausprägung noch bezüglich der Prognose für Mutter und Kind beeinflusst. Man unterscheidet:
– die Schwangerschaftshypertension (diastolischer RR > 90 ohne Proteinurie bei vor der 20. Schwangerschaftswoche normotensiven Frauen)
– Schwangerschaftsproteinurie (Auftreten einer signifikanten Proteinurie > 0,3 g/l im 24-Stunden-Urin) nach der 20. Schwangerschaftswoche bei normotensiven Frauen
– Schwangerschaftsinduzierte proteinurische Hypertension (Vorhandensein beider Symptome mit und ohne Beeinträchtigung des Allgemeinbefindens = Präeklampsie)
– Eklampsie (zusätzliches Auftreten von tonisch klonischen Krämpfen).

Die genannten Symptome können in der Schwangerschaft, *sub partu* oder im Wochenbett auftreten. Abzugrenzen sind **Pfropf-Präeklampsien**, d. h.
– auf präexistente, chronische Hypertonien pfropft sich in der Schwangerschaft eine Proteinurie auf oder
– bei präexistenten Nierenkrankheiten mit Proteinurie tritt ein Hypertonus während der Gravidität auf.

Aus Pfropf-Präeklampsien können sich **Pfropf-Eklampsien** entwickeln. Entsprechende Veränderungen lassen sich in der Leber, in den Nieren und im Gehirn nachweisen. In der Plazenta zeigt sich eine vermehrte Ablagerung von Fibrin- und Eiweißpräzipitaten im intervillösen Raum sowie eine proliferative Endarteriitis im Bereich der mütterlichen Spiralarterien (im weiteren Verlauf Atheromatose

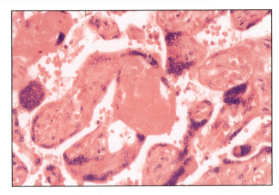

Abb. 9-1. Plazentaveränderungen bei SIH-Gestose. Verstärkte Fibrinausscheidung im intervillösen Raum. Knoten aus Zellkernen. HE-Fbg.

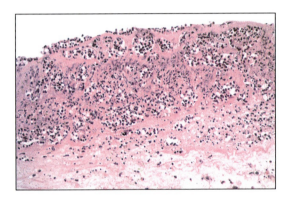

Abb. 9-2. Chorionamnionitis. Diffuses eitriges Infiltrat unter der Deckplatte mit Verlust des Amnionepithels. HE-Fbg.

↪Erfordernishochdruck). Spielt sich das Krankheitsgeschehen bevorzugt in der Leber ab, dann entwickelt sich das **HELLP-Syndrom** (**H** = hämolytische Anämie, **EL** = erhöhte Leberenzyme, **LP** = verminderte Thrombozyten).

• **Amnioninfektionssyndrom.** Als Amnioninfektionssyndrom werden alle prä- und subpartal entstandenen Infektionen der Eihäute, des Fruchtwassers und der Frucht zusammengefasst. Die Infektion erfolgt zumeist vaginal aszendierend. Morphologisch finden sich Eiterzellen im Bereich der Eihäute und der plazentaren Deckplatte. Durch Aspiration infizierten Fruchtwassers gelangen gelapptkernige Leukozyten in die Atemwege sowie in Magen und Darm des Feten.

Abort – EUG

Als **Fehlgeburt** (Abort) wird die Beendigung einer Schwangerschaft vor Beginn der 28. Schwangerschaftswoche (SSW) (Frühabort zwischen der 16. und der 28. SSW) bezeichnet; dabei wiegt der Fet weniger als 1000 g und zeigt keine Lebenszeichen. Durch die histologische Untersuchung des Endometriums wird die Diagnose gesichert; dabei ist der Nachweis fetaler Elemente (Plazentazotten, choriale Riesenzellen oder Anteile des Feten) zu fordern.

Als **ektope Gravidität** bezeichnet man die nicht orthotope Nidation. Meist liegt eine **extrauterine Gravidität** (EUG) – bevorzugt in der Tube – vor. Wenn die Frucht abstirbt, spricht man von einem Tubarabort, der mit einer Blutung in die Tubenlichtung einhergeht. Das Endometrium zeigt lediglich eine deziduale Umwandlung oder eine Arias-Stella-Reaktion. Die Diagnose EUG stützt sich auf den histologischen Nachweis fetaler Elemente im Tubengewebe bzw. in der Tubenlichtung.

Reifungsstörungen

Abweichungen von der zeitgerechten Zottenentwicklung manifestieren sich als **verzögerte** oder **vorzeitige Zottenreife**. Sie sind die häufigste Ursache der chronischen Plazentainsuffizienz. Zu den bekannten Ursachen einer verzögerten Zottenreifung zählen mütterliche Krankheiten (Diabetes, Blutgruppenunverträglichkeit, Infektionen) sowie Krankheiten der Frucht (Chromosomen- oder Nabelschnuranomalien).

Eine vorzeitige Ausreifung kommt bei intervillösen Durchblutungsstörungen und bei einer zu kleinen Plazenta vor. Reifungsstörungen sollten nur in den basalen zwei Dritteln der Plazenta diagnostiziert werden, nie am Rand. Man unterscheidet folgende Reifungsstörungen:
- **Maturitätsarrest.** Die gesamte Plazenta bleibt auf einer frühen embryonalen oder fetalen Entwicklungsstufe stehen. Es überwiegen plumpe Zotten ohne Stoffwechselmembranen und mit geringer Kapillarausstattung
- **Dissoziierte Reifungsstörung.** In der zeitgerecht ausgereiften Plazenta finden sich einzelne Zottenareale mit verzögerter Ausreifung (z. B. Persistenz embryonaler Zotten).
- **Asynchrone Ausreifung.** Diese kann sich als vorzeitige Ausreifung (Maturitas praecox) mit für die Tragzeit erhöhtem Anteil von Endzotten manifestieren.

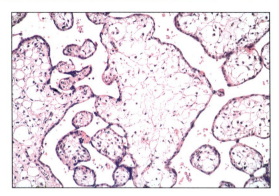

Abb. 9-3. Dissoziierte Reifungsstörung. Neben kleinen reifen Zotten finden sich plumpe embryonale Zotten mit myxoid aufgelockertem Stroma. HE-Fbg.

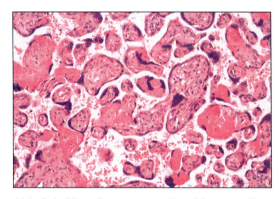

Abb. 9-4. Maturitas praecox. Vorzeitige Ausreifung der Plazenta mit kleinen Zotten. HE-Fbg.

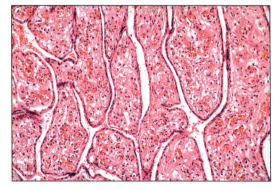

Abb. 9-5. Chorangiom Typ I als Ausdruck einer Reifungsstörung. Sehr gefäßreiche Plazenta. HE-Fbg.

• **Intervillöse Perfusionsstörungen.** Durchblutungsstörungen des Zottenzwischenraums gehen auf Störungen der arteriellen und venösen mütterlichen Blutzirkulation zurück. Häufigste Ursache sind arterielle Gefäßverschlüsse und die vorzeitige Plazentalösung.

• Beim vollständigen Sistieren der Zirkulation entsteht der **echte Zotteninfarkt**. Histologisch besteht eine Zottennekrose mit perivillöser Fibrinabscheidung. Herde mit noch nicht vollständig nekrotischen fibrosierten Zotten werden als Gitterinfarkte bezeichnet. Abzugrenzen sind Thrombosen und Hämatome, die häufiger intervillös, seltener subchorial und retroplazentar, an der Plazentabasis oder am Plazentarand angetroffen werden. Beim intervillösen Thrombus sind die Zotten auseinander gedrängt und beim subchorialen Hämatom von der Deckplatte zur Tiefe abgedrängt.

• **Endangiopathia obliterans.** Primäre oder sekundär nach Thrombose auftretende Verschlüsse der fetalen Stammzottengefäße führen zum Gefäßkollaps und zur Zottenfibrose im zugehörigen Zottenbaum. Derartige Veränderungen sind in bis zu 4% der reifen Plazenten nachweisbar und werden häufiger bei Diabetes und bestimmten konnatalen Infektionen angetroffen. Frische Fibringerinnsel in Stammzottengefäßen weisen auf einen intrauterin und möglicherweise postpartal andauernden Schock beim Kind hin.

• **Villitis** (Plazentitis). Infektionen, die vom mütterlichen Kreislauf (hämatogene Infektion) oder vom Plazentabett auf die Plazenta übergreifen, manifestieren sich als Entzündung der Plazentazotten (Villitis). Als häufige Erreger kommen sowohl Viren (Zytomegalie, Röteln) als auch Bakterien (Listeriose, Lues) und Protozoen (Toxoplasmose) infrage. Histologisch wird zwischen akuter und chronischer Plazentitis sowie je nach Entzündungsstadium zwischen proliferativer, nekrotisierter, reparativer und vernarbter Villitis entschieden.

• **Zytomegalie-Plazentitis.** Es handelt sich um die häufigste morphologisch diagnostizierte Virusinfektion der Plazenta. Einschlusskörperchen (Eulenaugenzellen) werden in etwa einem Drittel der Fälle nachgewiesen. Zu den viralen Infektionen zählen auch die Rötelninfektion, die Infektion mit Parvovirus B19 und die seltener vorkommenden Infektionen mit Herpes simplex, Hepatitis B, Varizellen und Coxsackie-B-Viren.

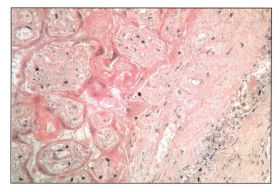

Abb. 9-6. Zotteninfarkt mit nur noch schattenhaft darstellbaren Zotten bzw. Zellen. HE-Fbg.

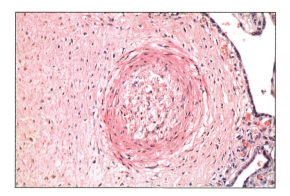

Abb. 9-7. Endangiopathia obliterans mit vollständiger bindegewebiger Verlegung des Gefäßlumens. HE-Fbg.

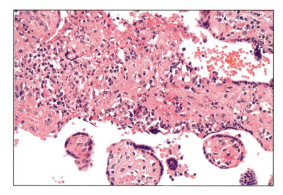

Abb. 9-8. Chronische unspezifische Villitis. Lymphohistiozytäre Zotteninfiltration mit Zerstörung des Epithels. Übergreifen der Entzündungszellen auf den intervillösen Raum (Intervillositis). HE-Fbg.

• **Protozooninfektion.** Relativ häufig ist die Infektion mit *Toxoplasma gondii* durch den Verzehr infizierten Fleisches bzw. verunreinigter Nahrungsmittel. Nur wenige Plazenten weisen die diagnostischen Terminalkolonien (Pseudozyste mit bis zu 3000 Erregern) auf. Sie treten am häufigsten im Amnionstroma, seltener in den Terminalzotten auf.

Reifungs- und Anlagestörungen

Bei Früchten mit fehlenden oder nur geringen Retentionszeichen (Stadium 1) erlaubt die Plazentauntersuchung, insbesondere in der Frühschwangerschaft, eine relativ zuverlässige Bestimmung des Gestationsalters. Der Anteil kernhaltiger Erythrozyten in den Gefäßen ist dabei ein verlässliches Diagnosekriterium. Plazentabildungsstörungen treten als Abweichungen der Zottenbildung und Ausreifung auf; sie werden eingeteilt in

– **Windmole.** Fruchtsack ohne Embryo, wenige gefäßlose Zotten mit grobmaschig hydropischem Stroma und flachem hypoplastischem Trophoblast, fehlende Gefäße in der Deckplatte
– **Embryonalmole.** Fruchtsack mit missgebildetem oder autolytischem Embryo (Embryonalknoten), unterschiedlich große, hydropisch-molig degenerierte Zotten mit nur wenigen Kapillaren und unregelmäßig breitem Trophoblast, teils intravillösen Epithelinvaginaten
– **Partialmole.** Meist fehlgebildeter oder wachstumsretardierter Embryo, herdförmig zum Teil sehr plumpe Zotten mit deutlich hydropischem und/oder molig-zystisch degeneriertem, meist gefäßfreiem Stroma, fokale Hyperplasie des Synzytiotrophoblasten
– **Blasenmole.** Überwiegend plumpe Zotten mit zystisch degeneriertem Stroma und weitgehend fehlenden Gefäßen, deutliche Hyperplasie des Trophoblasten mit aufgehobener Schichtung und Zellpolymorphie, fehlender Embryo
– **Reifungsstörung.** Abzugrenzen sind nur herdförmig ausgebildete Abweichungen von der orthologen Zottenreifung und meist nachweisbarem Embryo.

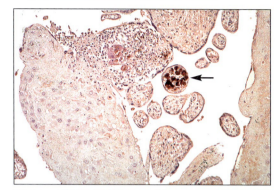

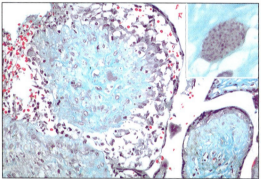

Abb. 9-9. Spezifische Villitis. Oben: immunhistologischer Nachweis einer CMV-infizierten Zelle (Pfeil). **Unten:** granulomatöse Entzündung bei Toxoplasmose. **Inset:** Pseudozyste ohne entzündliche Reaktion. Goldner-Fbg.

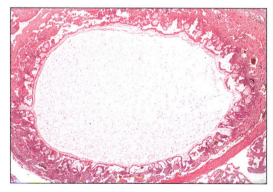

Abb. 9-10. Windmole. Fruchtsack ohne Embryo. Wenige Zotten, hydropisches Stroma, flacher Trophoblast. HE-Fbg.

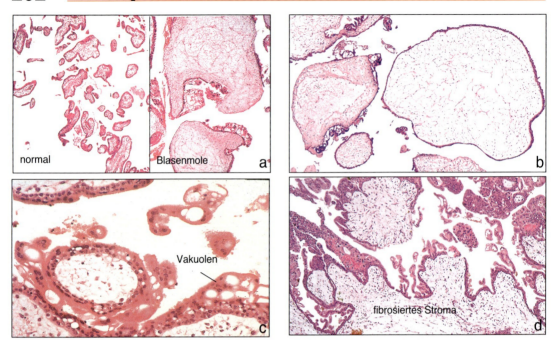

Abb. 9-11. Blasenmole. a) Die linke Bildhälfte zeigt normal große Plazentazotten. In der rechten Bildhälfte – bei gleicher Vergrößerung – die stark vergrößerten Zotten einer kompletten Blasenmole. **b)** Große Zotten, mit einem myxoiden, gefäßlosen Stroma. **c)** Die Zottenoberfläche zeigt einen proliferierten Trophoblast mit großen Vakuolen. **d)** Partialmole mit fibrosiertem Zottenstroma und proliferiertem Trophoblasten. Alle HE-Fbg.

Tumoren und tumorartige Veränderungen

Plazentatumoren

Tumoren der Plazenta werden in trophoblastische und nicht trophoblastische Neubildungen eingeteilt. Zu den **primären nicht trophoblastischen Plazentatumoren** gehören als häufigste Neubildung die gutartigen **Gefäßgeschwülste** (Chorangiome), die zu 80% mikroskopische Zufallsbefunde darstellen. Es handelt sich um gut abgekapselte, einzeln oder multipel auftretende Neubildungen. Abzugrenzen sind plumpe gefäßreiche Stamm- und Zwischenzotten, oft ohne Stoffwechselmembranen, die als Ausdruck einer Reifungsstörung (Chorangiosis placentae, Chorangiomatose) auftreten, sowie Endzotten mit mehr als 4 bis 6 Gefäßanschnitten und zahlreichen Stoffwechselmembranen **(Angiomatose)** als Kompensationsphänomen bei intervillöser Perfusionsstörung.

Tumoren des Trophoblasten

• Als **Blasenmole** wird die Fehlentwicklung der Frucht (Mole) mit zystischer Zottendegeneration und verstärkter Trophoblastproliferation bezeichnet, die aber nicht als echte Neubildung zu deuten ist. Je nach Ausmaß dieser Veränderungen wird zwischen einer kompletten und partiellen Blasenmole unterschieden. Zytogenetisch weisen Blasenmolen ausschließlich väterliche DNA auf. Etwa 90% zeigen den Karyotyp 46,XX.

– Bei der **kompletten Blasenmole** ist die Plazenta vollständig von dünnwandigen, bis 20 μm im Durchmesser großen Zysten durchsetzt. Histologisch liegen plumpe Zotten mit einem ödematösen Stroma und einer zentral zystischen zellfreien Degeneration (azelluläre Zisterne) vor. An der Zottenoberfläche findet sich eine unregelmäßige girlandenförmige Trophoblastenproliferation (»Brückenbildung«) mit Kernpolymorphie und vakuoliger Zytoplasmaumwandlung. Ein Embryo/Fet, amniale Anteile oder Gefäße im Zottenstroma sind nicht zu finden. Immunhistologisch besteht eine starke HCG- und eine nur schwache HPL-Reaktion.

– Bei der **partiellen Blasenmole** sind die zentrovillösen Zysten seltener, die Trophoblastproliferation ist nur fokal, geringgradiger ausgebildet und ohne Atypien. Im fibrosierten Zottenstroma lassen sich vereinzelte Blutgefäße nachweisen. Bei sorgfältiger Untersuchung sind der Embryo/Fet oder Reste zu finden. Die HCG-Reaktion ist schwach, die HPL-Reaktion stark positiv.

• Bei einer **hydropischen Zottendegeneration** (häufig bei Trisomie 16 oder 18) weisen die Zotten ein myxomatoides Stroma ohne Zysten auf. Der Trophoblast ist – im Unterschied zur Blasenmole – schmal und atrophisch.

• Die **invasive Blasenmole** (Chorionadenom, Mola destruens) ist durch den Nachweis molig degenerierter Zotten mit atypisch proliferierendem Trophoblast im Myometrium und/oder in Blutgefäßen definiert. In 30% der Fälle lassen sich auch in extrauterinen Blutgefäßen (Lunge, Vagina, Retroperitoneum, Rückenmark und Hirn) Zotten und gewucherte Trophoblastzellen finden, die aber – im Gegensatz zu echten Metastasen – nicht auf das umgebende Gewebe übergreifen. Der Nachweis von Zotten ist ein wichtiges differenzialdiagnostisches Kriterium gegenüber dem Chorionkarzinom.

• Das **Chorionkarzinom** ist ein hochmaligner Trophoblasttumor. Die meist eingebluteten, nekrotischen Tumorknoten zeigen histologisch einen biphasischen zytotrophoblastischen und synzytiotrophoblastischen Aufbau mit ausgeprägter Zell- und Kernpolymorphie. Immunhistochemisch lassen sich auch Zellen des intermediären Trophoblasten finden. Plazentarzotten fehlen (wichtiges differenzialdiagnostisches Kriterium gegenüber der invasiven Blasenmole). Typisch sind multiple Gefäßeinbrüche, Nekrosen und Blutungen. Immunhistochemisch findet man eine Expression von HPL, HCG und Zytokeratin.

Tumorartige Veränderungen des intermediären Trophoblasten

• **Synzytiale Endometritis.** Im Bereich der Plazentaimplantationsstelle im Endometrium sind häufig Zellen des intermediären Trophoblasten nachweisbar. Bei der synzytialen Endometritis treten diese Zellen in größerer Zahl und in tieferen myometrialen Schichten auf; sie lassen sich immunhistochemisch (Zytokeratin- und HPL-positiv, Vimentin-negativ) leicht von Deziduazellen abgrenzen. Meist handelt es sich um eine zufällig diagnostizierte, gutartige fokale Veränderung im Rahmen einer normalen Schwangerschaft, eines Aborts und besonders häufig bei Blasenmole. Ausgeprägte, aber sehr sel-

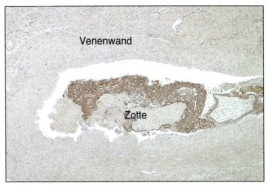

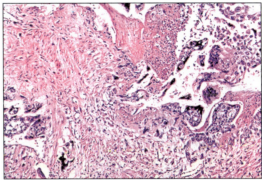

Abb. 9-12. Oben: invasive Blasenmole. Zotten in einer Venenlichtung. Zytokeratin. **Unten: Chorionkarzinom** mit atypischen Trophoblastenzellen, die in der Lichtung sowie im Myometrium liegen. HE-Fbg.

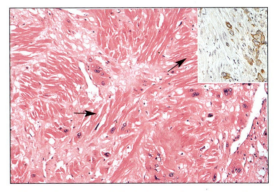

Abb. 9-13. »Synzytiale Endometritis«. Gewucherter intermediärer Trophoblast **(Pfeile)** im Myometrium. **Inset:** Panzytokeratin-Reaktion.

tene Formen werden als tumorartige Transformation des extravillösen intermediären Trophoblasten gedeutet und als plazentarer Trophoblastknoten bezeichnet.

Immunhistochemie

Immunhistochemische Reaktionen

	Zytotro-phoblast	Intermediär-trophoblast	Synzytio-trophoblast	Dezidua
β-HCG	-	+ − -[1]	+++ − +[2]	-
HPL	-	++ − +++[3]	-	-
Pankeratin	+++	+++[4]	+ - ++	-
Vimentin	-	-	-	+++
EMA	-	+[4]	-	-
aPh	-	-	+[5]	-

HCG: humanes Gonadotropin. **HPL:** humanes Plazentalaktogen. **EMA:** epitheliales Membranantigen. **aPH:** alkalische Phosphatase. [1] Mit zunehmender Schwangerschaftsdauer nimmt die Reaktion ab. [2] Deutlich positiv von der Frühgravidität bis zur 8.–10. SSW, später nur noch fokal nachweisbar. [3] Nimmt kontinuierlich bis zur Geburt zu, [4] Besonders deutlich außerhalb der Zotten im endometrialen Stroma. [5] Im 1. Trimenon fokal positiv, im 2. und 3. Trimenon diffus positiv.

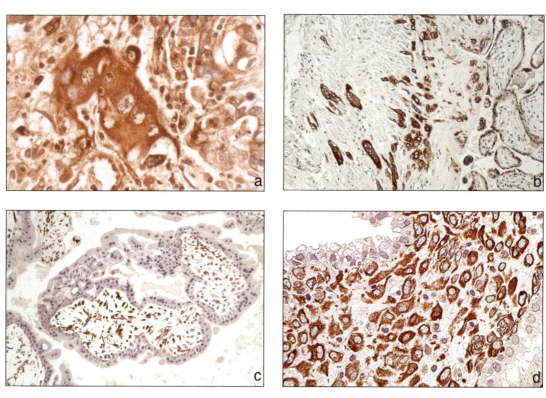

Abb. 9-14. Immunhistochemische Befunde. a) HCG-positive choriale Riesenzelle bei Chorionkarzinom. **b)** Zytokeratin-positive Zellen des intermediären Trophoblasten. Rechts im Bild regelrechte Plazentazotten, rechts das infiltrierte Myometrium. **c)** Vimentin-positive Stromazellen in Plazentazotten. **d)** Stark Vimentin-positive Deziduazellen im endometrialen Stroma zwischen zwei Drüsen.

10

Endokrines System

Inhalt

Hypophyse

Nicht tumoröse Erkrankungen 266
Tumoren 266

Epiphysc

Tumoren 267

Schilddrüse

Entzündungen 268
Struma 269
Schilddrüsentumoren 271
    Follikuläres Schilddrüsenadenom 271
Schilddrüsenkarzinome 272

Epithelkörperchen

Tumoren – Hyperplasien 275

Nebenniere

Tumoren der Nebennierenrinde 276
Tumoren des Nebennierenmarks 277

Endokrines Pankreas

Veränderungen bei Diabetes mellitus 278

Gastroenteropankreatisches System

Hyperplasien – Tumoren 279

Neuroendokrines System

Tumoren 279

Paraganglien

Tumoren 282

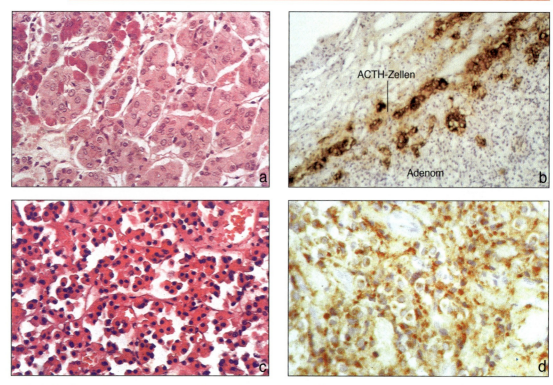

Abb. 10-1. Hypophysenadenome. a) Chromophobes Adenom. HE-Fbg. **b)** Chromophobes Adenom mit ACTH-positiven Zellen. **c)** Azidophile STH-produzierendes Adenom. HE-Fbg. **d)** Prolaktinom. Immunhistochemie.

Hypophyse
Nicht tumoröse Erkrankungen

• **Fehlbildungen.** Eine Hypophysenaplasie liegt beim Anenzephalus vor.

• **Kreislaufstörungen.** Als Folge eines Schocks kann sich eine Nekrose der Hypophyse entwickeln, die zur hormonellen Insuffizienz führt (Sheehan-Syndrom). Histologisch erkennt man Koagulationsnekrosen mit Fibrinthromben in den Sinusoiden.

• **Stoffwechselstörungen.** Die Hypophyse kann bei generalisierten Stoffwechselerkrankungen (Amyloidose, Hämochromatose, Speicherkrankheiten) betroffen sein.

• **Entzündungen.** Als **Hypophysitis** bezeichnet man akute oder chronische, spezifische oder unspezifische Entzündungen der Hypophyse. Eine besondere Entzündungsform stellt die lymphozytäre Hypophysitis dar, die manchmal mit anderen Autoimmunerkrankungen (z. B. Hashimoto-Thyreoiditis) vergesellschaftet ist.

Tumoren

Hypophysentumoren machen etwa 10% der intrakraniellen Neubildungen aus. Mikroadenome (nur histologisch nachweisbar) lassen sich in 25% der Obduktionen von Erwachsenen – als klinisch nicht relevanter Befund – finden. Makroadenome sind mit dem bloßem Auge erkennbar. Das histologische Bild ist in der Regel monomorph. Die färberischen Eigenschaften der Tumorzellen (azidophil, basophil oder chromophob) korrelieren nicht mit der Hormonproduktion. Die Systematik stützt sich daher auf den immunhistochemischen Befund.

• **Hypophysenadenome.** Der Ki-67-Markierungsindex ist niedrig (<3%). Man unterscheidet:
– Prolaktin produzierende Adenome
– STH-produzierende Adenome
– ACTH-produzierende Adenome
– TSH-produzierende Adenome
– Gonadotropin produzierende Adenome
– Null-Zelladenome: chromophobe und onkozytäre Adenome (meist immunhistochemisch negativ).

• **Hypophysenkarzinome** sind extrem selten (Nachweis von Metastasen). Meist mit ACTH-Überfunktion.

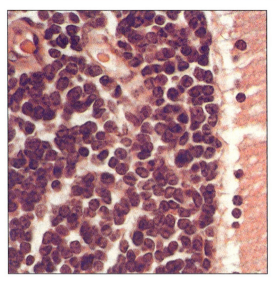

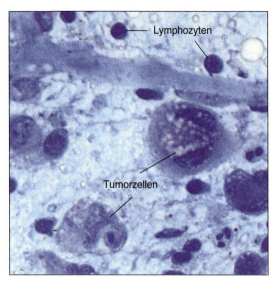

Abb. 10-2. Pinealoblastom. Dichtzelliger entdifferenzierter Tumor. Rechts im Bild Kleinhirngewebe. HE-Fbg.

Abb. 10-3. Germinom. Punktionsausstrich mit großen Tumorzellen und kleinen runden Lymphozyten. Methylenblau-Fbg.

Epiphyse
Tumoren

Zu den wichtigsten Veränderungen dieses Organs zählen die **Neubildungen**. Es kommen Pinealome, Germinome sowie Teratome vor.

• **Pinealzellentumoren.** Die Tumoren, die von der Hauptzelle des Corpus pineale abgeleitet werden, bezeichnet man unter Berücksichtigung des Differenzierungsgrades als Pineozytome bzw. Pineoblastome. Sie kommen in jeder Altersklasse vor.
– **Pineozytome** entsprechen morphologisch den Hauptzellen. Die eosinophilen Zellen können Rosetten mit zentralen, versilberbaren Fasern bilden.
– Die **Pinealoblastome** sind unreifer und erinnern an Medulloblastome.

• **Germinome.** Etwa 65% aller Pinealistumoren sind Germinome, die histologisch den Seminomen des Hodens entsprechen. Man sieht ballenförmig angeordnete Zellen mit hellem Zytoplasma und deutlicher Zellmembran. Im Zwischengewebe finden sich kleine herdförmige Ansammlungen von Lymphozyten.

• **Teratome** bestehen aus Abkömmlingen der drei Keimblätter und weisen differenzierte sowie unreife Gewebepartien auf. Das morphologische Bild ent-

spricht den Mischgeschwülsten der Keimdrüsen. Das Chorionkarzinom der Pinealis ist als einseitig differenziertes Teratom zu werten.

Klinik der Pinealistumoren. Diese Neubildungen weisen die Zeichen eines lokal destruierenden Tumors (örtliche Malignität) auf. Durch Produktion von gonadotropinähnlichen Hormonen kann sich das Bild einer Pubertas praecox entwickeln. Es kann aber auch zur Retardierung der Sexualentwicklung kommen.

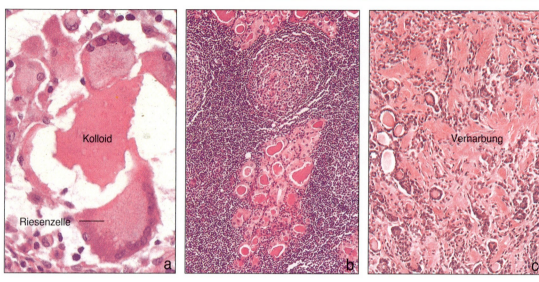

Abb. 10-4. Thyreoiditis. HE-Fbg. **a)** Quervain-Thyreoiditis mit Riesenzellen. **b)** Hashimoto-Thyreoiditis mit ausgeprägter lymphozytärer Infiltration. **c)** Riedel-Struma mit starker Stromavernarbung.

Schilddrüse

Entzündungen

Entzündungen der Schilddrüse können sich in einer normalen Drüse (Thyreoiditis) oder auf dem Boden einer Struma (Strumitis) entwickeln.

• Die **akute Thyreoiditis** ist selten; sie wird meist bei immunsupprimierten Patienten diagnostiziert und durch Bakterien oder Pilze hervorgerufen.

• Die **subakute, nicht eitrige Quervain-Thyreoiditis** tritt bevorzugt bei Frauen auf und wird meist durch Viren (Mumps, Coxsackie, Grippe, infektiöse Mononukleose) hervorgerufen. Histologisch findet man Kolloidfollikel, die von mehrkernigen Riesenzellen vom Fremdkörpertypus umgeben sind. Ferner liegt ein entzündliches lymphozytäres Infiltrat vor. Eine Hypothyreose als Folge der Entzündung ist selten.

• Die **chronisch lymphozytäre Hashimoto-Thyreoiditis mit Oxyphilie** ist mit 80% die häufigste Form einer Schilddrüsenentzündung. Formalpathogenetisch gehört sie zu den Autoimmunerkrankungen (Antikörper gegen Thyreoglobulin [TgAK], mikrosomale Antigene und gegen antinukleäre Antigene). Bevorzugt betroffen sind Frauen (10-mal häufiger als Männer). Der Verlauf ist zunächst durch eine symmetrische Vergrößerung und Verfestigung der Schilddrüse gekennzeichnet. Später

kommt es zu einer Hypothyreose. Auf dem Boden einer Hashimoto-Thyreoiditis kann ein malignes Lymphom vom MALT-Typ entstehen. Die Schilddrüse zeigt histologisch große knotige Infiltrate aus Lymphozyten und Plasmazellen. Charakteristisch ist die Bildung von Keimzentren. Die Follikel sind weitgehend zerstört, die Thyreozyten z. T. onkozytär (oxyphil) umgewandelt. Eine besondere Form stellt die fibrosierende Variante dar, die mit einer keloidartigen Fibrose und Plattenepithelmetaplasien einhergeht.

• **Atrophische lymphozytäre Thyreoiditis.** In einer stark vernarbten und verkleinerten Schilddrüse (Gewicht < 5 g) finden sich dichte lymphoplasmazelluläre Infiltrate. Diese Entzündung stellt die häufigste Ursache der Hypothyreose im Erwachsenenalter dar. Eine milde Form (Organgewicht > 10 g) bleibt meist symptomlos.

• Die **fokale lymphozytäre Thyreoiditis** stellt eine subklinische Autoimmunthyreoiditis dar. Etwa 25% der Patienten weisen eine latente Hypothyreose auf. Die Veränderung kommt bevorzugt in einer Knotenstruma vor.

• **Invasiv sklerosierende Riedel-Thyreoiditis.** Die eisenharte Struma ist histologisch durch einen sehr ausgeprägten kollagenfaserreichen Vernarbungsprozess gekennzeichnet, der zu einem Untergang von Parenchym führt. Die Entzündung geht nicht

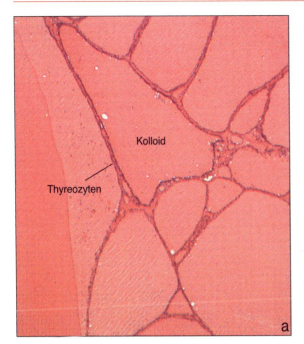

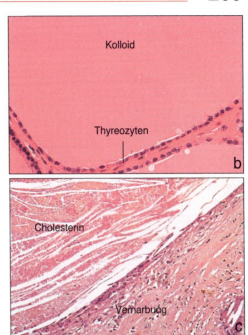

Abb. 10-5. Struma colloides. HE-Fbg. **a)** Übersichtsbild mit großen, kolloidreichen Follikeln. **b)** Stärkere Vergrößerung. Abgeflachte Thyreozyten. **c)** Regressive Veränderungen mit Vernarbungen und Cholesterinkristallen.

von der Schilddrüse aus, sondern von den umgebenden Halsweichteilen.

• Zu den weiteren chronischen Schilddrüsenentzündungen zählen besonders die spezifischen granulomatösen Formen (Tuberkulose, Sarkoidose u.a.) und die iatrogenen Veränderungen (nach Zytostatikatherapie sowie die Behandlung mit Lithium und anderen Medikamenten).

Struma

Als Struma im weiteren Sinne bezeichnet man jede Vergrößerung der Schilddrüse (Gewicht > 60 g). Die Struma im engeren Sinne wird durch Hormonsynthesestörungen, exogene Faktoren (Jodmangel, strumigene Substanzen) oder durch autoimmunbedingte Hyperplasien hervorgerufen. Die Veränderung kann sporadisch oder endemisch vorkommen und mit einer normalen oder hyperthyreoten Funktion einhergehen.

Histologisch unterscheidet man:

• Die **Kolloidstruma** (Struma colloides diffusa) entsteht aus einer Parenchymstruma durch verminderte TSH-Stimulierung und/oder durch eine herabgesetzte TSH-Empfindlichkeit. Histologisch ist der läppchenförmige Aufbau nur noch angedeutet erkennbar. Die Schilddrüsenfollikel sind sehr groß und kolloidreich (homogene eosinrote Masse). Die Thyreozyten sind stark abgeflacht. Histologische Zeichen einer Hyperfunktion fehlen. Makroskopisch können die vergrößerten Follikel einen knotigen Aufbau (knotige Hyperplasie) vortäuschen.

• **Struma parenchymatosa.** Ursachen sind der juvenile Jodmangel, die Jodfehlverwertung und die Basedow-Krankheit. Unter Berücksichtigung der hormonellen Funktion unterscheidet man folgende Formen:

– **Blande Struma** durch exogenen Jodmangel oder nach Einwirkung von strumigenen Substanzen. Es handelt sich um eine Struma ohne Zeichen einer Hyperfunktion (euthyreote Stoffwechsellage). Sie kann endemisch (über 10% der Bevölkerung betroffen) oder sporadisch vorkommen. Das morphologische Bild hängt vom Schweregrad des Jodmangels und vom Alter des Patienten ab. Bei Jugendlichen besteht meist eine Parenchymstruma, im frühen Erwachsenenalter eine Kolloidstruma, später ein Knotenkropf. Histologisch zeigt die Struma parenchymatosa einen weitgehend erhaltenen läppchenförmigen Aufbau. Die

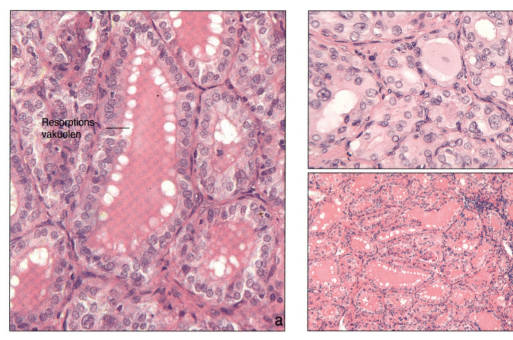

Resorptions-
vakuolen

Abb. 10-6. Basedow-Krankheit. HE-Fbg. **a)** Kleine kolloidarme Follikel mit überhöhten Thyreozyten und Resorptionsvakuolen. **b)** Polymorphe Thyreozytenkerne. **c)** Herdförmige Lymphozyteninfiltrate.

Follikel sind kolloidarm und werden durch überhöhte Thyreozyten begrenzt. Andere Zeichen einer Hyperfunktion (Resorptionsvakuolen, große Zellkerne) fehlen.

– **Diffuse hyperthyreote Struma** (Basedow-Krankheit, Struma basedowiana). Beim Vollbild der Basedow-Krankheit liegen eine parenchymatöse Struma, eine Hyperthyreose und eine endokrine Orbitopathie (Exophthalmus durch immunologisch bedingte Vermehrung des retroorbitalen Weichteilgewebes) – als Ausdruck einer Autoimmunerkrankung – vor. Es kommen Autoantikörper gegen den TSH-Rezeptor (TSH-R-AK) und meist auch gegen Thyreoglobulin (Tg-AK) und Schilddrüsenperoxidase (TPO-AK) vor. Betroffen sind vorwiegend Frauen in der 3. und 4. Lebensdekade. Histologisch finden sich folgende Veränderungen: Es besteht eine Struma parenchymatosa mit einem erhaltenen läppchenförmigen Aufbau. Die Follikel werden durch zylindrische Thyreozyten begrenzt und schließen eine kleine Lichtung mit eingedicktem Kolloid ein. An der Grenze zwischen Kolloid und Thyreozyten lassen sich kleine, optisch leere Resorptionsvakuolen finden. Die Kerne der Thyreozyten sind häufig vergrößert und hyperchromatisch als

Zeichen der Hyperfunktion. Das Stroma schließt kleine herdförmige Ansammlungen von Lymphozyten ein. Eine Hyperthyreose auf dem Boden einer präexistenten Struma wird als **Struma basedowificata** (sekundärer Hyperthyreoidismus) bezeichnet.

• Bei der **Knotenstruma** (Struma nodosa) wird das Schilddrüsengewebe knotig umgewandelt. Die Veränderung kann aus einer Parenchym- oder aus einer Kolloidstruma hervorgehen. Histologisch sieht man unterschiedlich große, unvollständig abgekapselte Knoten aus Schilddrüsengewebe mit einem soliden, mikro- und makrofollikulären Aufbau. Durch Kompression rufen die Knoten regressive Veränderungen hervor: frische und alte Blutungen, Ablagerungen von Cholesterinkristallen, Vernarbungen und Verkalkungen.

Einzelne Schilddrüsenknoten können funktionell autonom (hyperthyreote Knotenstruma mit disseminierter fokaler Autonomie) sein und eine nicht autoimmunogene Hyperthyreose hervorrufen.

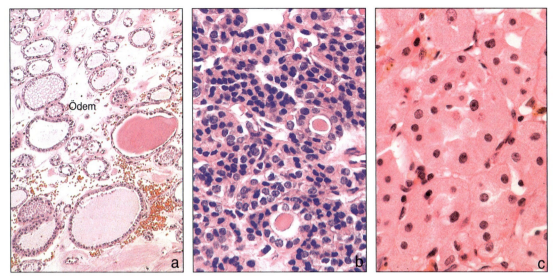

Abb. 10-7. Schilddrüsenadenome. HE-Fbg. **a)** Makrofollikuläres Adenom mit Stromaödem. **b)** »Embryonales Adenom«. **c)** Onkozytom mit großen, azidophilen Zellen mit feingranuliertem Zytoplasma..

Schilddrüsentumoren

Follikuläres Schilddrüsenadenom

Das follikuläre Schilddrüsenadenom ist die häufigste Ursache eines szintigraphisch nachweisbaren hypofunktionellen (kalten) Knotens. Es handelt sich um einen gutartigen, in der Regel solitären, abgekapselten Schilddrüsentumor mit follikulärer Differenzierung, der sich histologisch vom umgebenden Gewebe abhebt. Eine Abgrenzung gegenüber einem Strumaknoten (insbesondere bei Struma adenomatosa) kann schwierig sein. Sehr charakteristisch ist das Stromaödem, das dem Adenomknoten einen feuchten Glanz verleiht. Ferner kommen regressive Veränderungen wie Blutungen, pseudozystische Umwandlung, Verkalkungen und Verknöcherungen vor.

Zu den histologischen Varianten zählen:
– das einfache follikuläre Adenom
– das makrofollikuläre Adenom mit besonders großen Follikeln
– das embryonale Adenom mit solidem oder trabekulärem Aufbau und wenig Kolloid
– das fetale Adenom mit mikrofollikulärem Aufbau
– Beim Adenom mit bizarren Kernen finden sich Gruppen von Zellen mit auffallend hyperchromatischen Kernen. Diese Veränderungen sind nicht als Zeichen der Malignität zu werten.

– Das hyalinisierte trabekuläre Adenom kann histologisch ein medulläres Karzinom (hyalines Stroma wie Amyloid) oder ein Paragangliom vortäuschen.
– Das endokrin aktive (autonome) Adenom ist in 30% der Fälle für eine Hyperthyreose verantwortlich. Szintigraphisch liegt ein heißer Knoten vor.

Unter Berücksichtigung des zytologischen Bildes unterscheidet man das onkozytäre Adenom, das lipidhaltige Siegelringzelladenom, das verschleimte Adenom und das hellzellige Adenom.

Immunhistochemie. Positiv sind Zytokeratin, Thyreoglobulin und TTF-1. Neuroendokrine Marker, Kalzitonin sowie CK19 sind negativ.

• **Hyperzelluläres Adenom** (früher atypisches follikuläres Adenom). Die Neubildung weist einen follikulären Aufbau auf mit den Zeichen einer gesteigerten Proliferation (Mitosen, Zell- und Kernunregelmäßigkeiten). Von Bedeutung ist der Ausschluss eines Gefäßeinbruchs oder eines Kapseldurchbruchs, um diese Veränderung von einem follikulären Karzinom mit minimaler Invasion differenzialdiagnostisch abzugrenzen.

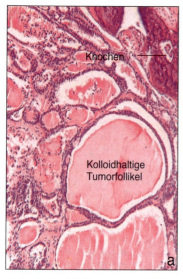
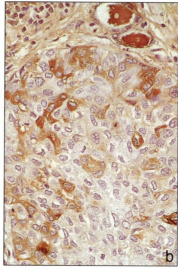
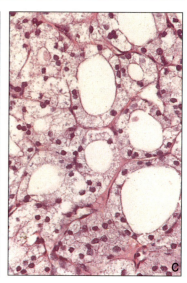

Abb. 10-8. Folliküläres Schilddrüsenkarzinom. a) Knochenmetastase eines hochdifferenzierten Karzinoms. HE-Fbg. **b)** Thyreoglobulin produzierende Tumorzellen. Immunhistochemie. **c)** Hellzelliges Karzinom. HE-Fbg.

Schilddrüsenkarzinome

• **Folliküläres Schilddrüsenkarzinom.** Das follikuläre Karzinom wird von den Thyreozyten abgeleitet. Das histologische Bild reicht von einem hochdifferenzierten, follikulär aufgebauten Karzinom (nur schwer von einem Adenom abzugrenzen) bis zur soliden oder trabekulär gestalteten Neubildung. Diagnostische Kriterien sind:

– immunhistochemischer Nachweis von Thyreoglobulin in den Tumorzellen
– Fehlen von papillären Strukturen
– Durchbruch durch die Organkapsel mit Infiltration der Weichteile
– Einbruch in Gefäße.

Die beiden letztgenannten **Malignitätskriterien** sind wichtig für die Abgrenzung gegenüber einem Adenom oder einer Struma adenomatosa. Dabei ist zu beachten, dass eine Kapselinfiltration ohne Invasion benachbarter Strukturen dieses Kriterium nicht erfüllt. Auch der Nachweis einer Gefäßinfiltration muss einwandfrei sein. Endothelialisierte Hohlräume nach Blutungen können eine Gefäßlichtung vortäuschen. Wenn papilläre Strukturen vorliegen, ist die Neubildung immer als papilläres Karzinom einzuordnen.

Histologische und zytologische Varianten sind:
– abgekapseltes folliküläres Schilddrüsenkarzinom mit minimaler Kapselinvasion,
– invasive Karzinome mit geringer oder unvollständiger Kapselbildung, ausgedehnter Weichteilinfiltration und Gefäßeinbrüchen,

– onkozytäre follikuläre Karzinome mit Zellen, die ein eosinrotes, fein granuliertes Zytoplasma und einen hyperchromatischen Kern mit prominentem Nukleolus aufweisen,
– hellzellige Karzinome, die von einem Epithelkörperchentumor oder von der Metastase eines hypernephroiden Karzinoms durch den immunhistochemischen Nachweis von Thyreoglobulin abzugrenzen sind.

• **Papilläres Schilddrüsenkarzinom.** Es handelt sich um den häufigsten malignen Schilddrüsentumor (bis zu 80%) in Nichtendemiegebieten.

Histologische Merkmale sind: Nachweis von echten Tumorpapillen, d. h. Strukturen mit einem gefäßtragenden Stroma. Die Kerne sind hell und dachziegelartig angeordnet. In den Kernen finden sich homogene, eosinrote Invaginationen aus Zytoplasma (*Milchglaskern*), die eine Kernvakuole vortäuschen. Mitosen liegen eher selten vor. Kolloid und/oder follikuläre Strukturen können vorkommen; trotzdem werden die Neubildungen als papilläre Karzinome diagnostiziert. Im Stroma der Papillen findet man häufig kleine, konzentrisch geschichtete Kalkablagerungen (*Psammomkörper*). Plattenepitheldifferenzierungen sowie Onkozyten treten auf. Die meisten papillären Karzinome zeigen keine eigene Tumorkapsel. **Immunhistochemie:** positiv sind Thyreoglobulin, TTF-1 und CK19.

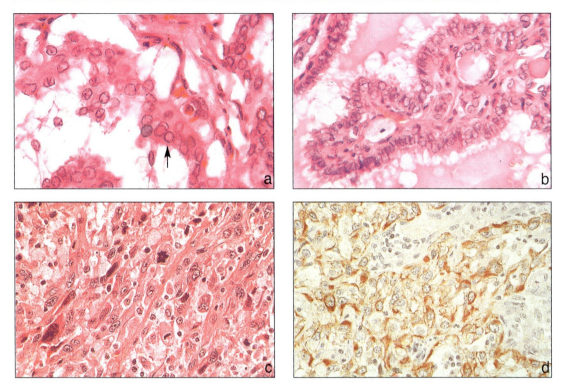

Abb. 10-9. Schilddrüsenkarzinome. a) Papilläres Karzinom mit Milchglaskernen **(Pfeil)**. HE-Fbg. **b)** Tumorpapillen. HE-Fbg. **c)** Anaplastisches sarkomartiges Karzinom. HE-Fbg. **d)** Anaplastisches Karzinom. Epithelialer TPA-Marker.

Auch bei intakter Kapsel wird der Tumor als Karzinom und nicht als Adenom bezeichnet, da er metastasieren kann und somit die Dignität nicht sicher histologisch zu bestimmen ist. Auf der anderen Seite geht aber das abgekapselte, nicht metastasierende papilläre Schilddrüsenkarzinom mit einer fast 100%igen 10-Jahres-Überlebensrate einher.

Zu den **Varianten des papillären Schilddrüsenkarzinoms** zählen:
– Das **papilläre Mikrokarzinom** (okkultes, sklerosierendes, papilläres Karzinom Graham) ist in der Regel unter 1 cm groß und wird meist zufällig entdeckt. Der Tumor ist kollagenfaserreich, nicht abgekapselt und weist drüsige und papilläre Strukturen auf. In 30% der Fälle liegen multiple Mikrokarzinome vor.
– Das **abgekapselte papilläre Karzinom** zeigt in 25% der Fälle Lymphknotenmetastasen.
– **Follikuläre Form des papillären Karzinoms.** Der Tumor besitzt einen überwiegend follikulären Aufbau mit reichlich Kolloid. Die Diagnose papilläres Karzinom wird durch den Nachweis von Milchglaskernen oder vereinzelten Tumorpapillen gesichert.
– Das **diffus sklerosierende papilläre Karzinom** mit ausgedehnter Infiltration beider Schilddrüsenlappen und starker Stromabildung. Die kleinen narbigen Herde stehen in netzförmiger Verbindung untereinander.
– Das **onkozytär differenzierte papilläre Karzinom** zeigt Zellen ohne Milchglaskerne und ist von schlechterer Prognose.
– Bei den prognostisch ungünstigen **großzelligen und der kolumnären Variante** fehlen häufiger die Kriterien eines papillären Karzinoms.

• **Anaplastisches Schilddrüsenkarzinom.** Es handelt sich um ein vollständig entdifferenziertes Karzinom aus polygonalen oder spindeligen, oft sarkomähnlich gestalteten Zellen. Der epitheliale Ursprung wird anhand von epithelialen Markern (AE1/AE3 [80% positiv], EMA [50%], TTF-1, Zytokeratin) gesichert. Die Thyreoglobulinmarker sind meist negativ. Die kleinzellige Variante ist von der Metastase eines Oatcell-Karzinoms oder von ei-

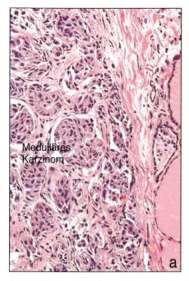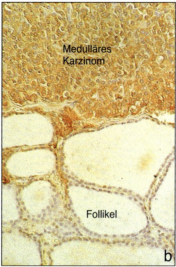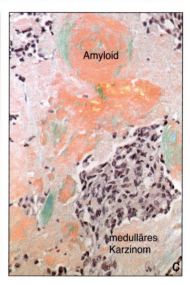

Abb. 10-10. C-Zellen-Karzinom. a) Medulläres Karzinom. HE-Fbg. **b)** Kalzitonin produzierende Tumorzellen. Immunhistochemie. **c)** Amyloid im Stroma. POL–Kongorot-Fbg.

nem malignen Lymphom zu unterscheiden. Im Tumorstroma treten Verkalkungen, Verknöcherungen, Riesenzellen, chondroide Strukturen sowie plattenepithelähnliche Formationen auf.

• Eine **Zwischenform** zwischen dem niedrigmalignen follikulären Karzinom und dem hochmalignen anaplastischen Karzinom stellt das **gering differenzierte Karzinom** dar. Der Tumor besteht aus trabekulär oder inselförmig gestalteten Formationen, die an ein Karzinoid erinnern.

Der Differenzierungsgrad eines Schilddrüsenkarzinoms (und somit seines biologischen Verhaltens) korreliert mit Ki-67-Markierungsindex (niedrig in normalen Zellen und hochdifferenzierten Karzinomen, hoch in anaplastischen Karzinomen).

• **Medulläres Schilddrüsenkarzinom.** Der Tumor wird von den parafollikulären C-Zellen abgeleitet und ist durch die Produktion von Kalzitonin gekennzeichnet. Die C-Zellen können inselförmig hyperplastisch sein oder ein Karzinom bilden. Gutartige Formen (C-Zellen-Adenome) werden in der WHO-Systematik nicht aufgeführt. Man unterscheidet sporadische und familiäre medulläre Karzinome. Letztere weisen einen autosomal dominanten Erbgang auf. Sie treten im Rahmen der MEN-2A- und MEN-2B-Syndrome mit anderen endokrinen Hyperplasien und Tumoren (Phäochromozytom, Hyperplasien der Epithelkörperchen) oder isoliert

als MTC(Medullary Thyroid Carcinoma)-only-Syndrome auf.

Histologisch handelt es sich beim C-Zellen-Karzinom um eine nicht abgekapselte Neubildung mit einem soliden, trabekulären, drüsigen, medullären, papillären, karzinoidähnlichen, kleinzelligen, anaplastischen oder spindelzelligen Aufbau. Das Stroma ist sehr faserreich und häufiger verkalkt. Ferner kann es in 60% der Fälle Amyloidablagerungen einschließen. Die Diagnose wird durch den immunhistochemischen Nachweis von Kalzitonin in den Tumorzellen gesichert. Ferner können noch andere Sekretionsprodukte (Schleim, ACTH, CEA, Histaminase, Melanin) vorkommen. C-Zellen-Karzinome metastasieren lymphogen und hämatogen.

Eine besondere Mischform besteht aus **Thyreoglobulin und Kalzitonin produzierenden Tumorzellen**, die sich immunhistochemisch unterscheiden lassen. Eingeschlossenes Schilddrüsengewebe im Tumor ist in diesen Fällen zu berücksichtigen.

Unter den **primären nichtepithelialen Schilddrüsentumoren** sind das **maligne Hämangioendotheliom** (hochmaligner vaskulärer, sehr blutreicher Tumor) und das **primäre maligne Schilddrüsenlymphom** (MALT-Typ auf dem Boden einer Hashimoto-Thyreoiditis) und die Langerhans-Zellhistiozytose zu nennen. Beim Hodgkin-Lymphom ist die Schilddrüse nur selten betroffen.

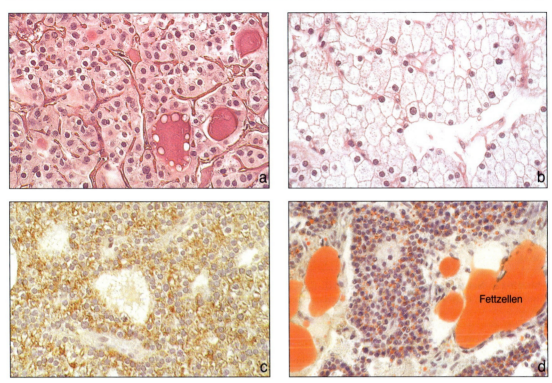

Abb. 10-11. Epithelkörperchen. a) Hauptzellenadenom mit Kolloid. HE-Fbg. **b)** Hellzelliges Adenom. **c)** Hyperplasie. Chromogranin-Immunhistochemie. **d)** Normaler Fettzellgehalt einer Drüse mit großen Fettzellen und feintropfig verfetteten Epithelien. Sudan-Fbg.

Epithelkörperchen

Tumoren – Hyperplasien

• Als **Adenom** bezeichnet man eine umschriebene, gutartige Proliferation von Epithelzellen in einem Epithelkörperchen. Der epitheliale Drüsenanteil ist deutlich vermehrt, das interstitielle Fettgewebe vermindert. In der Peripherie erkennt man eine zarte bindegewebige Kapsel. Das ortsständige Epithelkörperchen ist – soweit noch nachweisbar – druckatrophisch. Die Neubildung kann histologisch einen soliden, trabekulären oder tubulären Aufbau zeigen. Ferner kommen kolloidhaltige follikuläre Strukturen vor, die nicht mit Schilddrüsengewebe zu verwechseln sind. Meist besteht der Tumor aus Hauptzellen, wesentlich seltener aus hellen oder oxyphilen (mitochondrienreichen) Zellen. Gemischtzellige Formen lassen sich häufig finden. In größeren Adenomen kommen regressive Veränderungen (Blutungen, Cholesterinablagerungen und Fiberoseherde) vor. Polymorphe Kerne sind als Zeichen der endokrinen Hyperfunktion und nicht der Malignität zu werten.

• Zu den **tumorartigen Veränderungen** zählt die **Hyperplasie der Epithelkörperchen**, die das morphologische Substrat des sekundären Hyperparathyreoidismus darstellt und familiär im Rahmen eines MEN-Syndroms oder sporadisch auftreten kann. Bei einer Hyperplasie sind alle Drüsen – allerdings in sehr unterschiedlicher Ausprägung – vergrößert. Histologisch findet man eine diffuse oder knotige (pseudoadenomatöse) Vermehrung von dunklen und/oder wasserklaren, funktionell aktiven Zellen. Ferner erkennt man fokal vermehrte, inaktive oxyphile Zellen. Das Fettgewebe ist deutlich vermindert (unter 10% im Schnitt).

Bei der **intraoperativen Schnellschnittuntersuchung** sind folgende Fragen zu beantworten:
– Identifizierung eines Epithelkörperchens.
– Handelt es sich um eine Hyperplasie, um ein Adenom oder um ein Karzinom?

Wenn nur ein Epithelkörperchen zur histologischen Beurteilung vorliegt, ist eine Differenzialdiagnose zwischen Hyperplasie und Adenom häufig nicht

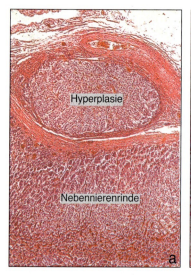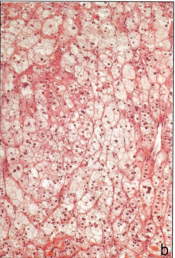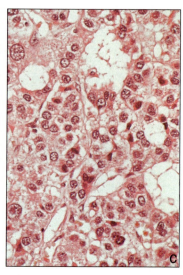

Abb. 10-12. Nebennierenrindentumoren. HE-Fbg. **a)** Knotige Hyperplasie. **b)** Adenom aus Spongiozyten bei Conn-Syndrom. **c)** Nebennierenrindenkarzinom mit Zell- und Kernpolymorphie.

möglich. Für ein **Adenom** (besser **»dominante Drüse«**) spricht der Nachweis von knotig vermehrtem Gewebe, das in der Peripherie von normalem oder atrophischem Gewebe umgeben wird. Dieser Befund ist jedoch die Ausnahme.

Zur **Differenzialdiagnose** tragen bei:
• **Größe der Drüsen.** Beim Adenom ist nur eine Drüse vergrößert, die restlichen drei sind normal groß oder atrophisch. Beim sekundären HPT sind alle Drüsen vergrößert.

• **Fettgehalt der Drüse.** Normale Epithelkörperchen bestehen zu über 30% aus Fettgewebe. Bei einem Adenom oder einer Hyperplasie verschiebt sich das Verhältnis Fettgewebe/Parenchym zugunsten des drüsigen Anteils. Man bezeichnet diese Epithelkörperchen als proliferiert. Weist nur eine der vier Drüsen die Zeichen der Proliferation auf, dann spricht der Befund für ein Adenom.

• **Fettgehalt der Epithelkörperchenzellen.** Eine Sudan-Färbung kann Hinweise zum Funktionszustand der Epithelkörperchenzellen liefern. Aktive Zellen in einem Adenom oder einer Hyperplasie weisen keine oder nur vereinzelte kleine Fetttröpfchen im Zytoplasma auf. Supprimierte Zellen zeigen mehrere große Sudan-positive Zytoplasmaeinschlüsse; sie kommen in den nicht vom Adenom befallenen Drüsen vor.

Nebenniere
Tumoren der Nebennierenrinde (NNR)

• **Nebennierenrindenadenom.** Adenome der NNR werden mit modernen bildgebenden Verfahren (Sonografie, hochauflösende CT, NMRI) nicht selten als klinisch stumme Neubildungen (»Adrenal incidentaloma«) entdeckt.
– **Rindenadenome** können **aus Spongiozyten** bestehen. Diese Zellen zeigen ein fein vakuolisiertes Zytoplasma. Der runde hyperchromatische Kern liegt zentral.
– **Adenome aus kompakten Zellen** weisen ein eosinophiles, nicht vakuolisiertes Zytoplasma auf; sie sind typisch für das Cushing-Syndrom. Eine Variante ist das lipofuszinreiche schwarze NNR-Adenom, das an ein Melanom erinnert.
– **Adenome mit Glomerulosazellen** sind alveolär aufgebaut und kommen vorwiegend beim Conn-Syndrom vor.

• **Nebennierenrindenkarzinom.** Histologisch handelt es sich in der Regel um große Neubildungen, die die Organkapsel durchbrechen und benachbarte Organe infiltrieren. Nekrosen und Blutungen sind charakteristisch. Histologisch erkennt man solide, trabekuläre oder alveoläre Strukturen mit vakuolisierten oder kompakten Zellen. Mitosen und Atypien kommen häufiger vor. NNR-Karzinome sind hochmaligne Neubildungen mit einem hohen Ki-67-Markierungsindex.

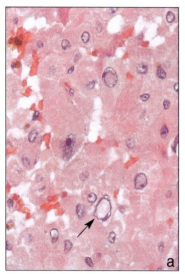 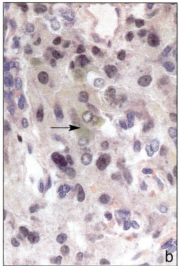 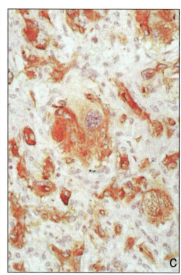

Abb. 10-13. Phäochromozytom. a) Tumorzellen mit Kerneinstülpungen **(Pfeil)**. HE-Fbg. **b)** Grüne Katecholamingranula **(Pfeil)** in der Giemsa-Fbg. **c)** Chromogranin-positive Tumorzellen.

Tumoren des Nebennierenmarks

• **Phäochromozytom.** Etwa 99% der Phäochromozytome sind in der Nebenniere lokalisiert. Histologisch handelt es sich um eine zellreiche, stark vaskularisierte Neubildung mit unterschiedlich großen Zellen. Sie zeigen reichlich eosinrotes Zytoplasma und einen polymorphen Kern. Dieser kann groß sein, häufiger chromatindicht und schließt eosinrote Vakuolen (Kerneinstülpungen) ein. Nach einer Fixierung in einer chromathaltigen Flüssigkeit lassen sich intrazytoplasmatische bräunliche Katecholamingranula nachweisen, die sich in der Giemsa-Färbung grüngelb darstellen. Immunhistochemisch reagiert der Tumor mit neuroendokrinen (γ-Enolase, Chromogranin) und epithelialen (TPA) Markern. Mit der S100-Reaktion findet man häufiger neurale Anteile (Ganglienzellen), die bei den gemischten Formen reichlich vorhanden sind. Beim malignen Phäochromozytom findet man eine besonders ausgeprägte Zellpolymorphie sowie reichlich Mitosen. Ein diagnostischer Hinweis ist der Nachweis von Gefäßeinbrüchen. Eine maligne Entartung kann auch nach längerer Latenzzeit (bis zu 10 Jahren) auftreten.

Klinik. 10%-Regel für Phäochromozytome: Jeweils 10% der Phäochromozytome kommen extraadrenal, beidseitig, multipel oder bei Kindern vor. Ferner sind 10% dieser Tumoren maligne (Rezidive und Metastasierung). Etwa 0,5% der Hochdruckkrankheiten sind auf ein Phäochromozytom zurückzuführen, aber nur 50% dieser Fälle gehen mit dem typischen Bild einer paroxysmalen Hypertonie einher. Insbesondere ältere Phäochromozytome sind klinisch stumm. In diesen Neubildungen lassen sich elektronenmikroskopisch vereinzelte intrazytoplasmatische sekretorische Granula finden.

Eine **Hyperplasie des Nebennierenmarks** ist die Teilmanifestation eines MEN-II-Syndroms und möglicherweise die Vorstufe eines Phäochromozytoms.

• **Neuroblastom.** Es handelt sich um den häufigsten malignen Tumor im Kindesalter, der meist im Nebennierenmark, seltener in den Sympathikusganglien vorkommt. Histologisch besteht eine Unterteilung durch Septen mit eingeschlossenen runden Zellen, die fast nacktkernig erscheinen und einen runden hyperchromatischen Kern besitzen. Typisch sind kleine Pseudorosetten mit Neurofibrillen im Zentrum. Ferner kommen Nekrosen und Verkalkungen vor. Bei einer Tumorausreifung treten Ganglienzellen (große Zellen mit eosinrotem Zytoplasma und versikulärem Kern) auf.

Vor der 30. Schwangerschaftswoche zeigt das Nebennierenmark der Feten häufiger bis zum 0,5 mm große **neuroblastische Knötchen**, die bis zum Ende der Gravidität einer zytolytischen Regression unterliegen. Zusammenfließende Knötchen bilden ein **Neuroblastoma in situ**, das sich zum Neuroblastom entwickelt, ausreift (Ganglioneurom) oder zurückbildet.

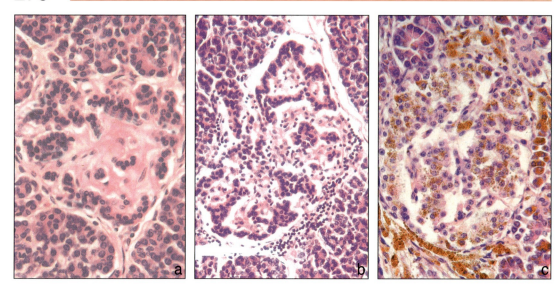

Abb. 10-14. Inselveränderungen. HE-Fbg. **a)** Inselamyloidose. **b)** Insulitis mit entzündlichen Infiltraten. **c)** Rostbraune Eisenablagerungen bei Hämochromatose.

Endokrines Pankreas
Veränderungen bei Diabetes mellitus

Beim **Diabetes Typ I** (juveniler insulinabhängiger Diabetes mellitus) kommt es zu einer autoimmunbedingten Zerstörung von Inselgewebe. Bei bestehender angeborener Prädisposition wird die zur Inselzerstörung führende Autoimmunreaktion durch Einwirkung weitgehend unbekannter Auslöser (Virusinfektion?) gestartet. **Histologisch** läßt sich eine lymphozytäre Infiltration (vor allem durch zytotoxische T-Zellen) und eine Zerstörung des Inselgewebes nachweisen.

Ein **Diabetes Typ II** wird als nicht insulinabhängiger Diabetes vom adulten Typ bezeichnet. Bei der Stoffwechselstörung kommt es zu einer Insulinresistenz, vor allem im Bereich der Skelettmuskulatur und des Fettgewebes. Das Auftreten vom Typ-II-Diabetes ist stärker als beim Typ-I-Diabetes von einer genetischen Disposition abhängig.

Ein **sekundärer Diabetes mellitus** wird als Insulinmangel-Diabetes bei Zerstörung von mehr als 90% der B-Zellen der Langerhans-Inseln hervorgerufen. Ursachen sind Tumoren, Entzündungen (nekrotisierende Pankreatitis), Stoffwechselerkrankungen (Hämochromatose, Mukoviszidose, Amyloidose) oder nach Teilpankreatektomie. Ferner kommt es zu einem sekundären Diabetes auch bei bestimmten endokrinen Erkrankungen (Akromegalie, Cushing-Syndrom) sowie beim Mangelernährungsdiabetes.

Zu den wichtigsten **histologischen Inselveränderungen** zählen:
– **Inselamyloidose** (früher Inselhyalinisierung). Das endokrine Amyloid (kommt auch in somatotropen Hypophysenadenomen und in C-Zellen-Karzinomen der Schilddrüse vor) unterscheidet sich in seiner chemischen Zusammensetzung von dem üblichen Amyloid, das bei primärer, sekundärer oder solitärer Amyloidose beobachtet wird. Auch vom vaskulären Hyalin ist es abzugrenzen.
– **Inselfibrose.** Es handelt sich um einen unspezifischen Befund, der im Rahmen einer allgemeinen Pankreasfibrose (z.B. bei chronischer Pankreatitis oder lang dauerndem Alkoholabusus) auftritt. Eine Inselfibrose kann auch Folge einer Insulitis sein.
– **Insulitis.** Morphologisch ist das Krankheitsbild durch eine leukozytäre Infiltration gekennzeichnet. Bei einer chronischen Insulitis findet man reichlich Lymphozyten. Eine Begleitinsulitis ist auch bei einigen Viruserkrankungen (Mumps) festgestellt worden.

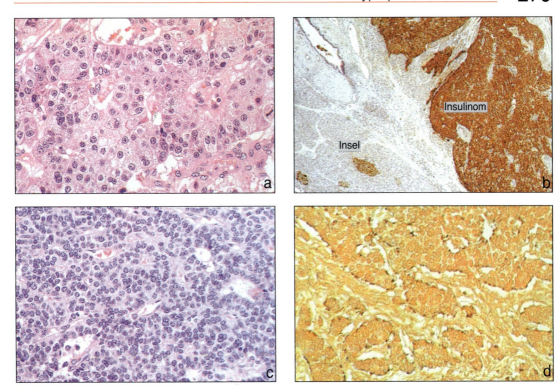

Abb. 10-15. Inselzelltumoren. a) Insulinom. HE-Fbg. **b)** Immunhistochemischer Insulinnachweis. **c)** Gastrinom. HE-Fbg. **d)** Gastrinom. Grimelius-Versilberung.

Gastroenteropankreatisches System

Hyperplasien – Tumoren

Die Neubildungen des gastroenteropankreatischen Systems werden unter der Sammelbezeichnung **Inselzelltumoren** geführt, obwohl einige Geschwülste von extrainsulären Zellen (Stammzellen im endokrinen Gangsystem) ausgehen können. Heute wird in der WHO-Nomenklatur die Bezeichnung »GEP-NET« (gastroenteropankreatischer neuroendokriner Tumor) bevorzugt. Funktionell nicht definierte Geschwülste bezeichnet man auch als **Nesidioblastome**. Inselzelltumoren werden nicht selten von einer **Hyperplasie endokriner Zellen** (Nesidioblastose) begleitet. Dieser Befund ist klinisch relevant, wenn bei einer endokrinen Hyperfunktion bioptisch nur eine Inselhyperplasie nachgewiesen wird.

Malignitätskriterien eines GEP-NET sind invasives Wachstum, Tumorthromben in kleinen Venen und Invasion der Nervenscheiden. Letztlich wird die Dignität bzw. Malignität erst durch den Nachweis von Metastasen gesichert. Bei nicht nachgewiesener Metastasierung sollten diese Tumoren als potenziell maligne angesehen werden. Aus diesem Grund hat sich die dignitätsneutrale Bezeichnung »Inselzelltumor« (und nicht »Inselzelladenom«) durchgesetzt.

Histologisch zeigen die Tumoren eine gyriforme (anastomosierte Trabekeln aus Tumorzellen), solide oder pseudoazinäre Gestaltung und eine stark entwickelte Vaskularisation. Zell- und Kernbild sind regelmäßig. Mitosen kommen nur vereinzelt vor. Im Gegensatz zu anderen endokrinen Neubildungen (z. B. Phäochromozytom) lassen sich mehrkernige Tumorzellen oder besonders große und hyperchromatische Zellkerne nur selten finden. Das Stroma ist spärlich angelegt. Amyloidablagerungen können auftreten. Die Versilberung (Grimelius-Reaktion) ist nur bei einigen Tumoren deutlich positiv. Immunhistochemisch lassen sich – charakteristisch für neuroendokrine Tumoren – γ-Enolase und Chromogranin nachweisen. Die genaue Einordnung der Tu-

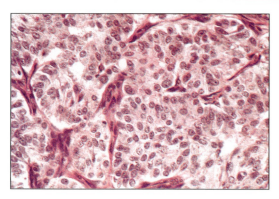 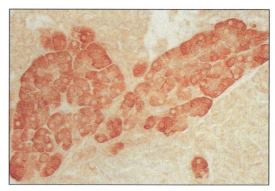

Abb. 10-16. VIPom. Links: inselförmige Anordnung der Tumorzellen. HE-Fbg. **Rechts:** VIP-positive Tumorzellen.

morzellen erfolgt durch den immunhistochemischen Nachweis von endokrinen Sekretionsprodukten. Dabei ist zu beachten, dass dieser fleckförmig sein kann und keine Aussage über eine klinisch erkennbare endokrine Aktivität zulässt.

• Als **Insulinom** bezeichnet man die Neubildung, die aus den B-Zellen hervorgeht. Die Zellen sind trabekulär oder solide gestaltet und Grimelius-negativ. Immunhistochemisch enthalten sie Insulin. Da die Tumorzelle das produzierte Insulin (bzw. Proinsulin) nicht speichert, müssen die immunhistochemisch positiven Tumorzellen sorgfältig gesucht werden.

• **Gastrinom** (G-Zellen-Tumor). Gastrin produzierende Zellen treten vorwiegend im Magenantrum, seltener – als IG-Zellen – in den Duodenalkrypten, in den Brunner-Drüsen sowie in den Dünndarmvilli auf. Beim Feten lassen sie sich auch im Pankreas nachweisen.

Die Tumoren dieser G-Zellen (Gastrinome) sind histologisch durch einen trabekulären, lobulären oder pseudoglandulären Aufbau gekennzeichnet. Die Grimelius-Reaktion ist positiv. Immunhistochemisch lässt sich Gastrin nachweisen. 30% der Gastrinome zeigen immunhistochemisch auch noch andere Hormone: ACTH, Insulin, Glukagon, PP und Somatostatin. Die Magenschleimhaut weist im Korpusbereich eine verstärkte Faltenbildung und Hyperplasie der Parietalzellen auf.

• **VIPom** (D1-Zellen-Tumor) ist die Bezeichnung des diarrhöogenen Tumors, der aus den D-Zellen hervorgeht und VIP (vasoaktive intestinale Peptide) produziert. Der Primärtumor ist in 90% der Fälle intrapankreatisch lokalisiert. In der Regel handelt es sich um einen Solitärtumor. Das klinische Bild dieser endokrinen Überfunktion wird als Verner-Morrison-Syndrom oder pankreatisches Cholera-Syndrom bezeichnet.

Neuroendokrines System

Tumoren

Zu den wichtigsten Erkrankungen des neuroendokrinen Systems gehören Hyperplasien und Neubildungen. Typisch ist die immunhistochemische Expression von Chromogranin-A, NSE und Synaptophysin. Die Tumoren des diffusen endokrinen Systems (DNS) werden allgemein als **neuroendokrine Tumoren** (NET) bzw. als **Karzinoidtumoren** bezeichnet und von den EC-Zellen abgeleitet. Von der Sammelbezeichnung »Karzinoid« sind die neuroendokrinen Neubildungen zu trennen, die aus bestimmten, immunhistochemisch identifizierbaren Zellen hervorgehen: Sie werden nach der Mutterzelle benannt (z. B. G-Zellen-Tumor, Glukagonom, Insulinom u. a.). Unter Berücksichtigung des histologischen Differenzierungsgrades unterscheidet man neuroendokrine Tumoren (gutartig), hochdifferenzierte neuroendokrine Karzinome (niedrigmaligne) und entdifferenzierte neuroendokrine Karzinome (hochmaligne).

NET kommen bevorzugt im Magen-Darm-Trakt und im Pankreas (PET) vor. Auch in Adenomen und Karzinomen (z. B. im Magen-Darm-Trakt) lassen sich gelegentlich neuroendokrine Zellen finden, die bis zu 10% der Geschwulstmasse ausmachen können (Tumoren mit neuroendokriner Komponente). Daneben gibt es echte neuroendokrine Adeno-

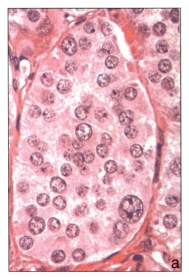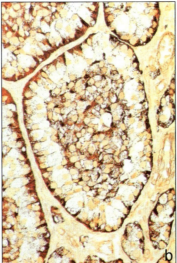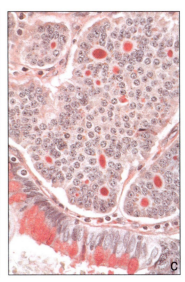

Abb. 10-17. Karzinoidtumoren. a) Inselförmige Anordnung mit leichter Zell- und Kernpolymorphie. HE-Fbg.
b) Basalbetonte Versilberung der Tumorzellen. Grimelius-Fbg. **c)** Mukokarzinoid. PAS-Fbg.

me und Karzinome sowie Mischtumoren, die aus einer neuroendokrinen Geschwulst und einem Adenokarzinom bestehen.

Der **Karzinoidtumor** (NET, enterochromaffines oder klassisches Karzinoid, Argentaffinom) ist der Tumor des neuroendokrinen Systems. Diese Bezeichnung wurde zunächst für die enterochromaffinen Neubildungen des Magen-Darm-Trakts verwendet, heute gilt sie auch für zahlreiche andere Serotonin produzierende Tumoren neuroendokrinen Ursprungs. Ausnahmen sind die Tumoren der Pankreasinseln, das C-Zellen-Karzinom der Schilddrüse, Melanome und Merkel-Zelltumoren der Haut sowie die Paragangliome (einschließlich Phäochromozytome), die unter ihrer eigenen Tumorbezeichnung geführt werden.

Früher sollte der Karzinoidtumor eine Mittelstellung zwischen gut- und bösartigen Neubildungen einnehmen. Heute werden jedoch diese Neubildungen (mit Ausnahme der unter 2 mm großen gutartigen Appendixkarzinoide ICD-O = /0) als niedrig- oder hochmaligne maligne, metastasierungsfähige Geschwülste kodiert.

• **Karzinoidtumoren des Magen-Darm-Trakts** zeigen – je nach Lokalisation – unterschiedliche morphologische und klinische Eigenschaften und lassen sich als Vorderdarm-, Mitteldarm- und Enddarmkarzinoide zusammenfassen.

Histologisch erkennt man überwiegend ballenförmig angeordnete Zellnester mit einem weitgehend isomorphen Bild: regelmäßige Kerne mit zarter Chromatinzeichnung, unscharfe Zellgrenzen, keine Nekrosen oder Mitosen. Ferner kommen überwiegend trabekuläre, azinäre, rosettenförmige Karzinoidtumoren vor sowie atypische und gemischte Formen.

In der Grimelius-Färbung zeigen die argyrophilen Karzinoidtumoren eine starke, basalbetonte Silberablagerung. Der Nachweis von Becherzellen oder von Anteilen eines Adenokarzinoms ist typisch für das **Mukokarzinoid**. Immunhistochemisch exprimieren die Karzinoidtumoren Zytokeratin, γ-Enolase, Chromogranin und Synaptophysin.

– **EC-Karzinoidtumoren** gehen aus den enterochromaffinen Zellen hervor und sind vorwiegend im Mitteldarm lokalisiert.
– **ECL-Karzinoidtumoren** sind in der Magenmukosa lokalisiert und speichern Histamin.
– **G-Zellen-Karzinoide** werden als Gastrinome beschrieben.

• **Karzinoidtumoren der Lunge.** Eine Sonderform eines peripheren Lungenkarzinoids bezeichnet man als **Tumorlet**. Es handelt sich um knapp 1 mm große, solide Zellansammlungen, die stark Grimelius-positiv sind, verschiedene Hormone exprimieren und in der Regel einen histologischen Zufallsbefund darstellen.

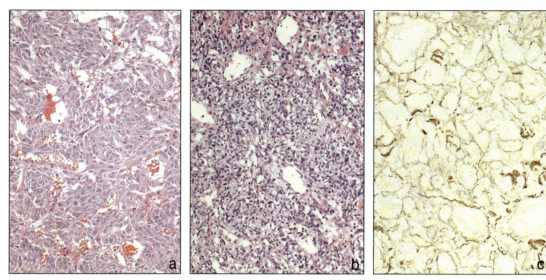

Abb. 10-18. Paragangliome. a) Sympathisches Paragangliom. HE-Fbg. **b)** Parasympathisches Paragangliom. HE-Fbg. **c)** Parasympathisches Paragangliom mit dichtem Gitterfasernetz. Foote-Fbg.

Als **atypische Karzinoidtumoren** (hochdifferenziertes neuroendokrines Karzinom) bezeichnet man Neubildungen mit Mitosen, kleinen Nekrosen im Zentrum der Zellballen sowie deutlicher Zell- und Kernpolymorphie. Häufiger bilden sie Rosetten und weisen gegenüber den typischen Karzinoidtumoren eine schlechtere Prognose auf.

• Die Beschreibung weiterer NET erfolgt in dem jeweiligen Organkapitel.

Paraganglien
Tumoren

Zu den **gutartigen Neubildungen** zählen sympathische und parasympathische Paragangliome. Die wichtigsten Paragangliome – unter Berücksichtigung ihrer Lokalisation – sind: Paraganglioma caroticum (60% aller Paragangliome), P. tympanico et jugulare, vagales P. (rezidiviert und metastasiert in 20% der Fälle), P. aorticum (invasives Wachstum, hohe Mortalitätsrate) u. a. Histologisch sind die Neubildungen stark vaskularisiert. Unterschiedlich ist das Gitterfasergerüst, das beim sympathischen Paragangliom spärlich, beim parasympathischen Paragangliom sehr dicht angelegt ist. Eine gewisse Kernpolymorphie und Zytoplasmaeinstülpungen können vorkommen, Mitosen und Nekrosen fehlen. Ein sicheres Malignitätszeichen ist häufig nur der Nachweis einer Metastase. Sustentakularzellen kommen vereinzelt bei beiden Paragangliomformen vor, bevorzugt bei den hochdifferenzierten Neubil-

dungen. Sie sind spindel- oder dreieckförmig gestaltet, weisen einen Kern mit randständigem Chromatin auf und treten im Randbereich eines Zellballens auf.

• **Sympathische Paragangliome** entsprechen in ihrem histologischen Bild einem Phäochromozytom. Ihre Malignitätsrate ist aber mit 40% 4-mal höher als die des entsprechenden Tumors im Nebennierenmark.

• **Parasympathische Paragangliome** sind meist gutartige, stark vaskularisierte Tumoren. Die Zellballen weisen ein adenomatöses oder angiomatöses Muster auf, seltener sind sie solide oder spindelzellig gestaltet. Die Zellen werden von einem dichten Gitterfasernetz umgeben.

Zu den charakteristischen histologischen Eigenschaften der Paragangliome zählen die Formalinfluoreszenz, die Grimelius-positive Argyrophilie und die Masson-Fontana-negative Argentoaffinität. Immunhistochemisch sind Paragangliome NSE- und Chromogranin-positiv. Ferner lassen sich gelegentlich verschiedene Hormone (Serotonin, Gastrin, Somatostatin, ACTH, Bombesin, Kalzitonin und PP) nachweisen.

Klinik. Parasympathische Paragangliome manifestieren sich lokal als raumfordernder Prozess. Extraadrenale sympathische Paragangliome sezernieren Noradrenalin und können Phäochromozytomsymptome hervorrufen.

11

Haut – Weichteile

Inhalt

Haut

Erbkrankheiten und Fehlbildungen 284
Entzündungen 284
   Viruserkrankungen 284
   Bakterielle Erkrankungen 285
   Mykotische Erkrankungen 286
   Parasitosen 288
Hautreaktionen durch
nicht belebte Ursachen 290
Hautveränderungen bei
Systemerkrankungen 290
Blasen bildende Dermatosen 291
Kollagenosen 292
Stoffwechselkrankheiten 293
Kutane Paraneoplasien 294
Papulöse Hauterkrankugen 295
Hautveränderungen bei rheumatischem
Fieber und rheumatoider Arthritis 295
Fibrosierende und atrophische
Hautveränderungen 296
Vaskuläre Hauterkrankungen 297
Erkrankungen des subkutanen Fettgewebes . 297
Hauttumoren 298
   Epitheliale Tumoren und tumorartige
   Veränderungen 298
   Tumoren der Hautanhangsgebilde 300

Tumorartige Hautveränderungen
und Zysten 303
Präkanzerosen der Haut 305
Tumoren und tumorartige Veränderungen
des Melanin bildenden Systems 306
   Gutartige Pigmenttumoren 306
   Prämaligne Pigmentveränderungen 308
   Maligne Pigmenttumoren 308

Weichteile

Tumoren und tumorartige Veränderungen
des Weichteilgewebes 310
   Tumoren des fibrösen Gewebes –
   Fibromatosen 310
   Tumoren des Fettgewebes 313
   Tumoren der Muskulatur 314
   Tumoren mit xanthomatösen
   Veränderungen 315
   Besondere Weichteiltumoren 315
Urticaria pigmentosa – Mastozytom –
Mastozytose 316
Mycosis fungoides 317

Immunhistochemie

Immunhistochemie der Hautveränderungen 318
Immunhistochemie der Weichteile 318

Haut

Erbkrankheiten und Fehlbildungen

Im Bereich der Haut kommen verschiedene genetisch verankerte Hautkrankheiten vor, die als **Genodermatosen** bezeichnet werden. Diese können mit hereditären Verhornungsstörungen (Ichthyosis congenita, palmoplantare Keratosen, Dyskeratosis follicularis Darier u. a.) bzw. mit Epidermolysen (Neigung zur Blasenbildung) einhergehen. In den Formenkreis der Genodermatosen gehören auch das Xeroderma pigmentosum (Tumoren entstehen im Kindesalter durch einen genetisch bedingten Defekt des DNS-Repair-Mechanismus), Pringle-Krankheit mit Angiofibromen der Haut und die Teleangiectasia hereditaria haemorrhagica Rendu-Osler.

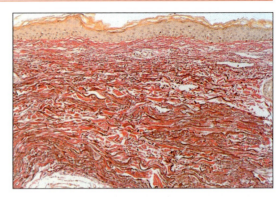

Abb. 11-1. Pseudoxanthoma elasticum. Auflockerung und Zerstörung elastischer Fasern. EvG-Fbg.

● **Pseudoxanthoma elasticum** ist eine generalisierte Erkrankung des elastischen Bindegewebes, wobei eine Störung im Aufbau der elastischen Grundsubstanz (Elastin) angenommen wird (in 90% autosomal rezessiver Erbgang). Alle Organe, die elastische Fasern enthalten, können betroffen sein. Im Vordergrund stehen hierbei Veränderungen an Haut, Augen und kardiovaskulärem System sowie Hämorrhagien in inneren Organen (Gastrointestinal- und Harntrakt, Gehirn). In der Haut wird das Bild klinisch durch flache gelbliche Papeln und histologisch durch vermehrte und verklumpte elastische Fasern im mittleren und unteren Korium beherrscht.

● **Die Neurofibromatose Typ 1** (Recklinghausen-Krankheit) gehört in den Formenkreis der Phakomatosen und zählt zu den häufigsten Erbkrankheiten (autosomal dominanter Erbgang). Zu den typischen Hautveränderungen zählen die unterschiedlich großen Café-au-lait-Flecken und sommersprossenartige Flecken (freckling) axillär oder inguinal. Ferner gehören zu diesem Krankheitsbild die im weiteren Verlauf auftretenden, kutan und subkutan lokalisierten Neurofibrome, die teilweise monströse Ausmaße annehmen. Diagnostisch relevant sind auch Lisch-Knötchen (Irishamartome). Histologisch finden sich in der Haut fibroblastenähnliche Wucherungen mit Nervenfasern in einer myxoid aufgelockerten Grundsubstanz.

Entzündungen

Viruserkrankungen

● **Warzen** (Verrucae). Bei den Warzen handelt es sich um umschriebene, virusbedingte Epithelhyper-

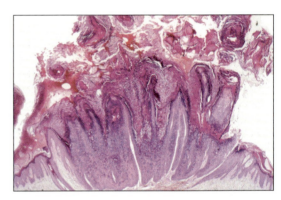

Abb. 11-2. Verruca vulgaris. Papillomatose der Epidermis mit ausgeprägter Hyperkeratose und Hypergranulose. HE-Fbg.

plasien. Erreger ist das karyotrope menschliche Papillomavirus (HPV = Human Papilloma Virus). Histologisch sieht man eine Akanthose (Verbreiterung des Stratum spinosum), eine Hyperkeratose, eine Papillomatose (Verbreiterung des Papillarkörpers) und eine Hypergranulose (Verbreiterung des Stratum granulosum). In oberen Epithellagen lassen sich in frühen Läsionen als Zeichen der Virusinfektion Keratinozyten mit perinukleärem Halo sowie vergröberte Keratohyalingranula nachweisen.

Folgende Warzentypen werden unterschieden:
– **Verruca vulgaris.** Häufigste Form, die klinisch als hautfarbene, erbs- bis bohnengroße, oberflächlich raue und aufgefaltete Papel imponiert und bevorzugt an Händen und Füßen vorkommt.
– **Verruca plantaris.** Sonderform der Verruca vulgaris im Bereich der Fußsohle, die bedingt durch die Lokalisation wie ein Dorn in die Haut der Fußsohle gedrückt wird.

– **Verruca plana juvenilis.** Flache Papeln, die multipel, oft unter plötzlicher Aussaat, bevorzugt im Kindes- und Jugendalter auftreten. Bevorzugte Lokalisationen sind Hände, Unterarme und Gesicht.

• **Condyloma acuminatum** (Feig- oder Feuchtwarzen). HPV-induzierte Veränderungen in intertriginösen Haut- und Schleimhautregionen, am häufigsten am Genitale, die meist durch Geschlechtsverkehr übertragen werden. Histologisch erkennt man auf einem Fasergerüst ein oberflächlich verhorntes Plattenepithel mit Koilozyten (Zellen mit perinukleärem Halo). Die Diagnose wird durch Erregernachweis mittels In-situ-Hybridisierung gesichert.

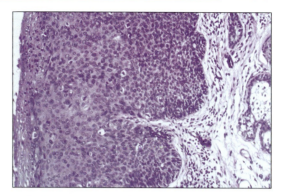

Abb. 11-3. Bowenoide Papulose. Zelldichtes mitosereiches Plattenepithel mit aufgehobener Schichtung. Scharfe Grenze gegenüber der Dermis. H-Fbg.

• **Bowenoide Papulose.** Diese solitär oder multipel vorkommenden, rötlichen oder pigmentierten, flachen Papeln befallen bevorzugt äußeres Genitale, Damm und Perianalregion. Die HPV-16- oder HPV-18-assoziierten (onkogener Subtyp des HPV) Papillome entsprechen histologisch einem Condyloma acuminatum mit zytologischen Veränderungen einer Bowen-Krankheit bzw. eines Carcinoma in situ. Der Übergang in ein invasives Karzinom ist möglich, aber selten.

• **Molluscum contagiosum** (Dellwarze). Kugelförmige, weißlich glänzende, zentral eingedellte Papeln. Erreger ist das Molluscum-contagiosum-Virus aus der Gruppe der Pockenviren. Histologisch zeigt sich eine typischerweise lobulierte Epithelhyperplasie mit Akanthose und Papillomatose. Zentral erkennt man zahlreiche große ballonierte basophile Keratinozyten und reichlich eosinrote Molluscum-Körperchen.

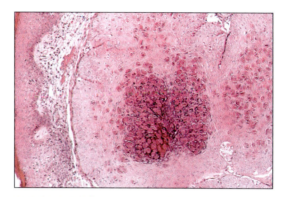

Abb. 11-4. Molluscum contagiosum. Unter einer erhaltenen Epidermis (links) Plattenepithelknötchen mit eosinroten Molluscumkörperchen. HE-Fbg.

Bakterielle Erkrankungen

Pyodermien. Hierbei handelt es sich um bakterielle Erkrankungen der Haut durch Eitererreger. In Abhängigkeit vom Befall der Haut oder der Hautanhangsgebilde entstehen unterschiedliche Krankheitsbilder.

• **Epidermis: Impetigo contagiosa.** Oberflächliche Infektion durch Streptokokken oder Staphylokokken, die sich in Form von disseminierten Bläschen oder Blasen meist im Gesicht manifestiert. Sie wird meist bei (Klein-)Kindern gesehen und kommt oft endemisch vor. Da die Bläschen leicht platzen, sieht man klinisch oft nur noch Erosionen mit typischerweise honiggelben Krusten.

• **Haarfollikel: Follikulitis – Furunkel – Karbunkel.** Meist durch *Staphylococcus aureus* hervorgerufene Infektion (Follikulitis), bei der es im weiteren Verlauf zu einer zentralen eitrigen Einschmelzung (Furunkel) kommt. Die schwerste Verlaufsform stellt der Karbunkel dar, der aus konfluierenden Furunkeln besteht und bei dem eine deutliche Beeinträchtigung des Allgemeinzustands und Sepsisgefahr besteht.

• **Schweißdrüsen: Hidradenitis.** Schweißdrüsen oder ihre Ausführungsgänge sind nur sehr selten Ausgangsort einer bakteriellen Infektion. Bei der Hidradenitis suppurativa handelt es sich um eine chronisch abszedierende Entzündung in den Intertrigines, die im Rahmen einer Acne inversa, also einer primär follikulären Erkrankung, vorkommt.

Ausbreitung: Bei einem **Abszess** handelt es sich um eine umschriebene abgekapselte Ansammlung neutrophiler Granulozyten, die mit einer örtlichen Nekrose einhergeht. Erreger sind meist *Staphylokokken*. Die **Phlegmone** ist im Gegensatz dazu eine diffuse, nicht demarkierte Entzündung, die meist durch *Streptokokken* hervorgerufen wird.

• **Aktinomykose** ist eine chronische eitrig abszedierende, granulomatöse, häufig fistelnde Entzündung, die in 95% der Fälle in der zervikofazialen Region vorkommt und durch das Bakterium *Actinomyces israelii* hervorgerufen wird. Der Keim ist als grampositiver Saprophyt in der Mundhöhle zu finden. Nach einer Verletzung kann sich eine Entzündung entwickeln. Die Erregerkolonien sind gelegentlich schon mit bloßem Auge als kleine gelbe »Schwefelkörnchen« zu erkennen. Histologisch liegt eine chronisch eitrige Entzündung mit ausgeprägter verfettender Komponente (hellzytoplasmatische Zellen) vor. Die Erregerkolonien (Drusen) stellen sich als stärker PAS-positive Knötchen zwischen den Eiterzellen dar.

• **Nokardiose.** Subakut oder chronisch verlaufende, eitrig abszedierende und fistelnde Erkrankung durch grampositive Faden- bzw. Stäbchenbakterien, deren natürlicher Lebensraum das Erdreich ist. Hautinfektionen werden folglich durch Inokulation kontaminierten Erdreichs (z. B. Stachel- und Dornenverletzungen, Schürfwunden) hervorgerufen. Durch Inhalation des kontaminierten Materials kann es – bei herabgesetzter Immunabwehr – auch zu Lungeninfektionen mit nachfolgender Sepsis kommen. Histologisch lassen sich – wie bei der Aktinomykose, jedoch weitaus seltener – Drusen nachweisen.

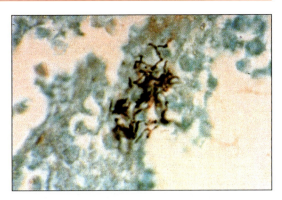

Abb. 11-5. Nokardien. Grocott-Fbg.

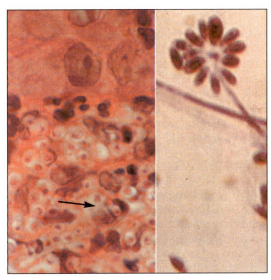

Abb. 11-6. Sporotrichose. Links: Ansammlungen von Pilzzellen **(Pfeil)** mit hellem Hof. HE-Fbg. **Rechts:** Konidien mit margeritenähnlicher Anordnung. Kultur.

Mykotische Erkrankungen

Im Bereich der Haut kommen verschiedene pilzbedingte Erkrankungen vor. Die Erreger können – als oberflächliche Mykosen – epikutan (Pityriasis versicolor), kutan (Dermatophytosen) oder in tiefen Kutisschichten bzw. in Schleimhäuten lokalisiert sein. In der Dermatologie werden die Hautmykosen bevorzugt nach dem **DHS-Schema (D** = Dermatophytosen, **H** = Hefepilzmykosen und **S** = Schimmelpilzmykosen) unterteilt. Zahlreiche Hautmykosen gehen mit einer Beteiligung innerer Organe einher.

• **Sporotrichose.** Durch *Sporothrix schenckii* hervorgerufene Hautmykose, die bevorzugt bei Gärt-

nern, Landwirten und Fischern auftritt (Erreger in humushaltigem Boden oder an Pflanzen). Nach einem Mikrotrauma entwickelt sich in den tieferen Hautschichten ein Knoten, der später ulzeriert. Anschließend kommt es zu einer lymphangitischen Streuung entlang der Lymphgefäße (sekundäre Knoten in Kettenform bei einer streuenden Hautsporotrichose). Ferner ist die Infektion nach lokaler Immunsuppression (kortisonhaltige Hautsalben) beobachtet worden. Der Erreger ist ein biphasischer Pilz, der in der Kultur in myzelärer Form wächst. An den Hyphen bilden sich Konidien in der typischen Margeritenform. Im Gewebe ist der Erreger hefeähnlich gestaltet: Die Erreger sind 2 bis 5 μm im Durchmesser groß und werden bis zu 10 μm lang (»cigarbodies«). In der HE-Färbung sind die kleinen hellen Pilzzellen schwer zu erkennen. Sie lassen sich selektiv in der Grocott-Färbung nachweisen.

• Bei der **Chromoblastomykose** liegt eine weltweite, vorwiegend in den Tropen und Subtropen vorkommende Mykose vor, die durch verschiedene Arten der Gattungen *Phialophora, Fonsecaea* und *Cladosporium* hervorgerufen wird. Die Erreger kommen in der freien Natur (Boden, Holz, Pflanzen in Verwesung) vor und werden über Hautverletzungen übertragen. Im Gewebe liegen 5 bis 12 μm große Pilzzellen mit einer relativ dicken Zellmembran in mehrkernigen Riesenzellen. Sie zeigen eine gelbe bis braune Eigenfarbe. Im weiteren Verlauf geht die Entzündung in eine Ulzeration über. Die Pilzinfektion kann als lokalisierte Hauterkrankung oder in Form von multiplen Hautherden auftreten. Eine Beteiligung innerer Organe (Meningitis, Enzephalitis) ist nach Infektionen mit Phialophora dermatitidis und pedrosoi beschrieben worden.

• **Lobomykose** (Keloidblastomykose). Die Erkrankung wird durch den Pilz *Loboa loboi* hervorgerufen und bleibt auch in einem fortgeschrittenen Stadium auf die Haut beschränkt. Zunächst entstehen kleinere Knötchen, die später von einer verrukösen Epidermis überzogen werden. Der Erreger ist durchschnittlich 8 μm im Durchmesser groß und zeigt eine dicke Kapsel. Im Korium bilden die Pilze keloidartige Massen, entzündliche Infiltrate sind aber nur spärlich vorhanden. Hier liegen dichte Ansammlungen von Pilzzellen, die von einer verrukösen Epidermis bedeckt werden.

• **Myzetome** (Maduramykose, Madurafuß). Tiefe Pilzerkrankung, die in den tropischen und subtropischen Regionen Afrikas, Asiens und Amerikas vorkommt. Man unterscheidet durch Pilze hervorgerufene **Eumyzetome** und durch Bakterien induzierte **Pseudomyzetome** oder **Aktinomyzetome** (Actinomadura, Nocardia u. a.). Zu den wichtigsten Pilzarten zählt *Madurella grisea*. Die hervorgerufenen Veränderungen sind bevorzugt an den unteren oder oberen Extremitäten lokalisiert. Der Prozess kann sich sehr tief ausbreiten und Muskulatur sowie Knochen erreichen. In einem eitrigen Exsudat bilden sich bis zu 2 mm große Drusen. Dabei handelt es sich um Mikrokolonien von filamentösen Mikroorganismen. Je nach Erreger können Eumyzetome und Aktinomyzetome eine gelbe, rote, dunkelbrau-

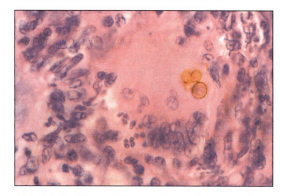

Abb. 11-7. Chromoblastomykose. Kleine rundliche, gelbbraune Pilzzellen im Zytoplasma einer mehrkernigen Riesenzelle. HE-Fbg.

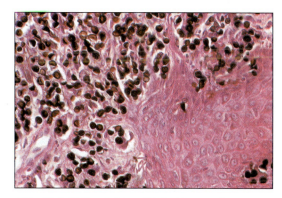

Abb. 11-8. Lobomykose. Dichte Ansammlungen von rundlichen dunklen Pilzzellen. Rechts: verdickte Epidermis. HE-Fbg.

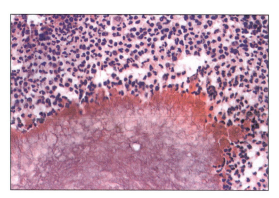

Abb. 11-9. Myzetom. Von Eiterzellen eingeschlossene Druse mit verstärkter Azidophilie in der Peripherie. HE-Fbg.

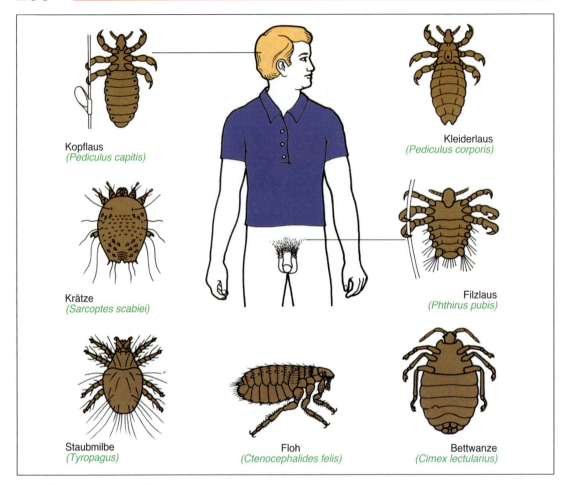

Kopflaus
(Pediculus capitis)

Kleiderlaus
(Pediculus corporis)

Krätze
(Sarcoptes scabiei)

Filzlaus
(Phthirus pubis)

Staubmilbe
(Tyropagus)

Floh
(Ctenocephalides felis)

Bettwanze
(Cimex lectularius)

Abb. 11-10. Parasitosen. Verschiedene Arthropoden als Ursache von Epizoonosen.

ne bis schwarze Farbe zeigen. Im Endstadium der Infektion kommt es zu einer monströsen Deformation der Extremität mit einer Superinfektion.

Parasitosen

Durch **Arthropoden** hervorgerufene Erkrankungen werden als **Zoonosen im engeren Sinne** aufgefasst. Die Erreger können der Hautoberfläche aufsitzen **(Epizoonosen)** oder in die Epidermis eindringen **(Endozoonosen)**.

Im Rahmen einer Zoonose weisen sie permanent (Läuse), temporär (blutsaugende Mücken) oder nur akzidentell (Wespen, Bienen) pathogene Eigenschaften gegenüber dem Menschen auf. Bei den Zoonosen bleiben die Parasiten während eines Teils ihres Entwicklungszyklus in der Haut des Menschen.

Stichreaktionen sind histologisch durch ein V-förmiges perivaskuläres und interstitielles Entzündungsinfiltrat aus Lymphozyten und eosinophilen Granulozyten, ein Ödem im Stratum papillare sowie – in Abhängigkeit von der Akuität – durch eine fokale Spongiose mit intraepidermaler Bläschenbildung an der Einstichstelle gekennzeichnet.

• **Filariose.** In Tropen und Subtropen endemische Infektion durch *Wuchereria bancrofti, Brugia timori* oder *Brugia malayi,* die über Stiche von Moskitos übertragen wird.

Klinische Symptome sind Fieber, Lymphadenitis und chronisch rezidivierende Lymphangitiden (untere Extremitäten und Genitalbereich). Konsekutive Lymphabflussstörungen können unter Umständen zu massiven Lymphödemen (Elephantiasis tropica) führen.

• **Larva-migrans-Syndrom.** Eindringen von Larven unter die Haut (z. B. von Hakenwürmern oder Pferdebremsen) und Wanderung unter Erzeugung rötlicher gyrierter Linien.

• **Skabies** (Krätze). Weltweit vorkommende Dermatose, die durch *Sarcoptes scabiei* hervorgerufen wird und meist ein buntes Erscheinungsbild zeigt (Kratzeffekte, Papulovesikel, Pusteln). Die Milbenweibchen dringen in die Epidermis ein und bilden im Stratum spinosum ein Gangsystem. Hier legen sie die Eier, aus denen nach 3 Wochen die Larven ausschlüpfen. Histologisch sind manchmal die Milben bzw. Anteile unter dem Stratum spinosum zu erkennen.

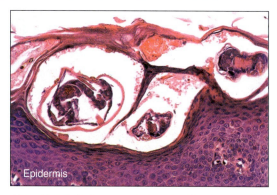

Abb. 11-11. Krätze. Zwischen den Epidermiszellen Anteile des Parasiten (Sarcoptes scabiei). HE-Fbg.

• **Kutane Leishmaniose.** Infektionskrankheit durch verschiedene Leishmanienarten (Leishmania tropica), die durch Stiche der infizierten weiblichen Sandmücken (*Phlebotomus papatasii, P. sergenti, P. longipalis:* sand flies) übertragen werden. Reservoir sind Hunde, Katzen, Affen und Nager. Hautmanifestationen erscheinen Wochen bis Monate nach der Infektion und sind gekennzeichnet durch einzelne oder multiple Papeln im Bereich der Einstichstelle, die sich knotig umwandeln und dann auch ulzerieren können. Im weiteren Verlauf kommt es zur Spontanheilung unter Narbenbildung. Selten besteht eine kutane Leishmaniose länger als ein Jahr. Histologisch zeigen voll ausgebildete Läsionen eine granulomatöse Dermatitis mit Plasmazellen und tuberkuloiden riesenzellhaltigen Granulomen in der oberen Hälfte der Dermis. Im akuten Stadium lassen sich in den Histiozyten Leishmanien als kleine punktförmige Organismen (Amastigoten) nachweisen (Giemsa-Färbung).

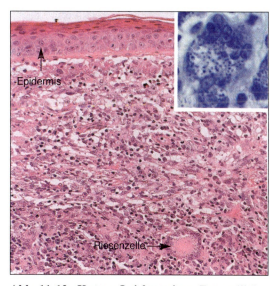

Abb. 11-12. Kutane Leishmaniose. Entzündliches Exsudat mit Riesenzellreaktion in der Dermis. HE-Fbg. **Inset:** Erreger (Amastigoten). Giemsa-Fbg.

• **Borrelien-Lymphozytom** (Lymphadenosis cutis benigna). Chronische, gutartige, weitgehend symptomlose, lymphoproliferative Veränderung, die durch *Borrelia burgdorferi* hervorgerufen wird und sowohl im Rahmen der Frühinfektion als auch in den Stadien 2 und 3 auftreten kann. Histologisch handelt es sich um ein **Pseudolymphom**. In der Dermis erkennt man dichte, teils knotenförmige lymphohistiozytäre Infiltrate, denen Plasmazellen und gelegentlich auch eosinophile Granulozyten beigemischt sind und die z. T. Keimzentren ausbilden. Für die Abgrenzung von B-Zell-Lymphomen sind ferner prominente Endothelien und eine Betonung des Infiltrates in oberen Dermislagen wichtig.

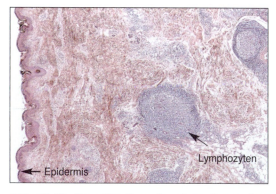

Abb. 11-13. Borrelien-Lymphozytom. Ausgeprägte knotenförmige lymphozytäre Infiltration in den Kutis- und Subkutisschichten. HE-Fbg.

Hautreaktionen durch nicht belebte Ursachen

• **Fremdkörperreaktion.** Zu den Entzündungen durch nicht belebte Ursachen zählt die Fremdkörperreaktion (Holzsplitter, Nahtmaterial, Talkum u. a.). Dabei kommt es im Bindegewebe zu einer granulomatösen Entzündung, die histologisch durch das Fremdkörpergranulom gekennzeichnet ist. Histologisch erkennt man mehrkernige Riesenzellen, die sich um den Fremdkörper lagern bzw. diesen phagozytieren. Die Reaktion ist sehr unterschiedlich und hängt vorwiegend von der Art des Fremdkörpers ab.

Beim **Nahtmaterial** lässt sich im polarisierten Licht ein doppelt brechender Fremdkörper nachweisen, der z. T. von Fremdkörperriesenzellen umgeben bzw. phagozytiert wird.

Verschiedene **subkutane oder intramuskulär injizierte Substanzen** können sich tumorförmig im Weichteilgewebe ablagern. Als Beispiel ist das **Polyvinylpyrrolidon-Granulom** zu nennen. Dabei handelt es sich um ein synthetisch hergestelltes Polymer, das bestimmten Medikamenten zur Stabilisierung und Resorptionsverzögerung beigemischt wird. Diese Verbindung wird in Makrophagen gespeichert und kann ein Liposarkom vortäuschen. Die färberischen Eigenschaften der Substanz (ockerfarben in der PTH-Färbung und intensiv rot in der Kongorot-Färbung) erlauben eine sichere Diagnose.

Hautveränderungen bei Systemerkrankungen

• Das **Erythema exsudativum multiforme** (EEM) ist eine polyätiologische Immunreaktion, die meist durch Infekte (Herpes-simplex-Infektion) oder Medikamente (Sulfonamide und andere Antibiotika, Barbiturate, Hydantoine, Butazone) ausgelöst wird. Bei medikamentös bedingtem EEM kann es zu einem sehr schweren Verlauf mit starker Beeinträchtigung des Allgemeinzustands und Schleimhautbefall (»Major«-Form) kommen. Makroskopisch sieht man typischerweise münzgroße Erytheme, die häufig eine zentrale Blase aufweisen und manchmal in Form konzentrisch angeordneter Ringe auftreten (Iris- oder Schießscheibenläsion). Histologisch erkennt man Einzelzellnekrosen von Keratinozyten in allen Epidermislagen und vakuoläre Veränderungen an der dermoepidermalen Junktion, die im weiteren

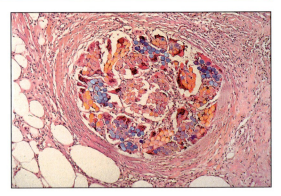

Abb. 11-14. Fremdkörpergranulom. Mehrkernige Riesenzellen lagern sich um doppelbrechendes Nahtmaterial. In der Umgebung eine starke Fibrose. HE-Fbg. POL

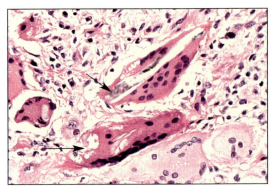

Abb. 11-15. Fremdkörpergranulom. Mehrkernige Riesenzellen lagern sich um amorphe Fremdkörper (**Pfeile**). HE-Fbg.

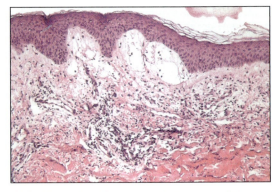

Abb. 11-16. Erythema exsudativum multiforme. Subepidermale Blase. Entzündliche Koriuminfiltration. HE-Fbg.

Verlauf zu subepidermalen Blasen führen können. Zusätzlich zeigt sich ein subepidermales Ödem und ein obcrflächliches perivaskuläres Lymphozyteninfiltrat.

Blasen bildende Dermatosen

• Beim **Pemphigus vulgaris** handelt es sich um eine meist chronisch verlaufende, Blasen bildende Erkrankung, bei der auf (oft wenig entzündeter) Haut und Schleimhaut (meist schlaffe) Blasen entstehen. Ursache ist eine Autoimmunreaktion gegen ein epidermales, Desmosomen-assoziiertes Glykoprotein (Desmoglein 3). Der Untergang von Desmosomen führt histologisch durch suprabasale Akantholyse zu einer intraepidermalen Blase, deren Boden von Basalzellen der Epidermis gebildet wird. Typisch ist der Nachweis einer retikulären Ablagerung von IgG und Komplement in der Epidermis der Blase und im Blasenrandgebiet mittels direkter Immunfluoreszenz.

• Das **bullöse Pemphigoid** ist ebenfalls eine chronisch verlaufende, Blasen bildende Erkrankung, die jedoch fast nur bei älteren Menschen (> 70 J.) auftritt und auf zirkulierende Antikörper gegen das an der Unterseite der Basalzellen lokalisierte Bullöse-Pemphigoid-Antigen (BPA) zurückzuführen ist. Klinisch zeigen sich Blasen überwiegend auf geröteter und ödematöser Haut. Histologisch erkennt man eine subepidermal lokalisierte Blase, die teilweise reichlich eosinophile Granulozyten enthält sowie ein perivaskuläres und interstitielles Infiltrat mit Beteiligung von Eosinophilen in der oberen Hälfte der Dermis. Durch direkte Immunfluoreszenz können sowohl in gesunder als auch in befallener Haut lineäre IgG- und C_3-Ablagerungen an der Basalmembran nachgewiesen werden.

• Die **Dermatitis herpetiformis Duhring** ist eine chronische, stark juckende Dermatose, die häufig mit einer glutensensitiven Enteropathie einhergeht. Ferner gehört die Erkrankung in den Formenkreis der Paraneoplasien (Organtumoren und maligne Lymphome). Typisch sind gruppiert stehende, stecknadelkopfgroße Bläschen. Histologisch handelt es sich um subepidermale Bläschen, die reichlich eosinophile Granulozyten einschließen. Später kommt es zu einer Epithelialisierung, sodass eine intraepidermale Lokalisation vorgetäuscht wird.

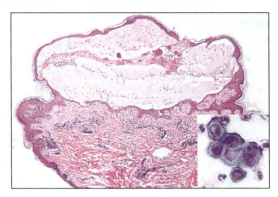

Abb. 11-17. Pemphigus vulgaris. Intraepidermale Blase mit vereinzelten Tzanck-Zellen **(Inset).** HE-Fbg.

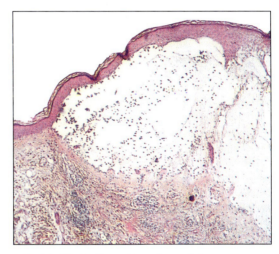

Abb. 11-18. Bullöses Pemphigoid. Subepidermale Blase mit eosinophilen Granulozyten. Die Epidermis wird abgehoben. HE-Fbg.

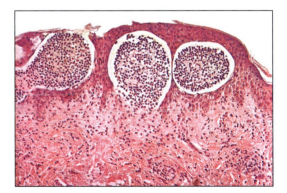

Abb. 11-19. Dermatitis herpetiformis Duhring. Kleine, mit eosinophilen Granulozyten angefüllte, subepidermale Bläschen. HE-Fbg.

Kollagenosen

Begriffsbestimmung. Kollagenose ist ein historisch gewachsener Sammelbegriff für Erkrankungen, denen chronisch entzündliche Veränderungen der Haut und anderer Organe zugrunde liegen. Gemeinsames Merkmal aller unter dem Begriff zusammengefassten Krankheiten sind Autoimmunphänomene, die unterschiedlich ausgeprägt sind.

• Der **kutane Lupus erythematodes** wird unterteilt in eine chronische (CDLE: chronisch diskoider Lupus erythematodes), eine subakute (SCLE) und eine akute Form (ACLE). Die genaue Abgrenzung dieser drei Formen ist schwierig, da fließende Übergänge möglich sind. Während die CDLE in der Regel ohne Systembeteiligung auftritt, ist beim SCLE (psoriasiforme und anuläre Herde, oft ohne Epidermisbeteiligung) in der Hälfte der Fälle eine milde Systembeteiligung nachweisbar. Der ACLE (morbilliformes Exanthem, Blasen) weist auf eine Systembeteiligung hin.

• Der **chronisch diskoide Lupus erythematodes** stellt die häufigste Form dar und ist klinisch durch randbetonte, erhabene Erytheme mit fest haftender Schuppung gekennzeichnet, die vorwiegend in lichtexponierten Arealen auftreten. Histologisch erkennt man eine Epidermisatrophie mit follikulärer Hyperkeratose, vakuolären Veränderungen an der dermoepidermalen Junktion sowie dichten perivaskulären und periadnexiellen lymphozytären Infiltraten in der oberen und unteren Dermis. In der direkten Immunfluoreszenz zeigen sich meist bandförmige IgG- und C_3-Ablagerungen in der Junktionszone (»Lupusbandtest«).

• Bei der **systemischen Sklerodermie** handelt es sich um eine Erkrankung, die mit einer umschriebenen oder generalisierten Fibrose von Haut und inneren Organen einhergeht. Histologisch zeigt die Haut eine atrophische Epidermis und ein zellarmes Bindegewebe mit breiten kollagenen Fasern, die Hautanhangsgebilde ummauern und verdrängen. In Abhängigkeit vom Stadium lässt sich zusätzlich ein unterschiedlich dichtes lymphoplasmazelluläres Infiltrat nachweisen.

• Die **Dermatomyositis** ist eine systemische Autoimmunerkrankung, die bevorzugt Haut und Muskulatur, aber auch innere Organe (Herz, Lunge) betrifft. Typische Hautveränderungen sind periorbitale livide Erytheme mit ödematöser Schwellung sowie rötlich livide, teils atrophische Papeln und Pla-

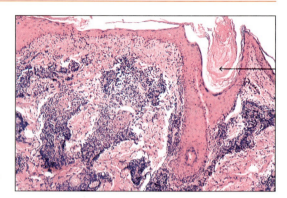

Abb. 11-20. Lupus erythematodes (CDLE). Atrophie der Epidermis, dichte lymphozytäre Stromainfiltration der Kutis und follikulär betonte Hyperkeratose (**Pfeil**). HE-Fbg.

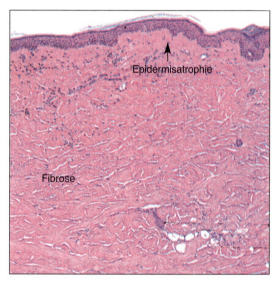

Abb. 11-21. Sklerodermie. Ausgeprägte Fibrose im Kutis- und Subkutisbereich. HE-Fbg.

ques an den Dorsalseiten der Finger, an Ellenbogen und Knien sowie periunguale Teleangiektasien. Die Erkrankung kann in Assoziation mit malignen Tumoren auftreten (besonders bei älteren Patienten). Histologisch sieht man insbesondere im Frühstadium ähnliche Veränderungen wie beim Lupus erythematodes.

Stoffwechselkrankheiten

• **Hyperlipidämien** (Cholesterin, Triglyceride, Phosphorlipide) können mit Ablagerungen verschiedener Substanzen in Haut, Sehnen, Faszien und Periost einhergehen. Bei den **Xanthomen** ist die gelbe Farbe wahrscheinlich durch Karotin bedingt. Die kutanen Xanthome werden entsprechend ihrer Morphologie und Lokalisation als plane, tuberöse, eruptive oder als Sehnenscheidenxanthome bezeichnet.

Als Sonderformen der planen Xanthome sind die am Lid lokalisierten **Xanthelasmen** zu nennen. Die tuberösen Xanthome treten im Bereich der Streckseite und am Stamm auf.

Histologisch finden sich typische Schaumzellen mit einem hellen, fein granulierten Zytoplasma. Besonders charakteristisch sind mehrkernige Touton-Riesenzellen: Sie zeigen im Zentrum kreisförmig angeordnete Kerne, die in einem schaumigen Zytoplasma liegen. Das Stroma kann Lymphozyten, Makrophagen und neutrophile Granulozyten einschließen.

• **Gicht.** Die Bezeichnung Gicht umfasst eine Krankheitsgruppe, bei der eine Hyperurikämie das gemeinsame Merkmal ist. In diesen Formenkreis der Purinstoffwechselstörungen gehören die primäre Gicht, als autosomal dominantes Leiden, und die sekundäre Gicht (verstärkter Kernzerfall bei Leukämien und Tumoren). Typischer Hautbefund einer Gicht ist der Tophus. Dabei handelt es sich um subkutane Ablagerungen von Mononatriumurat, die bevorzugt im Bereich der Ohrmuscheln und der Großzehen nachzuweisen sind.

Histologisch findet man Granulome vom Fremdkörpertypus, die in der Peripherie reichlich mehrkernige Riesenzellen und im Zentrum zarte, spitz zulaufende Lücken zeigen, die die herausgelösten Harnsäurekristalle darstellen. In der Umgebung der Fremdkörperreaktion liegt eine deutliche Fibrose vor. Tophi neigen zur (hämatoxylinblauen) zentralen Verkalkung. Im Kryostatschnitt oder im Nativausstrich (unbehandelter Ausstrich des gipsartigen Tophusinhalts) lassen sich diese als doppelbrechende Kristalle in büschelförmiger Anordnung finden.

• **Ochronose bei Alkaptonurie.** Bei der Alkaptonurie handelt es sich um ein autosomal rezessives Leiden, das mit einer enzymatisch bedingten Abbaustörung von Homogentisinsäure (Abbau von Tyrosin und Phenylalanin) einhergeht. Dabei kommt es histologisch zu Ablagerung eines dunkel-

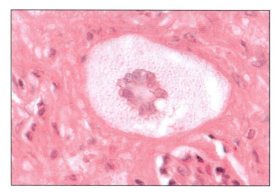

Abb. 11-22. Touton-Riesenzelle. Mehrkernige Riesenzelle mit kranzförmig angeordneten, zentralen Kernen. Leicht vakuolisiertes Zytoplasma. HE-Fbg.

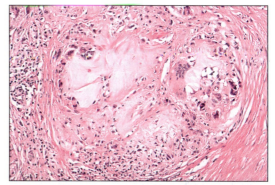

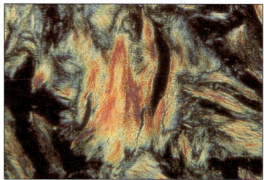

Abb. 11-23. Gicht. Oben: Tophus. Das Granulom besteht aus mehrkernigen Riesenzellen vom Fremdkörpertyp, die sich um (herausgelöste) Natriumuratkristalle lagern. In der Umgebung eine deutlich Fibrose. HE-Fbg. **Unten:** Büschelförmig angeordnete, doppelbrechende Natriumuratkristalle im polarisierten Licht. Nativausstrich.

braunen bis schwarzen Farbstoffes (Ochronose) an Knorpel (Ohrmuschel), Skleren, Gefäßen und Gelenken. Histologisch findet man in der Haut schollig pigmentierte Ablagerungen, die im UV-Licht eine gelbliche Eigenfluoreszenz zeigen.

Kutane Paraneoplasien

Begriffsbestimmung. Kutane Paraneoplasien sind Hauterkrankungen oder -symptome, die gehäuft in Assoziation mit malignen Tumoren oder malignen Systemerkrankungen auftreten. Dabei werden zwei Formen unterschieden:

Obligate kutane Paraneoplasien treten häufig im Zusammenhang mit malignen Tumoren/Systemerkrankungen auf: Akrokeratose Basex (Tumoren im Ösophagus und im oberen Respirationstrakt), Erythema gyratum repens (verschiedene Organtumoren in Uterus, Lunge, Mamma, Magen), Hypertrichosis lanuginosa acquisita (Gallenblasen-, Lungen- und Harnblasenkarzinome).

Bei den **fakultativen Paraneoplasien** können die Hautveränderungen (aber nicht regelmäßig) mit einer malignen Grunderkrankung einhergehen: Dermatomyositis bei verschiedenen Organtumoren und myeloproliferativen Erkrankungen, Dermatitis herpetiformis Duhring bei Organtumoren oder malignen Lymphomen.

• Die **Acanthosis nigricans** kann sowohl paraneoplastisch (v. a. bei Tumoren im Gastrointestinaltrakt, in 90% handelt es sich um Adenokarzinome) als auch im Rahmen anderer Grunderkrankungen (z. B. bei Diabetes mellitus, Adipositas, bei Medikamenteneinnahme) auftreten und wird je nachdem mit dem Zusatz maligna oder benigna versehen. Die Hautveränderungen sind jedoch gleich und bestehen aus schmutzig grauen, verrukösen Papeln und Plaques, die in symmetrischer Verteilung in großen Körperfalten (v. a. axillär) auftreten. Histologisch findet man eine ausgeprägte lockere Orthohyperkeratose, eine unregelmäßige Papillomatose und eine verstärkte basale Melaninpigmentierung.

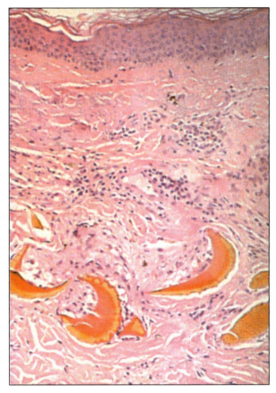

Abb. 11-24. Ochronose. Rötlich-gelbe, schollige Ablagerungen in der Dermis. HE-Fbg.

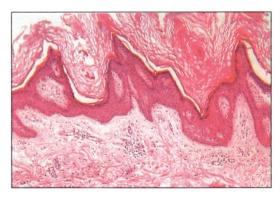

Abb. 11-25. Acanthosis nigricans. Papillomatose der Epidermis mit ausgeprägter Hyperkeratose. HE-Fbg.

Papulöse Hauterkrankungen

• Der **Lichen ruber planus** (Knötchenflechte) ist eine chronische papulöse Dermatose mit Haut- und Schleimhautbeteiligung, die in Schüben verläuft und oft mit Juckreiz einhergeht. Vermutlich liegt ihr eine immunologische Reaktion auf Allergene unterschiedlicher Natur (z. B. Virusantigene, Medikamente) zugrunde. Klinisch zeigen sich gruppiert angeordnete, flache, meist livide Papeln mit retikulärer weißlicher Zeichnung. Histologisch sieht man eine gezackte, akanthotisch verbreiterte Epidermis mit V-förmiger Hypergranulose und kompakter Orthohyperkeratose. Vakuoläre Veränderungen an der dermoepidermalen Junktion, Einzelzellnekrosen in der Epidermis sowie ein subepidermales bandförmiges Lymphozyteninfiltrat sind weitere charakteristische Befunde.

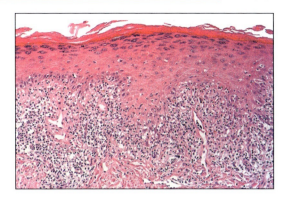

Abb. 11-26. Lichen ruber planus. Zackenförmige Akanthose, Hypergranulose und bandförmige entzündliche Infiltration. HE-Fbg.

• Die **Psoriasis vulgaris** (Schuppenflechte) ist eine chronisch rezidivierende, erythematosquamöse Dermatose, die mit Entzündung und Hyperproliferation der Epidermis einhergeht. Ursache ist eine erbliche Disposition (polygener Erbgang) in Kombination mit endogenen und exogenen Auslösefaktoren. Klinisch finden sich scharf begrenzte, gerötete rundliche Plaques mit charakteristischer grob lamellärer, silbrig glänzender Schuppung. Histologisch zeigen diese eine Akanthose mit gleichmäßiger Verlängerung der an ihren Enden kolbenförmig verdickten Reteleisten, eine Verschmälerung des Stratum granulosum sowie teilweise übereinander gestaffelte Parakeratosehügel. In Abhängigkeit von der Akuität finden sich Ansammlungen neutrophiler Granulozyten im Stratum spinosum (spongiforme Pusteln) bzw. Stratum corneum (Munro-Mikroabszesse). Bei akuten Verläufen können diese Pusteln auch klinisch sichtbar werden (Psoriasis pustulosa), in älteren Herden fehlen sie. Außerdem findet sich eine Dilatation und Schlängelung der papillären Gefäße sowie ein perivaskuläres und interstitielles lymphozytäres Infiltrat im oberen Korium.

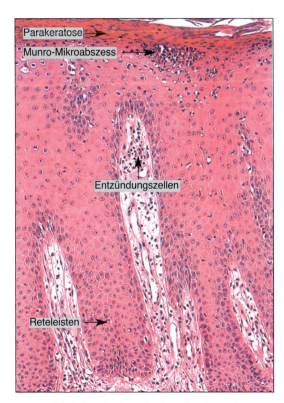

Parakeratose

Munro-Mikroabszess

Entzündungszellen

Reteleisten

Abb. 11-27. Psoriasis. Mittelgradige Hyperkeratose der Epidermis. Verlängerte und kolbenförmig verdickte Reteleisten. Entzündlich infiltriertes Stroma. Munro-Mikroabszesse im Stratum granulosum. HE-Fbg.

Hautveränderungen bei rheumatischem Fieber und rheumatoider Arthritis

Patienten mit rheumatischem Fieber entwickeln in etwa 10% der Fälle auch Veränderungen in Form von Urtikaria oder figurierten Erythemen. Ferner werden erythematöse Knötchen (rheumatische Knötchen) im Bereich der Knochenvorsprünge (z. B. Ellenbogen) beobachtet, die aber nur einige Wochen bestehen. Bei 20% der Patienten mit einer chronischen Polyarthritis treten rheumatoide Knötchen auf. Dieser Rheumatismus nodosus ist durch hautfarbene, subkutan lokalisierte Knötchen in Gelenknähe charakterisiert, die im Unterschied zu den rheumatischen Knötchen wesentlich langlebiger sind. Histologisch zeigen beide Knötchen einen ähnlichen granulomatösen Aufbau mit fibrinoiden Nekrosen im Bindegewebe und einem entzündlichen Infiltrat aus Lymphozyten und Makrophagen.

Fibrosierende und atrophische Hautveränderungen

• Der **Lichen sclerosus et atrophicus** wird als chronisch sklerosierende und atrophisierende Erkrankung von Haut und Schleimhaut definiert, die im Anogenitalbereich mit starkem Juckreiz einhergeht. Klinisch zeigen sich kleinfleckige, teils konfluierende, grauweißlich glänzende, atrophische Haut- und Schleimhautveränderungen.

Histologisch besteht im Spätstadium eine Atrophie der Epidermis mit Orthohyperkeratose, follikulären Hornpfröpfen und vakuolären Veränderungen an der dermoepidermalen Junktion. Typisch sind ein subepidermales Ödem und eine Hyalinisierung des Bindegewebes im verbreiterten Stratum papillare sowie ein darunter gelegenes, bandförmiges lymphozytäres Infiltrat.

• **Altershaut** (senile Elastose). Der natürliche Alterungsprozess der Haut geht mit einer Rauigkeit und Erschlaffung einher, wobei erstere auf eine verstärkte Austrocknung der Haut und letztere auf degenerative Vorgänge im Bindegewebe zurückzuführen ist. Die Elastose kommt bevorzugt bei einer Schädigung durch Einwirkung von UV-Licht vor und führt zum Bild der Seemanns- oder Landmannshaut. Dabei bestehen zusätzlich fleckförmige Pigmentverschiebungen, Epidermisatrophie und Teleangiektasien.

Histologisch erkennt man eine Verschmälerung der Epidermis mit Verlust der Epidermiszapfen. Das Zellbild ist regelmäßig, die Schichtung weitgehend erhalten. An der Oberfläche besteht eine leichte Hyperkeratose. Subepidermal, unter einem Streifen elastikafreien Bindegewebes erkennt man vermehrte, teilweise schollige Bindegewebsfasern, die sich wie elastische Fasern anfärben und im HE-Präparat stark basophil sind.

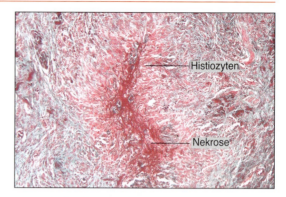

Abb. 11-28. Rheumatismus nodosus. Zentrale fibrinoide Nekrose mit einem Wall aus Histiozyten. Azan-Fbg.

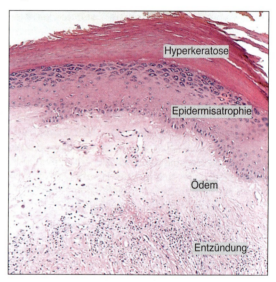

Abb. 11-29. Lichen sclerosus et atrophicus. Hyperkeratotische Epidermis mit Atrophie der Reteleisten. Ödem der darunterliegenden Kutis. In der Tiefe Entzündungszellen. HE-Fbg.

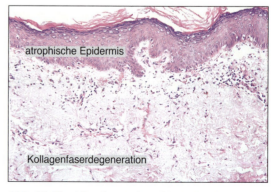

Abb. 11-30. Altershaut. Atrophische Epidermis. Basophile Kollagendegeneration. HE-Fbg.

Vaskuläre Hauterkrankungen

• Die **nekrotisierenden Vaskulitiden** zeigen Nekrosen in den Gefäßwänden und/oder im perivaskulären Gewebe, die mit ausgeprägten entzündlichen Infiltraten einhergehen. Histologisch beobachtet man vorwiegend neutrophile Granulozyten, aber auch eosinophile Granulozyten, Lymphozyten, Makrophagen und Fibrinablagerungen. Recht häufig sind fragmentierte Granulozytenkerne (Leukozytoklasie), die sich als Kernstaub manifestieren. Außerdem finden sich im Extrazellulärraum unterschiedlich viele Erythrozyten. Bei einigen Erkrankungen bilden sich typische granulomatöse Entzündungen.

Klinisch handelt es sich um systemische Erkrankungen, bei denen auch die Haut befallen sein kann. Zu diesem Formenkreis zählen die Polyarteriitis nodosa, die allergische Granulomatose (Churg Strauss), die Wegener-Granulomatose und die Riesenzellenarteriitis. Für eine mehr auf die Hautgefäße beschränkte leukozytoklastische Vaskulitis werden aufgrund der vielfältigen ätiologischen Faktoren verschiedene Synonyma gebraucht.

• Die **Purpura Schönlein-Henoch** (anaphylaktoide Purpura) wird zu der Gruppe der leukozytoklastischen Vaskulitiden gezählt. Es handelt sich um eine Erkrankung von Kindern und jungen Erwachsenen, die mit Fieber, Kopf-, Gelenk- und Bauchschmerzen einhergeht. An der Haut entstehen aus roten Makeln Quaddeln, dann eine Purpura bis zu hämorrhagischen Blasen. Das histologische Bild entspricht einer nekrotisierenden Vaskulitis.

Erkrankungen des subkutanen Fettgewebes

• Das Erythema nodosum ist eine polyätiologische Überempfindlichkeitsreaktion in Form einer vorwiegend septalen Pannikulitis. Zu den häufigsten Ursachen zählen bakterielle Infektionen (Tuberkulose, Streptokokkeninfekte des oberen Respirationstrakts, Yersinieninfektionen), virale Infektionen, die Sarkoidose, entzündliche Darmerkrankungen (Crohn-Krankheit, Colitis ulcerosa) und Medikamente. Klinisch sieht man unscharf begrenzte, derbe, druckschmerzhafte, livid rötliche Knoten, die bevorzugt prätibial lokalisiert sind. Histologisch erkennt man eine entzündliche Infiltration der Bindegewebssepten des subkutanen Fettgewebes (tiefe Probeexzision!). Das Infiltrat besteht zunächst aus

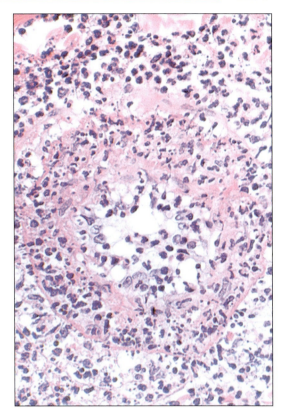

Abb. 11-31. Nekrotisierende Vaskulitis. Dichte entzündliche Infiltration der Gefäßwand. Reichlich Kerntrümmer. HE-Fbg.

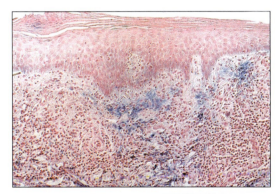

Abb. 11-32. Purpura Schönlein-Henoch. Perivaskuläre Infiltration mit Eisenablagerungen. Berliner-Blau-Reaktion.

Lymphozyten mit Beteiligung eosinophiler und neutrophiler Granulozyten, im weiteren Verlauf finden sich auch Histiozyten, und eine Fibrosierung führt zur Verbreiterung der Septen.

Hauttumoren

Epitheliale Tumoren und tumorartige Veränderungen

• Das **Basaliom** (Basalzellenkarzinom), die häufigste Neoplasie im Alter von 60 bis 80 Jahren, ist ein epithelialer Tumor mit follikulärer Differcnzierung, der zu lokal destruktivem und invasivem Wachstum neigt, jedoch nicht metastasiert. Er wird daher auch als »niedrigmaligner Tumor« bezeichnet. Bei der Entstehung von Basaliomen spielen vor allem chronische Lichtexposition, aber auch chemische Kanzerogene (z. B. Arsen) und ionisierende Strahlen eine Rolle. Histologisch besteht der Tumor aus basophilen, meist knotenförmig angeordneten basaloiden Zellen mit typischer randständiger Palisadenstellung. Zwischen den Tumorzellen und dem myxoid aufgelockerten peritumoralen Stroma liegt häufig ein fixationsbedingter Spalt. Die Epidermis oberhalb von Basaliomen ist meist atrophisch, oftmals auch erodiert oder ulzeriert. Im angrenzenden Bindegewebe erkennt man meist Zeichen solarer Elastose. Kriterien der Malignität sind asymmetrischer Aufbau, ungleichmäßige Tumorzellformationen, leichte bis mittelgradige Kernpolymorphie und vermehrt Mitosen.

Klinisch und histopathologisch werden folgende Formen unterschieden:
– solides (knotiges) Basaliom mit asymmetrischer knotiger Anordnung der Tumorzellformationen
– oberflächliches multizentrisches oder Rumpfhautbasaliom mit multiplen, von der Epidermis ausgehenden Tumorzellknospen
– sklerodermiformes (morphea- oder keloidartiges) Basaliom mit faserreichem Stroma, in dem schmale, teils hirschgeweihartig verzweigte Tumorzellstränge liegen
– infundibulozystisches Basaliom. Die Tumorzellformationen schließen unterschiedlich große, teils mit Hornmaterial gefüllte Hohlräume ein
– fibroepitheliales Basaliom (Pinkus-Tumor). Epitheliales Netzwerk mit einem eingeschlossenen, faser- und zellreichen Bindegewebe, das leicht myxoid aufgelockert ist. Die Zellstränge sind schmal, die Zellen etwas größer und heller als die eines soliden Basalioms.

• Das **Plattenepithelkarzinom** (spinozelluläres Karzinom, Stachelzellenkarzinom = SZK, Spinaliom) der Haut geht von den Stachelzellen aus und besitzt die Fähigkeit zu metastasieren (meist lymphogen). Ätiologisch kommen vor allem eine chronische Lichtexposition, chemische Kanzerogene

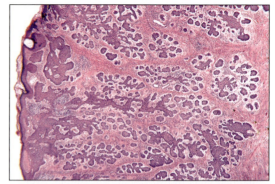

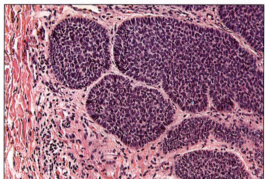

Abb. 11-33. Basaliom. Oben: kleine Basaliominseln durchsetzen das subepidermale, myxoid aufgelockerte Stroma, das in der unmittelbaren Umgebung der Tumorverbände einen fixationsbedingten Spalt aufweist. HE-Fbg. **Unten:** Basaliominseln bei stärkerer Vergrößerung mit palisadenartig gestellten Tumorzellen in der Peripherie. HE-Fbg.

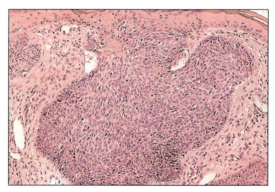

Abb. 11-34. Oberflächliches multizentrisches Basaliom. Basaliomknospe unter der Epidermis bei einem oberflächlichen multizentrischen Basaliom. HE-Fbg.

(z. B. Teer), ionisierende Strahlen (z. B. Zustand nach Bestrahlung) und chronische Entzündungen infrage. Histologisch findet man unterschiedlich große Verbände aus Stachelzellen (Zellen mit Interzellularbrücken) von unterschiedlicher Differenzierung. Sie treten als zwiebelartig geschichtete Kugeln mit zentraler Verhornung auf. Außerdem lassen sich reichlich Dyskeratosen sowie hyperchromatische Zellkerne mit atypischen Mitosen finden. Der Einbruch in das Korium führt zu einer dichten lymphohistiozytären Reaktion. Zu den **Sonderformen** des Stachelzellenkarzinoms zählen:

– Das **adenoide Stachelzellenkarzinom** (akantholytisches SZK, Carcinoma seggregans) zeigt eine ausgeprägte Akantholyse, die adenoide Strukturen nachahmt. In den Hohlräumen finden sich akantholytische Zellen sowie Dyskeratosen vom Darier-Typ.

– Das seltene **spindelzellige/polymorphzellige Stachelzellenkarzinom** besteht aus lang gestreckten Tumorzellen, die ein Spindelzellsarkom (Fibrosarkom) nachahmen. Charakteristisch ist ein fließender Übergang zwischen Epidermis und Tumor. Gesichert wird die Diagnose durch den Nachweis von epithelialen Immunmarkern.

– Das **metatypische Karzinom** ist durch das gleichzeitige Vorkommen von basal- und stachelzellähnlichen Tumorverbänden gekennzeichnet. Der Tumor wird auch als verwildertes Basaliom bezeichnet, kann aber metastasieren.

• Das **Keratoakanthom** ist eine schnell wachsende, von den Haarfollikeln ausgehende Neubildung mit Tendenz zur Spontanremission. Es liegen jedoch auch Berichte über Persistenz, destruierendes Wachstum und (sehr selten) Metastasen vor. Klinisch tritt das Keratoakanthom meist solitär in lichtexponierten Hautregionen (Gesicht, Handrücken) auf. Es imponiert als ein halb kugeliger, scharf begrenzter, hautfarbener, glänzender Tumor, der einen zentralen Hornpfropf aufweist. Histologisch liegt ein schüsselförmiger epithelialer Tumor im oberen Korium vor, der randständig von lippenförmig ausgezogener Epidermis begrenzt wird und zentral einen mit ortho- und parakeratotischem Hornmaterial sowie Leukozyten angefüllten Krater zeigt. Unterhalb des Kraters finden sich Zapfen eines akanthotisch verbreiterten Epithels, in dem sich vermehrt Mitosen sowie Kernatypien (verschobene Kern-Plasma-Relationen, prominente Nukleolen) nachweisen lassen. Im angrenzenden Bindegewebe erkennt man ein dichtes Entzündungszellinfiltrat aus Lymphozyten, Histiozyten, Eosinophilen und Plasmazellen.

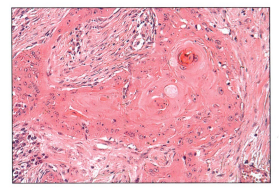

Abb. 11-35. Plattenepithelkarzinom. Insel aus atypischen zytoplasmareichen Plattenepithelien mit kleinen eingeschlossenen Hornkugeln. HE-Fbg.

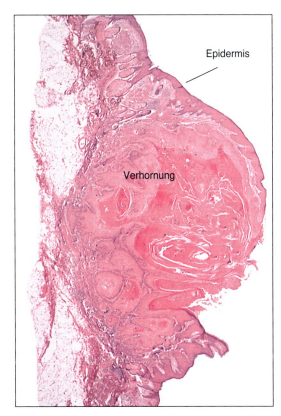

Epidermis

Verhornung

Abb. 11-36. Keratoakanthom. Umschriebener Knoten, der teilweise von einer lippenförmig ausgezogenen Epidermis bedeckt wird. Im Zentrum des Knotens eine stärkere Verhornung. HE-Fbg.

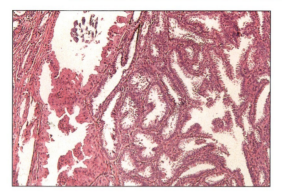

Abb. 11-37. Papilläres Hidradenom. HE-Fbg.

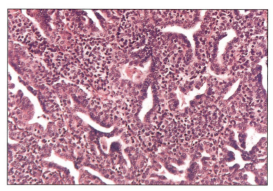

Abb. 11-38. Ekkrines Spiradenom. HE-Fbg.

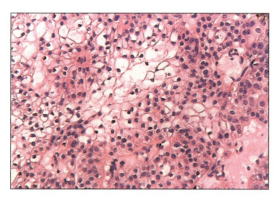

Abb. 11-39. Ekkrines Akrospirom. HE-Fbg.

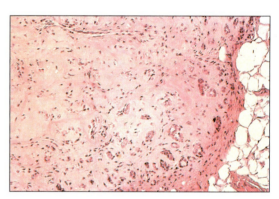

Abb. 11-40. Chondroides Syringom. HE-Fbg.

Tumoren der Hautanhangsgebilde

• Das **papilläre Hidradenom** ist ein Adenom mit Differenzierung in Richtung auf apokrine Drüsen. Histologisch werden die zystisch gestalteten Tumoren von einem zweischichtigen, aufgefalteten Epithel ausgekleidet, das nach innen kubisch, zur Lichtung hin zylindrisch gestaltet ist und hier Zeichen der apokrinen Sekretion aufweist. Eine Variante ist das papilläre Hidradenom, das bevorzugt in den Schamlippen vorkommt. Histologisch erkennt man einen zystisch papillären Aufbau mit meist zweireihigem, apokrin sezernierendem Epithel.

• Das **ekkrine Spiradenom** kommt an Thorax und Armen vor und kann im Durchmesser 5 cm groß werden. Typisch sind paroxysmale Schmerzattacken. Histologisch sieht man unregelmäßige Lichtungen, die von einem hohen dunklen Epithel ausgekleidet werden und von größeren, unscharf begrenzten Zellen umgeben sind.

• Das **ekkrine Akrospirom** (hellzelliges Myoepitheliom) zeigt einen soliden Aufbau mit teils eosinophilen, teils hellzelligen Epithelien.

• Das **chondroide Syringom** wird auch als Mischtumor der Haut bezeichnet. Es besteht aus kleinen, gelegentlich drüsig differenzierten Gruppen von Epithelien, die in einem knorpelartigen Stroma mit sauren Mukopolysacchariden liegen.

• Das **Syringom** kommt multipel bevorzugt im Gesicht sowie in Axilla und Hals bei Frauen vor. Histologisch handelt es sich um kleine runde drüsige Strukturen, die von einem zweireihigen Epithel ausgekleidet werden.

• Bei den **dermalen Zylindromen** (Spiegler- oder Turban-Tumor) handelt es sich aller Wahrscheinlichkeit nach um Hamartome des Haarfollikels und nicht, wie früher angenommen, um Neoplasien mit ekkriner Differenzierung. Dieser gutartige Tumor ist nicht zu verwechseln mit dem Zylindrom (adenoid zystisches Karzinom) der Speicheldrüsen. Die Veränderung tritt meist solitär am Kopf von Erwachsenen auf. Bei multiplem Vorkommen können die Zylindrome den Kopf vollständig bedecken und werden daher auch als Turban-Tumor bezeichnet. Zylindrome treten ohne Geschlechtsbevorzugung familiär gehäuft auf. Zusätzlich findet man bei diesen Patienten gehäuft Trichoepitheliome und Milien im Gesicht (Brooke-Spiegler-Syndrom). Histologisch charakteristisch sind multilobulär gestaltete, basaloide Zellverbände, die von einer prominenten, PAS-positiven Membran umgeben werden.

• Der Naevus sebaceus ist ein bevorzugt im Bereich des behaarten Kopfs auftretender, angeborener, gering erhabener, meist papillomatöser Hauttumor, der eine epitheliale Fehlbildung darstellt. Histologisch charakteristisch ist eine knotenförmige Vermehrung reifer Talgdrüsenläppchen im oberen und mittleren Korium, die mit einer Hyperplasie und Auffaltung der Epidermis, unreifen Haaranlagen und teilweise apokrinen Drüsen einhergeht. Im Gegensatz dazu zeigt die Talgdrüsenhyperplasie, die an der Stirn älterer Männer als flaches, zentral genabeltes Knötchen vorkommt, lediglich eine umschriebene Vergrößerung regelrecht geformter Talgdrüsenläppchen.

Ein eigenständiges Krankheitsbild stellt das Rhinophym dar, eine Erkrankung, die fast nur bei Männern vorkommt und in den Formenkreis der Rosazea gehört. Histologisch liegen eine ausgeprägte Talgdrüsenhyperplasie, eine Ektasie der kleinen Blutgefäße und eine entzündliche Koriuminfiltration vor.

• Trichoepitheliome sind gutartige, solitäre, knötchenförmige Tumoren der Haarfollikel mit follikulärer Differenzierung, die bevorzugt im Gesicht lokalisiert sind. Sie treten in der Regel einzeln auf, können jedoch auch perinasal in Form multipler Papeln in symmetrischer Anordnung vorliegen und sind dann häufig mit multiplen Zylindromen und anderen Neoplasien assoziiert (Brooke-Spiegler-Syndrom). Histologisch finden sich kleine Gruppen von basaloiden Zellen, die zur Peripherie hin häufig eine Palisadenstellung aufweisen. Im Unterschied zum Basaliom finden sich um diese Zellaggregate keine Spalträume, das Stroma ist feinfaserig (dem normalen Bindegewebe der Follikelscheide entsprechend), und man sieht Zeichen einer fortgeschrittenen Differenzierung (z. B. follikuläre Papillen, Trichohyalingranula, follikuläre Zysten).

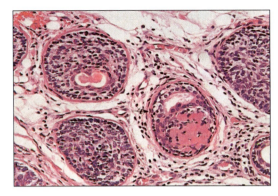

Abb. 11-41. Zylindrom der Haut. Knotenförmige Ansammlung von basaloiden Zellen mit verdickter Basalmembran. HE-Fbg.

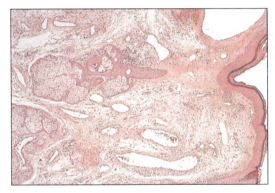

Abb. 11-42. Talgdrüsenhyperplasie bei Rhinophym. HE-Fbg.

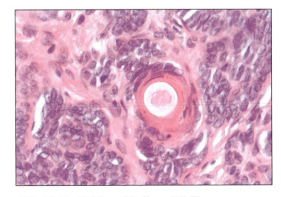

Abb. 11-43. Trichoepitheliom. HE-Fbg.

• **Pilomatrixom** (Epithelioma calcificans Malherbe). Gutartiger Tumor, der vom Haarmatrixepithel ausgeht und solitär bevorzugt am Nacken und am Stamm vorkommt. Histologisch liegt eine periphere Faserkapsel vor, die einen Tumor mit basaloiden Kernen einschließt. Sie zeigen stellenweise eine deutliche Zellbegrenzung, aber keine Kerne mehr (Schattenzellen). Typisch sind eine Fremdkörperreaktion und Verkalkungen im Stroma.

• Bei der **Paget-Krankheit** handelt es sich um die intraepidermale Ausbreitung eines primären Milchgangkarzinoms. Ähnliche Veränderungen sieht man bei der extramammären Paget-Krankheit, die jedoch ein intraepidermales apokrines Karzinom darstellt, das erst sekundär auf die tiefer gelegenen Ausführungsgänge übergreift. Die extramammäre Paget-Krankheit findet sich bevorzugt in Hautarealen mit apokrinen Drüsen (äußeres Genitale der Frau, Damm- und Perianalregion). Histologisch wird die Epidermis von großen CEA-positiven Zellen mit reichlich hellem Zytoplasma diffus durchsetzt, wobei die normale Epidermisschichtung erhalten bleibt.

• Der **Merkel-Zell-Tumor** (neuroendokrines Karzinom) ist ein seltener, maligner Tumor, dessen Differenzierung den Merkel-Zellen entspricht. Klinisch imponiert die Neubildung als hautfarbener, rötlich glänzender Tumor mit bevorzugtem Sitz im Gesicht sowie im Kopf-Hals-Bereich. Histologisch zeigt der Merkel-Zell-Tumor einen soliden, seltener trabekulären oder rosettenförmigen Aufbau zytoplasmaarmer Tumorzellen mit unscharfen Zellgrenzen. Diese Zellen erinnern an ein undifferenziertes Karzinom oder an die Metastase eines kleinzelligen Bronchialkarzinoms (häufigste Fehldiagnose). Für die Diagnose sind die Grimelius-Versilberung sowie die immunhistochemischen Marker (Zytokeratin oder Chromogranin) von Bedeutung. Elektronenmikroskopisch lassen sich neurosekretorische Granula (»dense cor«-Typ) und pseudopodienartige Membrandifferenzierungen nachweisen.

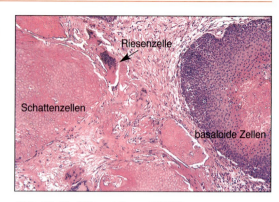

Abb. 11-44. Pilomatrixom. HE-Fbg.

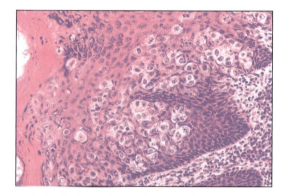

Abb. 11-45. Paget-Krankheit. HE-Fbg.

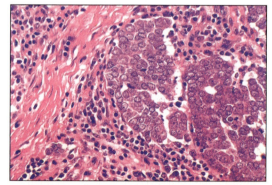

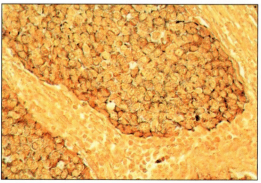

Abb. 11-46. Merkel-Zell-Tumor. Oben: HE-Fbg. **Unten:** Grimelius-Fbg.

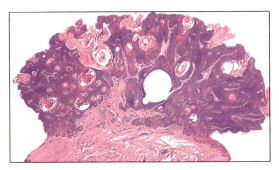

Abb. 11-47. Seborrhoische Keratose. Übersichtsbild. HE-Fbg.

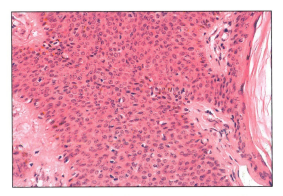

Abb. 11-48. Seborrhoische Keratose. Basaloide, zytoplasmaarme Zellen bei stärkerer Vergrößerung. HE-Fbg.

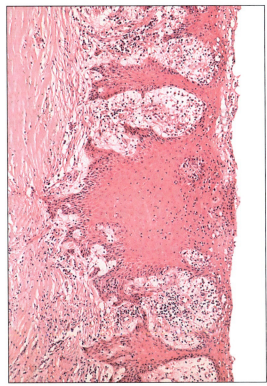

Abb. 11-49. Papillomatosis cutis carcinoides. Ausgeprägte Proliferation der Stachelzellen mit spitzen, fingerförmigen Epithelausläufern. HE-Fbg.

Tumorartige Hautveränderungen und Zysten

• **Seborrhoische Keratosen** (seborrhoische Warze, senile Warzen) sind gutartige papillomatöse Epidermisverdickungen, die aus basaloiden Zellen bestehen und an der Oberfläche eine hyperkeratotische Verhornung zeigen. Fasst man diese Veränderungen als echte Tumoren (Basalzellenadenom) auf, dann stellen sie die häufigste Neubildung beim Menschen dar. Makroskopisch sieht man flach erhabene, oberflächlich granuliert wirkende, schmutzig graue Papeln, die vor allem am Rumpf vorkommen.

Histologisch unterscheidet man hyperkeratotische, akanthotische und adenoide Varianten. Das feingewebliche Bild ist durch eine knotige Neubildung gekennzeichnet, die oberhalb des Hautniveaus liegt und aus kleinen basaloiden Zellen mit hyperchromatischem Kern besteht. Die Zellgrenzen sind unscharf. An der Oberfläche lässt sich eine deutliche Hyperkeratose nachweisen, die sich kryptenartig in die Tiefe der Neubildung ausbreitet. Auf Querschnitten imponieren diese Krypten als Hornkugeln. Die Grenzen gegenüber dem darunter liegenden Stroma sind scharf, eine Stromainfiltration liegt nicht vor.

• **Papillomatosis cutis carcinoides** (Pseudoepitheliomatöse Hyperplasie). Die Veränderung kommt als Reaktion auf lang dauernde Reizeinwirkungen im Randbereich von chronischen Ulzera bei chronischem Lupus vulgaris, in der Umgebung einer Osteomyelitisfistel, bei Chromoblastomykose, bei Kokzidioidomykose sowie beim Bromoderm und anderen Erkrankungen vor. Histologisch liegt eine deutlich verdickte Epidermis mit fingerförmig verlängerten Retezapfen vor, die sich gegen das darunter liegende, dicht entzündlich infiltrierte Korium vorwölben.

Klinisch und **histologisch** kann die Abgrenzung von einem echten hochdifferenzierten Plattenepithelkarzinom schwierig sein. Der Befund ist als Präkanzerose zu deuten.

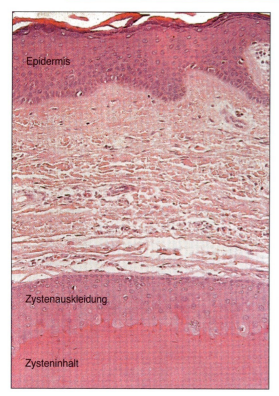

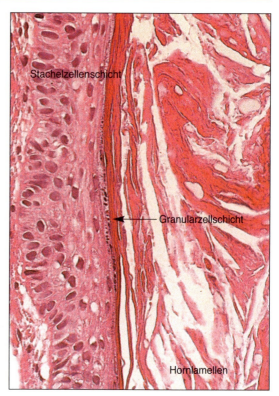

Abb. 11-50. Trichilemmale Hautzyste. Im unteren Bilddrittel erkennt man Anteile der Zyste, die von einem mehrschichtigen, nicht abgeflachten Epithel ausgekleidet wird und amorphe Talgmassen einschließt. HE-Fbg.

Abb. 11-51. Epidermale Hautzyste. Ein mehrschichtiges, abgeflachtes Stachelzellenepithel mit einer Granularzellschicht kleidet einen von Hornlamellen ausgefüllten Hohlraum aus. HE-Fbg.

• **Follikuläre Zysten** sind Hautzysten, die durch Erweiterung von Haarfollikeln entstehen. Man unterscheidet:

– **Trichilemmale Zyste** (piläre, Isthmus-Katagenzyste). Es handelt sich um ein rundliches, festes Gebilde, das fast ausschließlich am behaarten Kopf vorkommt. Histologisch wird die Zyste von mehrschichtigem Epithel ausgekleidet, dem die Granularzellschicht fehlt. Dieses Epithel entspricht dem des Follikelisthmus bzw. dem des Katagenstadiums (daher auch Isthmus-Katagenzyste). In der Lichtung finden sich homogene, eosinrote Hornmassen, die oft Kalkeinlagerungen einschließen.

– **Epidermale Zyste** (infundibuläre Zyste). Hierbei handelt es sich um prallelastische Knoten, die bevorzugt im Gesicht, an Hals und Rumpf vorkommen. Histologisch wird der Hohlraum von mehrschichtigem Epithel ausgekleidet, das dem des Follikelinfundibulums entspricht und daher auch eine Granularzellschicht aufweist. Entspre-

chend finden sich im Lumen geschichtete Hornlamellen. Nach Ruptur einer follikulären Zyste sieht man im Bindegewebe eine granulierende Entzündung mit Fremdkörperreaktion um Hornmaterial.

• Das **keratotische Papillom** – eine meist nur beschreibende Entität – besteht aus einer stärker verhornten, papillär gestalteten Epidermis. Diese Veränderung ist von einer aktinischen Keratose, einer seborrhoischen Warze oder einer ausgebrannten Viruswarze abzugrenzen. Fibroepitheliome (Augenlider, Axilla) bestehen aus einem gefäßtragenden Gerüst, das von einem verhornten Plattenepithel überzogen wird.

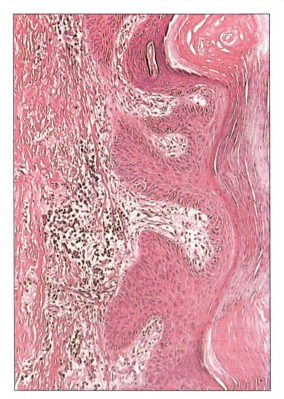

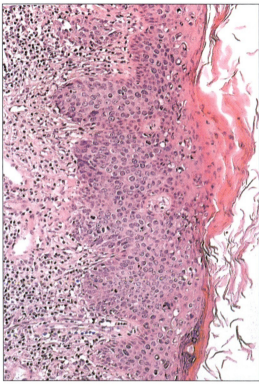

Abb. 11-52. Aktinische Keratose. Atrophische Epidermis mit plumpen Reteleisten und basal atypischen Keratinozyten. An der Oberfläche eine orthoparakeratotische Verhornung. HE-Fbg.

Abb. 11-53. Bowen-Krankheit. Aufgehobene Schichtung der Epidermis mit Zellatypien und Mitosen. An der Oberfläche einer verstärkte Hyperkeratose. HE-Fbg.

Präkanzerosen der Haut

Begriffsbestimmung. Es handelt sich um Hautveränderungen, die unterschiedlich häufig – nach einem bestimmten Zeitraum – in ein Karzinom übergehen. Veränderungen, die regelmäßig innerhalb von höchstens 5 Jahren entarten, bezeichnet man als obligate Präkanzerosen.

• **Aktinische (solare, senile) Keratose.** Hierbei handelt es sich um häufige Hautveränderungen, die v.a. in chronisch sonnenexponierten Hautarealen und besonders bei hellhäutigen Menschen (Hauttyp I) vorkommen. Klinisch sieht man kleine, leicht erhabene, hyperkeratotische Herde. Histologisch erkennt man eine basal betonte Proliferation von atypischen Keratinozyten. Je nach Ausprägungsgrad der Veränderungen unterscheidet man eine hypertrophe, atrophische und bowenoide Form. An der Oberfläche erkennt man eine verdickte Hornschicht, die charakteristischerweise einen Wechsel

von rosafarbener Parakeratose und bläulicher Orthokeratose zeigt. Sobald die Kernatypien nicht mehr auf die unteren Anteile der Epidermis beschränkt sind, spricht man von einem Carcinoma in situ.

• Auch bei der **Bowen-Krankheit** handelt es sich um ein Carcinoma in situ. Klinisch sieht man scharf begrenzte, entzündlich gerötete, oft bizarr konfigurierte, schuppende Herde, die an jeder beliebigen Hautstelle auftreten können. Histologisch ist die unregelmäßig geschichtete Epidermis akanthotisch verbreitert. Sie weist unregelmäßig verteilte atypische Keratinozyten mit hyperchromatischem Kern und teilweise atypischen Mitosen auf. Das Korium ist rundzellig infiltriert. An der Epidermisoberfläche ist eine deutliche Hyperkeratose zu erkennen.

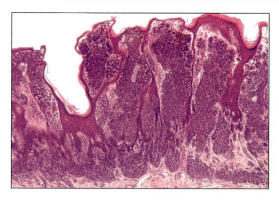

Abb. 11-54. Nävuszellnävus vom verrukösen Typ.
Dichte Ansammlungen von Melanozyten im Korium.
Hyperkeratotische Epidermis. HE-Fbg.

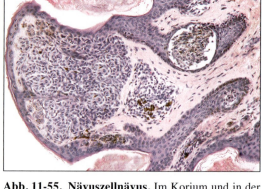

Abb. 11-55. Nävuszellnävus. Im Korium und in der
Junktionszone Nester von Melanozyten mit dunkelbrauner Melaninpigmentierung. HE-Fbg.

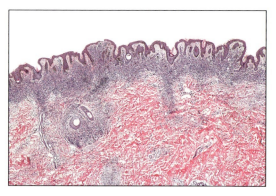

Abb. 11-56. Kongenitaler Nävus. Bandförmige subepidermale Anordnung von Melanozyten, die sich entlang der Adnexe in die Tiefe ausbreiten. HE-Fbg.

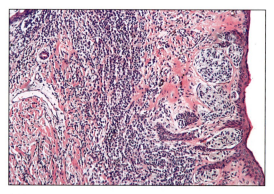

Abb. 11-57. Kongenitaler Nävus (postneonatal ent-
fernter Nävus) mit kleinen rundlichen Melanozyten in
den tiefen Dermisschichten. HE-Fbg.

Tumoren und tumorartige Veränderungen des Melanin bildenden Systems

Gutartige Pigmenttumoren

• Die **erworbenen Nävi** umfassen die gewöhnli-
chen Nävuszellnävi, den dysplastischen Nävus und
den Spitz-Nävus. Am häufigsten kommen die ge-
wöhnlichen Formen vor, die im Kindesalter entstehen und eine charakteristische Umwandlung vom
Junktionsnävus über den Compound-Nävus bis zum
intrakorialen Nävus durchmachen.

– **Junktionsnävus.** Histologisch findet man ballenförmig angeordnete Melanozyten an der Basalzellenschicht im Bereich der Spitzen der Epi-
dermispapillen.

– **Compound-Nävus.** Diese Nävi sind papillär aufgebaut und zeigen Nester von Melanozyten sowohl im Junktionsbereich als auch im Korium.

• Beim **intradermalen Nävuszellnävus** sind die
Melanozyten ausschließlich im Korium lokalisiert.

• **Kongenitale Nävi** kommen bei 1 bis 2% der
Neugeborenen vor. Unter Berücksichtigung ihrer
Größe unterscheidet man kleine Nävi (unter 10 mm
Durchmesser, etwa 30% der kongenitalen Nävi),
große Nävi (1 – 4 cm, 65%) und riesengroße Nävi
(»Badehosentyp«, 5%). Das Entartungsrisiko der
kongenitalen Nävi hängt von ihrer Größe ab: Etwa
5% der riesengroßen Nävi gehen in ein malignes
Melanom über. Histologisch finden sich in der Epidermis Nester und Bänder von kleinen, rundlichen,
zytoplasmaarmen Melanozyten, die besonders bei
den großen Nävi tief ins Korium – gelegentlich
auch ins Fettgewebe – reichen können und charakteristischerweise entlang der Adnexstrukturen wachsen. Gelegentlich kommen kleine knotenförmige
Gruppen von Melanozyten im Nävus vor: Diese

Veränderung ist nicht als beginnendes malignes Melanom zu deuten. Malignitätskriterien sind der Nachweis von vermehrten atypischen Mitosen und Nekrosen.

• **Spitz-Nävus** (Spindelzellnävus). Dieser Nävus kommt vorwiegend bei Kindern und nur selten bei Erwachsenen vor. Klinisch handelt es sich um einen schnell wachsenden, halb kugeligen, rötlichen bis hellbraunen Tumor.

Histologisch ist der Spitz-Nävus symmetrisch aufgebaut, scharf begrenzt und weist gleichmäßige, oft perpendikulär zur Oberfläche ausgerichtete Nester mit teilweise sehr großen, pleomorphen, epitheloiden oder spindeligen Melanozyten auf. Auch Riesenzellen und Mitosen kommen vor. An der Basis der Tumoren sieht man jedoch keine Mitosen, und die Melanozyten sind hier kleiner als an der Junktion (Zeichen der »Ausreifung«). Weitere Charakteristika des Spitz-Nävus sind Epithelhyperplasie, Hypergranulose, Ortho- und Parakeratose sowie manchmal kleine, intraepidermal gelegene, homogen eosinophile Globuli (Kamino-bodies).

• Der **dysplastische Nävus** ist eine Sonderform des Nävuszellnävus, der durch ein persistierendes Wachstum der intradermalen Melanozyten gekennzeichnet ist. Histologisch findet man eine Verlängerung der Reteleisten, eine unregelmäßige Proliferation der basalen Melanozyten mit Ausbildung unterschiedlich großer Zellnester, eine laterale, brückenartige Fusion dieser Nester, eine lamelläre dermale Fibroplasie um die verlängerten Reteleisten und ein lymphozytäres Koriuminfiltrat. Wichtiges Kriterium sind atypische Melanozyten, sogar Mitosen können vorkommen.

• **Blauer Nävus.** Es handelt sich um eine scharf begrenzte, einige Millimeter große Neubildung. Histologisch treten im Korium kleine Ansammlungen von stark melaninpigmentierten spindelzelligen Zellen auf. Beim zellulären Nävus stehen die besonders zahlreichen melaninpigmentierten Melanozyten im Vordergrund; sie sind kompakt angeordnet und erinnern an Nervenbundel. Immunhistochemisch sind die Zellen S100-Protein- und HMB-45-positiv.

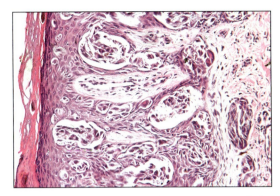

Abb. 11-58. Spitz-Nävus. Kleine Nester von spindeligen, polymorphen Zellen liegen im Stratum papillare sowie intraepidermal. HE-Fbg.

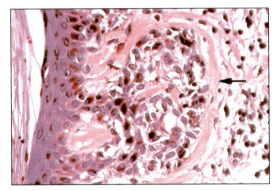

Abb. 11-59. Dysplastischer Nävus. Inselförmig angeordnete, proliferierte Melanozyten liegen den verlängerten Reteleisten an und werden von lamellenartig verdichtetem Bindegewebe (Fibroplasie) umgeben **(Pfeil).** HE-Fbg.

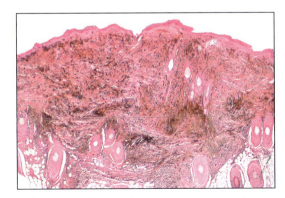

Abb. 11-60. Blauer Nävus. Dichte Ansammlungen stark melaninpigmentierter Melanozyten durchsetzen alle Kutisschichten bis in die Subkutis. HE-Fbg.

Prämaligne Pigmentveränderungen

• Als **Lentigo maligna** (Melanosis circumscripta, Präkanzerose, Dubreuilh-Krankheit, Hutchinson-Flecken) bezeichnet man ein Melanoma in situ in lichtgeschädigter Haut (meist Gesicht). Histologisch sieht man neben den Zeichen der chronischen Lichtschädigung (solare Elastose, Epidermisatrophie) typische intraepitheliale Veränderungen eines Melanoms (atypische Melanozyten in unregelmäßiger Anordnung, Melanozyten in höheren Epidermislagen und tief im Adnexepithel, fokale Dominanz von Einzelmelanozyten im Vergleich zu Nestern, unscharfe Begrenzung, unregelmäßige Pigmentierung).

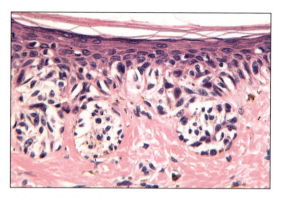

Abb. 11-61. Lentigo maligna. Nester von atypischen Melanozyten liegen bevorzugt in den basalen Schichten der Epidermis. HE-Fbg.

Maligne Pigmenttumoren

Das **maligne Melanom** wird als bösartiger, von den Melanozyten ausgehender Tumor definiert. Unter Berücksichtigung der Gestaltungs- und Ausbreitungsform unterscheidet man folgende **Sonderformen**:

– Das **noduläre Melanom** (NM) breitet sich primär vertikal aus und manifestiert sich als rasch wachsender Tumor.

– Das **Lentigo-maligna-Melanom** (LMM) entwickelt sich als Knoten im Bereich einer Lentigo maligna.

– Das **superfiziell spreitende Melanom** (SSM) zeigt eine oberflächlich zentrifugale Tumorausbreitung, die sich über längere Zeit erstreckt. Histologisch sieht man kleine Tumorinseln im epidermisnahen Korium. Im weiteren Verlauf kann der Tumor in eine vertikale Wachstumsform übergehen.

– Das **akral-lentiginöse Melanom** (ALM) stellt eine Sonderform des oberflächlich spreitenden Melanoms im Bereich der Fußsohle und Handinnenflächen dar.

Zu den wichtigsten diagnostischen Kriterien des malignen Melanoms zählen: Asymmetrie und unscharfe Begrenzung der Läsion mit unterschiedlich großen Nestern atypischer Melanozyten, die in unregelmäßigen Abständen voneinander liegen, sowie Nachweis atypischer Melanozyten in höheren Epidermislagen (transepidermale Ausbreitung). Die Morphologie der Melanomzellen zeigt eine große Vielfalt (oval, spindelig, polygonal u.a.). Die Kerne zeigen gelegentlich optisch leere Vakuolen.

Tumorzellen können unterschiedlich stark pigmentiert sein. Die Melaningranula lassen sich selektiv durch Versilberung (Masson-Hamperl-Färbung),

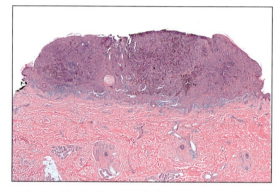

Abb. 11-62. Malignes noduläres Melanom. Tumor aus atypischen Melanozyten in knotenförmiger Anordnung. Epidermis und Kutis sind infiltriert. HE-Fbg.

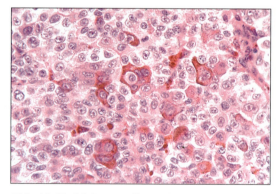

Abb. 11-63. Melanomzellen. Die polygonal gestalteten Tumorzellen zeigen ein dunkelbraunes Pigment (Melanin) in ihrem Zytoplasma. Die Kerne sind unregelmäßig gestaltet. HE-Fbg.

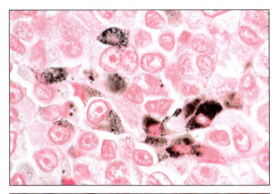

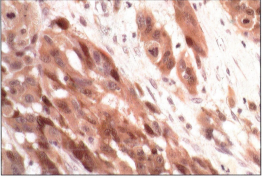

Abb. 11-64. Malignes Melanom. Oben: Masson-Silber. **Unten:** Protein-S100-Reaktion.

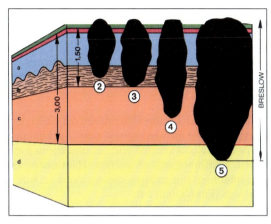

Abb. 11-65. Malignes Melanom. Infiltrationstiefe der Melanomzellen nach Breslow und Clark. Schematische Darstellung.

die Melanomzellen (entsprechend ihrem neuroektodermalen Ursprung) durch den immunhistochemischen Nachweis von S100-Protein darstellen.

Von prognostischer Relevanz ist die Infiltrationstiefe eines Melanoms, die durch die Bestimmung der Tumordicke (Breslow-Index) angegeben wird. Aus dieser Infiltration geht das Mikrostadium nach Clark hervor. Die Eindringtiefe des Tumors wird in Millimetern angegeben: Gemessen wird von der Granularzellschicht bis zur tiefstgelegenen Tumorzelle. Man spricht von einem niedrigen Metastasierungsrisiko bei malignen Melanomen bis zu 0,75 mm Tumordicke, von mittlerem Metastasierungsrisiko bei einer Dicke von 0,76 bis 1,5 mm und von einem hohen Metastasierungsrisiko bei über 1,5 mm Dicke.

Weichteile

Tumoren und tumorartige Veränderungen des Weichteilgewebes

Tumoren des fibrösen Gewebes – Fibromatosen

- **Fibrome** sind Tumoren, bei denen die Kollagenfaserneubildung im Vordergrund steht. Sie kommen als isolierte Neubildungen vor; sie sind klinisch erhaben, hautfarben und oft gestielt. Häufiger treten sie kombiniert mit anderen mesenchymalen Komponenten (Fibrolipom) auf.

- **Histiozytome.** Der Histiozyt ist von den Knochenmarkzellen (z. B. bei der Langerhans-Zellhistiozytose) abzugrenzen. Ob Neubildungen aus Histiozyten (insbesondere als malignes fibröses Histiozytom) eine eigenständige Tumorentität darstellen, ist umstritten. Wahrscheinlich handelt es sich nur um ein histologisches Tumormuster (z. B. storiformes Wachstum, Hämosiderinablagerungen), das bei verschiedenen Neubildungen (Fibrosarkomen, Liposarkomen, Leiomyosarkomen) vorkommen kann.

Das **gutartige fibröse Histiozytom** der Haut (Dermatofibrom) ist eine gutartige Neubildung, die am ehesten als reaktive Veränderung einzustufen ist (z. B. posttraumatisch, nach Insektenstich). Klinisch erkennt man einen rötlich braunen, indurierten Knoten. Histologisch zeigt sich ein scharf begrenzter, aber nicht abgekapselter, dermaler Tumor, der aus Fibroblasten und Histiozyten sowie dazwischen gelegenen verdickten Kollagenfaserbündeln besteht. Die Zellen können in strang- oder wirbelartiger (storiform) Anordnung vorliegen. Unter den Histiozyten können auch Sidero- oder Lipophagen vorkommen. Die bedeckende Epidermis ist hyperplastisch und oft hyperpigmentiert.

Das **maligne fibröse Histiozytom** (MFH) ist der häufigste maligne Weichteiltumor des späten Erwachsenenalters. Man unterscheidet storiform-pleomorphe, myxoide, riesenzellreiche, entzündliche und angiomatoide Varianten, die auf das histologische Muster hinweisen.

Alle fünf Tumortypen bestehen aus fibroblastenähnlichen Zellen (histiozytären Zellen), Entzündungszellen und Gefäßen in unterschiedlicher Zusammensetzung. Das Wachstumsmuster des storiform-pleomorphen MFH entspricht dem Dermatofibrosarcoma protuberans mit zusätzlichen Riesenzellen. Beim myxoiden MFH (Myxofibrosarkom)

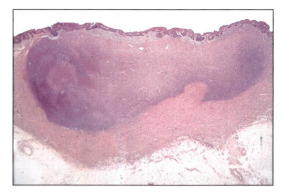

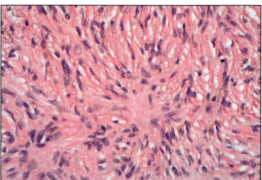

Abb. 11-66. Fibröses Histiozytom. Oben: Übersicht des zelldichten Tumors, der von einer eingezogenen, leicht verdickten Epidermis bedeckt wird. **Unten:** Bei stärkerer Vergrößerung erkennt man das typische storiforme (wirbelartige) Muster der Zellen. HE-Fbg.

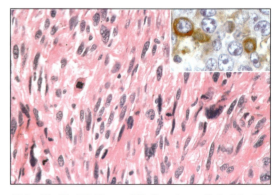

Abb. 11-67. Malignes Histiozytom. Spindelzellig aufgebauter, maligner Tumor mit zahlreichen Mitosen. HE-Fbg. **Inset:** α_1-Chymotrypsin-positive Tumorzellen.

zeigt das Stroma eine ausgeprägte myxoide Degeneration, sodass hier eine Ähnlichkeit mit einem myxoiden Liposarkom besteht. Beim riesenzellreichen MFH finden sich multiple Riesenzellen vom Osteoklastentyp. Das seltene entzündliche MFH ist durch Xanthomzellen (Schaumzellen) und neutrophile Granulozyten gekennzeichnet. Auch das seltene angiomatoide MFH zeigt teilweise sinusoidal erweiterte Gefäße, Einblutungen und Nester von histiozytären Zellen. In allen Formen können chondroide und knöcherne Metaplasien vorkommen. Immunhistochemisch sind die Tumorzellen immer Vimentin-positiv; Lysozym und α_1-Antichymotripsin werden unregelmäßig exprimiert.

• Als **Dermatofibrosarcoma protuberans** wird ein Dermis und Subcutis infiltrierender, an der Oberfläche sich vorwölbender Tumor bezeichnet. Die Neubildung wächst lokal, rezidiviert häufig, setzt aber erst spät und nur selten Metastasen. Histologisch erkennt man einen zellreichen spindelzelligen Aufbau mit einem storiformen (wirbelartigen) Wachstumsmuster. Die Zellen zeigen geringe Atypien, leicht vermehrte Mitosen und eine Infiltration des angrenzenden Fettgewebes.

• Das **Fibrosarkom** geht von den Fibroblasten aus und besteht histologisch – als gut differenzierte Form – aus breiten Bändern von Zellen, die in einem fischzugartigen Muster angeordnet sind. Dazwischen finden sich unterschiedlich dichte kollagene Fasern. Mitosen kommen vermehrt vor. Mit zunehmender Entdifferenzierung verschwindet das Fischzugmuster, Zellatypien und Mitosen nehmen dagegen zu. Besonders ausgeprägte Atypien treten beim Strahlenfibrosarkom auf.

• **Fibromatosen.** Unter diesem Begriff versteht man eine heterogene Gruppe von Erkrankungen, die durch eine nicht neoplastische Bindegewebeproliferation mit Infiltration des angrenzenden Gewebes gekennzeichnet ist. Die Erkrankungen zeigen meist einen gutartigen Verlauf, neigen aber zum Rezidiv. Einige Formen sind an bestimmte Altersklassen gebunden.
– Überwiegend im Säuglings- und Kindesalter finden sich **Fibromatosis colli**, digitale, subdermale, multifokale und fasziale Fibromatosen sowie Fibromatosen der Aponeurosen.
– Die **Plantarfibromatose** (M. Ledderhose) und die **mesenteriale Fibromatose** werden in allen Altersklassen beobachtet.
– Zu den Fibromatosen des adulten Typs gehören die Palmarfibromatose (Dupuytren-Kontraktur),

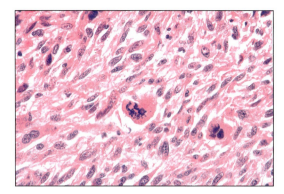

Abb. 11-68. Malignes fibröses Histiozytom mit Tumorriesenzellen und atypischen Mitosen. HE-Fbg.

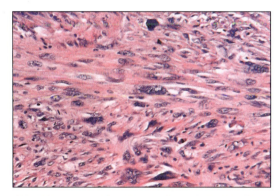

Abb. 11-69. Strahlenfibrosarkom. Spindelzelliges Fibrosarkom mit ausgeprägter Zell- und Kernpolymorphie. HE-Fbg.

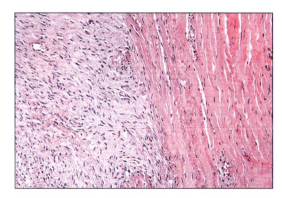

Abb. 11-70. Palmarfibromatose Dupuytren. Rechts faserreiche Faszie, links Fibromatose mit einem myxoid aufgelockerten, zellreichen Gewebe. HE-Fbg.

die Penisfibromatose, das Narbenkeloid sowie die retroperitoneale und mediastinale Fibromatose.

Histologisch finden sich je nach Krankheitsbild deutlich vermehrte, verdickte kollagene Fasern sowie proliferierte Fibroblasten (später Myofibroblasten), gelegentlich mit Zellatypien und einzelnen Mitosen. In einem Frühstadium können dichte perivaskuläre entzündliche Infiltrate beobachtet werden. Dies trifft besonders für die retroperitoneale Fibrose zu, die reichlich verfettete Pseudoxanthomzellen einschließen kann.

• **Palmarfibromatose** (Dupuytren-Kontraktur). Es handelt sich um umschriebene, nicht abgekapselte Wucherungen von Fibroblasten mit Fibrose der Palmaraponeurose, die zu einer Kontraktur der Finger führt. In einem floriden Stadium ist die Veränderung noch sehr zellreich, mit einem myxoid aufgelockerten Zwischengewebe. Später steht eine ausgeprägte Kollagenfaserneubildung im Vordergrund.

• Beim **Narbenkeloid** kommt es im Bereich einer bestehenden Narbe zu einer progredienten Fibroblastenproliferation mit besonders ausgeprägter Kollagenfaserneubildung. Bei der aggressiven Fibromatose handelt es sich um eine nicht metastasierende, aber infiltrativ und destruierend wachsende Proliferation von Fibroblasten. Prädilektionsstellen sind die Bauchdecken, Schulter, Rumpf und Oberschenkel. Histologisch erkennt man dicht gelagerte, spindelige Zellen, die keine wesentlichen Zell- und Kernatypien oder Mitosen aufweisen.

• **Noduläre Fasziitis.** Histologisch handelt es sich um scharf begrenzte, aber nicht abgekapselte Knoten. Sie bestehen aus plump erscheinenden Fibroblasten, die in kurzen, unregelmäßigen Bündeln angeordnet sind. Zwischen den Fibroblasten liegen Lymphozyten, manchmal auch Lipophagen und mehrkernige Riesenzellen. Die Fibroblasten zeigen eine geringe Kernpolymorphie, vermehrte und atypische Mitosen sind selten. In der Gieson-Färbung erkennt man ein »junges Bindegewebe«, das nur im Zentrum des Knotens neu gebildete kollagene Gieson-rote Fasern zeigt. Zu den besonderen Varianten zählen die kranielle Fasziitis (im Kopfbereich bei Kindern), die intravaskuläre Fasziitis im Bereich der mittelgroßen Arterien und Venen und die proliferative Fasziitis mit – wie bei einer proliferativen Myositis – ganglienähnlichen Zellen.

Gefäßtumoren (siehe Seite 124)

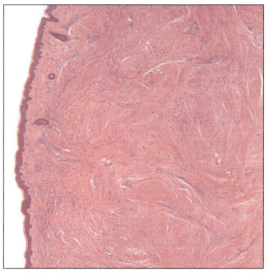

Abb. 11-71. Keloidnarbe. Ausgeprägte Vermehrung der bündelförmig angeordneten, verdickten kollagenen Fasern unter einer leicht atrophischen Epidermis. HE-Fbg.

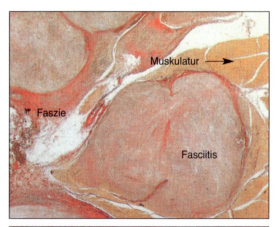

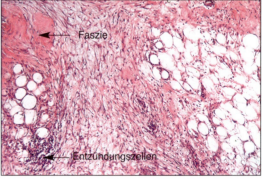

Abb. 11-72. Noduläre Fasciitis. Bindegewebe mit myxoider Auflockerung und leichter entzündlicher Infiltration. **Oben:** Gieson-Fbg. **Unten:** HE-Fbg.

Tumoren des Fettgewebes

• **Lipome** sind die häufigsten Weichteiltumoren. Sie bestehen aus reifen, durch zarte Septen gegliederte und begrenzte Fettzellen. Die Sonderformen leiten sich von dem besonderen histologischen Bild ab: das Angiolipom ist durch den auffallenden Gefäßreichtum gekennzeichnet. Ferner erkennt man auch reichlich intravasale Fibrinthromben. Das spindelzellige Lipom zeigt neben charakteristischen Lipomanteilen auch spindelzellige Abschnitte. Manchmal bestehen deutliche Zellatypien (pleomorphes Lipom). Unter Berücksichtigung der Gewebedifferenzierung unterscheidet man Fibro-, Myo-, Chondro-, Angio- und Myxolipome. Das Hibernom ist eine besondere Lipomform, die aus fetalen multivakuolisierten Lipozyten aufgebaut ist.

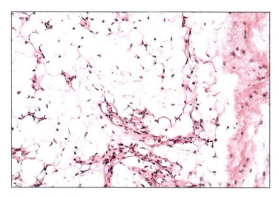

Abb. 11-73. Lipom. Tumor aus reifen Fettzellen. Gut entwickeltes Gefäßsystem. HE-Fbg.

• **Liposarkome** stellen die zweithäufigsten Sarkome des Erwachsenenalters dar. Unter Berücksichtigung des histologischen Bildes unterscheidet man:

– Das **hochdifferenzierte Liposarkom** entspricht einem Lipom mit nur vereinzelten Lipoblasten. In diese Gruppe fällt auch das zellreiche atypische Lipom. Diese Neubildungen weisen eine gute Prognose auf.

– Das **myxoide Liposarkom** zeigt unterschiedlich gut differenzierte Lipoblasten, die in einem dichten Netz kleiner Kapillaren mit einem eingeschlossenen mukoiden Material liegen. Stellenweise können diese zu größeren Schleimseen zusammenfließen. In den Lipoblasten ist nur wenig intrazytoplasmatisches Fett nachzuweisen.

– Das **rundzellige Liposarkom** besteht aus überwiegend undifferenzierten, rundzelligen Lipoblasten, die nur spärlich Lipid speichern. Die Kerne zeigen deutliche Atypien. Mitosen sind vermehrt.

– Das **pleomorphe Liposarkom** besteht aus polymorphen Lipoblasten mit bizarren Riesenzellen. Im Zytoplasma finden sich unterschiedlich große Fettvakuolen.

Immunhistochemisch exprimieren gut differenzierte Liposarkome Vimentin und S100-Protein, in wenig differenzierten Tumoren ist nur noch Vimentin nachweisbar.

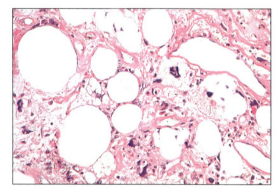

Abb. 11-74. Polymorphzelliges Liposarkom. Ausgeprägte Zell- und Kernatypien. Unterschiedlich große Fettvakuolen. HE-Fbg.

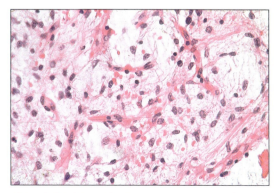

Abb. 11-75. Myxoides Liposarkom. Kleine fettarme Tumorzellen in einem myxoiden Stroma, das ein dichtes Kapillarnetz einschließt. HE-Fbg.

Tumoren der Muskulatur

- **Leiomyome** sind gutartige Neubildungen der glatten Muskulatur. In Abhängigkeit von der Lokalisation unterscheidet man Haut-, Genital- und Gefäßleiomyome. Die häufigste Lokalisation (Uterus) zählt nicht zu den Weichteilen. Histologisch sieht man einen scharf begrenzten Knoten, der aus wirbelartig angeordneten, isomorphen glatten Muskelfasern besteht.

- Das **Leiomyosarkom** ist ein maligner Tumor der glatten Muskulatur. Zu den häufigsten Lokalisationen zählen Uterus und Gastrointestinaltrakt. Histologisch besteht die Neubildung aus breiten Bündeln von spindeligen Zellen mit ovalem Kern und azidophilem Zytoplasma. Neben den Malignitätskriterien Zelldichte, Kernatypien, Tumorgröße und Nekrose hat sich der Mitoseindex (5 bis 10 Mitosen pro Blickfeld) als trennschärfstes differenzialdiagnostisches Kriterium durchgesetzt. Immunhistochemisch reagieren die Tumorzellen mit Antikörpern gegen Vimentin, Aktin-SM und in einem großen Prozentsatz auch gegen Desmin. Neben dem Nachweis von Östrogenrezeptoren lassen sich gelegentlich auch atypische Expressionsmuster finden: EMA, Keratin (CAM 5.2) und plazentare alkalische Phosphatase.

- Das **Rhabdomyom** ist ein sehr seltener, gutartiger Tumor der Skelettmuskulatur, der als fetale Form bei Kindern im Kopf-Hals-Bereich lokalisiert ist. Die adulte Form kommt in der Mundhöhle vor. Die Rhabdomyome des Herzens bei tuberöser Sklerose werden als Hamartome gedeutet. Histologisch erkennt man einen scharf begrenzten Knoten, der aus eng aneinander liegenden, großen, runden oder polygonalen Zellen mit fein granuliertem, eosinophilem Zytoplasma besteht. Zwischen den Tumorzellen verlaufen feine, gefäßführende bindegewebige Septen.

- **Rhabdomyosarkom.** Man unterscheidet folgende Untergruppen des Rhabdomyosarkoms:
  - Das **alveoläre Rhabdomyosarkom** entspricht der embryonalen Form mit bindegewebigen Septen, die Nester von undifferenzierten, rundlichen Myoblasten einschließen und drüsige Strukturen vortäuschen.
  - Das **embryonale Rhabdomyosarkom** zeigt histologisch dissoziierende Zellen, die in einem nur spärlich entwickelten Fasergerüst liegen. Neben undifferenzierten runden Zellen können spindelige eosinrote Zellen mit exzentrischem Zellkern (Kaulquappen-Zellen) sowie vakuolisierte Zellen

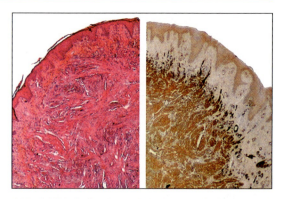

Abb. 11-76. Leiomyom. Spindelige, teilweise wirbelartig angeordnete Zellen mit einem langgestreckten, isomorphen Zellkern. **Links:** HE-Fbg. **Rechts:** Aktin-Reaktion

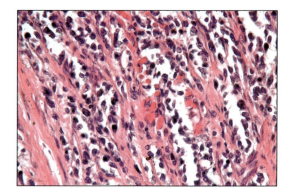

Abb. 11-77. Alveoläres Rhabdomyosarkom. Der Tumor bildet lang gestreckte Hohlräume, die einen drüsigen Aufbau vortäuschen. HE-Fbg.

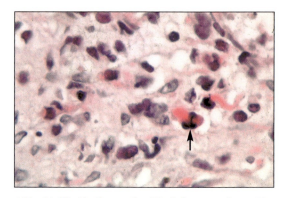

Abb. 11-78. Embryonales Rhabdomyosarkom. Typisch sind kleine, stark eosinrote Tumorzellen mit eingezogenem Kern (**Pfeil** = Kaulquappenzelle). HE-Fbg.

beobachtet werden. Diese Tumorform kann die unterschiedlichen Entwicklungsschritte der Skelettmuskelfasern – von undifferenzierten, rundlichen Blasten mit spärlichem Zytoplasma bis zu weitgehend ausgereiften Zellen – widerspiegeln. Das Sarcoma botryoides ist eine Variante des embryonalen Typs mit bevorzugter Lokalisation des Urogenitaltrakts.

– Das **pleomorphe Rhabdomyosarkom** zeigt ausgeprägte Zell- und Kernatypien. Immunhistochemisch sind die entdifferenzierten Tumorzellen gegen Vimentin, die differenzierten Zellen gegen Desmin und Myoglobin positiv. Eine Querstreifung im Zytoplasma der Tumorzellen lässt sich nur selten nachweisen.

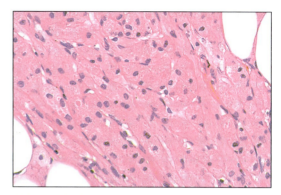

Abb. 11-79. Granularzelltumor. Solider Tumor aus Zellen mit einem feingranulierten Zytoplasma, das einen kleinen rundlichen, chromatindichten Kern sowie PAS-positive Granula einschließt. PAS-Fbg.

Tumoren mit xanthomatösen Veränderungen

• Bei einem **Xanthom** besteht eine gutartige Vermehrung von Xanthomzellen (fettspeichernde Histiozyten), die gelegentlich als mehrkernige Riesenzellen (Touton-Zellen) vorkommen. Das Fibroxanthom entspricht dem fibrösen Histiozytom mit besonders zahlreichen Xanthomzellen. Von einem atypischen Xanthofibrom spricht man, wenn reichlich Zellatypien und Mitosen vorhanden sind. Die Veränderung ist gutartig, eine Unterscheidung von einem malignen Fibroxanthom kann aber schwierig sein.

Besondere Weichteiltumoren

• **Granularzellentumor.** Der Granularzelltumor (frühere Bezeichnung »Myoblastenmyom«) wird als neurogene Neubildung aufgefasst, die von den Schwann-Zellen ausgeht. Histologisch finden sich große monomorphe Zellen mit breitem, intensiv rot gefärbtem und fein granuliertem Zytoplasma und einem runden monomorphen Kern. Die Zellen infiltrieren das angrenzende Fett- und Muskelgewebe. Immunhistochemisch zeigen die Zellen eine Expression von Vimentin, S100-Protein und neuronspezifischer Enolase (NSE).

• **Myositis ossificans.** Als Myositis ossificans bezeichnet man eine tumorartige Veränderung, die aus kollagenen Fasern, Fibroblasten und neu gebildeten Knochen besteht. Typisch ist der zonale Aufbau mit reifem Knochen in der Peripherie. Mitosen kommen vor.

• Bei der **proliferativen Myositis** handelt es sich um eine rasch wachsende, unscharf begrenzte Neubildung in einer quer gestreiften Muskulatur. Sie

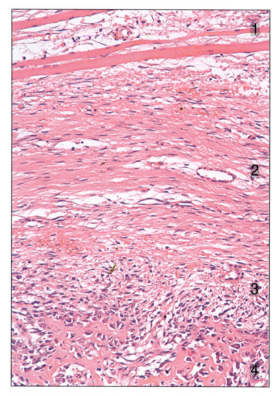

Abb. 11-80. Myositis ossificans. Typischer zonaler Aufbau mit Muskulatur (**1**), faserreichem Bindegewebe (**2**), zelldichter Infiltration (**3**) und neu gebildetem lamellären Knochen (**4**). HE-Fbg.

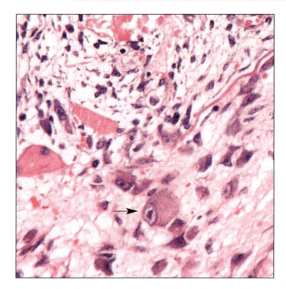

Abb. 11-81. Proliferative Myositis. Die tumorartige Weichteilveränderung zeigt große, zytoplasmareiche Zellen, die an Ganglienzellen **(Pfeil)** erinnern. Das umgebende Stroma ist auflockert und leicht rundzellig infiltriert. HE-Fbg.

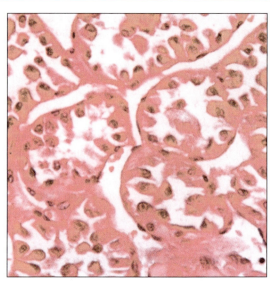

Abb. 11-82. Alveoläres Weichteilsarkom. Unregelmäßige Lichtungen werden von Tumorzellen mit azidophilem Zytoplasma begrenzt. HE-Fbg.

besteht aus Fibroblasten und ganglienähnlichen Zellen, die in einem aufgelockerten Stroma liegen.

• Das seltene **alveoläre Weichteilsarkom** bildet alveoläre Strukturen und kann ein Adenokarzinom vortäuschen. Diese Tumorart wird von einigen Autoren als maligner Granulosazelltumor gedeutet.

• Das **Klarzellensarkom** (malignes Melanom des Weichteilgewebes) ist ein seltener Tumor, der in Verbindung mit Sehnen oder Aponeurosen entsteht. Histologisch besteht die Neubildung aus Gruppen heller spindeliger Zellen mit rundem, zentral gelegenem Kern, der große Nukleolen einschließt. Mit der Masson-Hamperl-Versilberung lässt sich Melaninpigment nachweisen. Zusätzlich finden sich mehrkernige Riesenzellen mit kreisförmig angeordneten Kernen. Atypien und Mitosen sind mäßig stark vermehrt. Immunhistochemisch reagieren die Tumorzellen mit Antikörpern gegen Vimentin, S100-Protein und NSE.

• **Extraskelettale Chondro- und Osteosarkome** sowie **maligne Synovialome** entsprechen den Neubildungen der Knochen bzw. der Gelenke.

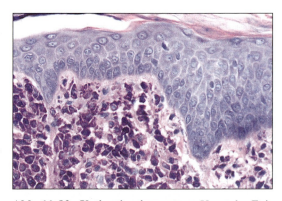

Abb. 11-83. Urticaria pigmentosa. Unter der Epidermis erkennt man dichte Ansammlungen von Mastzellen mit einem typischen grob granulierten, basophilen Zytoplasma. Giemsa-Fbg.

Urticaria pigmentosa – Mastozytom – Mastozytose

Diese Krankheitsbilder sind histologisch durch eine besonders ausgeprägte Ansammlung von Mastzellen im Gewebe gekennzeichnet. Diese können als isoliertes Knötchen bei Kindern (spontan rückbildungsfähiges Mastozytom), als multiple lachsfarbene Makeln und Papeln bei Adoleszenten (Urticaria pigmentosa) oder als systemische Mastozytose mit Befall von Haut, Knochen und Magen-Darm-Trakt vorkommen. Dabei kommt es zu einer hohen Histaminfreisetzung.

Mycosis fungoides

Die Mycosis fungoides ist das häufigste primäre kutane Lymphom (extranodales Non-Hodgkin-Lymphom, ausgehend von T-Helfer-Zellen), das in der Regel jahrzehntelang auf die Haut begrenzt bleibt, im weiteren Verlauf jedoch auch zu einer Systembeteiligung führen kann. Die klinischen Erscheinungsformen sind sehr variationsreich. Grundsätzlich werden drei Stadien voneinander abgegrenzt:

– Im Patch-Stadium (prämykosides Stadium) finden sich klinisch großfleckige, unregelmäßig und scharf begrenzte, gering schuppende Potheme. Histologisch zeigt sich ein angedeutet bandförmiges lymphozytäres Infiltrat im oberen Korium. Auch intraepidermal lassen sich bei nur diskreter Spongiose Lymphozyten nachweisen, die zumeist größer sind als die im Korium. Zusätzlich sieht man lang gestreckte Parakeratosehügel.

– Im Plaque-Stadium (infiltratives Stadium) zeigen sich scharf begrenzte, teilweise bizarr konfigurierte erythematöse Plaques. Die histologischen Veränderungen sind jetzt stärker ausgeprägt. Man sieht ein dichtes, bandförmiges lymphozytäres Infiltrat und intraepidermal vergrößerte und atypische Lymphozyten, die z. T. in kleinen Ansammlungen vorliegen (Pautrier-Mikroabszesse) und von nur geringer Spongiose begleitet werden. Zusätzlich sieht man im Stratum papillare vergröberte Kollagenfaserbündel.

– Im Tumorstadium kommt es – oftmals erst nach langjähriger Krankheitsdauer – zur Ausbildung exophytischer Knoten, die zu ulzerösem Zerfall neigen. Histopathologisch entsprechen die Veränderungen jetzt häufig denen eines hochmalignen T-Zellen-Lymphoms.

Beim Sézary-Syndrom handelt es sich um eine erythrodermatische Variante der Mycosis fungoides, bei der zusätzlich eine Lymphadenopathie besteht und im Blut atypische Lymphozyten mit einem gyrierten Zellkern (Sézary-Zellen) nachweisbar sind. Histologisch entsprechen die Veränderungen meist denen im Patch-Stadium; intraepidermal finden sich oft nur wenige neoplastische Lymphozyten.

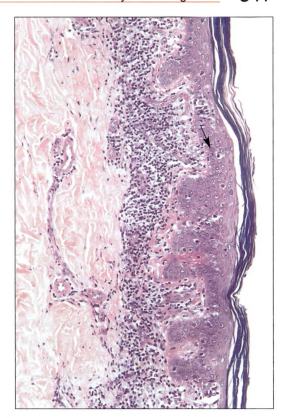

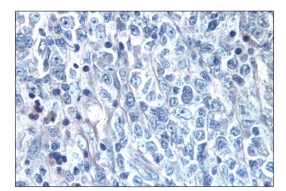

Abb. 11-84. Mycosis fungoides. Oben: Plaque-Stadium mit einem bandförmig angeordneten lymphozytären Infiltrat im Korium unter der Epidermis. In der Epidermis kleine Zellansammlungen (**Pfeil** = Pautrier-Abszess). Giemsa-Fbg. **Unten:** hochmalignes T-Zellen-Lymphom (Tumorstadium). Giemsa-Fbg.

Immunhistochemie

Unter den Neubildungen der Haut und der Weichteile sind epitheliale, mesenchymale, melanozytäre und neuroendokrine Tumoren abzugrenzen. Bei der genauen histogenetischen Zuordnung dieser Neubildungen – insbesondere bei entdifferenzierten Formen – ist die Immunhistochemie in den meisten Fällen sehr hilfreich.

Immunhistochemie der Hautveränderungen

• **Epitheliale Zellen/Tumoren.** Adenome und Karzinome lassen sich in der Regel durch entsprechende Marker (Zytokeratin und EMA) sicher identifizieren. Für eine erste Erfassung ist die Kombination von hoch- und niedrigmolekularen Zytokeratinen (z. B. AE1/AE3 als »Cocktail«) einzusetzen. Niedrigmolekulare Zytokeratine (CAM 5.2) markieren die drüsigen Strukturen bzw. ihre Tumoren. Keratinozyten (Plattenepithelkarzinome) reagieren mit EMA, CK5/6 und E-Cadherin. Basalzellen sind 34βE12-positiv. Kollagen IV ist ein Bestandteil der Basalmembran. Ihre Darstellung kann den Nachweis einer Frühinvasion (Durchbrechung der Basalmembran) erleichtern.

Immunhistochemie der Weichteile

• **Mesenchymale Zellen/Tumoren.** Diese sehr unterschiedlichen Gewebearten lassen sich immunhistochemisch differenzieren, dabei sind aber Sensitivität oder Spezifität sehr unterschiedlich. Problematisch ist nicht selten die genaue histogenetische Zuordnung von spindelzelligen Sarkomen (Dermatofibrosarcoma protuberans, spindelzelliges Karzinom, spindelzelliges Melanom, atypisches Fibroxanthom und Leiomyosarkom). Vimentin lässt sich bei den meisten mesenchymalen Neubildungen nachweisen, allerdings kann es auch zu Kreuzreaktionen in einigen epithelialen oder neuronalen Zellen kommen.

– **Fibröse Tumoren.** Dermatofibrosarkome sind Vimentin- und CD34-positiv. Aktin-SM ist in 70% der Fälle positiv und Desmin negativ.

– **Fettzelltumoren** sind Vimentin- und CD34-positiv.

– **Muskeltumoren.** Tumoren der glatten Muskelzellen und der quer gestreiften Muskulatur sind Vimentin- und Desmin-positiv. Caldesmon kommt bei kontraktilen Zellen (glatte Muskelzellen, Myoepithelien) vor und weist auf eine myoide Differenzierung hin. Mit Aktin-SM werden zusätzlich Myofibroblasten erkannt.

– **Endothelien/vaskuläre Tumoren bzw. Tumorkomponenten.** Diese Zellen reagieren mit dem Faktor-VIII-assoziierten Antikörper und mit Ulex positiv. Positiv sind auch CD34, Vimentin und andere.

• **Melanozyten/Pigmentnävus/maligne Melanome.** Positiv sind S100-Protein und HMB-45. S100-Protein kommt in Gewebe neurogenen Ursprungs vor, aber auch in Chondrozyten, Adipozyten und in Myoepithelien (Mamma).

• Unter den **neuroendokrinen Tumoren** ist der Merkel-Zell-Tumor zu nennen, der sich mit Chromogranin A sowie mit einem Panzytokeratin nachweisen lässt.

12

Hämolymphopoetisches System

Inhalt

Lymphknoten

Immundefektsyndrome 320
Altersveränderungen 321
Ektopien in Lymphknoten 321
Ablagerung endogener Substanzen 321
Reaktive Lymphknotenveränderungen 323
Fremdkörperreaktionen 327
Lymphknotenveränderungen
bei Kollagenosen 328
Lymphknotentumoren 329
Maligne Hodgkin-Lymphome 330
  Lymphozytenreicher Typ 330
  Klassisches Hodgkin-Lymphom......... 330
Non-Hodgkin-Lymphome 332
Histiozytäre Neubildungen 339
Generalisierte Mastozytose 340
Extramedulläre Blutbildung 341
Lymphknotenmetastasen 341

Milz

Kreislaufstörungen 342
Entzündungen 343
Speicherkrankheiten 343
Pigmente 344
Nicht neoplastische Bluterkrankungen 345

Thymus

Involution – Fehlbildungen 346
Hyperplasie 346
Tumoren 346

Tonsillen

Tonsillitis Angina 347
  Virusbedingte Tonsillitiden 347
Tumoren 348

Knochenmark – Blut

Bildungsstörungen der Erythrozyten 349
Differenzierungsstörungen 350
Korpuskuläre hämolytische Anämien 350
Myeloproliferative Erkrankungen 351
  Myelodysplastische Syndrome........... 351
  Akute Leukämien 352
  Chronische Leukämien 353
Polyzythämien 354
Essenzielle Thrombozythämie 354

Lymphknoten

Immundefektsyndrome

• **Angeborene, genetisch bedingte Immundefekte** lassen sich in drei Formen (isolierte T-Zellen-, isolierte B-Zellen- und kombinierte Immundefekte) einteilen. Die vielen Varianten unterschiedlicher Pathogenese und klinischen Schweregrades sind insgesamt selten. Zu den Beispielen zählen die Thymusaplasie (Di-George-Syndrom), das Wiskott-Aldrich-Syndrom, die Agammaglobulinämie Bruton und das kombinierte Immundefektsyndrom SCID (Severe Combined Immunodeficiency). Bei dieser seltenen angeborenen Erkrankung mit gestörter humoraler und zellulärer Immunität, Leukopenie und fehlendem oder niedrigem Antikörperspiegel kommt es zu einer hochgradigen Zellarmut des lymphatischen Gewebes mit Fehlen von B- und T-Zellen. Dadurch sind Lymphknoten, Milz und Thymus stark verkleinert.

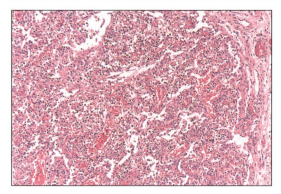

Abb. 12-1. Lymphknoten bei SCID. Zellarmer Lymphknoten mit Freilegung des retikulären Grundgerüsts. HE-Fbg.

• **Erworbene Immundefektsyndrome** lassen sich als sekundäre, nicht genetisch bedingte Veränderungen prinzipiell in zwei Gruppen unterteilen: Die weitaus häufigsten sind **iatrogene Immundefekte** (z. B. nach immunsuppressiver Therapie) sowie **Immundefekte infolge Infektion** durch das humane Immundefizienzvirus (HIV). Nach Bestrahlung treten ausgedehnte Vernarbungen des lymphoretikulären Gewebes hinzu.

Morphologisch sind die Lymphknotenveränderungen während der Frühphase der HIV-Infektion durch eine irreguläre follikuläre Hyperplasie mit Ausbildung sehr großer, oft bizarrer Keimzentren gekennzeichnet. Hier finden sich expandierte Netzwerke dendritischer Retikulumzellen, die reichlich Viruspartikel an ihren Zellfortsätzen aufweisen. Hinzu kommt meist eine Aktivierung der T-Zell-Areale, eine Plasmozytose sowie eine unreifzellige Sinushistiozytose mit einer Vermehrung monozytoider B-Zellen. Diese Veränderungen sind zwar relativ typisch, aber nicht beweisend für eine HIV-Infektion.

In den Spätstadien kommt es zu einer progredienten Zellarmut der lymphatischen Gewebe mit Verlust der Follikel, Rückbildung und Vernarbung von Keimzentren und zu einer Atrophie der T-Areale. Es besteht eine leichte Vermehrung von Plasmazellen und Makrophagen. Das Maschenwerk der Retikulinfasern wird durch den Zellverlust freigelegt und ist häufig wie ausgekämmt. Auch diese Veränderungen sind nicht spezifisch.

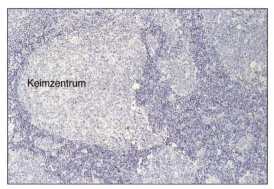

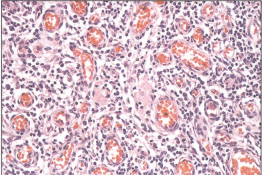

Abb. 12-2. HIV-Infektion. Oben: Frühstadium mit unregelmäßiger follikulärer Hyperplasie. Giemsa-Fbg. **Unten:** Zellarmut und Kapillarproliferation bei AIDS. HE-Fbg.

Altersveränderungen

Die Bedeutung altersbedingter Veränderungen im Lymphknoten für immunologische Vorgänge ist bislang kaum bekannt. Im Alter kommt es gehäuft zu Veränderungen, wie etwa Ersatz von Lymphknotenparenchym durch Fettzellen **(lipomatöse Atrophie)** oder eine Vernarbung inguinaler oder axillärer Lymphknoten.

Ektopien in Lymphknoten

In Lymphknoten können vielfältige benigne, heterotope oder hamartomatöse Gewebeeinschlüsse vorkommen, die gelegentlich Schwierigkeiten bei der Abgrenzung gegenüber Lymphknotenmetastasen maligner Tumoren bereiten können. Häufig sind Nävuszellnester zu finden. In zervikalen Lymphknoten kommen Schilddrüsen- oder Speicheldrüsengewebe vor, während axillär aberrantes Mammagewebe und intraabdominal endometriale Drüsen beobachtet werden. Im Thymus finden sich häufig Epithelkörperchen.

Ablagerung endogener Substanzen

• **Proteine.** Die trabekel- und/oder gefäßassoziierte Ablagerung von kondensiertem, häufig sekundär verkalktem Eiweiß wird als **Hyalinose** bezeichnet. Sie findet sich häufig in inguinalen Lymphknoten als Residuum abgelaufener Entzündungen. Aus diesem Grund sind Lymphknoten dieser Lokalisation für die morphologische Diagnostik häufig nicht geeignet. Die Hyalinose besitzt keinen Krankheitswert. Sie ist abzugrenzen von Amyloidablagerungen, die sich durch ein typisches färberisches und immunhistochemisches Verhalten identifizieren lassen.

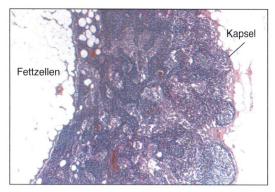

Abb. 12-3. Lipomatöse Lymphknotenatrophie. Fettzelldurchwachsung. HE-Fbg.

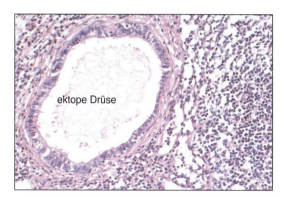

Abb. 12-4. Ektope endometriale Drüsen in einem iliakalen Lymphknoten. HE-Fbg.

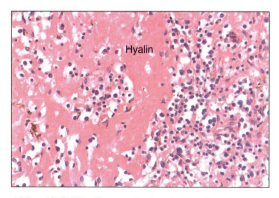

Abb. 12-5. Hyalinose. Eosinrote Hyalinablagerungen. HE-Fbg.

- **Pigmente.** Verschiedene Pigmente werden überwiegend von phagozytierenden Makrophagen gespeichert.
  - **Anthrakose.** Es handelt sich um ein exogenes Pigment, das meist durch Inhalation aufgenommen wird. Zunächst wird es im Zwischengewebe der Alveolarsepten abgelagert und später in die regionären Lymphknoten abtransportiert. Eine Anthrakose ist nicht von krank machender Bedeutung, weist aber auf eine Staubbelastung hin. Histologisch zeigt das freiliegende grobkörnige Kohlepigment eine dunkelbraune bis schwarze Eigenfarbe.
  - **Eisenablagerungen.** In Lymphknoten und Milz wird gelegentlich eine Siderose nachgewiesen.
  - **Zeroid** stellt ein Abbauprodukt von Zellmembranbestandteilen dar und kommt bei einer Vielzahl von Erkrankungen, z. B. bei **Hyperlipoproteinämien**, beim gesteigerten Zellabbau, bei der infantil septischen Granulomatose und idiopathisch als **Syndrom der seeblauen Histiozytose** vor. Dieser Name leitet sich von den in der Giemsa-Färbung grünblauen, PAS-positiven Makrophagen ab. Eine spezielle Form der Zeroidablagerungen stellen *Hamazaki-Wesenberg-Körperchen* dar, die intra- und extrazellulär in den Sinus vorkommen. Darüber hinaus sind die phagozytierenden Zellen aller lymphoretikulären Organe bei den auf Stoffwechseldefekten beruhenden Speicherkrankheiten gleichermaßen betroffen.
  - Das von kutanen Melanozyten gebildete **Melanin** findet sich in Lymphknoten – als dermatopathische Lymphadenopathie – vorwiegend bei Hauterkrankungen mit Pigmentinkontinenz, bei großen pigmentierten Hauttumoren oder bei Hautlymphomen.

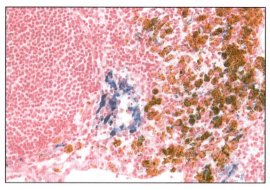

Abb. 12-6. Siderose–Anthrakose. Rechts im Bild Ablagerungen von dunkelbraunem bis schwarzem Kohlepigment. In der Mitte Hämosiderinpigment. Berliner-Blau-Reaktion.

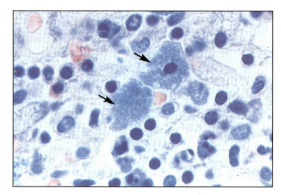

Abb. 12-7. Seeblaue Histiozyten (Pfeile). Giemsa-Fbg.

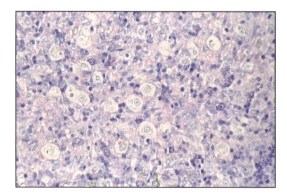

Abb. 12-8. Dermatopathische Lymphadenopathie. Vermehrte Makrophagen, teilweise mit Melaninpigment. Giemsa-Fbg.

Reaktive Lymphknotenveränderungen

Entzündlich reaktive Veränderungen des Lymphknotens werden als Lymphadenitis bezeichnet. Häufig ist eine ätiologische Zuordnung nicht möglich (unspezifische Lymphadenitis).

• **Follikuläre lymphatische Hyperplasie.** Eine Stimulation der humoralen (B-Zellen-vermittelten) Immunantwort lässt in den ruhenden Primärfollikeln aus kleinen Lymphozyten helle Keimzentren entstehen (Sekundärfollikel). Dort proliferieren und differenzieren sich Vorläuferzellen der Plasmazellen (Zentroblasten, Zentrozyten und Immunoblasten). Hier werden auch Antigene und Immunkomplexe durch dendritische Retikulumzellen präsentiert.

Histologisch sieht man deutlich vergrößerte Follikel mit scharf gezeichneten Keimzentren. Follikel und Keimzentren behalten die rundliche Form bei. Mitosen sowie reichlich »Sternhimmelzellen« kommen vor. Differenzialdiagnostisch kann die Abgrenzung gegenüber einem follikulären NHL schwierig sein. Eine fehlende bcl-2-Expression und eine hohe Proliferation sprechen für eine Hyperplasie.

• **Noduläre und diffuse parakortikale Lymphknotenhyperplasie.** Eine überwiegende Stimulation der T-Zellen-vermittelten Immunantwort führt zu einer Zunahme der Zellzahl in den Parakortikalzonen, wo sich hauptsächlich T-Lymphozyten und ihre akzessorischen Zellen befinden. Hier kann es zu einer knotenförmigen, seltener diffusen Proliferation dieser Zellen kommen. Die noduläre Zusammenlagerung von T-Zellen und interdigitierenden Retikulumzellen wird als T- oder Tertiärknötchen bezeichnet. Sie findet sich vorwiegend bei der dermatopathischen Lymphadenitis.

• **Hyperplasie extrafollikulärer Blasten** (bunte Pulpahyperplasie). Diese Reaktionsform ist recht häufig und kann mit einer Follikelhyperplasie vergesellschaftet sein. Es findet sich eine diffuse Verbreiterung, von der Pulpa auf die Parakortikalzone übergreifend, mit Auftreten sowohl von kleinen Lymphozyten als auch von blastären Zellelementen, die insgesamt ein buntes zytologisches Bild hervorrufen. Die extrafollikulären Blasten sind häufig CD30-positiv; sie können sowohl der B- als auch der T-Zell-Reihe angehören. Die bunte Pulpahyperplasie ist Bestandteil reaktiver Lymphknotenveränderungen, so z. B. Virusinfektionen (infektiöse Mononukleose), Toxoplasmose oder bei der Reaktion auf das Antiepileptikum Hydantoin.

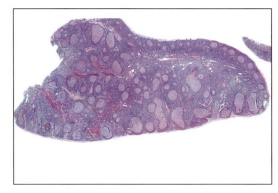

Abb. 12-9. Follikuläre lymphatische Hyperplasie. Sekundärfollikel mit hellen Keimzentren, die von einer dunklen Lymphozytenkrone umgeben sind. Giemsa-Fbg.

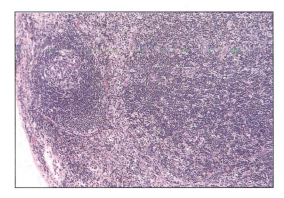

Abb. 12-10. Tertiärknötchen mit nodulärer Proliferation von T-Lymphozyten (linke Bildhälfte). PAS-Fbg.

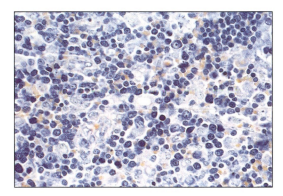

Abb. 12-11. Bunte Pulpahyperplasie mit gemischtzelliger Proliferation in der Lymphknotenpulpa. Giemsa-Fbg.

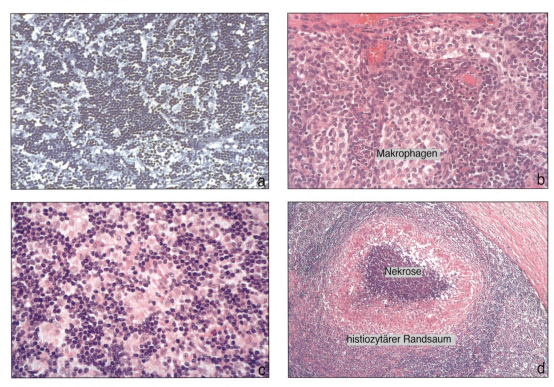

Abb. 12-12. Reaktive Lymphknotenveränderungen. a) Unreife Sinushistiozytose. Monozytoide B Zellen mit dunklem Kern in den Lymphknotensinus. Giemsa-Fbg. **b)** Sinushistiozytose (Sinuskatarrh). Intrasinusoidale Proliferation von Makrophagen in den Lymphknotensinus. HE-Fbg. **c)** Kleinherdige Epitheloidzellreaktion. Knotenförmige Ansammlung von länglichen Zellen mit hellem Kern. HE-Fbg. **d)** Retikulohistozytär-abszedierende Lymphadenitis. Zentrale leukozytenreiche Nekrose links im Bild, die von einem histiozytären Wall begrenzt wird. HE-Fbg.

• **Monozytoide B-Zell-Reaktion.** Diese Reaktionsform wurde früher als unreife Sinushistiozytose bezeichnet und als intrasinusoidale Proliferation von Makrophagen bzw. Monozyten angesehen. Heute steht fest, dass es sich um Ansammlungen von stimulierten B-Zellen handelt, die in enger Beziehung zu Zellen der Marginalzone stehen. Sie finden sich als dicht zusammenliegende Zellen mit dunklen Kernen bevorzugt in der Umgebung des Follikelmantels und kommen bei verschiedenen Erkrankungen (Toxoplasmose, akute EBV-Infektion und Yersiniose) vor.

• **Sinushistiozytose.** Als Ausdruck einer gesteigerten Aktivität der unspezifischen Immunabwehr wird in Lymphknoten häufig eine intrasinusoidale Vermehrung von aktivierten Makrophagen (Histiozyten) beobachtet. Diese sind bevorzugt in den Marksinus nachweisbar, die stark ausgeweitet sind. Eine Sinushistiozytose (Sinuskatarrh) tritt immer

dann auf, wenn die Lymphknoten über afferente Lymphgefäße vermehrt Antigene bzw. Fremdsubstanzen resorbieren.

• **Kleinherdige Epitheloidzellreaktionen.** Nicht nur die in den Sinus vorhandenen, sondern auch in der Lymphknotenpulpa gelegenen Makrophagen können durch geeignete, meist aus T-Lymphozyten stammende Substanzen stimuliert werden. Dabei kann eine Transformation in Epitheloidzellen erfolgen, die ein helles Zytoplasma um einen längs ovalen Kern mit großem Nukleolus aufweisen. Eine gruppenförmige Zusammenlagerung wird als kleinherdige Epitheloidzellreaktion bezeichnet.

• **Retikulohistozytär abszedierende Lymphadenitiden.** Kennzeichnendes Merkmal dieser Veränderungen ist die Entstehung von abszessartigen Ansammlungen neutrophiler Granulozyten, die von einem Randwall aus histiozytären Zellen begrenzt

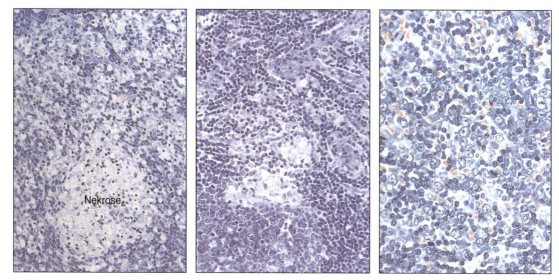

Abb. 12-13. Links: Kikuchi-Lymphadenitis. Zentrale Nekrose ohne Granulozyten. Giemsa-Fbg. **Mitte: Piringer-Kuchinka-Lymphadenitis** in einem nuchalen Lymphknoten bei Toxoplasmose. Giemsa-Fbg. **Rechts: EBV-Lymphadenitis**. Bunte Pulpahyperplasie mit Blasten und beginnendem Verlust der Grundstruktur. Giemsa-Fbg.

werden und vorwiegend in rindennahen Abschnitten des Lymphknotens vorkommen. Die Veränderung ist sehr häufig bei der Katzenkratzkrankheit (in der Versilberung nach Warthin-Starry lassen sich plumpe Stäbchenbakterien *[Bartonella henseale]* nachweisen), bei Yersiniose *(Y. pseudotuberculosis)* und beim Lymphogranuloma inguinale (Chlamydieninfektion inguinaler und iliakaler Lymphknoten).

Infektionen durch die gramnegativen Stäbchenbakterien *Y. enterocolitica* bzw. *Y. pseudotuberculosis* zeigen histologische Lymphknotenveränderungen, die bereits gewisse Rückschlüsse auf den Erregertyp erlauben. Während *Y. pseudotuberculosis* meist retikulohistiozytär abszedierende Veränderungen mit ausgeprägter Perilymphadenitis hervorruft, geht die *Y. enterolitica*-Infektion in der Regel mit einer kräftigen Lymphknotenschwellung einher. Dieser liegen sowohl eine entzündliche Reaktion im Kapsel- und Trabekelbereich als auch durch eine bunte zelluläre Reaktion ausgeweitete Sinus zugrunde. Meist treten noch eine bunte Hyperplasie und eine unreife Sinushistiozytose hinzu.

• Die ätiologisch ungeklärte **nekrotisierende Lymphadenitis Kikuchi** zeigt histologisch das Bild einer retikulohistiozytär abszedierenden Lymphadenitis mit unregelmäßig konfigurierten und unterschiedlich großen Nekrosen, die jedoch keine Granulozyten enthalten. In der Umgebung der Nekrose liegen saumförmig angeordnete Histiozyten. Weiter besteht eine stark stimulierte T-Zone (bunte Pulpahyperplasie). Häufig liegen außerdem eine unreifzellige Sinushistiozytose und eine leichte Perilymphadenitis vor. Betroffen sind vorwiegend junge Frauen.

• **Lymphadenitis bei Toxoplasmose.** Typisches Merkmal der Lymphknotenreaktion bei der Infektion durch das Protozoon *Toxoplasma gondii* ist die Lymphadenitis Piringer-Kuchinka. Diese Form der Lymphknotenentzündung kommt zwar auch bei anderen Erkrankungen vor (infektiöse Mononukleose, Bruzellose), ist aber recht spezifisch für die Toxoplasmose. Histologisch besteht eine klassische Befundkonstellation aus Follikelhyperplasie, kleinherdiger Epitheloidzellreaktion (insbesondere in Keimzentren) und unreifzelliger Sinushistiozytose, zu der eine bunte Pulpahyperplasie sowie eine Perilymphadenitis hinzutreten können.

• Die **infektiöse Mononukleose** wird durch das Epstein-Barr-Virus (EBV) hervorgerufen. Die Lymphknotenveränderungen sind histologisch durch eine bunte Pulpahyperplasie gekennzeichnet, zu der eine Follikelhyperplasie, Nekrosen unterschiedlicher Ausprägung, eine kleinherdige Epitheloidzellreaktion und eine unreife Sinushistiozytose hinzutreten können. Immunoblastenähnliche Zellen

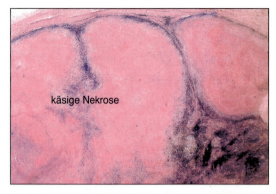

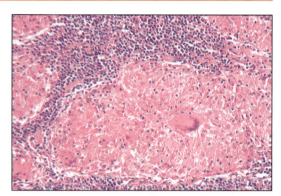

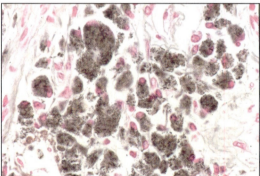

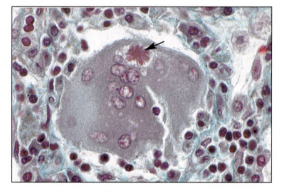

Abb. 12-14. Oben: verkäsende Tuberkulose mit ausgedehnter Nekrose. HE-Fbg. **Unten: mykobakterielle Histiozytose.** Massive intrazelluläre Vermehrung von säurefesten Stäbchen in Histiozyten. Grocott-Versilberung.

Abb. 12-15. Sarkoidose. Oben: Epitheloidzellgranulom mit mehrkernigen Riesenzellen vom Langhans-Typ. HE-Fbg. **Unten:** Asteroid-Körperchen **(Pfeil)** in Riesenzellen. Goldner-Fbg.

können für ein immunoblastisches oder für ein Hodgkin-Lymphom gehalten werden. Es besteht jedoch ein polytypisches Immunglobulinmuster. Für die EBV-Infektion ist ferner der Nachweis von Zelluntergängen (Apoptosen) charakteristisch.

• **Mykobakterielle Infektionen.** Die Tuberkulose kommt in den Lymphknoten als produktive bzw. als exsudative verkäsende Form vor. Bei schlechter Abwehrlage stehen die Nekrosen im Vordergrund. Typisch ist der Nachweis von Granulomen mit Epitheloidzellen, mehrkernigen Riesenzellen vom Langhans-Typ und kleinen zentralen käsigen Nekrosen. In der Peripherie lassen sich reichlich Lymphozyten finden.

Mykobakterien sind mithilfe der Ziehl-Neelsen- oder fluoreszenzmikroskopisch mit der Rhodamin-Auramin-Färbung nachzuweisen, allerdings meist nur bei besonders ausgeprägten exsudativen Formen.

• **Atypische Mykobakteriosen.** Bei diesen Erregern, die als ubiquitär vorkommende Mykobakterien bezeichnet werden, handelt es sich um für den Menschen normalerweise apathogene Keime. Bei Resistenzminderung bzw. fehlender Immunität im Kindesalter, besonders bei angeborenen Immundefekten, kann eine Reihe tuberkuloseähnlicher Krankheitsbilder auftreten. Heute liegt einer atypische Mykobakteriose meist eine HIV-Infektion zugrunde; häufigster Erreger ist *M. avium intracellulare*. Etwa 70% der Fälle lassen sich histologisch nicht von einer Tuberkulose abgrenzen, während in 10% der Fälle retikulohistiozytär abszedierende Lymphknotenläsionen vorliegen. Die Erreger werden von Epitheloidzellen phagozytiert, können sich jedoch intrazellulär ungehindert vermehren. Es kommt zu einer starken Infiltration in Lymphknoten, Milz, Leber und Knochenmark, durch geschwollene Histiozyten mit massenhaft PAS-positiven Erregern im Zytoplasma.

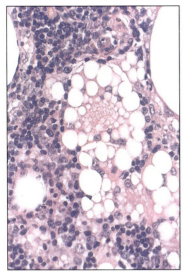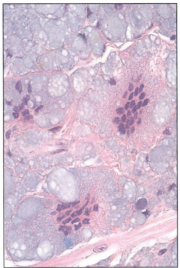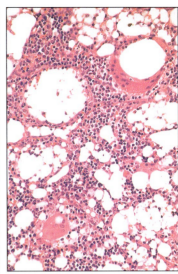

Abb. 12-16. Fremdkörperreaktion. Links: Silikon-Lymphadenopathie. Histiozytäre Fremdkörperreaktion in der Umgebung eines amorphen Materials. HE-Fbg. **Mitte: Polyvinylpyrrolidon-Ablagerungen.** Wabige Histiozyten mit einem gespeicherten, leicht basophilen Material. HE-Fbg. **Rechts: Zustand nach Lymphangiografie.** Fremdkörperriesenzellen in der Umgebung von Ölzysten (herausgelöstes Kontrastmittel). HE Fbg.

- Die **Sarkoidose** (Boeck-Krankheit) stellt eine granulomatöse Systemerkrankung unbekannter Ätiologie dar, die durch das Auftreten von nicht verkäsenden Epitheloidzellgranulomen in zahlreichen Organen gekennzeichnet ist.

Histologisch liegen kleine Ansammlungen von Epitheloidzellen in T-Regionen vor, die sich zu teilweise konfluierenden Epitheloidzellgranulomen mit unterschiedlich vielen Riesenzellen entwickeln. Häufig, aber nicht obligat, sind intrazytoplasmatische Einschlusskörper (*Asteroid-* oder *Schaumann-Körperchen*), die sekundär verkalken können. Im Randbereich sind viele CD4-positive T-Lymphozyten vorhanden. Ältere Sarkoidosegranulome zeigen eine perifokale Fibrose.

Fremdkörperreaktionen

- **Silikon- und PVC-Lymphadenopathie.** Die exogene Zufuhr von Silikonpartikeln (z. B. aus Mammaprothesen oder aus Schlauchsystemen bei chronischer Hämodialyse) führt zu lokalisierten Fremdkörperreaktionen in regionären Lymphknoten bzw. nach parenteraler Zufuhr zu systemischen Silikonablagerungen in Milz, Leber und Knochenmark. Histologisch findet man Ansammlungen von Makrophagen und Riesenzellen mit einem vakuolisier-

ten Zytoplasma, das ein farbloses amorphes, teilweise fein granuläres Material enthält. Ähnliche Veränderungen finden sich gelegentlich in den regionären Lymphknoten nach Anlage von Gelenkprothesen mit PVC-Kapseln, deren Abrieb lymphogen verschleppt wird.

- **Polyvinylpyrrolidon-Lymphadenopathie** (PVP) wird als synthetischer Lösungsvermittler bzw. Medikamententräger eingesetzt und führt bei parenteraler Gabe zu einer histiozytären Fremdkörperreaktion. In den betroffenen, vergrößerten Knoten finden sich PVP-Granulome, die aus Makrophagen, Epitheloidzellen und Fremdkörperriesenzellen bestehen. Diese enthalten ein schaumiges, gelegentlich braunes Material, das sich durch die Kongorot-Färbung darstellen lässt.

- **Zustand nach Lymphangiografie.** Das bei der Darstellung von Lymphknoten im Rahmen eines Tumorstaging verwendete ölhaltige Röntgenkontrastmittel lagert sich in Form disperser Tröpfchen in den erweiterten Lymphknotensinus ab. Die Tropfen werden von intrasinusoidalen Makrophagen und Riesenzellen vom Fremdkörpertyp phagozytiert und langsam resorbiert. In der Pulpa kann eine Eosinophilie bestehen. Innerhalb von Wochen bis Monaten kommt es zu einer Rückbildung der Fremdkörperreaktion, die als Fibrose zurückbleiben kann.

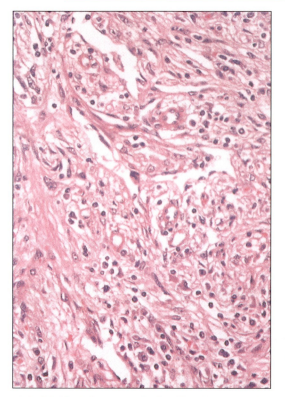

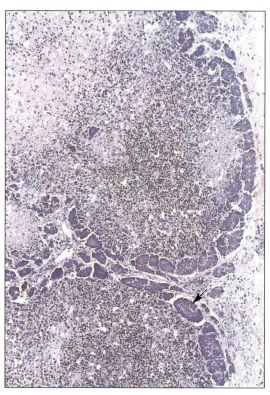

Abb. 12-17. Inflammatorischer Pseudotumor. Gemischte, dichtzellige Infiltration mit weitgehendem Ersatz der Lymphknotenstruktur. HE-Fbg.

Abb. 12-18. Systemischer Lupus erythematodes. Grobschollige hämatoxyphile DNA-Ablagerungen **(Pfeil)**. HE-Fbg.

• **Pseudotumoren des Lymphknotens** (inflammatorischer Pseudotumor). Bei dieser reaktiven Läsion findet sich eine meist vom Hilumbereich ausgehende peritrabekuläre sowie in der Kapsel auftretende Läsion, die in die Pulpa und in das umgebende Gewebe vordringen kann. Hier dominieren zellreiche Areale, die von histiozytären Spindelzellen, Lymphozyten, Plasmazellen, Makrophagen und Granulozyten gebildet werden. Narbenfelder oder abszessartige Formationen kommen vor. Ähnliche Läsionen finden sich auch in der Milz.

Lymphknotenveränderungen bei Kollagenosen

• **Systemischer Lupus erythematodes.** Bei Patienten mit einem systemischen Lupus erythematodes (SLE) bestehen nicht selten vergrößerte Lymphknoten. Diese gehen meist auf eine reaktive Vermehrung stimulierter lymphatischer Zellen zurück, die an Immunoblasten erinnern. Dabei sind ausgedehnte Nekrosen häufig, die sich durch Ablagerung eines grobschollingen hämatoxyphilen Materials (DNA-Präzipitate) im Stroma sowie an Sinus- und Gefäßwänden auszeichnen.

Lymphknotentumoren

• **Angiofollikuläre lymphatische Hyperplasie.**
Die angiofollikuläre lymphatische Hyperplasie
(Castleman-Krankheit) stellt eine seltene Lymph-
knotenveränderung dar. Ein Teil der Fälle ist als
gutartige hamartomatöse bzw. reaktive Veränderung, ein Teil als prognostisch ungünstige Manifestation einer Immundysregulation anzusehen. Es
kommen lokalisierte und – prognostisch meist un-
günstigere – disseminierte Formen vor. Die Kombination aus Castleman-Krankheit, Polyneuropathie, Organomegalie, Endokrinopathie, M-Protein
(Paraproteinämie) und Haut(Skin)-Veränderungen
wird als **POEMS-Syndrom** bezeichnet.

Histologisch unterscheidet man zwei Subtypen:
– Der **hyalinvaskuläre Typ** zeigt charakteristischerweise follikelartige Strukturen mit regressi-
ven Keimzentren, die von ringförmig angeordneten Lymphozyten umgeben werden und inmitten
stark proliferierter und hyalinisierter kleiner
Blutgefäße liegen. Es können großflächige Ablagerungen eines hyalinen Materials vorkommen,
während Plasmazellen spärlich sind.
– Die **plasmazellreiche Variante** – Ausdruck einer gestörten Immunreaktion – zeigt teils floride,
teils regressive Keimzentren mit den erwähnten
eigenartigen Lymphozytenwällen sowie interfol-
likulär eine massive Plasmazellvermehrung, die
monotypisch sein kann. Kombinationsbefunde
aus Angioproliferation und Plasmozytose kommen beim Intermediärtyp vor.

• **Kaposi-Sarkom des Lymphknotens.** Im Rahmen der HIV-Infektion treten primär nodale Kapo-
si-Sarkome nicht nur bei afrikanischen Kindern auf.
Die Morphologie ist durch eine Formenvielfalt geprägt, da das Kaposi-Sarkom sowohl im Hilum als
auch im Kapselbereich sowie in der Pulpa als diffuse oder auch als noduläre Infiltration imponieren
kann. Meist findet sich eine Proliferation irregulär
englumiger Gefäßräume mit Spindelzellen, aber
auch hämangiomartige oder solide spindelzellige
Tumoren werden beobachtet. Die Tumorzellen leiten sich von den Gefäßendothelien ab und exprimieren daher entsprechende Marker (Willebrand-
Faktor, Faktor-VIII-assoziiertes Antigen).

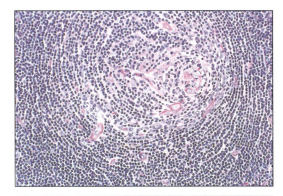

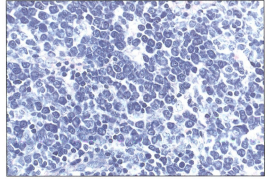

Abb. 12-19. Castleman-Krankheit. Oben: angiofollikuläre Hyperplasie mit konzentrischer Zellschichtung. PAS-Fbg. **Unten:** plasmazellreiche Form. Giemsa-Fbg.

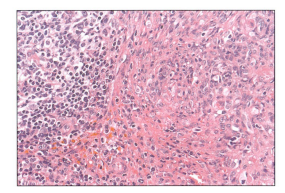

Abb. 12-20. Kaposi-Sarkom. Proliferation von spindeligen Zellen in der Umgebung von neu gebildeten
Spalträumen. HE-Fbg.

Maligne Hodgkin-Lymphome

Hodgkin-Lymphome (HL, Morbus Hodgkin oder Lymphogranulomatose) sind neoplastische Erkrankungen offenbar überwiegend bisher nicht definierter B-Zellen. Sie machen etwa 30% der malignen Lymphome aus. Man unterscheidet:

Lymphozytenreicher Typ (Lymphozyten-prädominantes HL, noduläres und diffuses Paragranulom)

Dieses Hodgkin-Lymphom nimmt eine Sonderstellung ein: Es ist insgesamt selten, besitzt eine günstige Prognose (nur 10% gehen in ein hochmalignes B-Zellen-Lymphom über) und stellen ein B-Zellen-Lymphom dar, das in die Gruppe der Keimzelltumoren einzuordnen ist.

Speziell das noduläre Paragranulom entwickelt sich meist aus progressiv transformierten Keimzentren, die neben dem Paragranulom im gleichen Lymphknoten vorliegen können. Histologisch finden sich knotenförmige Infiltrate überwiegend aus kleinen Lymphozyten sowie aus eingestreuten Retikulumzellen, Epitheloidzellen und immunoblastenähnlichen Zellen. Charakteristisch sind L- und H-Zellen, die in wechselnder Anzahl vorkommen. Sie sind relativ groß, besitzen ein mittelbreites Zytoplasma und große, meist lobulierte und gefältelte Kerne (Popcorn-Zellen) mit kleinen Nukleolen. Als Hinweis für die histogenetische Beziehung zu B-Lymphozyten exprimieren sie B-Zell-Antigene (z. B. CD20). Sternberg-Reed-Zellen sowie eosinophile Granulozyten gehören nicht zum typischen Bild der Paragranulome, während das Auftreten häufig ringförmig um die Infiltrate angeordneter Epitheloidzellen und -granulome nicht selten ist. Die für das klassische HL typische CD30- und CD15-Expression fehlt.

Klassisches Hodgkin-Lymphom (KLH)

Dieser Typ macht ca. 95% aller HL aus. Diese Form ist gekennzeichnet durch den Nachweis von Hodgkin- und Sternberg-Reed-Zellen als wesentlicher Zellbestandteil. Man unterscheidet folgende KLH-Varianten:

• **Nodulär sklerosierender Typ.** Diese Form eines Hodgkin-Lymphoms ist recht häufig. Histologisch werden von der nodulären Sklerose infiltrierte Lymphknoten meist durch aus der Kapsel einstrahlende Kollagenfaserbündel durchzogen, die von der Kapsel ausstrahlen. Zwischen den Septen finden sich knotige, zellreiche neoplastische Infiltrate mit

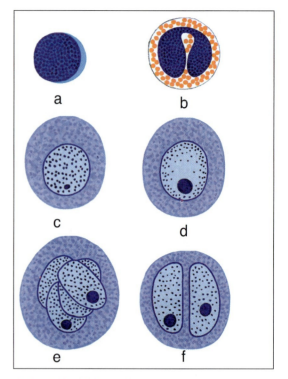

Abb. 12-21. Hodgkin-Lymphom. Schematische Darstellung der Zellen des Hodgkin-Infiltrats. **a)** Lymphozyt. **b)** Eosinophiler Granulozyt. **c)** Reizzelle. **d)** Hodgkin-Zelle. **e)** Sternberg-Reed-Zelle. **f)** Zelle mit Spiegelbildkernen. Giemsa-Fbg.

den für dieses Hodgkin-Lymphom typischen Lacunarzellen, deren Zytoplasma aufgrund eines Artefakts nach Formalin-, nicht jedoch nach B5-Fixation retrahiert ist und optisch leer erscheint. Die Kerne sind meist blass, die Nukleolen indistinkt. Die Lacunarzellen exprimieren die für Hodgkin-Lymphome charakteristischen Antigene (CD30 regelmäßig, CD15 häufig), in typischen Fällen jedoch werden weder LCA (allgemeines Lymphozytenantigen, CD45) noch B- oder T-Zell-assoziierte Marker nachgewiesen. Der zelluläre Hintergrund des Infiltrats kann in seiner Zusammensetzung stark wechseln: Neben Lymphozyten und Eosinophilen können atypische lymphatische oder histiozytäre Zellen vorkommen. Liegen Lacunarzellen, aber keine nennenswerte Faservermehrung vor, so spricht man von einer zellulären Phase der Erkrankung. Unterschiedlich große Nekrosen können vorhanden sein und sollten bei Vorliegen von bandförmigen Sklerosierungen immer den Verdacht auf ein Hodgkin-Lymphom wecken.

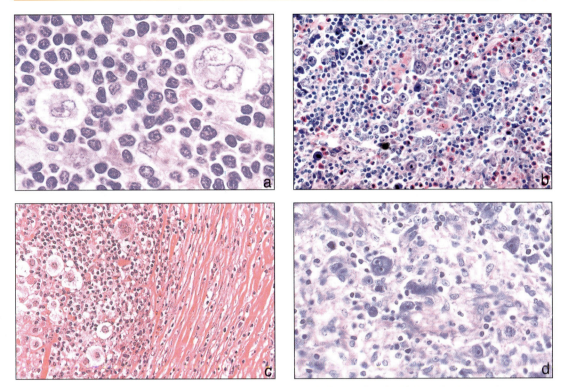

Abb. 12-22. Hodgkin-Lymphom. a) Hodgkin-Paragranulom. L & H-Zellen. HE-Fbg. **b)** Mischtyp. Buntes zytologisches Bild mit reichlich eosinophilen Granulozyten, Hodgkin- und Sternberg-Reed-Zellen. HE-Fbg. **c)** Nodulär-sklerosierender Typ. Breite Bindegewebestreifen (rechts im Bild) durchsetzen das Infiltrat mit reichlich Lakunenzellen. HE-Fbg. **d)** Lymphozytenarmes Hodgkin-Lymphom. Zahlreiche Sternberg-Reed-Zellen, aber nur vereinzelte Lymphozyten. Giemsa-Fbg.

• **Hodgkin-Lymphom vom Mischtyp.** Dieses Hodgkin-Lymphom ist neben dem nodulär sklerosierenden Typ häufig. Histologisch findet sich ein buntes, gemischtzelliges Infiltrat mit Gefäßproliferation, Nekrosezonen und Vernarbungen. Zytologisch kommen wechselnd viele Lymphozyten, Makrophagen, neutro- und eosinophile Granulozyten sowie Plasmazellen vor. Bei sehr zahlreichem Vorkommen von epitheloidzellig transformierten Makrophagen wird von einem epitheloidzellreichen Hodgkin-Lymphom gesprochen. Bei den neoplastischen Zellen handelt es sich um immunoblastenähnliche einkernige Blasten mit großen Nukleolen (Hodgkin-Zellen) und die aus ihnen entstehenden mehrkernigen Sternberg-Reed-Zellen. Diese sind – gemeinsam mit dem typischen zellulären Hintergrund – für die Erkrankung charakteristisch und für die Diagnose erforderlich, aber nicht unbedingt spezifisch. Die Sternberg-Reed-Zellen zeigen eine erhebliche Variationsbreite: Gemeinsam ist ihnen das Vorhandensein mehrerer großer heller Kerne mit prominenten Nukleolen in einem schwach basophilen Zytoplasma. Diese Zellen können pyknotisch verändert sein (»Mumienzellen«) und exprimieren die Hodgkin-assoziierten Antigene CD15, CD30 bei Negativität für CD45. In Frühstadien ist das Infiltrat zunächst in den T-Regionen der Lymphknoten nachweisbar (interfollikuläres HL), später wird die Grundstruktur des befallenen Lymphknotens vollständig aufgehoben.

• **Lymphozytenarmer Typ.** Morphologisch lassen sich zwei Formen unterscheiden. Zum einen können die befallenen Lymphknoten eine ausgeprägte Vernarbung mit hochgradiger Zellverarmung und nur wenigen neoplastischen Hodgkin- und Sternberg-Reed-Zellen aufweisen (diffuse Fibrose), besonders bei älteren Patienten mit Immundefekt-Syndrom. Es können auch dichte Rasen vielgestaltiger neoplastischer Zellen vorliegen, die teilweise bizarre Kernformen aufweisen und an Hodgkin- und Sternberg-Reed-Zellen erinnern.

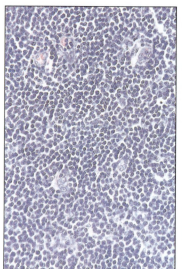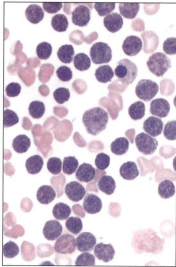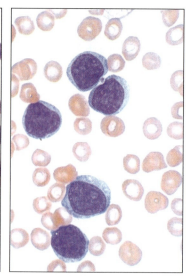

Abb. 12-23. Niedrigmaligne Non-Hodgkin-Lymphome. Links: chronische lymphatische Leukämie vom B-Zell-Typ. Diffuse Lymphknoteninfiltration mit monotonem Zellbild. Giemsa-Fbg. **Mitte:** massive Lymphozytenausschwemmung im peripheren Blut bei CLL. Giemsa-Fbg. **Rechts: Prolymphozytenleukämie.** Große Prolymphozyten mit prominenten Nukleolen im peripheren Blut. Giemsa-Fbg.

Non-Hodgkin-Lymphome

Non-Hodgkin-Lymphome (NHL) stellen maligne klonale Neoplasien lymphatischer Zellen bzw. des Immunsystems dar, die sich von den Hodgkin-Lymphomen morphologisch und immunphänotypisch unterscheiden. NHL entstehen meist nodal, d. h. in Lymphknoten, können aber auch in sekundären lymphatischen Organen und in jeder anderen Körperregion, d. h. extranodal, auftreten.

• **Chronische lymphatische Leukämie vom B-Zell-Typ** (CLL). Es handelt sich um eine Neoplasie reifer Lymphozyten, die auf ihrer Zellmembran monotypische Oberflächenimmunglobuline tragen und B-Zell-Antigene (CD20, 22, 23 und 25) exprimieren. Sie enthalten keine zytoplasmatischen Immunglobuline. In der Regel geht dieses lymphozytische NHL primär mit einer leukämischen Ausschwemmung einher. Histologisch ist die Grundstruktur des Lymphknotens aufgehoben. Es finden sich flächige Infiltrate aus leicht vergrößert erscheinenden Lymphozyten mit rundlichem Kern. Bei über 90% der Fälle kommen Pseudofollikel vor, die Proliferationszentren entsprechen und herdförmige Ansammlungen von Prolymphozyten und Paraimmunoblasten darstellen. Dabei handelt es sich um größere lymphozytäre Zellelemente mit recht breitem Zytoplasma und hellem Kern sowie um Blasten mit

großen Nukleolen im ovalen Kern, der in einem mäßig basophilen Zytoplasma eingebettet ist. Die Zahl der Mitosen ist niedrig. Eine geringe Zahl von diffus verteilten Prolymphozyten und Paraimmunoblasten kann vorliegen (etwa 2% der Zellpopulation). Im Knochenmark sind die Infiltrate typischerweise diffus oder knotig und können ebenfalls pseudofollikulären Charakter besitzen. Die Blut- und Knochenmarkausstriche zeigen eine starke Vermehrung kleiner lymphoider Zellen, die häufig Quetschartefakte aufweisen (Gumprecht-Kernschatten).

• **Lymphoplasmazytisches Lymphom** (Immunozytom). Bei diesem niedrigmalignen NHL handelt es sich um eine monoklonale Proliferation von B-Lymphozyten, die unterschiedlich stark plasmozytoid differenziert sind und daher neben Oberflächen- auch zytoplasmatische Immunglobuline besitzen. Die neoplastischen Zellen der Immunozytome exprimieren B-Zell-Antigene, CD19, CD20 und CD23; CD5 ist negativ. Die Lymphknoten sind meist diffus infiltriert, wobei die Infiltration – wie in der Milz – in den B-Arealen, d.h. in den Follikeln, beginnt. In einem Teil der Fälle zeigt sich jedoch ein typisches Mantelzonen-Muster: Die neoplastischen Zellen liegen bandförmig um ein reaktives, nicht neoplastisches Keimzentrum. Im Knochenmark finden sich zumeist herdförmige, häufig

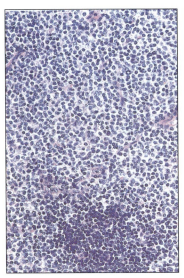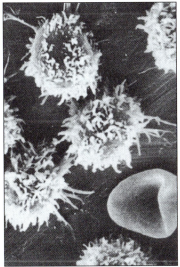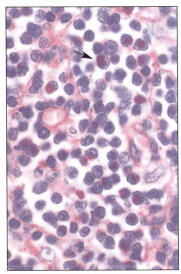

Abb. 12-24. Links: Haarzellenleukämie. Helle perifolliluläre Infiltrate. Giemsa-Fbg. **Mitte:** Haarzellen im rasterelektronenmikroskopischen Bild. **Rechts: Dutcher-Bodies bei Immunozytom.** Intranukleäre, PAS-positive Einschlüsse **(Pfeil)**.

pseudofolliluläre Infiltrate, die die normale Blutbildung verdrängen. Eine diffuse Infiltration wird nur in einem fortgeschrittenen Stadium beobachtet. Zytologisch lassen sich zwei Subtypen unterscheiden:

– Beim **lymphoplasmozytischen Immunozytom** (einschließlich Waldenström-Krankheit) kommen diffus verteilte Lymphozyten und reife, in kleinen Ansammlungen liegende Plasmazellen vor. In letzteren sind gelegentlich kugelige, PAS-positive Kern- (Dutcher-Bodies) bzw. Zytoplasmaeinschlüsse (Russell-Bodies) nachweisbar, die aus Immunglobulinen bestehen. In vielen Fällen sind auch die Gewebemastzellen vermehrt.

– **Lymphoplasmazytoide Immunozytome** zeigen eine dichte lymphoide Infiltration, in die hellere Proliferationszentren eingestreut sein können, sodass ein pseudofolliluläres Bild – wie bei der B-CLL – entstehen kann. Daneben kommen die namensgebenden plasmozytoiden Zellen vor: lymphozytenähnliche Zellen mit einem breiteren basophilen Zytoplasma, die Dutcher-Bodies enthalten. Es können auch einige Immunoblasten mit basophilem Zytoplasma und bläschenförmigem Kern und einem zentralen großen Nukleolus vorkommen.

• Bei der **B-Zell-Prolymphozytenleukämie** (B-PLL) handelt es sich um eine unreife Variante der B-CLL, deren kennzeichnende und dominierende Zelle nicht der Lymphozyt, sondern der Prolym-

phozyt ist. Die **genuine Prolymphozytenleukämie** ist von einer prolymphozytischen Transformation einer CLL vom B-Zell-Typ im Rahmen eines akzelerierten Krankheitsverlaufs abzugrenzen. Lymphknoten und Milz zeigen zunächst eine angedeutet noduläre, später diffuse Infiltration. Das Zytoplasma ist mittelbreit und leicht basophil. Mitosen sind häufig. Paraimmunoblasten kommen kaum vor. Im Knochenmark imponiert eine diffuse Infiltration. B-Zell-Antigene (CD20,CD22) sind positiv.

• Die **Haarzellenleukämie** (HCL) stellt ein ausgesprochen chronisch verlaufendes, lymphozytisches Non-Hodgkin-Lymphom mit meist geringer leukämischer Ausschwemmung der neoplastischen Zellen dar, wobei zumindest ein Teil primär in der Milz entsteht. Die Histologie der neoplastischen Zellen ist durch das Vorhandensein der namensgebenden haarähnlichen Zytoplasmafortsätze (Quetschpraparat) gekennzeichnet, die sich am besten elektronenmikroskopisch darstellen lassen. Die Haarzellen leiten sich von B-Zellen ab; sie tragen entsprechende Marker (CD19, CD20, CD22). Zusätzlich werden noch Antigene wie der Interleukin-2-Rezeptor (CD25), das myelomonozytäre CD11c-Molekül sowie CD13 und CD103 exprimiert. Daneben enthalten sie durch Tartrat nicht hemmbare saure Phosphatase.

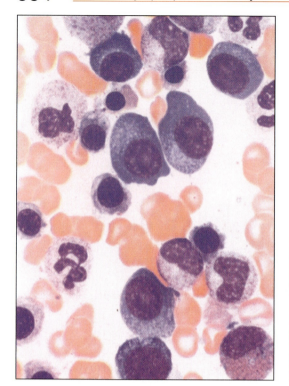

Abb. 12-25. Plasmozytom. Atypische Plasmazellen mit exzentrischem Kern. Giemsa-Fbg.

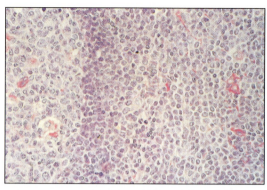

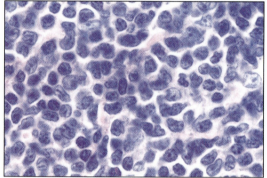

Abb. 12-26. Mantel-Zell-Lymphom (zentrozytisches Lymphom). **Oben:** Infiltration der Mantelzone. PAS-Fbg. **Unten:** Zentrozyten bei stärkerer Vergrößerung. Giemsa-Fbg.

- **Plasmozytisches Lymphom** (Plasmozytom). Das Plasmozytom des Lymphknotens (extramedulläres Plasmozytom) ist extrem selten. Es handelt sich um eine neoplastische Proliferation monoklonaler Plasmazellen vom Marschalkó-Typ, die monotypisches cIg enthalten. Die neoplastischen Zellen exprimieren typischerweise bestimmte B-Zell-Antigene (CD19, CD20, CD23) nicht, während die Reaktion mit Antikörpern gegen CD79d und CD38 positiv ausfällt.

- **Mantel-Zell-Lymphom** (MCL, zentrozytisches NHL). Morphologisch finden sich im Lymphknoten eine monotone rasenartige, gelegentlich auch knotige Infiltration durch zentrozytische Zellen mit sIg und B-Zell-Antigenen sowie CD5 bei CD23-Negativität. Ferner kommt es zu einer Überexpression an Cyclin-D1-Protein. Diese können in zwei Varianten, einem kleinzelligen und einem großzelligen Typ, vorliegen. Der kleinzellige Typ zeigt Zellen mit einem unregelmäßigen, häufig gekerbten oder polygonalen Kern mit kleinen Nukleolen bei sehr

schmalem Zytoplasmasaum. Der großzellige Typ zeichnet sich durch einen höheren Mitosereichtum aus. Es kommt zu einer blastären Transformation. Die Zellen erinnern an die der Vorläufer-Zell-Lymphome. Diese Veränderung geht mit einem aggressiven klinischen Verlauf einher. Im Mittel beträgt die Proliferationsfraktion aller Mantel-Zell-Lymphome etwa 20%. Zwischen den Tumorzellen kommen charakteristischerweise dendritische Retikulumzellen vor, ferner lässt sich häufig eine grob alveoläre Gefäßwandsklerose nachweisen.

• **Follikuläres Lymphom Grad 1** (zentroblastisch-zentrozytisches Lymphom). Das zentroblastisch-zentrozytische Lymphom stellt ein niedrigmalignes NHL dar, das sowohl zytologisch als auch in Bezug auf das Wachstumsmuster Keimzentren nachahmt. Histologisch zeigen die Lymphknoten in etwa 50 bis 70% der Fälle eine follikuläre Differenzierung, d. h. neoplastische Zentrozyten und Zentroblasten sowie Retikulumzellen ahmen in ihrer nodulären Anordnung Keimzentren nach. Diese Lymphomentität wird unter Berücksichtigung der Zahl an Zentroblasten graduiert (Grad 1: 1 – 5 Zentroblasten pro Gesichtsfeld, Grad 2: 6 – 15 Zentroblasten, Grad 3: über 15 Zentroblasten). Die neoplastischen Zellen exprimieren monoklonale Immunglobuline sowie B-Zell-Marker (bcl-6, CD10, 20 und 22). Zumindest die Zentroblasten sind positiv für CALLA (allgemeines Lymphozytenantigen). Im Randbereich der Infiltrate kommen reichlich T-Lymphozyten (meist CD4-positiv) sowie interdigitierende Retikulumzellen vor. Gelegentlich kann eine plasmazytische Differenzierung mit Ausbildung Immunglobulin speichernder vakuolisierter Zellen (Siegelringzellen) als Siegelringzellenlymphom vorliegen. Follikuläre Lymphome können in diffuse großzellige B-Zell-Lymphome übergehen.

• **Großzellig-mediastinales B-Zell-Lymphom.** Bei dieser seltenen Tumorentität handelt es sich um ein primär im Mediastinum, besonders im Thymus, entstehendes B-NHL. Die Geschwulst breitet sich meist per continuitatem auf benachbarte Organe (Lunge) aus und kann auch andere Organe (z. B. Niere) befallen, aber nur selten Lymphknoten und Knochenmark. Histologisch zeigen die knolligen grauweißen Tumoren charakteristischerweise ein helles Tumorgewebe, in dem große Zellen – mit einem polymorphen, häufig lobulierten Kern – inmitten von unregelmäßigen Faserzügen liegen. Es kommen meist zahlreiche Mitosen vor, Nekrosen sind möglich. Die neoplastischen Zellen exprimieren B-Zell-Antigene (CD20), enthalten aber keine Immunglobuline. Zusätzlich zur Morphologie, die recht vielgestalt sein kann, unterscheidet sich der Immunphänotyp dieses NHL von den differenzialdiagnostisch zu erwägenden Entitäten (Hodgkin-Lymphom vom Typ der nodulären Sklerose, großzellig-anaplastisches NHL, Thymome, Seminome).

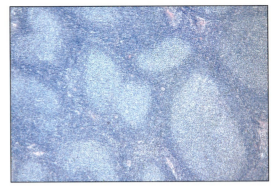
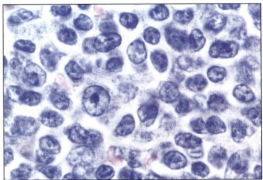

Abb. 12-27. Follikuläres Lymphom. Oben: Übersichtsbild mit follikulärer Differenzierung. Giemsa-Fbg. **Unten:** Zentrozyten und Zentroblasten bei stärkerer Vergrößerung. Giemsa-Fbg.

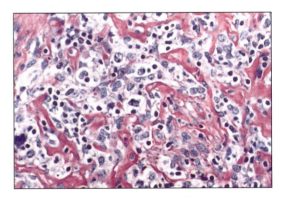

Abb. 12-28. Mediastinales B-Zell-Lymphom mit Sklerose und zentroblastenartigen Zellen. Giemsa-Fbg.

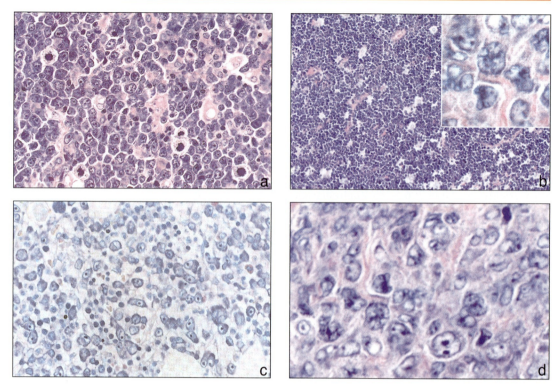

Abb. 12-29. Hochmaligne Non-Hodgkin-Lymphome. a) Zentroblastisches NHL. Diffuse Lymphknoteninfiltration. **b) Burkitt-Lymphom.** Große Blasten mit eingestreuten phagozytierenden Makrophagen (Sternhimmelzellen). Inset: Zellmorphologie. Giemsa-Fbg. **c) Immunoblastisches NHL.** Übersichtsbild. **d) Immunoblastisches NHL.** Stärkere Vergrößerung mit großen Zellen und hellem Kern und prominentem Nukleolus. Giemsa-Fbg.

• **Diffuses großzelliges B-Zell-Lymphom.** Beim Tumor handelt es sich um das häufigste hochmaligne NHL. Dieser Keimzentrumszelltumor kommt in verschiedenen Varianten vor und kann primär (de novo) oder sekundär auf dem Boden eines follikulären Lymphoms auftreten.

Histologisch lassen die meisten zentroblastischen Lymphome ein diffuses Wachstumsmuster mit früher Zerstörung der Grundstruktur von Lymphknoten erkennen. Follikuläre (noduläre) Wachstumsformen sind möglich (follikuläres Lymphom Grad II). Im Knochenmark liegt häufig eine diffuse peritrabekuläre, gelegentlich auch noduläre Infiltration vor. Zytologisch unterscheidet man den monomorphen Typ mit Zentroblasten, die sich durch große vesikuläre Kerne mit randständigen Nukleolen in einem mittelbreiten, gering basophilen Zytoplasma auszeichnen. Der polymorphe Typ, bei dem im Infiltrat auch anaplastische Zentrozyten sowie Immunoblasten mit großen zentralen Nukleolen beigemischt sind, ist der häufigste Subtyp. Eine weitere

Variante ist der multilobulierte Typ mit stark gelappten Kernen. In allen Fällen tragen die neoplastischen Zellen B-Zell-Antigene wie CD19, CD20 und CD22. CD10 wird nur in 25% der Fälle exprimiert.

Der hochmaligne, überwiegend aus Immunoblasten bestehende Tumor ruft in den Lymphknoten diffuse Infiltrate hervor. Die Tumorzellen sind groß basophil mit einem vesikulären Kern und meist zentralen rundlichen Nukleolen. Die Tumoren können mit oder ohne plasmoblastische Differenzierung einhergehen. Bei letzteren ist das Zytoplasma meist exzentrisch vermehrt und stark basophil. Mitosen sind häufig ebenso wie phagozytierende Makrophagen (Sternhimmelbild durch helle Makrophagen auf dunklem Tumorzellhintergrund) und Epitheloidzellen. Die Tumorzellen exprimieren CD20. Der Ki-67-Index ist sehr hoch (bis 90%). Im Unterschied zum polymorphen zentroblastischen Lymphom kommen Keimzentrumszellen nicht oder in einer Häufigkeit von weniger als 10% vor. Das

Lymphom kann sich sekundär aus einer B-CLL (Richter-Syndrom), einem follikulären Lymphom oder einem MALT-Lymphom entwickeln. Immundefekte bei HIV- oder EBV-Infektionen können ursächlich eine Rolle spielen.

• Das **Burkitt-Lymphom** stellt ein hochmalignes NHL dar, das sich von den B-Zellen ableitet und als endemisches afrikanisches sowie als sporadisches außerafrikanisches Lymphom vorkommt. Histologisch zeigt sich im Lymphknoten ein monotones rasenförmiges Infiltrat aus mittelgroßen Tumorzellen. Diese liegen dicht (kohäsiv) zusammen und besitzen einen großen Kern mit mehreren Nukleolen. Das mittelbreite, stark basophile Zytoplasma kann vakuolisiert sein und PAS-positive Einschlüsse enthalten. Die Tumorzellen zeigen häufig Mitosen. An der Oberfläche der Lymphomzellen ist monotypisches Immunglobulin nachweisbar; daneben werden auch CD10 sowie B-Zell-Antigene (CD19, CD20 und CD22) exprimiert. Zwischen den Tumorzellen treten phagozytierende Makrophagen auf, die Kerntrümmer enthalten und das diagnostisch wichtige »Sternhimmelbild« prägen.

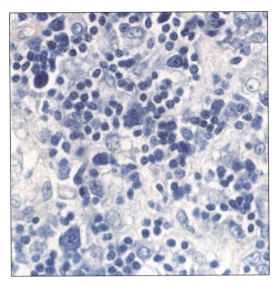

Abb. 12-30. Lymphoepitheloides Lennert-Lymphom. Neoplastische T-Zellen mit Epitheloidzellen. Giemsa-Fbg

• Das **lymphoepitheloide Lennert-Lymphom** wurde zunächst unter der Bezeichnung »epitheloidzellige Lymphogranulomatose« als eigene Tumorentität beschrieben. Es handelt sich um ein peripheres T-Zell-Lymphom, das sich von den CD4-positiven T-Lymphozyten ableitet. Histologisch ist das Lymphom durch kleine Lymphozyten mit einem gering unregelmäßigen Kern und einem schmalen Zytoplasmasaum gekennzeichnet. In geringer Anzahl sind größere lymphoide Zellen und wenige T-Immunoblasten beigemischt. Gleichzeitig kommen reichlich typische Epitheloidzellen vor. Selten sind Riesenzellen vom Langhans-Typ, Hodgkin-Zellen oder mehrkernige Riesenzellen nach Art von Sternberg-Reed-Zellen zu finden.

• Beim **T-Zonen-Lymphom** handelt es sich um eine seltene Neoplasie peripherer T-Zellen. Histologisch findet sich eine Infiltration der T-Zone durch wenig pleomorphe Zellen mit einem leicht basophilen Zytoplasma, denen eine wechselnde Menge von großen lymphoiden Zellen und T-Immunoblasten sowie Epitheloidzellen und interdigitierenden Retikulumzellen beigemischt sind. Daneben kommt es zu einer Vermehrung epitheloider Venolen. Zu Beginn der Infiltration sind die B-Zell-Areale erhalten, gelegentlich sogar hyperplastisch, während sie in den Spätstadien der Infiltration durch neoplastische Zellen ersetzt werden.

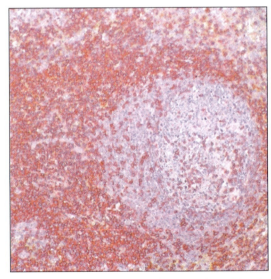

Abb. 12-31. T-Zonen-Lymphom. CD3-positive T-Zellen in der Umgebung eines Follikels mit hyperplastischem Keimzentrum. Immunhistochemie.

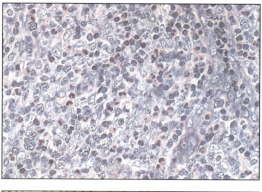

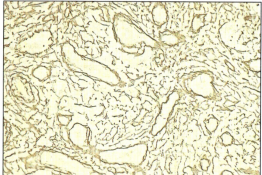

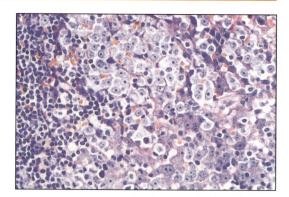

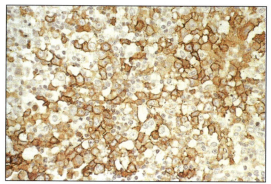

Abb. 12-32. T-Zell-Lymphom vom angioimmuno-blastischen Typ. Oben: zytologischer Befund. Giemsa-Fbg. **Unten:** Venolenproliferation mit stark vergrößerten Endothelien. Foote-Versilberung.

Abb. 12-33. Anaplastisches großzelliges T-Zell-Lymphom. Oben: große, inselförmig wuchernde T-Zellen. Giemsa-Fbg. **Unten:** Ki-1-positive Tumorzellen (CD30).

• **T-Zell-Lymphom vom angioimmunoblasti-schen Typ.** Betroffen sind mittel- bis ältere Patienten. Diese Entität macht ca. 2% aller NHL aus. Klinisch liegt ein aggressiver Verlauf mit einem letalen Ausgang 3 Jahre nach Diagnosestellung vor. Histologisch findet sich in den befallenen Lymphknoten eine Zerstörung der Grundstruktur, ein Fehlen von Keimzentren und das Vorkommen von ausgebrannten Keimzentren sowie eine starke Proliferation von Venolen. Zytologisch imponiert ein polymorphes Zellbild aus klein- bis mittelgroßen Zellen mit unregelmäßigem Kern, einigen Blasten sowie Klarzellen mit hellem Zytoplasma, die alle T-Zell-Marker exprimieren (CD3, CD4, CD10). Daneben fallen reichlich polyklonale Plasmazellen sowie eosinophile Granulozyten auf. Mit immunhistochemischen Methoden lassen sich Rasen proliferierter dendritischer Retikulumzellen nachweisen.

• **Anaplastisches großzelliges T-Zell-Lymphom (ALCL).** Es handelt sich um ein relativ seltenes, hochmalignes NHL, das überwiegend primär in Lymphknoten oder in der Haut auftritt. Die histologische Diagnose ergibt sich im Lymphknoten aus dem Vorliegen meist kohäsiver Tumorzellen, die häufig intrasinusoidal oder knotenförmig wachsen. Die sehr großen Tumorzellen zeigen einen rundlichen, gelegentlich hufeisenförmigen Kern mit prominenten Nukleolen und ein breites Zytoplasma. Mehrkernige Varianten, die an Sternberg-Reed-Zellen erinnern, können vorkommen. Ihnen gemeinsam ist die Expression von T-Zell-Markern und CD30, während paradoxerweise in einem Drittel der Fälle eine CD45-Expression fehlt. Dafür ist aber das epitheliale Membranantigen (EMA) nachweisbar. Zwischen den Tumorzellen liegen reaktive, meist phagozytierende Makrophagen. Prognostisch relevant ist die Bestimmung der anaplastischen großzelligen Lymphomkinase (ALK), die in 60% der Fälle positiv ist und mit einer 5-Jahres-Überlebensrate von 80% (ALK-negativ nur 40%) einhergeht. Bei sekundären Formen sind häufig noch Reste des präexistenten niedrigmalignen NHL vorhanden.

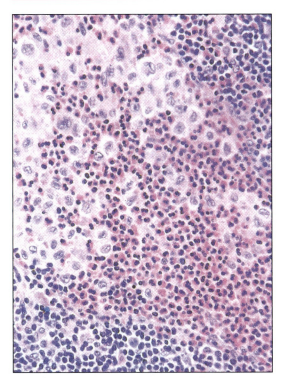

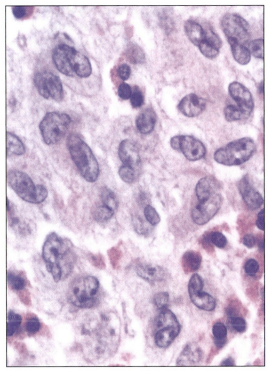

Abb. 12-34. Langerhans-Zell-Histiozytose. Lymphknoteninfiltration bei eosinophilem Granulom. Giemsa-Fbg.

Abb. 12-35. Langerhans-Zell-Histiozytose. Zytologischer Befund. Giemsa-Fbg.

Histiozytäre Neubildungen

• **Langerhans-Zell-Histiozytosen** (Histiocytosis X). Es handelt sich um eine klinisch heterogene Gruppe von Erkrankungen, denen eine Proliferation von Zellen gemeinsam ist, die in ihrer Morphologie und Antigenexpression den Langerhans-Zellen der Haut bzw. den interdigitierenden Retikulumzellen des Lymphknotens entsprechen. Die Langerhans-Zell-Histiozytosen rufen häufig vielgestaltige klinische Bilder hervor, die in erster Linie von den betroffenen Organen sowie deren Funktionseinschränkung bestimmt werden.

– Ein chronisches Krankheitsbild (**eosinophiles Granulom**) bleibt häufiger lokalisiert.
– Zu den schnell letal verlaufenden Formen zählt die akute **Abt-Letterer-Siwe-Krankheit**.
– Eine Mittelstellung kommt der **Hand-Schüller-Christian-Krankheit** zu.

Im Lymphknoten zeigt sich histologisch eine meist diffuse, von den Sinus auf die interfollikulären Areale übergreifende Proliferation von hellen Zellen, die sich auch über die Lymphknotenkapsel hinaus ausbreiten kann. Zytologisch imponieren relativ große Zellen mit einem hellen Zytoplasma und einem typischerweise nierenförmig gefältelten Kern mit unscheinbaren Nukleolen. Diese Zellen enthalten Protein S100 und exprimieren das CD1a-Antigen. Auch der ultrastrukturelle Nachweis von HCX-Körperchen (entsprechend den Birbeck-Granula) ist diagnostisch relevant. In der Regel werden die Tumorzellen von einigen, gelegentlich vielen eosinophilen Granulozyten begleitet. Daneben können Nekrosezonen in Form eosinophiler Abszesse vorliegen. Ferner enthalten die Infiltrate immer Makrophagen, gelegentlich auch mehrkernige Riesenzellen.

Klinik. Die Prognose der Langerhans-Zell-Histiozytosen hängt wesentlich vom Alter zum Zeitpunkt der Erstmanifestation ab.

• **Sinushistiozytose mit massiver Lymphadeno-pathie.** Bei dieser nach den Erstbeschreibern auch als **Rosai-Dorfman-Krankheit** bezeichneten Entität handelt es sich um eine meist gutartige und spontan abheilende Veränderung. Histologisch liegt eine vorwiegend intrasinusoidale, aber meist auch auf die Pulpa übergreifende Proliferation histiozytärer Zellelemente vor. Diese besitzen einen relativ großen Kern mit prominenten Nukleolen und ein helles, sehr breites Zytoplasma. Mehrkernige Zellen kommen vor. Sie exprimieren Protein S100 sowie makrophagenassoziierte Antigene und weisen eine erhebliche Hämo-, speziell Lymphophagozytose auf. Dabei sind die von den Histiozyten aufgenommenen Zellen häufig intakt und daher gut erkennbar. In späteren Stadien entwickelt sich in den Lymphknoten eine progrediente Fibrose.

• **Infektassoziiertes hämophagozytisches Syndrom.** Bei diesem Krankheitsbild handelt es sich um eine atypische, durch virale Infektionen ausgelöste Immunreaktion mit Proliferation reifer histiozytärer Zellen, die eine erhebliche Hämophagozytose aufweisen. Histologisch sind die Lymphknoten geschwollen und enthalten in den Sinus und in der Pulpa massenhafte reife Histiozyten. Diese weisen ein breites, häufig vakuolisiertes Zytoplasma mit phagozytierten Blutzellen auf. Zu den typischen Markern gehören CD68, Lysozym und unspezifische Esterasen.

Generalisierte Mastozytose

Im Lymphknoten gibt sich eine Mastozytose durch eine flächige Infiltration heller Zellen in den interfollikulären Räumen zu erkennen. Hier finden sich Zellen mit ovalem, häufig gekerbtem Kern und einem hellen Zytoplasma, in dem gelegentlich auch Granula zu erkennen sind. In der Regel treten wenige Eosinophile auf, daneben liegt eine stärkere Vaskularisierung und oft auch eine erhebliche Fibrose vor. Die Mastzellen lassen sich mithilfe der Giemsa-, besser mit einer Toluidinblau-Färbung sowie durch die Naphthol-ASD-Chlorazetatesterase-Reaktion identifizieren. Sie exprimieren auch histiozytäre Marker (CD68).

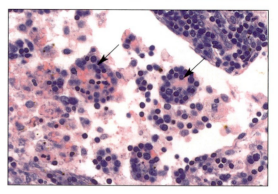

Abb. 12-36. Sinushistiozytose mit massiver Lymphadenopathie. Intrasinusoidale Lymphozytophagozytose **(Pfeile)**. Giemsa-Fbg.

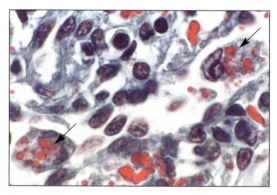

Abb. 12-37. Infektassoziiertes hämophagozytisches Syndrom. Vermehrung der phagozytierenden Histiozyten und ausgeprägte Erythrozytophagozytose **(Pfeile)**. Masson-Fbg.

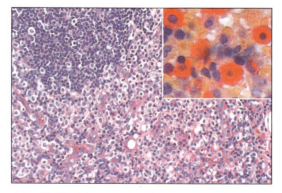

Abb. 12-38. Mastozytose. Peritrabekuläre hellzellige Lymphknoteninfiltration. Giemsa-Fbg. **Inset:** Chlorazetatesterase-positive Mastzellen.

Extramedulläre Blutbildung

Bei chronischen myeloproliferativen Erkrankungen – wie bei der chronischen myeloischen Leukämie (CML) und der Osteomyelosklerose – kommen leukämische Infiltrate bzw. Herde extramedullärer Blutbildung in den Lymphknoten vor. Es handelt sich in der Mehrzahl um mikroskopisch kleine Herde, die klinisch nicht diagnostiziert werden und keine Relevanz besitzen. Allerdings weist eine deutlich zunehmende Lymphknotenvergrößerung bei CML auf einen Blastenschub hin. In vielen Fällen werden dann tumorförmige Infiltrate aus unreifen myeloischen Zellen (Chlorome) gefunden.

Lymphknotenmetastasen

Tumormetastasen in Lymphknoten entstehen durch lymphogene Ausbreitung von Tumorzellen bzw. Tumorzellkomplexen meist über afferente Lymphgefäße. Im frühesten Stadium der Ausschwemmung von Tumorzellen sind diese nur in den Sinus, besonders in den Randsinus, nachweisbar. Hier sind sie manchmal nur nach Anwendung besonderer Untersuchungsmethoden (PAS-Färbung, immunhistochemische epitheliale Marker) sicher zu identifizieren. Später greifen die Tumorzellen auf das eigentliche Parenchym über und finden als Metastasen Anschluss an das örtliche Gefäßsystem.

Unter 2 mm große Karzinomverbände werden als **Mikrometastasen**, die größeren als **Makrometastasen** bezeichnet. Bei entsprechender Wachstumstendenz durchbrechen die Metastasen die Lymphknotenkapsel: Man spricht dann von einem perinodalen Wachstum.

Nicht selten stellt der Nachweis einer Lymphknotenmetastase die erste klinische Manifestation eines Tumorleidens dar. Man spricht dann von einem **okkulten Tumor**. Dies trifft besonders häufig für das papilläre Schilddrüsenkarzinom zu. Einige Neubildungen lassen sich durch Anwendung von Spezialfärbungen (PAS-Färbung, Melanin-Nachweis) oder von immunhistochemische Untersuchungen einem bestimmten Muttergewebe bzw. Organ zuordnen. Weitere wichtige Befunde sind Alter, Geschlecht und Lokalisation der Lymphknotenmetastase.

Lymphknotenmetastasen sind in den meisten Fällen als prognostisch besonders ungünstiges Zeichen zu werten. Für die Bestimmung der Prognose ist die Zahl der metastatisch befallen Lymphknoten, ihre Größe und der Nachweis eines perinodalen Wachs-

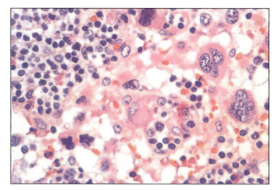

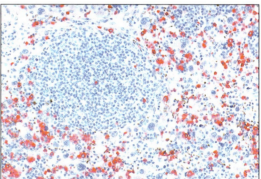

Abb. 12-39. Extramedulläre Blutbildung. Oben: Zellen der Hämopoese infiltrieren die Lymphknotenstruktur. Besonders deutlich erkennbar mehrkernige Megakaryozyten. **Unten:** Zellen der Myelopoese lassen sich selektiv enzymzytochemisch nachweisen. ASD-Chlorazetatesterase.

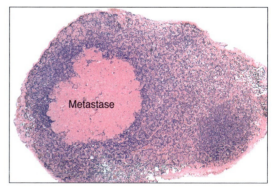

Abb. 12-40. Lymphknotenmetastase eines Karzinoms. HE-Fbg.

tums relevant. Die Quantifizierung (Stadieneinteilung) erfolgt nach dem pTNM-Schema.

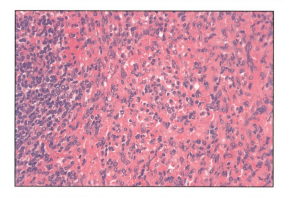

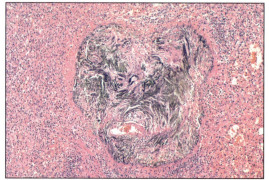

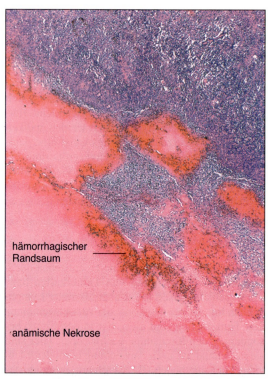

hämorrhagischer
Randsaum

anämische Nekrose

Abb. 12-41. Stauungsmilz. Oben: Fibroadenie mit Hyperplasie der roten Pulpa. HE-Fbg. **Unten:** Gandy-Gamna-Knötchen. Eisen-Kalk-Inkrustation. HE-Fbg.

Abb. 12-42. Anämischer Milzinfarkt. Eosinrote Nekrose mit hämorrhagischem Randsaum. HE-Fbg.

Milz

Kreislaufstörungen

• **Stauungsmilz.** Stauungen im Pfortaderkreislauf führen über eine Abflussbehinderung zu einer Vergrößerung und zu einer Konsistenzvermehrung der Milz. Es kann eine Verdickung der Milzkapsel, seltener eine Kapselhyalinose (Zuckergussmilz) entstehen.

Histologisch liegen eine Hyperplasie und ein Umbau der roten Pulpa vor, die aus unregelmäßig weiten und stark verlängerten Sinus mit gelegentlich eng zusammenliegenden Sinuszellen (Fibroadenie) und sklerosierten Pulpasträngen besteht. Zahl und Größe der Milzfollikel sind reduziert. Periarterioläre Blutungen sind häufig. Ihre Residuen (elastische Fasern) mit Eisen- und Kalkablagerungen werden als Gandy-Gamna-Knötchen bezeichnet.

• **Anämischer Infarkt.** Es handelt sich um eine Koagulationsnekrose, die meist Folge einer Embolie (Endokarditis), seltener einer lokalen, arteriosklerotisch bedingten Thrombose ist. Zu den seltenen Embolieursachen zählt die Cholesterinembolie. Das hämatogen verschleppte, cholesterinhaltige Material stammt aus einem aufgebrochenen Atherom. Multiple Infarkte (Fleckmilz) liegen bei einer Polyarteriitis nodosa vor. Histologisch sieht man einen scharf begrenzten, eosinroten, kernlosen Bezirk, der die Koagulationsnekrose darstellt. Der Prozess wird in der Peripherie durch einen hämorrhagischen Randsaum begrenzt. Infarkte, die bis an die Oberfläche reichen, werden von einer fibrinösen entzündlichen Reaktion der Kapsel (Perisplenitis) begleitet. Alte Infarkte neigen zur Verflüssigung und narbigen Organisation. Durch eine bakterielle Endokarditis hervorgerufene Milzinfarkte neigen zur eitrigen Einschmelzung.

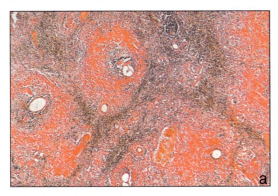
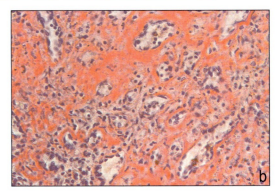

Abb. 12-43. Milzamyloidose. a) Sagomilz. Follikelbetonte Ablagerung von metachromatischem Amyloid. Kongorot-Fbg. **b)** Schinkenmilz. Diffuse Ablagerung von metachromatischem Amyloid im Bereich der roten Pulpa. Kongorot-Reaktion.

Entzündungen

Entzündungen können die Milz (Splenitis) oder isoliert die Milzkapsel (Perisplenitis, z. B. bei Infarkten oder bei Polyserositis) betreffen. Eine Splenitis kommt bei verschiedenen Infektionskrankheiten vor und manifestiert sich meist klinisch und makroskopisch als Splenomegalie. Zu den häufigsten Erregern zählen:

– **Infektionen durch Bakterien:** Streptokokken (z. B. im Rahmen einer Endocarditis lenta), *Staphylococcus aureus* (Milzabszesse bei Septikopyämie), Salmonellen (Typhus), Mykobakterien (Miliartuberkulose, mykobakterielle Histiozytose)

– **Pilzerkrankungen:** Kandidasepsis durch *Candida albicans*, Histoplasmose *(Histoplasma capsulatum)*

– **Virusinfektionen:** Masern, Mononukleose (Epstein-Barr-Virus), Viren der Herpes-Gruppe, HIV-Infektionen

– **Proto- und Metazoeninfektionen:** Malaria (Plasmodien), viszerale Leishmaniose, Trypanosomiasis (Schlafkrankheit, Chagas-Krankheit), Filariose, Schistosomiasis und Echinokokkose.

Bei diesen Erkrankungen können histologisch allgemeine Milzveränderungen vorkommen: Aktivierung des lymphoretikulären Gewebes mit floriden Keimzentren, gelegentlich mit Follikelnekrosen (Diphtherie) sowie eine Zunahme der phagozytierenden Zellen, Granulozyten und Monozyten. Ferner können auch Abszesse (Septikopyämie) oder eitrige Einschmelzungen von Infarkten vorkommen. Eine Vergrößerung der Milz kann auch Folge einer intrazellulären Vermehrung von Erregern (z. B. Leishmanien) in den Zellen des MPS-Systems sein.

Speicherkrankheiten

• **Amyloidose.** Bei den primären (monoklonale Gammopathien) und den sekundären (chronische Entzündungsvorgänge) Amyloidosen kommen verschiedene Amyloidsubstanzen (AL- und AA-Typ) mit unterschiedlichen Organbeteiligungen vor. Die Milz ist besonders bei den **sekundären Amyloidosen** betroffen. Es gibt zwei Formen der Amyloidablagerungen: Die **fokale Amyloidose** (Sagomilz) ruft eine knötchenförmige, follikelbezogene Ablagerung von Amyloid hervor, die meist nur eine geringe Splenomegalie und geringe Funktionsbeeinträchtigung erzeugt. Die **diffuse Form** hingegen, bei der das Organ eine hellrote, wachsartige Schnittfläche zeigt (Schinkenmilz), geht auf eine Amyloidose der roten Pulpa zurück.

Histologisch erkennt man homogene, eosinrote Ablagerungen, die sich in der Gieson-Färbung gelb darstellen. Charakteristisch ist die metachromatische Anfärbung dieser Substanzen mit Kongorot: Amyloid färbt sich orangerot an. Gesichert wird die Diagnose durch den typischen Nachweis einer Doppelbrechung im polarisierten Licht.

Pigmente

- **Siderose.** Eine Eisenablagerung findet sich bei allen Krankheitsbildern mit einem vermehrten Erythrozytenabbau, so besonders bei hämolytischen Anämien, wie den autoimmunhämolytischen Anämien und den Thalassämien. Daneben können wiederholte Bluttransfusionen sowie die primäre Hämochromatose (Siderophilie) zu einer starken Eisenüberladung des Organismus führen, die sich histologisch in einer Siderose von Makrophagen, gelegentlich auch von Sinuswandzellen der Milz widerspiegelt. Eisen liegt intrazellulär in Form kleiner kugeliger, in der HE-Färbung goldbrauner Gebilde vor. In der Eisenreaktion ist das Pigment tiefblau gefärbt. Unter Normalbedingungen ist in der Milz – wie auch in Lymphknoten, Thymus und Leber – kein und nur sehr wenig Eisen nachweisbar, da dieses durch sehr effektive Transportsysteme in das Knochenmark abgeführt und dort der Erythropoese zur Verfügung gestellt wird.

- **Malariapigment.** Das saure hämatinartige Pigment (Hämozoin) entsteht bei chronischen Malariainfektionen und findet sich in den vermehrten Pulpastrangmakrophagen. Es liegt in Form kleiner schwarzer punktförmiger Einschlüsse vor und lässt sich ohne Zuhilfenahme einer histochemischen Reaktion nach Kadasewitsch nicht von **Formalinpigment** (Kunstprodukt nach Fixierung in ungepuffertem, ameisensäurehaltigem Formalin) abgrenzen.

- **Thorotrastose.** Bei einer parenteralen Applikation von Thorotrast (früher verwendetes Kontrastmittel) kommt es zur Anreicherung im MPS-System, bevorzugt in Leber und Milz. Histologisch sieht man kleine knötchenförmige Ansammlungen eines braunen Pigments. Gesichert wird die Diagnose durch den histoautoradiographischen Nachweis des Strahlers Thoriumdioxid.

- **Hämatoidin.** Bei diesem Pigment handelt es sich um ein eisenfreies Abbauprodukt des Blutes, das extrazellulär in Form von Kugeln und Tafeln abgelagert wird. Das Pigment besitzt eine goldgelbe Eigenfarbe und kommt bevorzugt in der Umgebung älterer Blutungen oder Infarkte vor.

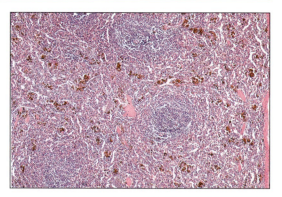
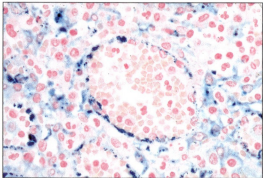

Abb. 12-44. Milzsiderose. Oben: feinste, kaum erkennbare Hämosiderinablagerungen als gelbes bis rostbraunes, feinkörniges Pigment. HE-Fbg. **Unten:** ausgedehnte Hämosiderinablagerungen in Makrophagen und in Sinusendothelien. Berliner-Blau-Reaktion

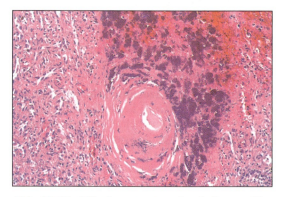

Abb. 12-45. Milzthorotrastose. Dunkelbraune Pigmentablagerungen. HE-Fbg.

Nicht neoplastische Blutkrankheiten

• **Hämolytische Anämien.** Bei allen hämolytischen Anämien liegt eine mehr oder minder stark ausgeprägte Splenomegalie vor. Die auf einem Defekt der Erythrozytenmembran beruhende hereditäre **Sphärozytose** (Kugelzellanämie) geht mit einer mittelgradigen Splenomegalie und blutreicher dunkelroter Schnittfläche einher.

Histologisch liegt diesem Befund eine Hyperplasie der roten Pulpa zugrunde. Die geringe Verformbarkeit der Erythrozyten verhindert, dass sie aus den Pulpasträngen in die Sinus übertreten können. Dort liegen überwiegend ausgelaugte, nur schattenhaft erkennbare Erythrozyten (Ghost-Zellen).

• Bei der homozygoten Form der **β-Thalassämie** (Cooley-Anämie) mit abnorm hohem Gehalt an fetalem Hämoglobin (HbF) in den Erythrozyten liegt in der Milz zum einen das typische Bild eines gesteigerten Erythrozytenabbaus mit Erythrozytophagozytose und Siderose vor, zum anderen findet sich eine extramedulläre Hämatopoese.

• **Idiopathische thrombozytopenische Purpura**. Diese Krankheit (Werlhof-Krankheit, ITP) imponiert klinisch durch eine Thrombozytopenie mit verkürzter Thrombozytenüberlebenszeit und einer kompensatorischen Steigerung der medullären Megakaryopoese. Der Milz kommt eine zentrale pathogenetische Rolle bei der Sequestration und Zerstörung antikörperbeladener Blutplättchen zu.

Histologie. In unbehandelten Fällen findet sich eine nur leicht vergrößerte Milz mit Vermehrung und Vergrößerung von Milzfollikeln, die floride Keimzentren aufweisen. In der roten Pulpa besteht eine Plasmozytose (Antikörperbildung). Die Pulpastränge enthalten reichlich schaumzellig umgewandelte Makrophagen, die Thrombozyten phagozytieren.

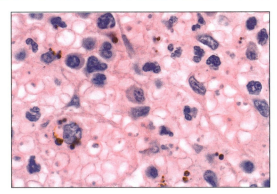

Abb. 12-46. Ghost-Zellen in Milzsinus bei Sphärozytose. HE-Fbg.

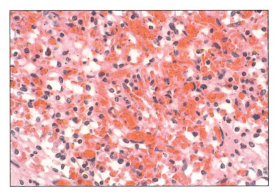

Abb. 12-47. Sichelzellanämie. Sichelzellen in der roten Pulpa. HE-Fbg.

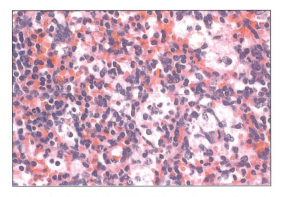

Abb. 12-48. Werlhof-Krankheit. Rote Pulpa mit reichlich Schaumzellen. HE-Fbg.

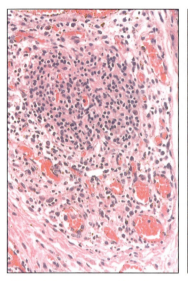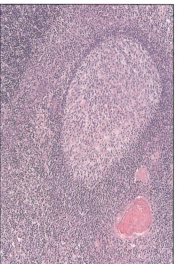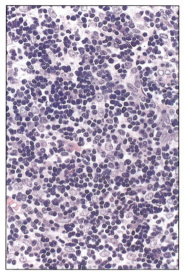

Abb. 12-49. Thymuserkrankungen. Links: Thymushypoplasie. Rudimentärer, lymphozytenarmer Thymus bei angeborenem Immundefekt. HE-Fbg. **Mitte: Thymushyperplasie bei Myasthenia gravis.** Ausgeprägte follikuläre Hyperplasie. HE-Fbg. **Rechts: kortikales Thymom.** Lymphozytenreicher Tumor. Giemsa-Fbg.

Thymus

Involution – Fehlbildungen

Mit zunehmendem Alter kommt es physiologischerweise zu einer **Involution des Thymus** (Rückbildung der Lymphozyten, Zunahme des Fettgewebes). Der Nachweis von Resten regelrechter Thymusbestandteile (z. B. von Hassall-Körperchen) spricht gegen eine angeborene Hypoplasie, die mit Defektimmunopathien einhergehen kann.

Hyperplasie

Die follikuläre Thymushyperplasie kommt gehäuft vergesellschaftet mit einer Myasthenia gravis vor. Histologisch sieht man deutlich vergrößerte Sekundärfollikel mit großen Keimzentren.

Tumoren

• **Thymome** sind seltene Tumoren, die fast immer erst im Erwachsenenalter klinisch manifest werden. Unter Berücksichtigung histogenetischer Gesichtspunkte unterscheidet man kortikale, medulläre und gemischte Formen.

Histologisch geht das Thymom vom Thymusepithel aus und enthält unterschiedlich viele Lymphozyten,

die CD1 exprimieren. Durch den immunhistochemischen Nachweis von Zytokeratinen lassen sich die Tumorzellen sicher als Thymom identifizieren und von einem malignen Lymphom abgrenzen. Wenn eindeutige histologische und zytologische Malignitätskriterien vorliegen, dann spricht man von einem Thymuskarzinom.

Klinik. Das biologische Verhalten eines Thymoms ist histologisch nur schwer einzuschätzen. Als Malignitätszeichen gelten die tumoröse Kapselinfiltration und ein Übergreifen auf benachbarte Organe. Bei ca. 10% der Myasthenia-gravis-Fälle besteht ein formalpathogenetischer Zusammenhang mit dem Thymom. 5% der Thymome gehen mit einer aplastischen Anämie einher.

• **Thymuskarzinoid.** Diese Neubildungen treten isoliert oder im Rahmen bestimmter Tumorsyndrome (MEN = Multiple Endokrine Neoplasien) auf. Histologisch entsprechen sie den Karzinoiden anderer Organe (Appendix, Lunge): trabekulär angeordnete Tumorzellen, die versilberbar (Grimelius-Färbung) und Chromogranin-positiv sind. Die Tumoren können sehr groß und durch Hormonproduktion (Serotonin, ACTH) klinisch manifest werden.

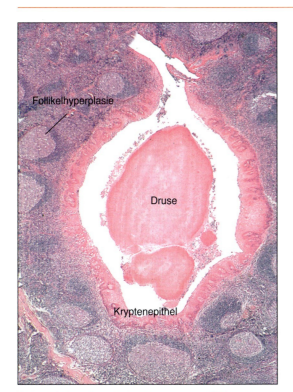

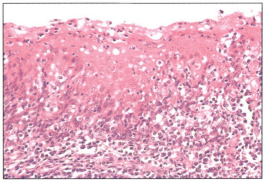

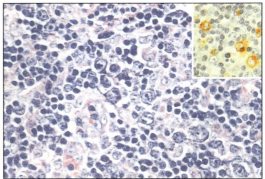

Abb. 12-50. Chronische Kryptentonsillitis. Vergrößerte Keimzentren. In den Kryptenlichtungen Bakte-
rienansammlungen (Drusen) von hellroter Farbe. Das
auskleidende Plattenepithel ist verdickt. HE-Fbg.

Abb. 12-51. Oben: Chronische Kryptentonsillitis.
Verdicktes Epithel, das von Leukozyten durchwandert
wird. HE-Fbg. **Unten: Mononukleose.** Buntes Zellbild mit großen immunoblastenartigen Reizzellen. **Inset:** immunhistochemischer Nachweis von EBV-Anti-
gen.

Tonsillen

Tonsillitis – Angina

Die isolierte Entzündung der Gaumenmandeln wird
als **Tonsillitis** bezeichnet. Ist der gesamte Waldey-
er-Ring betroffen, dann spricht man von einer **Angina**. Eine Tonsillitis kann als akute Erkrankung
unter dem Bild einer serösen, eitrigen, pseudomembranösen, pseudomembranös-nekrotisierenden
oder rein nekrotisierenden Entzündung auftreten.

• **Die chronische und die chronisch rezidivierende Tonsillitis** sind morphologisch gekennzeichnet
durch eine Vergrößerung beider Tonsillen. Der
lymphatische Apparat zeigt eine ausgeprägte follikuläre Hyperplasie mit vergrößerten Keimzentren.
Die Krypten erscheinen ausgeweitet und enthalten
abgeschilferte Plattenepithelien, Lymphozyten und
Kolonien von Bakterien *(Drusen)*. In seltenen Fällen bilden sich auch kleine Steine (Tonsillolithiasis)
aus Kalksalzen. Das die Krypten auskleidende Plat-

tenepithel ist schwammartig von Leukozyten durchsetzt *(retikuliertes Plattenepithel)*, sodass die Abgrenzung gegenüber dem benachbarten lymphatischen Stroma unscharf wird. In der akuten Rezidiv-
phase finden sich reichlich segmentkernige Leukozyten im Gewebe und in den Kryptenlichtungen.
Die chronisch atrophische Tonsillitis geht mit einer
vorzeitigen Schrumpfung einher, die sich durch
ausgedehnte Narben von der altersbedingten Involution abgrenzen lässt.

Virusbedingte Tonsillitiden

• Bei der **Monozytenangina** (Mononukleose,
Pfeiffer-Drüsenfieber) sind die Tonsillen regelmäßig beteiligt. In den Tonsillen beobachtet man Nekrosen mit Kernzerfall der Lymphozyten. Später
kommt es zu einer »bunten Infiltration« besonders
durch Blasten des lymphatischen Apparats, die ein
malignes Lymphom vortäuschen kann. Gesichert
wird die Diagnose serologisch und durch den im-

munhistochemischen Nachweis des Erregers (Epstein-Barr-Virus).

• **Masern.** Die Infektionskrankheit wird – noch vor dem Hautexanthem – durch eine katarralische Tonsillitis eingeleitet. Histologisch finden sich als typischer Befund mehrkernige *epitheliale Riesenzellen Typ Finkeldey*. Sie werden bis 100 mm groß und weisen zentral gruppenförmig angeordnete dunkle Kerne auf. Daneben liegen auch bindegewebige Riesenzellen mit zwei bis drei blasigen Kernen vor.

Tumoren

In den Tonsillen kommen primäre, gut- und bösartige, epitheliale und mesenchymale Tumoren sowie Systemerkrankungen vor.

• Das **primäre Plattenepithelkarzinom** tritt bevorzugt bei Männern im Alter von 60 bis 70 Jahren auf. Die Neubildung ist einseitig lokalisiert und führt früh zur Ulzeration. Als **Sonderformen** sind das **lymphoepitheliale Karzinom** und das **Übergangszellkarzinom** zu nennen. Diese Neubildungen sind durch die Anwendung von epithelialen immunhistochemischen Markern (Zytokeratin) leicht zu diagnostizieren.

• **Maligne Lymphome.** Die Beteiligung der Tonsillen im Rahmen disseminierter maligner Lymphome ist nur selten und sowohl klinisch als auch morphologisch sicher zu diagnostizieren. Eine Sonderform der malignen Non-Hodgkin-Lymphome, die sich vom mukosaassoziierten lymphatischen Gewebe ableitet und daher als **MALT-Lymphom** bezeichnet wird, kann auch primär in den Tonsillen entstehen. Diese Lymphome sind allerdings selten. Die Prognose der Tonsillenlymphome ist aufgrund ihrer geringen Neigung zu lymphogener oder hämatogener Ausbreitung günstiger als bei den nodalen Formen. Zu den morphologischen Diagnosekriterien zählen Zerstörung der Grundstruktur, die diffuse Infiltration über die Organgrenzen und der immunhistochemische Befund.

• Im Rahmen einer **Leukämie** können auch Tonsillen verändert sein. Sie sind – besonders bei der chronischen lymphatischen Leukämie, weniger bei der myeloischen Form – vergrößert und zeigen punktförmige Blutungen. Meist ist der gesamte lymphatische Rachenring beteiligt, besonders stark der Zungengrund. Ausgedehnte schwärzliche, nekrotisierende Veränderungen mit Blutungen werden bei der Agranulozytose beobachtet.

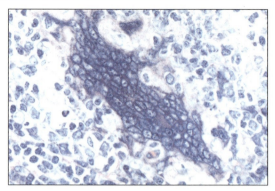

Abb. 12-52. Masern. Typische mehrkernige Riesenzelle (Finkeldey-Zelle). Giemsa-Fbg.

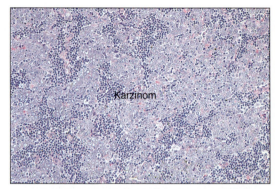

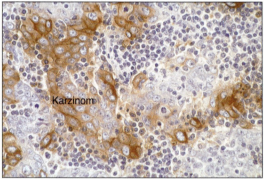

Abb. 12-53. Tonsillenkarzinom. Oben: solide Verbände eines nicht verhornten Plattenepithelkarzinoms, das teilweise von Lymphozyten infiltriert wird. Giemsa-Fbg. **Unten:** epithelialer Marker (TPA) zum Nachweis der Karzinomzellen.

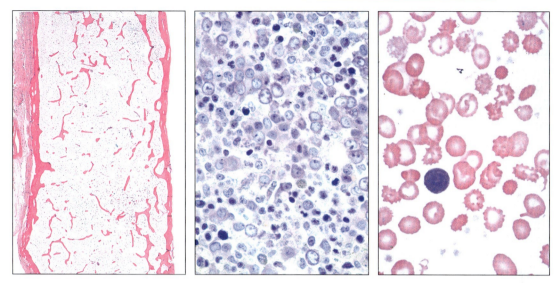

Abb. 12-54. Anämien. Links: Panmyelophthise. Fettzellreiches Knochenmark (Rippe) mit ganz vereinzelten Blut bildenden Zellen. HE-Fbg. **Mitte: perniziöse Anämie.** Hyperplastische megalozytäre Erythropoese. **Rechts: Thalassämie.** Blutausstrich mit reichlich Akanthozyten (gezackte Zelloberfläche) und Targetzellen. MGG-Fbg.

Knochenmark – Blut

Bildungsstörungen der Erythrozyten

• **Aplastische Anämie – Panmyelophthise.** Eine angeborene oder erworbene Schädigung der hämatopoetischen Stammzellen kann zu einer kompletten Bildungsstörung der Zellen mit einer schweren peripheren Panzytopenie (normochrome, normozytäre Anämie, Leukopenie und Thrombozytopenie) führen. Es handelt sich allerdings um ein uneinheitliches Krankheitsbild mit unterschiedlichen pathogenetischen Mechanismen. Das Knochenmark ist bei der Panmyelophthise entvölkert und zeigt fast nur noch Fettzellen. Dazwischen erkennt man ein Knochenmarködem, einige Plasmazellen sowie eisenspeichernde Makrophagen. Typisch sind kleine erhaltene Erythropoesenester.

• **Perniziöse Anämien** (Vitamin-B$_{12}$-Mangel). Ein Mangel an Vitamin B$_{12}$ führt zu Reifungs- und Bildungsstörung aller Körperzellen, besonders aber der Erythropoese. Histologisch äußert sich diese in einer Zellen- und Kernvergrößerung (Megaloblasten bzw. -zyten) bei starker Hyperplasie der Erythropoese. Durch die Ausreifungsstörung kommt es zu Entkernungsanomalien mit vermehrtem Auftreten von Kernabschnürungen in Erythroblasten und Chromatinresten in den reifen, vergrößerten Erythrozyten (basophile Tüpfelung, Howell-Jolly-Körper). Die granulopoetischen Kerne und teilweise auch die Megakaryozyten zeigen eine charakteristische Übersegmentierung sowie Riesenstabkernige.

• **Thalassämien.** Bei der Thalassämie handelt es sich um eine hereditäre quantitative Synthesestörung bestimmter Globinketten mit kompensatorischer Bildung von HbA2, fetalem Hämoglobin. Bei der β-Thalassämie ist bei der häufigeren Minor-Form – im Gegensatz zur Major-Form – HbF normal und HbA2 gesteigert. Diese Erkrankungen sind häufig; sie kommen besonders im Mittelmeerraum vor. Bis zu 10% der deutschen Bevölkerung ist heterozygot für das β-Thalassämie-Gen. Je nachdem, ob eine homo- (Thalassaemia major) oder heterozygote Form (Thalassaemia minor) bzw. ein genetischer Defekt mit inkompletter Penetranz (Thalassaemia intermedia oder minima) vorliegt, entsteht eine mehr oder minder schwere Anämie. Es resultiert eine hypochrome, mikrozytäre Anämie mit Targetzellen, Akanthozyten und Erythroblasten im Blut. Die starke Hyperplasie der ineffektiven Erythropoese im Knochenmark führt bei der Thalassaemia major zu einer Expansion des Marks mit Knochenneubildung (*Bürstenschädel*).

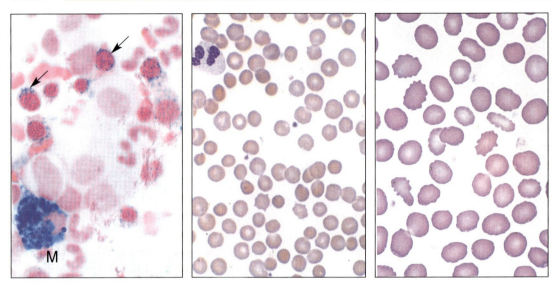

Abb. 12-55. Anämien. Links: Sideroblasten bei **sideroachrestischer Anämie**. Mehrere Ringsideroblasten **(Pfeile)**. Mit Hämosiderin beladener Makrophage **(M)**. Berliner-Blau-Reaktion. **Mitte:** Sphärozyten im peripheren Blut. MGG-Fbg. **Rechts: hereditäre Ovalozytose.** MGG-Fbg.

Differenzierungsstörungen

• **Sideroachrestische Anämie.** Diese relativ seltene Anämieform kommt durch Eisenverwertungsstörungen der erythropoetischen Zellen zustande. Bei einigen Formen bestehen Beziehungen zu myelodysplastischen Syndromen. Histologisch finden sich im Knochenmark – bei hyperplastischer Erythropoese und vollen Eisenspeichern – Ringsideroblasten. Im Blut überwiegen Mikrozyten und deutliche Aniso- und Poikilozytose.

Korpuskuläre hämolytische Anämien

• Die **Kugelzellanämie** (hereditäre Sphärozytose) beruht auf einer dominant vererbten Störung der Membranproteine, die – über eine abnorme Permeabilität – zu einem Natrium- und Wassereinstrom mit kugeliger Deformation der Erythrozyten (Sphärozyten) führt. Die Erythrozyten werden in der Milz zurückgehalten und von Makrophagen abgebaut. Es resultiert eine hämolytische Anämie wechselnden Schweregrades, die mit einer Splenomegalie und Hyperbilirubinämie verbunden sein kann. Die Erythropoese im Knochenmark ist wie bei allen hämolytischen Anämien hyperplastisch. Verwandte Erkrankungen, die ebenfalls mit Formveränderungen der roten Blutzellen einhergehen, sind die allerdings selten auftretende hereditäre Elliptozytose und Stomatozytose.

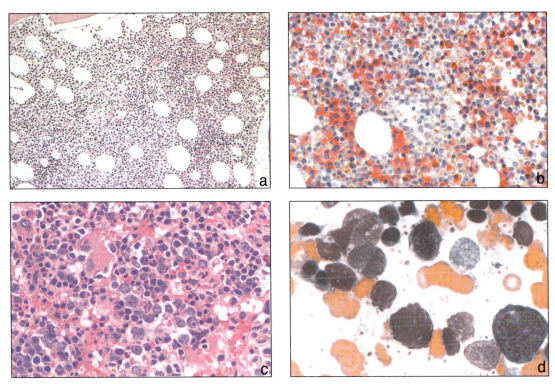

Abb. 12-56. Myelodysplastisches Syndrom. a) MDS mit Übergang in eine akute Leukämie. Knochenmark. Giemsa-Fbg. **b)** MDS mit Übergang in eine akute Leukämie. Knochenmark. ASD-Chlorazetatesterase. **c)** MDS mit hyperplastischem Knochenmark und dystoper Blutbildung. HE-Fbg. **d)** Atypische hämopoetische Zellen im Knochenmarkausstrich bei MDS. MGG-Fbg.

Myeloproliferative Erkrankungen

Myelodysplastische Syndrome (MDS)

Myeloproliferative Syndrome stellen ätiologisch ungeklärte Knochenmarkveränderungen dar, die nach wechselnd langen Zeiträumen in eine irreversible Panzytopenie oder in eine akute myeloische Leukämie übergehen können. Bestimmte Formen der MDS werden aus diesem Grunde auch als »Präleukämie« oder »smoldering leukemia« bezeichnet.

Histologisch ist das Knochenmark zumeist hyperzellulär (eine ausgeprägte Hypoplasie des Blut bildenden Marks wird nur selten beobachtet) und zeigt eine abnorm verteilte (dystope) Blutbildung. Dabei finden sich Granulopoesezellen nicht nur in den typischen Reifungszonen, sondern auch durchmischt mit Erythropoesezellen in den Markbinnenräumen. Die roten Vorläuferzellen sind meist vermehrt und zeigen eine Linksverschiebung, nicht selten auch megaloblastoide Veränderungen. Die Hämatopoesezellen aller drei Reihen weisen – häufig in unter-

schiedlichem Ausmaß – Reifungsanomalien auf, z. B. Entkernungsstörungen der Erythroblasten, megaloblastäre Veränderungen, oft hypolobulierte oder bizarre Megakaryozytenkerne sowie eine Linksverschiebung der Granulopoese. Als Ausdruck der Eisenverwertungsstörung der Erythroblasten können Ringsideroblasten vorhanden sein. Das Vorhandensein von mehr als 30% Blasten zeigt einen Übergang in eine akute myeloische Leukämie an.

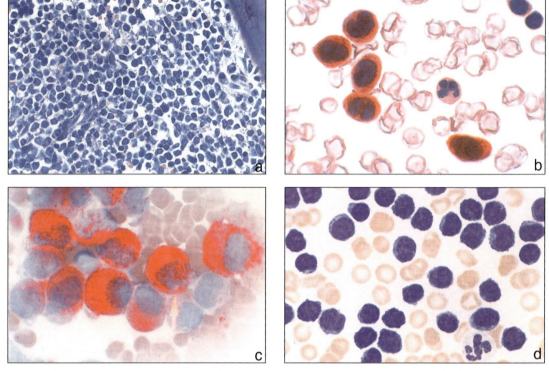

Abb. 12-57. Akute Leukämien. a) Akute myeloische Leukämie. Diffuse blastäre Infiltration des Knochenmarks mit Verdrängung der Blut bildenden Zellen. Giemsa-Fbg. **b) Akute myelomonozytäre Leukämie M4.** Unreifzellige esterasehaltige Monozyten. AS-Esterase-Reaktion **c) Akute Promyelozytenleukämie M3.** ASD-Chloracetatesterase. **d) T–lymphoblastisches Lymphom** mit leukämischer Ausschwemmung. MGG-Fbg.

Akute Leukämien

• **Akute myeloische Leukämien** (AML). Bei den akuten myeloischen Leukämien handelt es sich um eine akut verlaufende neoplastische Proliferation von nicht oder nur unvollständig ausreifenden myeloischen Zellen, die unterschiedliche zytomorphologische, zytochemische und immunhistochemische Differenzierungsmerkmale zeigen können.

Unter Anwendung der erwähnten Untersuchungsmethoden werden zurzeit in der FAB-Klassifikation sieben Subtypen definiert. Zu den häufigsten Formen zählen:

– Der **FAB-M1-Typ** ist eine **undifferenzierte Myeloblastenleukämie**, bei der die Blasten wenige Auer-Stäbchen und eine geringe Peroxydaseaktivität aufweisen. Zytologisch sind die Blasten durch einen großen, rundlichen Zellkern mit mehreren Nukleolen gekennzeichnet, während zytoplasmatische Primärgranula weitgehend fehlen.

– Die Neoplasie unreifer Megakaryozyten wird als **akute Megakaryoblastenleukämie** (AML-M7) bezeichnet und zeigt eine massive, überwiegend intramedulläre Proliferation von unreifen Megakaryozyten.

– Die **klassische Promyelozytenleukämie** (FAB-M3-Typ) geht mit dem Auftreten großer, dicht granulierter myeloischer Zellen einher.

• **Akute lymphatische Leukämien** (ALL). Da alle Lymphoblasten-Lymphome leukämisch ausschwemmen können und dies in der Mehrzahl der Fälle auch vorkommt, bestehen weitgehende Überschneidungen zwischen den soliden Tumoren und den verschiedenen akuten lymphatischen Leukämien. Unter Berücksichtigung immunhistochemischer Marker kann zwischen B- und T-Zell-Typen sowie der Common-ALL unterschieden werden. Während sich die B- und T-Zell-Typen über eine Expression früher Differenzierungsantigene der jeweiligen Zelllinie definieren, besitzen die Tumorzellen der cALL nur das Common-ALL-Antigen (CD10) und

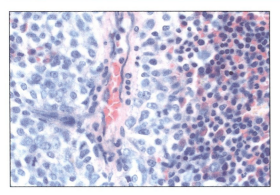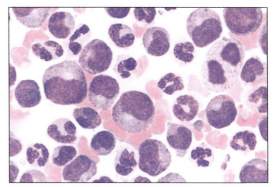

Abb. 12-58. Chronische myeloische Leukämie. Links: perivaskulär angeordnete Myeloblasteninfiltration. Knochenmark. MGG-Fbg. **Rechts:** Myeloblasten, Promyelozyten und Myelozyten im peripheren Blut. MGG-Fbg.

als Zeichen ihrer Unreife das Enzym »terminale Desoxynukleotidyltransferase« (TDT). Die Zellpopulation reicht von kleinen Blasten mit schmalem Zytoplasma und kleinen Nukleolen bis zu den großen Blasten mit sehr großen Nukleolen und einem tief basophilen Zytoplasma.

Chronische Leukämien

• **Chronische myeloische Leukämie.** Bei der chronischen myeloischen Leukämie (CML) handelt es sich um eine chronisch verlaufende myeloproliferative Erkrankung mit leukämischer Ausschwemmung von reifen Granulozyten und ihren Vorstufen. Pathogenetisch liegt der CML die neoplastische Transformation einer Stammzelle zugrunde (klonale Erkrankung), bei der es zumeist zu einer Chromosomentranslokation mit Entstehung des Philadelphia-Chromosoms (Ph1) kommt.

Morphologisch ist die CML im Knochenmark durch eine starke Hyperplasie mit Linksverschiebung der Granulopoese gekennzeichnet. Fettzellen sind kaum noch erkennbar. Die Erythropoese ist stark vermindert. Die Ausreifung zu reifen Granulozyten ist zwar vermindert, aber im Prinzip noch erhalten (wichtiger Unterschied zur akuten myeloischen Leukämie bzw. zum Blastenschub). Es finden sich unreife Granulopoesezellen (Promyelozyten) überwiegend in den peritrabekulären und den periarteriellen Ausreifungszonen. Die Zellen können aber auch diffus im Markraum verteilt sein.

Klinik. Die Akzelerationsphase ist meist durch das zunehmende Auftreten von Blasten gekennzeichnet. Klinisch manifestiert sich ein Blastenschub durch Therapieresistenz, Fieber und Hinfälligkeit. Der Verlauf ist durch eine zunehmende hämatopoetische Insuffizienz mit hämorrhagischer Diathese und Infektionen charakterisiert. Manchmal lassen sich auch tumorförmige leukämische Infiltrate nachweisen. Im Blut und im Knochenmark finden sich mehr als 30% Blasten bei einer peripheren Leukozytenzahl von weniger als 100 000/μl. Meist sind noch reife Granulozyten vorhanden, die Blasten selbst entsprechen ungranulierten Myeloblasten.

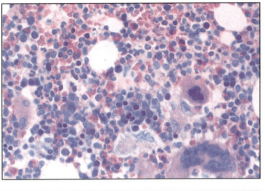

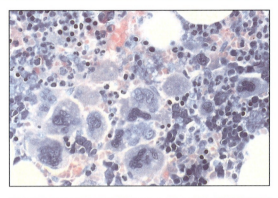

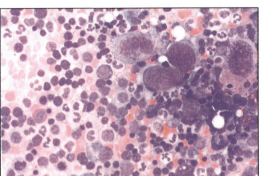

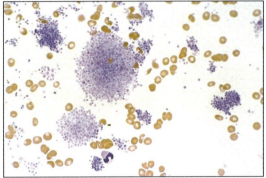

Abb. 12-59. Polycythaemia vera. Oben: Trilineare Vermehrung hämatopoetischer Zellen. Knochenmark. Giemsa-Fbg. **Unten:** Vermehrte megakaryoblastäre Zellen im Knochenmarkausstrich. MGG-Fbg.

Abb. 12-60. Essenzielle Thrombozythämie. Oben: vermehrte und atypische Megakaryozyten im Knochenmark. Giemsa-Fbg. **Unten:** stark vermehrte Thrombozyten von unterschiedlicher Form und Größe im peripheren Blut. MGG-Fbg.

Polyzythämien

• Die **Polycythaemia vera rubra** stellt eine chronische myeloproliferative Erkrankung dar, die auf einer neoplastischen Transformation der pluripotenten hämatopoetischen Stammzelle beruht. Im Vordergrund steht eine Zunahme der absoluten Erythrozytenmasse, aber auch die Anzahl der Leukozyten und Thrombozyten ist erhöht.

Histologisch imponiert eine ausgeprägte Hyperplasie des Blut bildenden Marks mit Ausdehnung des dunkelroten Marks in die langen Röhrenknochen und ein fast vollständiger Schwund der Fettzellen. Es zeigt sich eine trilineare Vermehrung hämatopoetischer Zellen mit besonders starker Vermehrung von polymorphen Megakaryozyten und Erythroblasten. Die Eisenspeicher des Knochenmarks sind fast stets entleert; eine Faservermehrung kann bestehen.

Essenzielle Thrombozythämie

Bei der essenziellen (primären) Thrombozythämie handelt es sich um die seltenste Form der chronischen myeloproliferativen Erkrankungen. Sie ist definiert durch eine Thrombozytose, eine massive Vermehrung von Megakaryozyten und Thrombozyten im Knochenmark und durch das Fehlen des Philadelphia-Chromosoms. Histologisch zeigt das Knochenmark eine extreme Vermehrung von Megakaryozyten und ihren Vorstufen sowie eine ausgeprägte Ansammlung von Blutplättchen, die häufig in größeren Aggregaten zusammenliegen. Die Megakaryozyten selbst sind hyperlobuliert und besitzen als Zeichen der gesteigerten Plättchenproduktion ein breites Zytoplasma. Eine leichte Faservermehrung kann vorhanden sein, erreicht aber nicht das Ausmaß der Osteomyelosklerose. Ferner besteht eine Vermehrung der erythro- und granulopoetischen Vorstufen.

Inhalt

Knochen

Entwicklungsstörungen 356
Metabolische und
   endokrine Osteopathien 360
Osteosklerosen 361
Knochenfraktur 362
Knochenentzündungen 363
Knochennekrosen 364
Knochengranulome 365
Riesenzellhaltige Granulome 366
Knochentumoren 367
   Knorpeltumoren 367
   Knochen bildende Tumoren 370
   Fibrohistiozytäre Knochentumoren 372
   Vaskuläre Knochentumoren 373
   Knochentumoren unbekannter
   Histogenese 374
   Neubildungen aus embryonalen Strukturen . 374
   Knochenmetastasen 374
Tumorähnliche Knochenläsionen 375

Gelenke

Degenerative Gelenkerkrankungen 376
   Arthrosis deformans 376
   Osteochondrosis dissecans 378
   Meniskopathie 378
Entzündliche Gelenkerkrankungen 379
   Infektiöse Arthritis 379

Reaktive Arthritis 380
Rheumatoide Arthritis 381
Spondylarthritis ankylopoetica 382
Arthritis psoriatica 383
Kristallarthropathien 383
   Gichtarthropathie 383
   Kalziumpyrophosphat-Arthropathie 385
Tumoren und tumorähnliche Veränderungen
   der Gelenke 386
   Pigmentierte villonoduläre Synovitis 386
   Benigner Riesenzelltumor 387
   Synoviales Sarkom 387
   Synoviale Chondromatose 388
Erkrankungen der Sehnenscheiden und
   Schleimbeutel 389
   Tendovaginitis 390

Muskel

Morphologische Gewebesyndrome 391
Myopathieformen 392
   Progressive Muskeldystrophie 392
Myotone Erkrankungen 392
   Kongenitale Myotonien 393
Episodische Lähmungen 394
Myopathien mit bekannten
Stoffwechselstörungen 394
Myositiden 395
Myasthenie 396

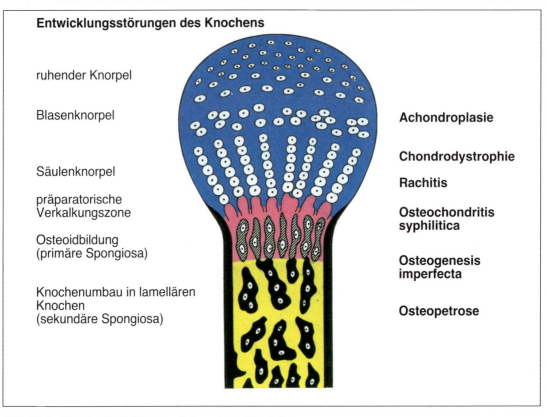

Entwicklungsstörungen des Knochens

ruhender Knorpel

Blasenknorpel   **Achondroplasie**

                                                       Chondrodystrophie

Säulenknorpel   **Rachitis**

präparatorische
Verkalkungszone   **Osteochondritis
                                                       syphilitica**

Osteoidbildung
(primäre Spongiosa)   **Osteogenesis
                                                       imperfecta**

Knochenumbau in lamellären
Knochen   **Osteopetrose**
(sekundäre Spongiosa)

Abb. 13-1. Knochenfehlbildungen. Schematische Darstellung.

Knochen

Fehlbildungen des Skeletts sind Anomalien, die vorwiegend im Bereich der Extremitäten und der Wirbelsäule auftreten und zum Zeitpunkt der Geburt schon manifest sind. Sie sind meist genetisch bedingt. Zu diesem Formenkreis gehören Aplasien, Hypoplasien, Hyperplasien, überzählige Organe (Polydaktylien) sowie Störungen in der Knochenverschmelzung.

Entwicklungsstörungen

Angeborene Entwicklungsstörungen sind selten und können zu einem Gewebedefekt (Dysplasie) oder zu einem Organdefekt (Dysostose) führen bzw. Folge einer Stoffwechselstörung (Dystrophie) sein.

• **Chondrodystrophie** (Achondroplasie). Bei diesem autosomal dominanten Erbleiden, das auch sporadisch auftreten kann, kommt es infolge frühzeitigen Sistierens der enchondralen Ossifikation zu einem verminderten Längenwachstum der Knochen. Die periostale und bindegewebige Knochenbildung ist regelrecht. Dadurch entsteht das Bild des unproportionierten Körperbaus: kurze dicke Extremitären bei normal entwickeltem Stammskelett und einem großen Kopf infolge Wachstumsstörungen der Schädelbasis.

Die wesentlichen histologischen Veränderungen finden sich in der Wachstumszone: kleine, unterentwickelte Knorpelzellen, verschmälerte Säulenknorpelschicht, verminderte Verkalkung der Knorpelmatrix, verminderte Osteoidbildung und vollständig verkalkte Knochenbälkchen in der primären und sekundären Spongiosa. Bei dieser Form einer Skelettdysplasie ist die Intelligenz normal, die Lebenserwartung nicht verkürzt.

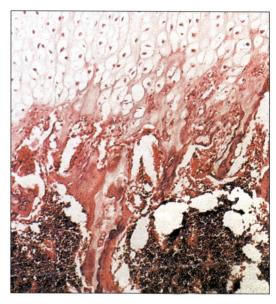

Abb. 13-2. Chondrodystrophie. Störung der enchondralen Ossifikation mit verschmälerter Säulenknorpelschicht und verminderter Osteoidbildung. HE-Fbg.

• **Rachitis.** Dieser Krankheit liegt eine mangelnde Verkalkung des Knochengewebes im wachsenden Skelett (in den ersten Lebensmonaten) zugrunde, wobei es zu einer enchondralen Ossifikationsstörung kommt. In der **präparatorischen Verkalkungszone** werden vermehrt unverkalktes Osteoid und Knorpelgewebe gebildet. Ursache ist ein Vitamin-D-Mangel (Hypovitaminose), seltener eine Fehlfunktion der Nierentubuli (Vitamin-D-resistente Rachitis) oder eine intestinale Resorptionsstörung.

Die typischen histologischen Veränderungen beobachtet man in der aufgetriebenen Knorpel-Knochengrenze der Rippen (rachitischer Rosenkranz): verbreiterte Ossifikationszone, verlängerte und gefäßarme Säulenknorpel, verzögerte Reifung und ungenügender Abbau des Blasenknorpels, Fehlen der typischen präparatorischen Verkalkungszone, Entwicklung einer Zone mit Chondroosteoid anstelle der primären Spongiosa mit völlig unregelmäßiger Ausbreitung der penetrierenden Markgefäße in verschiedene Richtungen, überschließende und regellose Osteoidablagerungen sowie fehlende Verkalkung des Osteoids und der Knorpelmatrix.

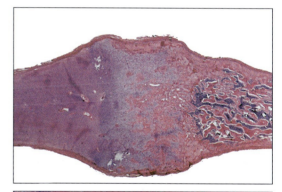

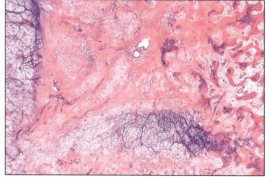

Abb. 13-3. Rachitis. Oben: kolbenförmige Auftreibung am osteokartilaginären Übergang einer Rippe. **Unten:** verbreiterte Ossifikationszone mit verlängerter Säulenknorpelschicht. HE-Fbg.

- **Osteopetrose Albers-Schönberg** (Marmorknochenkrankheit). Diese erbliche Skeletterkrankung ist durch eine Vermehrung verkalkten Knochengewebes gekennzeichnet. Im histologischen Bild zeigt sich im dichten Spongiosabereich ein engmaschiges Gitterwerk, verkalkte Chondroidspangen, in das unregelmäßig Osteoid eingelagert ist. Im Bereich der enchondralen Ossifikation ist die Zone des proliferierenden Knorpels abnorm breit. Die Spangen verkalkter Knochenmatrix können nicht aufgelöst werden und persistieren, sodass man Kerne der Knorpelmatrix im intramedullären Knochengewebe findet. Die Zahl der Osteoklasten kann vermehrt sein, der Bürstensaum erscheint jedoch vermindert oder fehlt. Der Mineralgehalt des Skeletts ist deutlich erhöht.

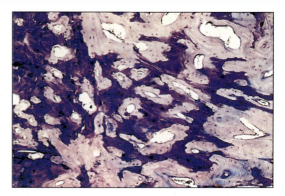

Abb. 13-4 Osteopetrose Albers-Schönberg. Stark verkalkte Chondroidspangen mit eingeschlossenem unregelmäßigem Osteoid. Toluidinblau-Fbg.

- **Osteogenesis imperfecta.** Es handelt sich um eine erbliche Skeletterkrankung, die durch eine starke Knochenbrüchigkeit gekennzeichnet ist. Histologisch sind in der Zone der enchondralen Ossifikation die Knorpelschichten bis zum Säulenknorpel normal. In der präparatorischen Verkalkungszone sind zu wenig Osteoblasten und Osteoklasten vorhanden, Osteoid und Knochenbildung vermindert. Die primäre Spongiosa besteht nur aus einem dichten Spangennetz von Knorpelgrundsubstanz. Primäre und sekundäre Spongiosa sind nicht voll ausgebildet. Infolge dieser ungenügenden Knochenbildung und gleichzeitiger qualitativer Knochen- und Knorpelveränderungen besteht eine hochgradige Knochenbrüchigkeit.

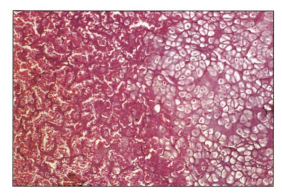

Abb. 13-5. Osteogenesis imperfecta. Regelrechte Knorpelanlage (rechts). Gestörte präparatorische Verkalkungszone mit verminderter Osteoid- und Knochenbildung (links). HE-Fbg.

- **Fibröse Knochendysplasie Jaffé-Lichtenstein.** Bei dieser Erkrankung wird das Knochenmark durch fibröses Gewebe ersetzt, in dem sich direkt aus dem Bindegewebe Faserknochenbälkchen entwickeln und die Transformation in Lamellenknochen ausbleibt. Es kommt zu einer lokalen Knochenauftreibung und oft zum Bild einer »Knochenzyste«. Die Erkrankung kann in einer monostotischen oder polyostotischen Form vorkommen.

Histologisch liegt ein faserreiches, zell- und gefäßarmes, bindegewebiges Stroma vor, in dem zahlreiche schlanke Faserknochenbälkchen in gleichen Abständen zueinander ausdifferenziert sind. Diese direkt aus dem Bindegewebe entstehenden Bälkchen sind schwungvoll gebogen und grazil; es sind keine Osteoblasten angelagert. In einigen Fällen können auch kleine metaplastische Knorpelherde angetroffen werden, wobei es sich möglicherweise um kallöses Knorpelgewebe handelt.

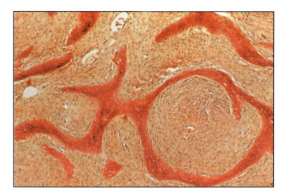

Abb. 13-6. Fibröse Dysplasie. Dünne, neugebildete Faserknochenbälkchen ohne angelagerte Osteoklasten in einem faserreichen Stroma. Gieson-Fbg.

• **Osteoporosen.** Bei der Osteoporose kommt es generell zu einer Verminderung des Knochengewebes, wobei die Knochenmasse quantitativ abnimmt und die Kortikalis verschmälert ist; Zahl und Breite der spongiösen Knochenbälkchen sind reduziert. Osteoporosen können generalisiert (Involutions-, Hunger-, Vitamin-C-Mangel-, Hormonmangelosteoporosen und Osteoporosen bei Knochenmarkerkrankungen) vorkommen. Lokalisierte Osteoporosen kommen bei Immobilisation und perifokal bei verschiedenen Infektionskrankheiten sowie bei der Reflexdystrophie vor. Eine radiologische Aufhellung der Knochenstruktur im Sinne einer Osteoporose kann auch durch eine osteoklastäre Knochenresorption oder durch eine verminderte Mineralisation des Knochengewebes bedingt sein. Diese Veränderung bezeichnet man als Osteopathie.

Histologisch weist die Spongiosa eine diffuse Auflockerung mit größeren Lücken auf. Diese Verminderung des Spongiosagerüsts ist im Knochenzentrum stärker ausgeprägt als in der Peripherie (besonders auf der Schnittfläche von Wirbelkörpern). Allgemein ist auch die Kortikalis verschmälert, jedoch erhalten und außen glatt. Die Spongiosabälkchen erscheinen verschmälert und rarefiziert, weisen jedoch keine Resorptionslakunen oder angelagerte Osteoblasten bzw. Osteoklasten auf. Das verbliebene Knochengewebe ist qualitativ unverändert, d. h. vital und mineralisiert. Durch die quantitative Reduktion des Spongiosagerüsts ist der Markraum ausgeweitet und mit Fettgewebe angefüllt.

• **Sympathische Reflexdystrophie** (SRD, Sudeck-Knochenatrophie). Unter dem Begriff **SRD** werden verschiedene Krankheitsbezeichnungen aufgeführt: Sudeck-Krankheit, Schulter-Hand-Syndrom, Algodystrophie, posttraumatischer Vasospasmus und Kausalgie.

Histologisch zeigt die Erkrankung einen stadienhaften Verlauf:
– Stadium 1 (akutes, entzündliches Stadium) mit einer beginnenden, gelenknahen Osteoporose, bei der die Spongiosa befallen ist, während die Kortikalis erhalten bleibt.
– Stadium 2 (Dystrophie): Die Osteoporose ist voll entwickelt und zeigt rundliche Aufhellungen. Man sieht eine Verschmälerung der glatt begrenzten Knochenlamellen. Eine verstärkte osteoklastäre Aktivität liegt nicht vor.

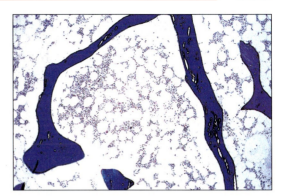

Abb. 13-7. Osteoporose. Deutlich verschmälerte Knochenbälkchen und Verlust der Querverstrebung. Toluidinblau-Fbg., unentkalkt.

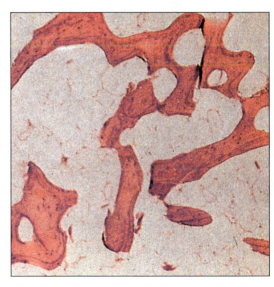

Abb. 13-8. Sympathische Reflexdystrophie. Unregelmäßige Gestaltung und Schwund der Knochenbälkchen mit relativer Vermehrung des Knochenmarkfettgewebes. HE-Fbg.

– Stadium 3 (Atrophie): Es kommt zu einer fortschreitenden, jetzt eher diffusen Osteoporose, die mit einer Atrophie und Kontraktur des Weichteilgewebes einhergeht.

Metabolische und endokrine Osteopathien

- Die **Osteomalazie** (Osteoidose) ist eine Verkalkungsstörung des Knochengewebes im Erwachsenenalter, die mit der Rachitis bei Kindern vergleichbar ist. Histologisch finden sich mehr oder weniger stark verbreitete Osteoidsäume (mehr als 10 μm breit) an den Knochenbälkchen, denen Osteoblasten angelagert sein können (Osteoidose). Osteoblasten können aber auch fehlen. Das vermehrte und verkalkte Osteoid an den Spongiosabälkchen verleiht dem Knochen die röntgenologisch nachweisbare verwaschene Strukturzeichnung.

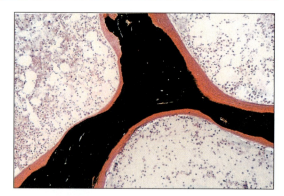

Abb. 13-9. Osteomalazie. Deutlich verbreiterte Osteoidsäume (rot) an den Knochenbälkchen (schwarz). Kossa-Fbg.

- Die **renale Osteopathie** ist ein häufiges polyätiologisches Krankheitsbild, bei dem sich eine eigenartige Osteoporose infolge einer chronischen Niereninsuffizienz entwickelt. Histologisch finden sich Veränderungen in der Beckenkammbiopsie, die für die renale Osteopathie sehr charakteristisch sind. Generell bestehen eine ausgeprägte dissezierende Fibroosteoklasie mit Markfibrose, eine Osteoidose (Osteomalazie) und eine Osteoporose.

Histologisch unterscheidet man drei Formen:

- Typ I: Fibroosteoklasie, gesteigerte osteoklastäre Knochenresorption, keine Osteoidose. Zu den Ursachen zählen: Pyelonephritis, akutes Nierenversagen.
- Typ II: Volumen- und Oberflächenosteoidose, keine Fibroosteoklasie. Typ IIa: erniedrigter Spongiosaumbau, kompletter Mineralisationsstop. Typ IIb: schmale Osteoidsäume, Reduktion der Knochenmasse. Ursachen: chronische Niereninsuffizienz.
- Typ III: Fibrosteoklasie, Osteoidose, Endostfibrose. Typ IIIa: erniedrigter Spongiosaumbau. Typ IIIb: normaler Spongiosaumbau. Typ IIIc: völliger Spongiosaumbau, starke Faserknochenbildung mit aktivierten Osteoblasten. Ursache: chronische Niereninsuffizienz.

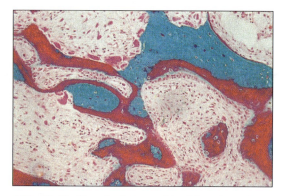

Abb. 13-10. Renale Osteopathie. Dissezierende Fibroosteoklasie und Osteoidose. Goldner-Fbg.

- **Osteodystrophie bei Hyperparathyreoidismus.** Bei der **Recklinghausen-Krankheit** handelt es sich um eine generalisierte Osteoporose, der eine erhöhte Parathormonsekretion zugrunde liegt. Histologisch ist das Spongiosagerüst mit weiten und engen Poren erkennbar. Die Kortikalis ist aufgeblättert und enthält zystische Resorptionsherde. Im Frühstadium sieht man lediglich eine Randfibrose neben den Knochenbälkchen. Später entwickelt sich das Bild der dissezierenden Fibroosteoklasie: Die Knochenbälkchen haben viele, sehr scharfe Resorptionslaku-

nen, die die Trabekeln regelrecht tunnelartig zerschneiden. Sie sind ausgefüllt mit einem fibrösen Gewebe mit mehrkernigen Osteoklasten, die dem wellig begrenzten Knochen anliegen. Außerdem finden sich reichlich aktivierte Osteoblasten. Die dissezierende Fibroosteoklasie mit Fibrose ist ein **pathognomonischer Befund** für eine Osteodystrophie. In einem resorptiven Riesenzellgranulom (brauner Tumor, siehe Abb. 13.24) ist das autochthone Knochengewebe völlig resorbiert. Man findet ein lockeres Binde- und Granulationsgewebe mit zahlreichen mehrkernigen Riesenzellen (Osteoklasten).

Osteosklerosen

• **Ostitis deformans Paget.** Es handelt sich um eine häufige Knochenerkrankung älterer Menschen jenseits des 50. Lebensjahres, die durch einen überstürzten und fortschreitenden Knochenumbau gekennzeichnet ist. Man unterscheidet monostotische und polyostotische Formen. Histologisch zeigen die Wirbelkörper eine vergröberte Spongiosa mit prominenten Trägerknochen. Die Schädelkalotte ist grob spongiös verdickt. Die betroffenen Knochenteile erscheinen ungleichmäßig sklerotisch verdichtet mit eingeschlossenen Spongiosalücken. Die histologischen Strukturen sind sehr typisch: Man sieht unterschiedlich breite Knochenbälkchen mit zahlreichen mehrkernigen Osteoklasten und tiefen Resorptionslakunen an einer Seite. Auf der Gegenseite erkennt man rein aktivierte Osteoblasten. Somit findet gleichzeitig ein Knochenab- und -anbau statt. Innerhalb der Knochenbälkchen zeichnet sich ein Mosaikmuster irregulärer Kittlinien ab. Dieser Wirrwarr an kurzen, abgehakten Kittlinien (Breccie-Muster) ist für den Paget-Knochen kennzeichnend. Der Markraum ist von einem lockeren Granulations- und Bindegewebe mit zahlreichen ausgeweiteten Blutgefäßen und einigen lymphoplasmazellulären Infiltraten ausgefüllt.

• **Osteomyelosklerose.** Proliferative Markprozesse können eine massive Osteosklerose und Knochenneubildung hervorrufen. Bei der Osteomyelosklerose wird generalisiert das Knochenmark durch Bindegewebe mit Faserknochenbälkchen ersetzt. Durch Markverdrängung kommt es zur Insuffizienz der Hämatopoese mit Entwicklung einer extramedullären Blutbildung.

In der Beckenkammbiopsie sieht man histologisch in der fibroosteoklastischen Initialphase eine fokale Umwandlung des Knochenmarks in retikuläres Bindegewebe (Osteomyeloretikulose). Im Stadium der Osteomyelofibrose ist der Markraum von kollagenfaserreichem Bindegewebe ausgefüllt, das ein Netz aus neugebildetem Osteoid enthält. Dazwischen sieht man ein zellreiches Knochenmark mit Vermehrung der Megakaryozyten. In dieser Phase bauen Osteoklasten die wellig begrenzten Knochenbälkchen ab. Schließlich bilden sich im Stadium der Osteomyelosklerose Faserknochenbälkchen. Die ortsständigen Knochenbälkchen sind sklerotisch verbreitert; ihnen sind aktivierte Osteoblasten angelagert. Im fibrosierten Markraum fallen zahlreiche atypische Megakaryozyten auf.

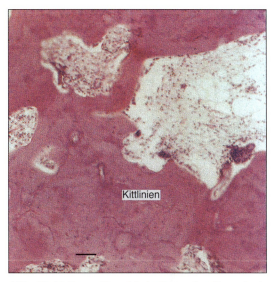

Abb. 13-11 Paget-Krankheit. Unregelmäßig verbreiterte Knochenbälkchen mit osteoblastären Anbau- und osteoklastären Abbaufronten. Mosaikartige Zeichnung der Kittlinien. HE-Fbg.

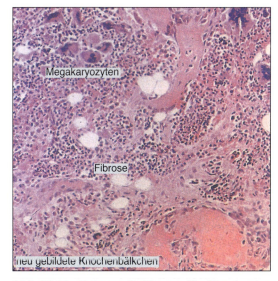

Abb. 13-12. Osteomyelosklerose. Herdförmige Ansammlungen von Megakaryozyten zwischen verdickten und vermehrten Knochenbälkchen. HE-Fbg.

Knochenfraktur

Die normale Knochenbruchheilung erfolgt über einen **Frakturkallus**. Hierbei ist histologisch eine typische Reihenfolge der Gewebeproliferation erkennbar: Zunächst entsteht im Frakturspalt durch Einrisse der Blutgefäße ein Frakturhämatom, das 2 Tage später von einem Granulationsgewebe durchsetzt wird, in dem sich junges Bindegewebe entwickelt. Innerhalb einer Woche entsteht somit zwischen den Frakturenden ein provisorischer bindegewebiger Kallus, der noch nicht tragfähig ist. Zwischen dem 7. und 9. Tag wird Hydroxylapatit an die Kollagenfasern angelagert. Es differenzieren sich Osteoblasten aus, die Osteoid produzieren, welches mineralisiert wird. Dann entsteht der provisorische knöcherne Kallus mit Faserknochenbälkchen, der bis zur 4. Woche nach der Fraktur bestehen bleibt. Da auch dieser Kallus noch nicht belastbar ist, kann die Einwirkung von Schub- und Scherkräften bei einer minderfixierten Fraktur zur Ausdifferenzierung von Knorpelgewebe führen (Knorpelkallus). Osteoklasten bauen jetzt die Knochentrümmer ab, und in der 4. bis 6. postfrakturellen Woche entwickelt sich der definitive Kallus durch schleichende Substitution des Faserknochens. Damit werden die Frakturenden provisorisch durch Lamellenknochen vereinigt.

Die **verschiedenen Phasen der Knochenbruchheilung** lassen sich histologisch differenzieren:
– Man sieht im frühen bindegewebigen Kallus überwiegend Granulations- und Bindegewebe ohne wesentliche Knochenneubildung.
– Im Knochenkallus finden sich zahlreiche Faserknochenbälkchen mit angelagerten Osteoblasten. Hierbei ist eine erhebliche Proliferation sämtlicher Gewebe erkennbar, die sogar ein malignes Tumorwachstum vortäuschen kann.
– In der weiteren Entwicklung zeigen sich dann immer breitere und stärker mineralisierte Knochenbälkchen, bis schließlich der Lamellenknochen vorliegt.

• **Pathologischer Kallus.** Nicht selten kommt es zu einer überschießenden Proliferation von Bindegewebe und verstärkter reaktiver Knochenneubildung. Diese Veränderung wird als hyperplastischer Kallus bezeichnet.

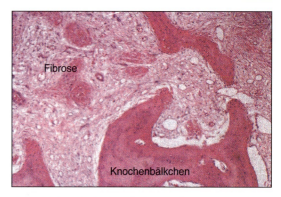

Abb. 13-13. Fraktur. Fibröser Kallus nach Knochenfraktur. Eingeschlossene, unterschiedlich dicke Knochenbälkchen. HE-Fbg.

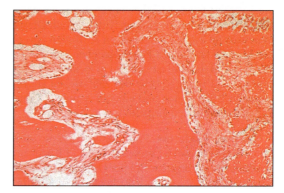

Abb. 13-14. Fraktur. Fibrös-knöcherner Kallus mit deutlich verdickten, aber noch nicht gerichteten Faserknochenbälkchen. HE-Fbg.

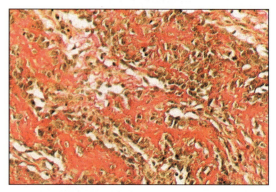

Abb. 13-15. Fraktur. Pathologischer proliferativer Kallus. Überschießende Knochenneubildung nach Fraktur. Gieson-Fbg.

Knochenentzündungen

Eine Entzündung des Knochens spielt sich im Knochenmarkraum ab, wo ein gefäßhaltiges, mesenchymales Gewebe alle Voraussetzungen bietet.

• **Akute eitrige Osteomyelitis.** Es handelt sich um eine Entzündung des Knochenmarks, die sich innerhalb des Markraums und dann auch in den Havers-Kanälen der Kortikalis bis zum Periost ausbreitet. Nach Besiedelung des Knochenmarkraums durch Bakterien kommt es zu einer leukozytären Entzündung mit Bildung kleiner Abszesse, die infolge einer Gefäßschädigung von einem perifokalen Ödem und einem hämorrhagischen Randsaum umgeben werden. Das Ödem wird durch die Havers- und Volkmann-Kanäle unter das Periost gedrückt, das von Knochen abgehoben wird. Im Bereich der Markabszesse wird die lokale Durchblutung des Knochengewebes behindert, sodass das Knochengewebe abstirbt. Aktivierte Osteoklasten trennen den toten vom vitalen Knochen ab, wobei sich ein Knochensequester bildet. Dieser wird von Ödemflüssigkeit mit massenhaft gelapptkernigen Leukozyten umgeben und später von einer bindegewebigen Kapsel umschlossen. Das tote Knochengewebe nimmt vermehrt Kalzium auf.

• **Chronische Osteomyelitis.** Der befallene Knochen ist aufgetrieben und an der Oberfläche wulstig. Die Kortikalis ist durch Einbeziehung des verknöcherten Periostes unregelmäßig verbreitert. Der Markraum wird von dichtem, sklerosiertem Knochengewebe ausgefüllt. Histologisch sieht man ein dichtes Narbengewebe mit Herden eines entzündlichen Granulationsgewebes. Dieses besteht aus blutgefüllten Kapillaren und Infiltraten von Plasmazellen und Lymphozyten. Die Spongiosabälkchen sind sklerotisch verbreitert, oft bizarr geformt und enthalten ausgezogene Kittlinien. Angelagerte Osteoblasten und Osteoklasten weisen auf einen fortschreitenden Knochenumbau hin.

• **Nicht eitrige sklerosierende Osteomyelitis sicca Garré.** Es handelt sich um eine Sonderform der chronischen Osteomyelitis, bei der die Virulenz der Erreger von Anfang an herabgesetzt ist, sodass keine Zerstörung des Knochengewebes erfolgt. Dagegen kommt es zu einer ausgeprägten reaktiven Osteosklerose und Knochenneubildung in einem medullären Narbengewebe. Histologisch werden nur ganz vereinzelte plasmazelluläre Infiltrate angetroffen.

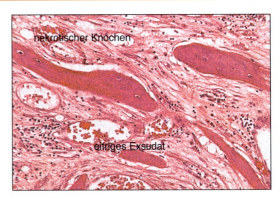

Abb. 13-16. Eitrige Osteomyelitis. Akute eitrige Osteomyelitis mit dichten Ansammlungen von Eiterzellen im Knochenmark. Eingeschlossene Knochensequester. HE-Fbg.

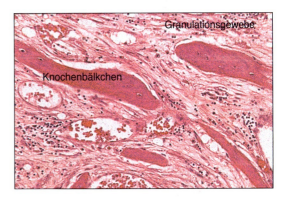

Abb. 13-17. Chronische Osteomyelitis. In einem gefäß- und faserreichen Granulationsgewebe eingeschlossene Knochenbälkchen. HE-Fbg.

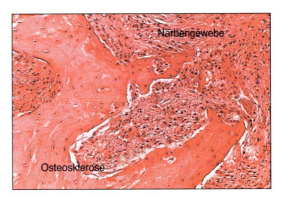

Abb. 13-18. Osteomyelitis Garré. Dichte reaktive Osteosklerose mit aktivierten Osteoblasten und faserreichem Narbengewebe. HE-Fbg.

Knochennekrosen

Vitales Knochengewebe ist histologisch durch kernhaltige Osteozyten und eine deutliche lamelläre Schichtung mit glatter Begrenzung der Knochenstrukturen gekennzeichnet. Im nekrotischen Knochengewebe fehlen die Osteozyten, die lamelläre Schichtung ist verwaschen oder aufgehoben. Die Knochenbälkchen sind wellig und unscharf begrenzt, dazwischen findet sich ein amorphes, meist eosinophiles Material. Man unterscheidet aseptische und septische Knochennekrosen.

• **Idiopathische Knochennekrosen.** Es handelt sich um eine aseptische Knochennekrose unbekannter Ätiologie, die wahrscheinlich auf eine Durchblutungsstörung zurückzuführen ist. Histologisch lassen sich die verschiedenen aseptischen Knochennekrosen nicht voneinander unterscheiden. Es liegt ein nekrotisches Knochengewebe ohne wesentliche entzündliche Infiltrate vor. Ferner kann ein resorbierendes Granulationsgewebe mit reaktiver Knochenneubildung bestehen.

• **Kausale Knochennekrosen.** Bei diesen Nekrosen ist eine Ursache bekannt und oft auch histologisch nachweisbar. Häufig führen Traumen (Knochenfrakturen) zur Unterbindung der ossären Blutzufuhr mit konsekutiver Knochennekrose. Zu den bekannten Ursachen zählen der anämische Knocheninfarkt, die Taucherkrankheit sowie entzündlich bedingte Knochennekrosen und die Radioosteonekrose.

• Beim **anämischen Knocheninfarkt** liegt histologisch eine Homogenisierung der Fettzellen des Knochenmarks vor, die verstärkt azidophil erscheinen. Das Gewebe ist teilweise vernarbt und enthält dystrophische Kochsalze. Die Knochenbälkchen weisen eine verwaschene lamelläre Schichtung auf und enthalten keine Osteozyten. Derartige Veränderungen entwickeln sich gelegentlich nach langzeitiger Kortisontherapie, vor allem im Bereich der Enden der langen Röhrenknochen.

• **Entzündliche Knochennekrosen** treten bevorzugt bei Osteomyelitis auf. Bakterien und Granulationsgewebe greifen das Knochengewebe direkt schädigend an, außerdem kommt es zu lokalen Durchblutungsstörungen. Aktivierte Osteoklasten lösen nekrotische Knochenareale der Kortikalis oder Spongiosa aus dem Gewebeverband heraus. Häufig findet keine Demarkation statt, sodass sich die entzündlich bedingte Nekrose auf ein größeres Knochenareal erstreckt.

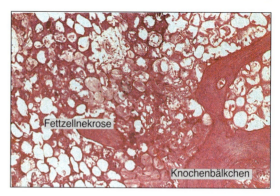

Abb. 13-19. Knochennekrose. Kernloses (= nekrotisches) Knochen- und Fettgewebe im Knochenmark. HE-Fbg.

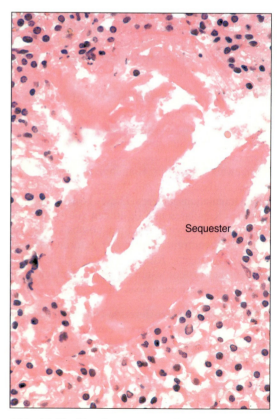

Abb. 13-20. Knochensequester bei Osteomyelitis. Homogen eosinrote nekrotische (kernlose) Knochenbälkchen ohne Strukturzeichnung. Plasmazellreiches entzündliches Exsudat. HE-Fbg.

Knochengranulome

• **Langerhans-Zell-Histiozytose** (HCX). Es handelt sich um unterschiedliche Krankheitsbilder, die durch eine Proliferation von Zellen, die den Langerhans-Zellen der Haut entsprechen, gekennzeichnet sind. Nosologisch handelt es sich um eine Proliferation der Zellen des mononukleären Phagozytensystems (MPS). Die verschiedenen Erkrankungsformen können ähnliche Befunde zeigen. Man unterscheidet eine lokalisierte HCX und eine generalisierte Form. Gemeinsames Korrelat ist die Proliferation großer histiozytenähnlicher Zellen, die den kutanen Langerhans-Zellen bzw. den interdigitierenden Retikulumzellen des Lymphknotens entsprechen. Hinzu kommen Lymphozyten, Plasmazellen und eosinophile Granulozyten. Je nach Manifestationsform kann mehr der neoplastische (Abt-Letterer-Siwe-Krankheit) oder der granulomatöse Charakter (z. B. beim eosinophilen Granulom) im Vordergrund stehen. Immunhistochemisch sind von diagnostischer Bedeutung: S100-Protein-Ag, α_1-Antichymotrypsin, Vimentin und T6-T-Zellantigen (OKT-6). Gesichert wird die Diagnose durch den elektronenmikroskopischen Nachweis von Birbeck-Granula, die tennisschlägerartige zytoplasmatische Organellen darstellen.

– Beim **eosinophiles Granulom** liegt eine nicht tumoröse Knochenerkrankung unbekannter Ätiologie vor. Histologisch findet sich ein zellreiches Granulationsgewebe, das aus Histiozyten, Retikulumzellen und eosinophilen Granulozyten besteht (Proliferationsphase). In der xanthomatösen Phase kommen große Schaumzellen vor, in der Narbenphase reichlich Bindegewebe.

– Die **Abt-Letterer-Siwe-Krankheit** stellt die maligne Form der Histiocytosis X dar. Histologisch haben die Histiozyten unterschiedlich große, bizarre Kerne mit prominenten Nukleolen. Es kommen viele mehrkernige Riesenzellen vor. Insgesamt ist das histiozytäre Gewebe sehr polymorphzellig.

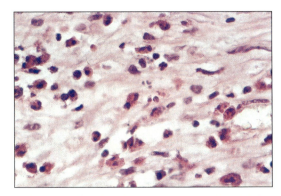

Abb. 13-21. Eosinophiles Granulom mit reichlich eosinophilen Granulozyten in einem faserreichen Stroma. HE-Fbg.

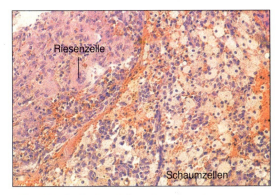

Riesenzelle

Schaumzellen

Abb. 13-22. Eosinophiles Granulom in der xanthomatösen Phase mit hellzytoplasmatischen Schaumzellen. HE-Fbg.

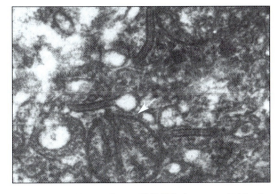

Abb. 13-23. Langerhans-Zell-Histiozytose. Birbeck-Granula (**Pfeil**). Elektronenmikroskopischer Nachweis.

Riesenzellhaltige Granulome

Eine Reihe osteolytischer Knochenläsionen lassen histologisch reichlich mehrkernige Riesenzellen in einem Granulationsgewebe erkennen. Man unterscheidet:

• **Resorptives Knochengranulom.** Beim »braunen Tumor« handelt es sich um ein resorptives Riesenzellgranulom, das die ossäre Manifestation des Hyperparathyreoidismus darstellt. Histologisch besteht es aus einem gefäßreichen Bindegewebe mit reichlich Hämosiderinablagerungen und osteoklastären Riesenzellen, die ganz unregelmäßig verteilt sind. Das ursprüngliche spongiöse kortikale Knochengewebe ist in diesem Bereich völlig resorbiert.

• **Riesenzellreaktion der kurzen Röhrenknochen.** Histologisch hat das Granulationsgewebe oft Ähnlichkeit mit einer aneurysmalen Knochenzyste. Es finden sich zahlreiche isomorphe Fibrozyten und Fibroblasten sowie mehrkernige Riesenzellen. Außerdem sieht man Felder mit trabekulären Osteoidablagerungen, die an ein Osteosarkom erinnern können.

• **Reparatives Riesenzellgranulom des Kiefers.** Diese Veränderung entsteht nach einem Trauma. Histologisch ist die Knochenzyste von einem zellreichen, stark vaskularisierten Granulationsgewebe mit proliferierenden Fibroblasten ausgefüllt. In den leicht hyperchromatischen Kernen werden nur selten Mitosen angetroffen. Daneben finden sich Infiltrate von Lymphozyten, Plasmazellen und Histiozyten sowie Hämosiderinablagerungen. Eingestreut sind zahlreiche mehrkernige osteoklastäre Riesenzellen in ungleichmäßiger Verteilung. Es können Osteoidablagerungen und neu gebildete Faserknochenbälkchen vorkommen.

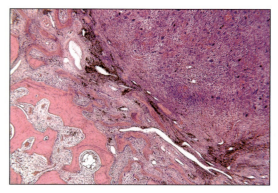

Abb. 13-24. Resorptives Granulom (brauner Tumor) beim Hyperparathyreoidismus. Rechts faser- und riesenzellhaltiges Granulom mit reichlich Hämosiderin. Unten links Reste des Knochens. HE-Fbg.

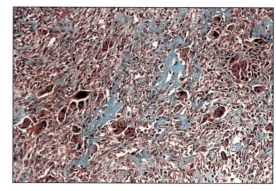

Abb. 13-25. Riesenzellreaktion. Riesenzelliges Granulationsgewebe mit Osteoidablagerungen. Azan-Fbg.

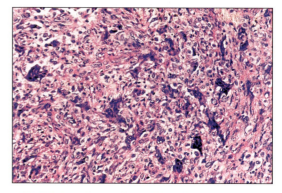

Abb. 13-26. Reparatives Granulom. Dichte Ansammlungen von mehrkernigen Riesenzellen in einem zell-, gefäß- und faserreichen Granulationsgewebe. HE-Fbg.

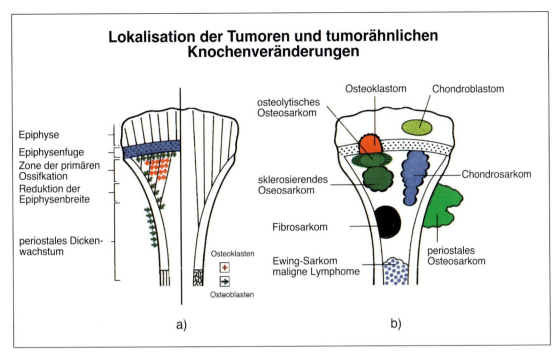

Lokalisation der Tumoren und tumorähnlichen Knochenveränderungen

a) b)

Abb. 13-27. Systematik der Knochentumoren unter Berücksichtigung ihrer Lokalisation. Schematische Darstellung. **a)** Links: normal wachsender Knochen; rechts: ausgewachsener Knochen. Grün: Osteoklastenaktivität; rot: Osteoblastenaktivität. **b)** Lokalisation von Knochentumoren. (Nach Johnson)

Knochentumoren

Die Diagnostik der Knochentumoren erfolgt nur in interdisziplinärer Zusammenarbeit von Klinikern (Orthopäden, Pädiater, Onkologen), Radiologen und Pathologen. Die Röntgenmorphologie ist außerordentlich komplex und erlaubt häufig keine endgültige Aussage über die Art und Dignität einer Knochenläsion. Auch die histologischen Veränderungen sind sehr vielgestaltet und daher oft nur schwer zu interpretieren. Die histopathologische Diagnostik stützt sich auf bildgebende Verfahren, die die übliche makroskopische Beurteilung ersetzen. Anhand dieser Bilder kann der Pathologe unter Berücksichtigung der Lokalisation Veränderungen der Innenstruktur des Knochens, Ausdehnung des Prozesses und Randreaktion die Neubildung besser beurteilen.

Knorpeltumoren

• **Osteochondrom.** Die weitaus häufigste gutartige Knochenneubildung ist die knöcherne Exostose. Die **osteokartilaginäre Exostose** entsteht meist solitär und ist harmlos. Bei familiärer Belastung können **multiple osteokartilaginäre Exostosen** (Osteochondromatosen) an verschiedenen Knochen vorkommen, die in etwa 10 bis 20% der Fälle in ein Chondrosarkom übergehen. Histologisch besteht die Knorpelkappe aus ballonierten Knorpelzellen, die in Reihen angeordnet sind (ähnlich dem Säulenknorpel). Das Knorpelgewebe strahlt fingerförmig in die subkortikalen Knochenbälkchen ein. Außen wird die Knorpelkappe von einem periostalen Bindegewebe überdeckt.

• **Enchondrom.** Es handelt sich um die zweithäufigste gutartige Knochengeschwulst. Das histologische Bild dieses Tumors zeigt ein deutlich lobuläres hyalinisiertes Knorpelgewebe, wobei die knotigen Areale durch schwach vaskularisierte, bindegewebige Septen abgegrenzt sind. Bei unterschiedlicher Zelldichte haben die Knorpelzellen jeweils einen isomorphen Kern; zwei- und mehrkernige Knorpelzellen sind selten. Im Tumorknorpel finden sich dystrophische Kalkherde. Es muss jedoch betont werden, daß diese Knorpelgeschwülste sowohl radiologisch als auch histologisch Probleme bezüglich ihrer Dignität aufwerfen. So können Enchondrome der kurzen Röhrenknochen durchaus zellreich sein, eine Anisonukleose aufweisen und trotzdem benigne sein, während das monomorphe Bild in gleichartigen Geschwülsten der langen Röhrenknochen Malignität nicht ausschließt.

• **Chondroblastom** (Codman-Tumor). Dieser relativ seltene Tumor macht weniger als 1% aller Knochentumoren aus. Histologisch besteht das zellreiche Tumorgewebe aus großen, rundlichen Arealen eines chondroiden Gewebes, die ziemlich scharf begrenzt sind und denen mehrkernige Riesenzellen anliegen. Zwischen den Knorpelherden findet sich ein zellreiches, mäßig vaskularisiertes Stroma, in dem sich einige reaktive Osteoidablagerungen entwickeln können. Die chondroiden Felder enthalten scharf begrenzte Chondroblasten mit rundlichen Kernen, die oft hyperchromatisch sind und auch einzelne Mitosen zeigen. Häufig treten mukoide Degenerationsfelder und dystrophische Kalkherde auf.

• **Chondromyxoidfibrom.** Es handelt sich um eine Geschwulst von niedriger Malignität, die lokal destruktiv wächst und eine hohe Rezidivneigung zeigt. Histologisch sieht man ein lappig aufgebautes, unreifes Knorpelgewebe, das ausgesprochen myxoid aufgelockert ist. Es finden sich nebeneinander myxomatöse, fibröse und chondroide Zonen mit kleinen multipolaren Zellen, die spindelige und häufig hyperchromatische Kerne besitzen. Die Zellgrenzen sind unscharf. Mitosen werden nicht angetroffen. Als diagnostisches Merkmal zeigt die Peripherie der Knorpelherde – gegenüber dem Zentrum – eine deutlich verstärkte Zelldichte mit multipolaren sternförmigen Zellen. Zwischen den myxoiden Knorpelherden findet sich ein lockeres und zellreiches, bindegewebiges Stroma mit Fibrozyten, Fibroblasten, lymphozytären Infiltraten und einigen mehrkernigen Riesenzellen, durchzogen von zahlreichen Gefäßen. Hier können auch Osteoidablagerungen und Faserknochenbälkchen angetroffen werden. Innerhalb der Geschwulst kommen Areale mit Veränderungen nach Art eines Chondroblastoms oder einer aneurysmatischen Knochenzyste vor.

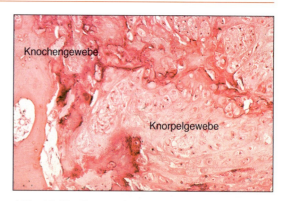

Abb. 13-28. Enchondrom. Läppchenförmig aufgebautes Knorpelgewebe im Knochen HE-Fbg.

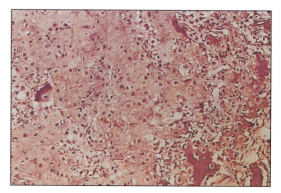

Abb. 13-29. Chondroblastom. Zelldichtes chondroides Gewebe mit kleinen Knochenbälkchen und mehrkernigen osteoklastären Riesenzellen. HE-Fbg.

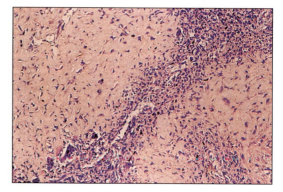

Abb. 13-30. Chondromyxoidfibrom. Inselförmiges unreifes Knorpelgewebe, das von großen Zellen mit hyperchromatischem Kern umgeben wird. Zelldichte Knotenperipherie. HE-Fbg.

• **Chondrosarkom.** Es handelt sich um den dritt-häufigsten malignen Knochentumor (16% aller Knochensarkome), der sich aus dem skelettalen Knochengewebe entwickelt (primäres Chondrosarkom) oder aus einer zunächst gutartigen Knochengeschwulst hervorgeht (sekundäres Knochensarkom). Histologisch sind Spongiosa und angrenzende Kortikalis zerstört. Der Tumor kann sich über die Knochengrenze hinaus weit in die Weichteile ausbreiten. Wie bei allen Knorpeltumoren ist das Tumorgewebe histologisch nodulär aufgebaut, wobei die Knoten von schmalen, bindegewebigen Septen und einigen Blutgefäßen abgegrenzt sind. Unter Berücksichtigung der histologischen Polymorphie unterscheidet man folgende Graduierung:

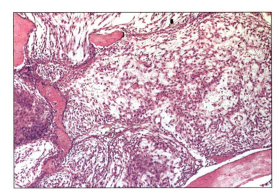

Abb. 13-31. Chondrosarkom Grad 1. Zelldichtes Knorpelgewebe zwischen Knochenbälkchen. HE-Fbg.

– Beim **Chondrosarkom Grad 1** liegen innerhalb der hyalinen Grundsubstanz kleine monomorphe Knorpelzellen, die nur gering hyperchromatische Kerne unterschiedlicher Form besitzen. Es werden vereinzelte zweikernige Knorpelzellen angetroffen. Mitosen fehlen. Die Unterscheidung zwischen einem gutartigen Chondrom und einem hochdifferenzierten Chondrosarkom ist besonders schwer.

– Beim **Chondrosarkom Grad 2** weist eine stärkere Unregelmäßigkeit und Hyperchromasie der Zellkerne, die oft zipfelig ausgezogen, teils blasig aufgetrieben sind, auf eine höhere Malignität hin. Vereinzelt können auch Mitosen beobachtet werden. Das Knorpelgrundgewebe ist vielfach myxomatös aufgelockert.

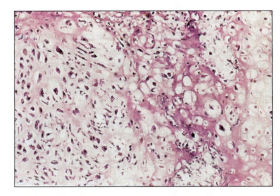

Abb. 13-32. Chondrosarkom Grad 2. Knorpelgewebe mit deutlicher Zell- und Kernpolymorphie. Die Knorpelgrundsubstanz ist noch erkennbar. HE-Fbg.

– **Chondrosarkome Grad 3** zeigen eine erhebliche Zell- und Kernpolymorphie. Es kommen zahlreiche knorpelige Riesenzellen mit großen bizarren, hyperchromatischen Kernen sowie mehrkernige Knorpelzellen in großen Brutkapseln vor. Ferner lassen sich auch einige atypische Mitosen finden. Große Teile des Tumorgewebes sind myxoid degeneriert. Häufig sieht man auch Nekrosen und Kalkherde. Das Tumorgewebe kann das ortsständige Knochengewebe zerstören und in Venen einbrechen.

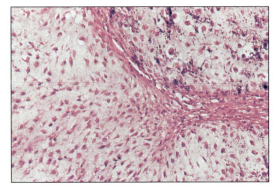

Abb. 13-33. Chondrosarkom Grad 3. Sehr zelldichtes Tumorgewebe mit aufgelockerter, leicht basophiler Grundsubstanz. Deutliche Polymorphie. HE-Fbg.

Knochen bildende Tumoren

• **Osteom.** Es handelt sich um eine gutartige umschriebene Neubildung aus kompakten oder spongiösen Lamellenknochen mit eingeschlossenem Fettmark. Histologisch besteht der Tumor aus kortikalisähnlichem kompaktem Knochengewebe mit Havers-Kanälen (Osteoma eburneum) oder aus einem ungleichmäßig dichten Spongiosanetz (Osteoma spongiosum). Den Knochenbälkchen sind gewöhnlich keine Osteoblasten angelagert. Der Markraum ist von Fettgewebe angefüllt.

• Das **Osteoidosteom** ist eine kleine, gutartige osteolytische Knochenläsion mit ausgeprägter umgebender Osteosklerose. Histologisch besteht der »Nidus« aus einem zell- und gefäßreichen Stroma, in das zahlreiche unregelmäßige Osteoidtrabekeln eingelagert sind. Sie sind unterschiedlich breit, oft kurz und plump und weisen angelagerte aktivierte Osteoblasten auf. Dazwischen finden sich reichlich osteoklastäre Riesenzellen. Sämtliche Zellen haben isomorphe Kerne und lassen keine mitotische Aktivität erkennen. Im Stroma sieht man oft lymphoplasmazelluläre Infiltrate sowie Hämosiderinablagerungen.

• Das **Osteoblastom** stellt einen gutartigen Knochentumor dar, der histologisch große Ähnlichkeit mit dem Osteoidosteom hat, aber durch Größe, Lokalisation, Röntgenbefund und klinische Symptomatik abzugrenzen ist. Histologisch besteht die Neubildung aus einem Destruktionsherd mit angrenzendem, sklerotisch verdichtetem Spongiosagewebe. Im Zentrum der Geschwulst zeigt sich ein zellreiches Gewebe mit einem gefäßreichen Stroma und breiten langen Osteoidtrabekeln, die unregelmäßige Außenkonturen aufweisen. Sie sind wesentlich größer beim Osteoidosteom, unvollständig verkalkt und bilden oft ein unregelmäßiges Netzwerk. Angelagert finden sich zahlreiche große Osteoblasten und mehrkernige Osteoklasten mit unterschiedlich großen, jedoch isomorphen Kernen. Mitosen kommen nicht vor.

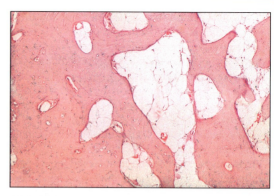

Abb. 13-34. Osteom. Kompaktes Knochengewebe mit eingeschlossenem Fettzellmark. HE-Fbg.

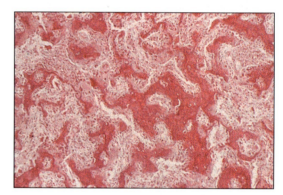

Abb. 13-35. Osteoidosteom. Nidus mit unregelmäßig gestalteten Knochenbälkchen, die in einem faserreichen Stroma liegen. HE-Fbg.

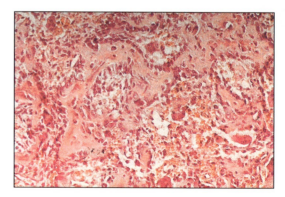

Abb. 13-36. Osteoblastom. Zell- und gefäßreiches Stroma mit eingeschlossenen, langgestreckten Osteoidtrabekeln. Angelagerte Osteoblasten. HE-Fbg.

• **Osteosarkom.** Maligne Geschwulst des Knochens, die aus verschiedenen Gewebemustern zusammengesetzt ist und vorwiegend aus einem sarkomatösen Stroma mit eingelagertem Tumorosteoid und Tumorknochen besteht.

Histologisch ist die Geschwulst durch eine schachbrettartige Verteilung verschiedener Gewebestrukturen gekennzeichnet. Der Markraum ist von einem zellreichen sarkomatösen Stroma eingenommen, in dem Spindelzellen mit polymorphen Kernen liegen. Diese haben alle Zeichen der Malignität (Zell- und Kernpolymorphie, Kernhyperchromasie, zahlreiche pathologische Mitosen). Eingelagert sieht man atypisches Tumorosteoid und Tumorknochen mit polymorphen Osteoblasten. Im osteoblastischen Osteosarkom beherrschen die pathologischen, unterschiedlich stark verkalkten Osteoidablagerungen das histologische Bild. Oft wird der Markraum von Tumorosteoid und Tumorknochen fast vollständig ausgefüllt, dazwischen findet sich nur wenig sarkomatöses Stroma. Schließlich können Osteosarkome auch Einlagerungen von atypischem Knorpelgewebe (Tumorknorpel) mit polymorphen Kernen zeigen.

Entsprechend der vorherrschenden Gewebestruktur unterteilt man folgende Sonderformen:
– osteoblastische Osteosarkome
– chondroblastische Osteosarkome
– fibroblastische Osteosarkome
– histiozytische Osteosarkome
– kleinzellige Osteosarkome
– Das parosteale Sarkom zeigt histologisch ein hochdifferenziertes Gewebe mit unregelmäßigen Knochentrabekeln und dazwischen ein lockeres Bindegewebe, das praktisch keine Malignitätskriterien aufweist. Das keineswegs sarkomatös aussehende Stroma weist eine geringe Polymorphie und Hyperchromasie der Kerne mit vereinzelten Mitosen auf. Dieser Tumor hat die beste Prognose unter den Osteosarkomen.

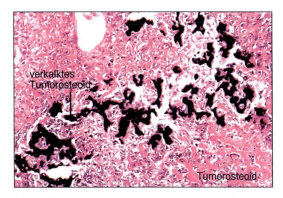

Abb. 13-37. Osteosarkom. Zellreiches osteogenes Sarkom mit neu gebildetem eosinrotem Tumorosteoid, das teilweise mineralisiert ist. HE-Fbg.

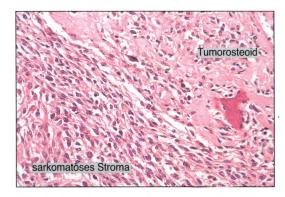

Abb. 13-38. Osteogenes Osteosarkom. Der Tumor besteht aus spindelzelligen Sarkomzellen und aus einem Tumorosteoid, das stellenweise verkalkt. HE-Fbg.

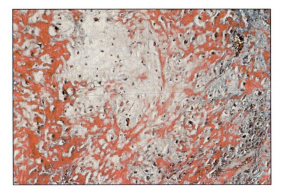

Abb. 13-39. Chondroplastisches Osteosarkom. Der Tumor schließt Areale mit chondroider Differenzierung ein. Azan-Fbg.

Fibrohistiozytäre Knochentumoren

• **Nicht ossifizierendes Knochenfibrom.** Es handelt sich um die häufigste gutartige Geschwulst bei Jugendlichen, die als Knochenzyste einen röntgenologischen Zufallsbefund darstellt oder nach einer pathologischen Knochenfraktur entdeckt wird. Histologisch besteht die Neubildung aus einem faserreichen, wirbelig und geflechtartig angeordneten Bindegewebe ohne Knochenstrukturen. Oft sind zahlreiche mehrkernige Riesenzellen und Schaumzellkomplexe eingestreut, und innerhalb des Tumorgewebes lassen sich reichlich monomorphe Histiozyten erkennen.

• **Fibröser Kortikalisdefekt.** Diese Läsion entwickelt sich im Periost der Metaphyse eines Röhrenknochens. Histologisch liegt ein strähniges wirbeliges fibrohistiozytäres Gewebe vor, das einem nicht ossifizierenden Knochenfibrom entspricht.

• **Ossärer Riesenzelltumor.** Der Tumor (auch als Osteoklastom bezeichnet) besteht aus zahlreichen mehrkernigen osteoklastären Riesenzellen in einem sarkomatösen Stroma und zeigt ein aggressives malignes Wachstum. Es werden drei Malignitätsgrade unterschieden, wobei der Grad I vielfach als benignes Osteoklastom eingestuft wird. Es handelt sich jedoch in jedem Fall um einen lokal aggressiv wachsenden Tumor mit hoher Rezidivrate. Histologisch finden sich ein zell- und gefäßreiches Stroma mit einem dichten Rasen aus osteoklastären, gleichmäßig verteilten Riesenzellen. Die Riesenzellen, die nicht die eigentlichen Tumorzellen darstellen, können über 50 bläschenförmige isomorphe Kerne besitzen. Die Proliferation geht vom spindelzelligen Stroma aus, in dem keine tumorösen Osteoid- oder Knochenstrukturen entwickelt sind. Man unterscheidet:

– Beim Riesenzelltumor Grad 1 weisen die Spindelzellen isomorphe Kerne auf. Mitosen fehlen. Die Osteoklasten sind zahlreich und dicht gelagert.
– Beim Riesenzelltumor Grad 2 besteht eine bereits deutliche Zell- und Kernpolymorphie der Stromazellen. Die Kerne sind hyperchromatisch, die Mitosen vermehrt. Die Riesenzellen liegen deutlich weiter auseinander.
– Beim Riesenzelltumor Grad 3 beherrscht das sarkomatöse Stroma mit polymorphen Spindelzellen und zahlreichen atypischen Mitosen das Bild. Die Riesenzellen sind stark vermindert und wesentlich kleiner; sie haben nur wenige Kerne. Oft enthalten sie grobe Chromatinschollen.

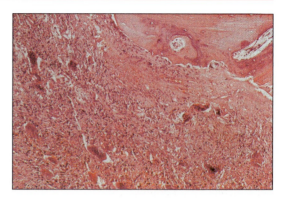

Abb. 13-40. Nicht ossifizierendes Fibrom. Die Spongiosa wird durch ein zellreiches, fibrohistiozytäres Gewebe mit mehrkernigen Riesenzellen ersetzt. HE-Fbg.

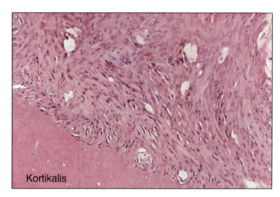

Kortikalis

Abb. 13-41. Fibröser Kortikalisdefekt. Fibrohistiozytäre Neubildung mit angrenzender Kortikalis. HE-Fbg.

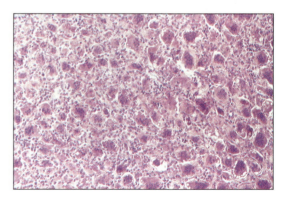

Abb. 13-42. Ossärer Riesenzelltumor. Osteoklastom Grad 1 mit dichter Ansammlung von vielkernigen Riesenzellen in gleichmäßiger Anordnung. HE-Fbg.

• **Desmoplastisches Fibrom.** Es handelt sich um einen niedrigmalignen Knochentumor, der aus einem kollagenfaserreichen, zellarmen Bindegewebe besteht und durch ein lokal destruktives und invasives Wachstum mit hoher Rezidivneigung gekennzeichnet ist. Metastasen kommen nicht vor. Der seltene Tumor entsteht vorwiegend in langen Röhrenknochen. Histologisch beherrscht ein faserreiches kollagenes Bindegewebe mit isomorphen Fibroblasten das Bild. Es besteht keine Hyperchromasie der Kerne, Mitosen sind selten. Somit entspricht der Befund einer infiltrierend und destruierend wachsenden aggressiven Fibromatose.

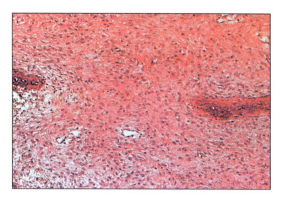

Abb. 13-43. Desmoplastisches Fibrom. Faserreiches und zellarmes Tumorgewebe mit geringer Knochenneubildung im Randbereich. HE-Fbg.

• **Ewing-Sarkom.** Hochmaligner Knochentumor, der sich fast ausschließlich bei Kindern und Jugendlichen im Markraum eines Knochens entwickelt.

Histologisch besteht der Tumor aus zellreichem, undifferenziertem Gewebe mit großen fleckigen, landkartenförmigen Nekrosen. Um die Blutgefäße ist das Tumorgewebe am besten erhalten. Hier sieht man dichte und lockere Ansammlungen von kleinen undifferenzierten Rundzellen, teils mit dichtem Chromatin, teils mit hellen blasigen Kernen. Das Zytoplasma ist spärlich entwickelt; die Zellgrenzen sind verwaschen. Mit der PAS-Färbung lassen sich Glykogengranula nachweisen. Die Tumorzellen sind zwei- bis dreimal größer als Lymphozyten. Mitosen sind selten. Innerhalb des Tumorgewebes gibt es keine Zwischensubstanz, keine differenzierten Gewebestrukturen.

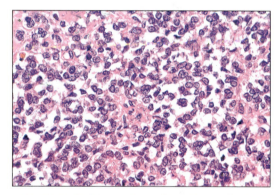

Abb. 13-44. Ewing-Sarkom. Knochenmarkinfiltration durch ein rundzelliges, entdifferenziertes Sarkom. Die Tumorzellen erscheinen nacktkernig. HE-Fbg.

Vaskuläre Knochentumoren

• **Knochenhämangiom.** Gutartige Neubildung, die etwa 1,2% der Knochentumoren ausmacht. Beim kavernösen Hämangiom zeigt der Markraum einen umschriebenen Bereich mit zahlreichen, dicht nebeneinander liegenden, ektatischen, blutgefüllten Gefäßen. Diese werden von einem flachen, einreihigen Endothel ausgekleidet. Nur selten lassen sich Thromben nachweisen. Zwischen den Gefäßen findet sich ein lockeres, bindegewebiges Stroma. Die Spongiosatrabekeln sind vermindert. Beim wesentlich selteneren kapillären Knochenhämangiom besteht die Neubildung aus dichten Ansammlungen englumiger Blutkapillaren, die ebenfalls von flachen Endothelien ausgekleidet sind.

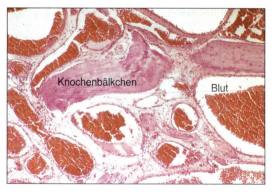

Abb. 13-45. Knochenhämangiom. Kavernöses Hämangiom mit großen, blutreichen Hohlräumen, die von Endothelzellen ausgekleidet werden. HE-Fbg.

Knochentumoren unbekannter Histogenese

• **Adamantinom der langen Röhrenknochen.** Es handelt sich um einen seltenen, malignen Tumor, der vorwiegend im Tibiaschaft auftritt und histologisch an ein Ameloblastom des Kiefers erinnert. Die Histogenese ist unbekannt (malignes Angioblastom?). Histologisch zeigt das Tumorgewebe im Stroma vier Grundstrukturen:

– ein basaloides Gewebemuster mit Gruppen und Strängen dicht zusammenliegender epitheloider Zellen, die von palisadenständigen Zellen umgeben sind

– ein spindelzelliges Gewebemuster mit in kleinen Wirbeln angeordneten Spindelzellen und reichlich Gitterfasern

– ein epitheliales Gewebemuster aus polygonalen Zellen mit eosinophilem Zytoplasma und keratohyalinen Granula

– ein tubuläres Gewebemuster mit Gewebespalten, die von kleinen, flachen oder kubischen Zellen umgeben werden. Dieses Bild entspricht einem Ameloblastom des Kiefers.

Neubildungen aus embryonalen Strukturen

• **Chordom.** Dieser maligne Tumor geht aus Resten der Notochorda hervor und wird nur wegen seiner engen topographischen Beziehung zum Skelett den Knochentumoren zugeordnet. Histologisch findet man ein noduläres Tumorgewebe, das stark myxoid aufgelockert ist. Es enthält Gruppen und Stränge von kleinen mononukleären Zellen mit eosinophilem Zytoplasma und scharfen Zellgrenzen. Neben diesen synzytialen Zellverbänden finden sich Gruppen von Zellen mit einem breiten, hellen, vakuolären Zytoplasma und einem exzentrischen, kleinen, runden Kern. Die physaliformen Zellen enthalten reichlich Glykogen. Es besteht eine geringe Kernpolymorphie, Mitosen sind selten. Diese Zellen sind immumhistologisch S100-, Vimentin- und Zytokeratin-positiv.

Knochenmetastasen

Etwa 30% der Karzinome setzen Knochenmetastasen. Mamma-, Bronchial-, Prostata-, Nieren-, Schilddrüsen- und Magenkarzinome weisen eine besonders hohe Rate an Skelettabsiedlungen auf. Die Geschwulstzellen gelangen gewöhnlich auf hämatogenem Weg in den Knochenmarkraum. Besonders befallen werden Wirbelsäule, Femur, Rippen, Sternum, Schädel und Becken.

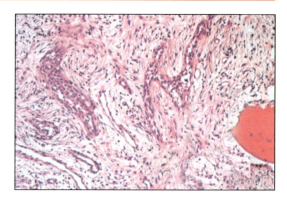

Abb. 13-46. Adamantinom. Herde von ameloblastenähnlichen Zellen in einem faserreichen Stroma. Rechts im Bild kompakter Knochen. HE-Fbg.

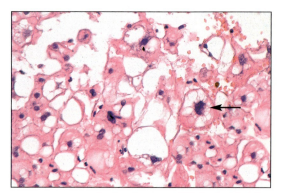

Abb. 13-47. Chordom. Der Tumor zeigt typische glykogenreiche physaliforme Tumorzellen **(Pfeil)**. HE-Fbg.

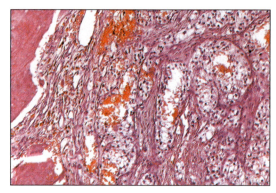

Abb. 13-48. Knochenmetastase. Im Knochengewebe finden sich Verbände eines hellzelligen Nierenkarzinoms. HE-Fbg.

Knochenmetastasen können folgendes **Wachstumsmuster** zeigen:

– Indifferente Knochenmetastasen weisen keine Knochenreaktion auf. Die Tumorverbände liegen locker im Markraum.
– Osteoklastische Metastasen gehen mit einer ausgeprägten Destruktion von Knochengewebe einher.
– Osteoblastische Metastasen rufen eine stärkere Knochenneubildung mit Einengung der Markräume hervor.

Bei der histologischen Untersuchung kommt es darauf an, das epitheliale Tumorgewebe im Markraum zu erkennen und einem bestimmten Tumor zuzuordnen. Differenzierte Tumorverbände bzw. immumhistologische Reaktionen erlauben oft die Bestimmung des Primärtumors: hellzellige Verbände beim Nierenkarzinom, kolloidhaltige Follikel beim Schilddrüsenkarzinom. PSP- und PSA-positive Tumoren beim Prostatakarzinom, kleine rundzellige Geschwulstverbände beim kleinzelligen Bronchialkarzinom.

Tumorähnliche Knochenläsionen

• **Juvenile Knochenzyste.** Es handelt sich um eine expansiv wachsende, einkammerige Knochenzyste, die sich bei Kindern und Jugendlichen zentral in einer Metaphyse entwickelt und mit einer serösen Flüssigkeit angefüllt ist. Im Kürettagematerial finden sich histologisch Fragmente einer glatten Zystenwand ohne Epithelbelag, bestehend aus lockerem Bindegewebe mit einigen Rundzellinfiltraten und vereinzelten osteoklastären Riesenzellen. Manchmal lagert sich ein homogenes Material in der Zystenwand ab, das große Ähnlichkeit mit Zahnzement zeigt. In der Peripherie kommen Faserknochenbälkchen ausdifferenziert vor.

• Bei der **aneurysmalen Knochenzyste** besteht ein exzentrischer zystischer Destruktionsherd in der Metaphyse eines Knochens, der die angrenzende Kortikalis durchbricht und sich aneurysmaartig in die benachbarten Weichteile ausbreitet. Histologisch bestimmen große, glatt begrenzte, zystische Hohlräume ohne Epithelauskleidung das Bild. Die Zystenlichtung ist teils leer, teils blutgefüllt. Die Zystenwand besteht aus einem lockeren Binde- und Granulationsgewebe mit zahlreichen Kapillaren und Kapillarsprossen sowie aus lymphoplasmazellulären Infiltraten. In der Innenschicht finden sich im Granulationsgewebe zahlreiche osteoklastäre Riesenzellen. Im

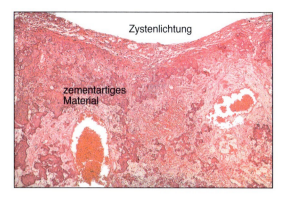

Abb. 13-49. Juvenile Knochenzyste. Die blutreiche Zystenwand zeigt Ablagerungen eines zementartigen Materials. Eine Epithelauskleidung fehlt. HE-Fbg.

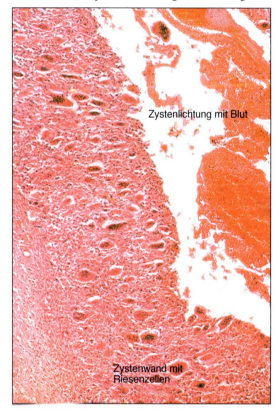

Abb. 13-50. Aneurysmale Knochenzyste. Die Zystenwand besteht aus einem riesenzellhaltigen Granulationsgewebe. Eine Epithelauskleidung fehlt. In der Zystenlichtung reichlich Blut. HE-Fbg.

Biopsiematerial können größere Areale mit mehrkernigen Riesenzellen vorliegen und den Eindruck eines Osteoklastoms erwecken. Die Außenschicht besteht aus faserreichem Bindegewebe, in dem sich Faserknochenbälkchen ausbilden können.

Gelenke

Degenerative Gelenkerkrankungen

Arthrosis deformans

Die Arthrosis deformans ist eine häufige degenerative Gelenkerkrankung, bei der zunächst eine Schädigung des Gelenkknorpels erfolgt und nachfolgend Veränderungen an den artikulierenden Knochen und der Gelenkkapsel auftreten, die zu einer Deformierung und Funktionseinschränkung des Gelenks führen. Die Arthrose kann durch eine lang dauernde Fehlbelastung des Gelenks oder im Gefolge einer entzündlichen, metabolischen oder traumatischen Gelenkerkrankung entstehen. Bei wenigen Fällen bleibt die Ursache ungeklärt. Befallen sind in erster Linie die großen Gelenke (Gonarthrose, Omarthrose, Koxarthrose). Bei Frauen sind aber häufig auch die distalen und proximalen Interphalangealgelenke der Finger (Heberden- und Bouchard-Arthrose) betroffen.

Histologisch sind folgende Befunde zu erheben:
- **Asbestfasrige Degeneration des Gelenkknorpels:** Als Ausdruck einer Schädigung der Knorpelgrundsubstanz finden sich eine Demaskierung der Kollagenfasern und zunächst oberflächliche Einrisse. Später entstehen tiefere Spalten, die sich bis zur Pseudozystenbildung entwickeln können.
- **Ausbildung atypischer Chondrone:** Im Randgebiet der Knorpeldefekte sieht man herdförmige Wucherungen von Knorpelzellen (Brutkapseln), die als frustraner Regenerationsversuch des Knorpels zu deuten sind.
- **Unterminierende Ossifikation des Gelenkknorpels:** Die Knorpel-Knochen-Grenze wird von einem ossifizierenden Bindegewebe durchbrochen und wächst in die Spalten und Pseudozysten des Gelenkknorpels ein.
- **Reaktive Hyperostose der subchondralen Knochenplatte:** Bei fortschreitender Destruktion verliert der Gelenkknorpel mehr und mehr seine Stoßdämpferfunktion, und die Druckbelastung des Gelenks wirkt sich direkt auf den subchondralen Knochen aus, der mit einer Verdickung der Knochenbälkchen reagiert. Das örtliche Knochenmark zeigt eine Fibrose.
- **Randosteophyt:** An den Randabschnitten der Gelenkflächen erfolgt eine regenerative Knorpelneubildung mit enchondraler Ossifikation, die zur Ausbildung eines knöchernen Randwulstes führt.

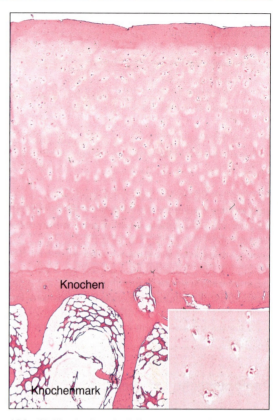

Abb. 13-51. Arthrosis deformans. Herdförmige Wucherung von Knorpelzellen. **Inset:** Brutkapseln (mehrere Chondrozytenkerne in einer Knorpellakune) bei stärkerer Vergrößerung. HE-Fbg.

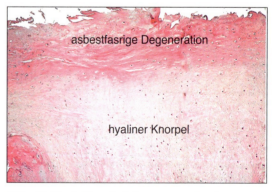

Abb. 13-52. Arthrosis deformans. Asbestfasrige Degeneration (demaskierte kollagene Fasern) sowie Spaltbildungen an der Oberfläche. HE-Fbg.

– **Geröllzyste:** Bei einem weitgehenden Verlust des Gelenkknorpels und Freilegung der knöchernen Deckplatte *(Knochenglatze)* schleifen sich die knöchernen Gelenkflächen ab. Dabei kann es zum Einbruch und zur Einblutung in die darunter liegende Spongiosa und zur lokalen Osteonekrose mit Ausbildung einer Geröllzyste kommen. Die Pseudozyste, die mit nekrotischem Knochengewebe und amorphem Material gefüllt oder leer sein kann, wird von Granulations- oder Bindegewebe begrenzt.

– **Synovialitis:** An der Synovialmembran kann sekundär und rezidivierend eine unspezifische Entzündung mit gemischtzelliger Infiltration der Synovialis und einem Gelenkerguss auftreten. Manchmal finden sich histologisch in der entzündeten Synovialmembran kleine, aus dem Gelenkbereich stammende Knorpel- und Knochenfragmente (Detritussynovialitis). Eine ausgeprägte postinflammatorische Fibrose der Gelenkkapsel kann zur Funktionseinschränkung des Gelenks mit beitragen.

Klinik. Das Leitsymptom sind Schmerzen im Gelenkbereich, die zunächst als Anlaufschmerz sowie als Gelenkschmerz nach längerer körperlicher Belastung beschrieben werden. Mit dem Fortschreiten der Krankheit kommen zu den belastungsabhängigen Schmerzen auch Ruhe- und Nachtschmerzen sowie eine Bewegungseinschränkung des Gelenks hinzu. Eine sekundäre Synovialitis verstärkt die Schmerzen (gereizte Arthrose). Im Spätstadium sind Gelenkdeformierungen, Kontrakturen und Ankylosen zu beobachten.

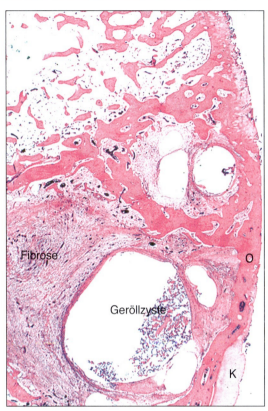

Abb. 13-53. Arthrosis deformans. Zerstörung des Gelenkknorpels **(K)**, reaktive subchondrale Knochenhyperostose **(O)**, Geröllzyste mit umgebender Fibrose. HE-Fbg.

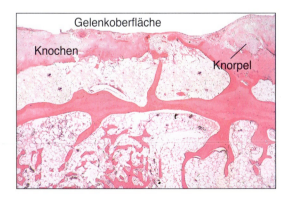

Abb. 13-54. Arthrosis deformans. Die Gelenkoberfläche zeigt den freiliegenden, eburnisierten Knochen. Rechts noch erhaltener Gelenkknorpel. HE-Fbg.

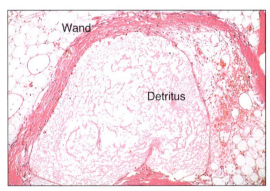

Abb. 13-55. Arthrosis deformans. Geröllzyste mit fibröser Wand und Detritus als Inhalt. HE-Fbg.

Osteochondrosis dissecans

Bei der Osteochondrosis dissecans findet sich in einem Gelenkkopf eine umschriebene subchondrale Osteonekrose, die zusammen mit dem korrespondierenden Gelenkknorpel abgestoßen wird und in der Gelenkhöhle als freier Gelenkkörper *(Gelenkmaus)* erscheint. Es erkranken Jugendliche und junge Erwachsene, vorwiegend männlichen Geschlechts. Betroffen können alle großen Gelenke sein; bevorzugt befallen sind das Knie- und Ellenbogengelenk. Als Ursache der Knochennekrose werden lokale Durchblutungsstörungen, mechanische Einflüsse und genetische Faktoren diskutiert.

Die Gelenkmaus zeigt histologisch einen vitalen Gelenkknorpel mit degenerativen Veränderungen sowie subchondral eine nekrotische Knochenspongiosa (Fehlen der Osteozyten). Außerdem ist am Dissektat eine Abgrenzung des nekrotischen Knochengewebes durch Bindegewebe erkennbar.

Klinik. Im Frühstadium der Erkrankung bestehen belastungsabhängige Gelenkbeschwerden. Bei einer noch nicht abgestoßenen Osteonekrose kann die Diagnose nur röntgenologisch gesichert werden, da arthroskopisch der korrespondierende Knorpelbezirk intakt erscheint. Ist das Dissektat aus seinem Lager gelöst, sind schmerzhafte Gelenkblockierungen charakteristisch. Der freie Gelenkkörper und der Defekt im Gelenkkopf (Mausbett) können zu einer Arthrosis deformans führen.

Meniskopathie

Die Diagnose »Meniskopathie« stellt einen Sammelbegriff für primäre oder sekundäre degenerative und traumatische Schädigungen des Meniskus dar.

• Eine **primäre Meniskusdegeneration** kann bereits im 3. Lebensjahrzehnt auftreten und wird bevorzugt im medialen Kniegelenksmeniskus angetroffen. Histologisch finden sich im Meniskus zunächst fokal eine Kernverarmung und Verfettung sowie umschriebene Verschleimungsbezirke. Mit zunehmender mukoider Degeneration treten Pseudozysten auf. Die degenerativen Veränderungen können von einer Proliferation der ortsständigen Chondrozyten begleitet sein.

Den genannten altersabhängigen Meniskusbefunden muss nicht zwangsläufig ein wesentlicher Krankheitswert beigemessen werden. Andererseits ist durch die Vorschädigung ein Ein- oder Abriss des Meniskus nach einem Bagatelltrauma möglich.

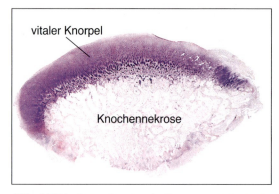

Abb. 13-56. Osteochondrosis dissecans. Nekrotische Knochenspongiosa, die von vitalem hyalinem Knorpel bedeckt wird. HE-Fbg.

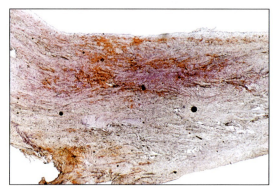

Abb. 13-57. Degenerative Meniskopathie. Verfettung der Meniskusgrundsubstanz. Verstärkte Zellularität. Sudan-Fbg.

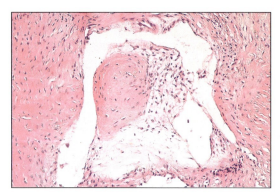

Abb. 13-58. Meniskusganglion. Zystische Degeneration der Meniskusgrundsubstanz. HE-Fbg.

- Bei der **traumatischen Meniskusläsion** ohne nennenswerte vorbestehende degenerative Veränderung *(Unfallriss)* ist das histologische Bild im Rissbereich abhängig vom Zeitintervall zwischen Trauma und Untersuchung. In den ersten 2 bis 3 Wochen (Nekrosephase) finden sich Zellnekrosen, ein Ödem, eine Faserlockerung, Blutungen und Fibrinabscheidungen. In der anschließenden Reparationsphase ist die Proliferation von Fibroblasten und Chondrozyten sowie die erste Bildung kollagener Fasern erkennbar. Von der Synovialis kann ein Granulationsgewebe in die Rissstelle einwachsen. Nach 5 Wochen beginnt die Phase der Vernarbung. An der Verletzungsstelle ist eine Zunahme der kollagenen Fasern zu beobachten, und die Grenze wird zunehmend unschärfer. Nach 4 bis 5 Monaten ist die Defektheilung des Meniskusrisses abgeschlossen. Nach der Vernarbung eines Meniskusrisses kann am Meniskusgewebe eine sekundäre Degeneration auftreten, die histologisch der primären Meniskusdegeneration gleicht. Dadurch kann zu diesem Zeitpunkt eine sichere Aussage bezüglich eines ursächlichen Zusammenhangs zwischen Trauma und Meniskusveränderung nicht mehr gemacht werden.

Bei einem **Trauma mit Rissbildung in einem vorgeschädigten Meniskus** finden sich im Rissbereich prinzipiell die gleichen histologischen Befunde wie bei der traumatischen Meniskusläsion ohne Vorschaden. Die Reparations- und die Vernarbungsphase setzen jedoch verspätet ein und dauern länger. Außerdem sind immer die Befunde der primären Meniskusdegeneration zu erheben.

Von großer praktischer Bedeutung ist der Hinweis, dass für die pathologisch anatomische Begutachtung von Meniskuspräparaten unter versicherungsmedizinischen Aspekten die Kenntnis der klinischen Daten zur Vorgeschichte und des Operations- bzw. Arthroskopiebefundes unerlässlich ist.

Klinik. Belastungsabhängige Schmerzen in Höhe des Kniegelenksspaltes mit Ausstrahlung in die Kniekehle und Reizergüsse können auf eine Meniskopathie hinweisen. Bei Unterbrechung der Meniskuskonformität in Form von Längs-, Radiär- oder Lappenrissen kann es zusätzlich zu schmerzhaften Blockierungen mit einer federnden Gelenkfixation kommen.

Entzündliche Gelenkerkrankungen

Die Entzündung des Gelenks (Arthritis) beginnt in der gefäßreichen Synovialmembran (Synovialitis) und kann durch zahlreiche exogene und endogene Noxen hervorgerufen werden. Im Falle der Ausbildung eines entzündlichen Gelenkergusses und eines Granulationsgewebes in der Synovialitis (Pannus) kommt es nachfolgend zur Alteration des Gelenkknorpels. Auch der subchondrale Knochen kann sekundär in den entzündlichen Prozess mit einbezogen werden. Die Entzündung kann ein Gelenk, wenige oder zahlreiche Gelenke befallen (Mono-, Oligo-, Polyarthritis).

Infektiöse Arthritis

Die Ursache einer infektiösen Arthritis ist der direkte Befall des Gelenks durch Krankheiterreger. Im Vordergrund steht die bakterielle Infektion (häufig Staphylo- und Streptokokken). Aber auch durch Viren, Pilze und Parasiten kann die Entzündung unmittelbar bedingt sein. Die Erreger können durch eine offene Gelenkverletzung oder von einem Infektionsherd in den angrenzenden Weichteilen bzw. des Knochens oder hämatogen im Rahmen einer Septikopyämie in das Gelenk gelangen.

- **Unspezifische bakterielle Arthritis.** Hauptlokalisationen der Entzündung sind Knie-, Sprung-, Hand-, Ellenbogen-, Schulter- und Hüftgelenke.

In der akuten Phase zeigt die Synovialmembran histologische Infiltrate aus neutrophilen Granulozyten. Die synovialen Deckzellen sind häufig nekrotisch. Die Oberfläche der Synovialis weist Fibrinbeläge auf. Schon frühzeitig bildet sich ein granulozytenreiches Granulationsgewebe, das in den Gelenkknorpel eindringt (Pannus). Außerdem kann der Gelenkknorpel von neutrophilen Granulozyten infiltriert sein, die aus einem entzündlichen Gelenkerguss (Empyem) stammen und mit ihren proteolytischen Enzymen zum Knorpelabbau beitragen.

Am Gelenkknorpel können tief greifende ulzeröse Läsionen entstehen, von denen die Erreger in die Markräume des subchondralen Knochens eindringen und eine Osteomyelitis hervorrufen können. Außerdem kann die eitrige Entzündung auf die Membrana fibrosa der Gelenkkapsel und die Haltebänder übergreifen (Kapselphlegmone).

Bei frühzeitig eingeleiteter Therapie der unspezifischen bakteriellen Arthritis ist am Gelenk eine *Restitutio ad integrum* möglich. Hat die Entzündung zu einer größeren Gelenkdestruktion geführt, kann nur eine Defektheilung erfolgen. Hierbei kann durch die Ausbildung eines derben Narbengewebes in der Gelenkhöhle eine fibröse Ankylose resultieren, die später verknöchern kann (knöcherne Ankylose).

Klinik. Die lokalen klinischen Entzündungszeichen (Schwellung, Überwärmung, Rötung, Functio laesa) sind in der Regel sehr stark ausgebildet und von ausgeprägten systemischen Reaktionen begleitet (septische Temperaturen, Leukozytose, Linksverschiebung im Hämogramm, starker Anstieg von CRP und BSR).

• **Tuberkulöse Arthritis.** Etwa 1% der infektiösen Arthritiden sind tuberkulöser Genese. Die Tuberkelbakterien gelangen auf hämatogenem Wege oder durch Einbruch eines tuberkulösen Knochenherdes in das Gelenk und siedeln sich in der Synovialismembran an. Bevorzugt befallen sind die Hüft- und Kniegelenke. Morphologisch werden folgende Formen unterschieden:

– Die serofibrinöse Form ist durch die Bildung eines serösen oder serofibrinösen Gelenkergusses (Hydrops tuberculosus) gekennzeichnet. Histologisch zeigt die Synovialitis nur vereinzelte Tuberkel. Daneben finden sich unspezifische Entzündungszeichen. Der Gelenkknorpel bleibt intakt. Diese Form der Gelenktuberkulose kann folgenlos ausheilen.

– Die fungöse Form ist die häufigste Form der Gelenktuberkulose. Sie kann aus der serofibrinösen Form hervorgehen oder primär entstehen. Histologisch findet sich eine verdickte Synovialmembran mit zahlreichen, z. T. konfluierten tuberkulösen Granulomen mit und ohne Verkäsung. Daneben besteht eine unspezifische Entzündungsreaktion mit synovialen Fibrinauflagerungen. Im vorgeschrittenen Stadium wandelt sich die Synovialitis in ein weiches, schwammiges (fungöses), blass-graurotes Gewebe um, in dem makroskopisch kleine grauweiße oder gelblich trockene Herde erkennbar sind, die histologisch den Tuberkeln entsprechen. Im weiteren Verlauf der Erkrankung greift das spezifische Granulationsgewebe als Pannus zerstörend auf den Gelenkknorpel über.

– Tumor albus: Die tuberkulöse Entzündung kann die Gelenkkapsel durchbrechen, das periartikuläre Gewebe mit einbeziehen und zur Fistelbildung führen.

Die Abheilung der fungösen Form hinterlässt deutliche Veränderungen am Gelenk. Dabei können eine fibröse oder knöcherne Ankylose oder eine Kapselschrumpfung mit Einschränkung der Gelenkbewegung auftreten.

Da der Nachweis von säurefesten Stäbchen am histologischen Schnitt nicht immer gelingt und auch andere Erreger eine granulomatöse Entzündung induzieren können, sollte bei Verdacht auf eine tuberkulöse Entzündung stets an einer Gewebeprobe oder am Gelenkerguss ein kultureller Erregernachweis erfolgen, um definitiv die Diagnose einer Gelenktuberkulose stellen zu können.

Reaktive Arthritis

Unter diesem Begriff werden Arthritiden zusammengefasst, die nach einer Latenzzeit von wenigen Tagen bis zu mehreren Wochen als Folge einer bakteriellen Infektion im Gastrointestinal- oder Urogenitaltrakt sowie im Nasen-Rachen-Raum entstehen. Ein kultureller Nachweis der meist gramnegativen Erreger (Yersinien, Chlamydien u. a.) ist im Gelenk nicht möglich. Lediglich Bakterienfragmente konnten bisher in den betroffenen Gelenken nachgewiesen werden. Einige Formen der reaktiven Arthritis weisen eine hohe Assoziation zum Histokompatibilitäts-Antigen HLA-B 27 auf. Die der Entzündung zugrunde liegende immunpathologische Reaktion ist noch weitgehend ungeklärt. Histologisch findet sich eine ödematös aufgelockerte Synovialmembran mit lymphoplasmazellulären Infiltraten. Der Gelenkknorpel bleibt intakt. In der Regel klingt die Entzündung nach einigen Wochen ohne bleibenden Gelenkschaden ab.

Klinik. Nach dem häufig schon überstandenen intestinalen, urogenitalen oder pharyngealen Infekt treten Schmerzen, Schwellung, Ergussbildung, Bewegungseinschränkung, nicht selten auch Rötung der großen Gelenke, bevorzugt an der unteren Extremität, als Mono- oder Oligoarthritis auf. Die Entzündung kann sich auch an den Sehnenansätzen, z. B. als Achillotendinitis, oder am Stammskelett als Sakroiliakalarthritis manifestieren, sodass Fersenschmerzen und Lumbalgien auftreten können. Für die Diagnostik sind die initiale Infektsymptomatik, die typische Klinik der Gelenkentzündung und der serologische Antikörpernachweis bzw. der Nachweis des Erregers an der Eintrittspforte richtungsweisend. Rheumafaktoren und antinukleäre Antikörper fehlen.

• Auch die heute seltene **Poststreptokokken-Arthritis (rheumatisches Fieber)** zählt zu den reaktiven Arthritiden. Histologisch findet sich im akuten Stadium eine unspezifische, vorwiegend granulozytäre Synovialitis. Im weiteren Verlauf der Erkrankung können in der Synovialitis rheumatische Granulome (Aschoff-Geipel-Knötchen) auftreten.

Der Gelenkknorpel bleibt intakt, und die Entzündung heilt ohne Gelenkdestruktion ab.

Rheumatoide Arthritis

Bei der **rheumatoiden Arthritis** (RA) handelt es sich um eine chronisch entzündliche Systemerkrankung des Bindegewebes mit bevorzugtem Befall der Synovialmembran von Gelenken, Sehnenscheiden und Schleimbeuteln. Die Entzündung manifestiert sich fast immer an mehreren Gelenken, verläuft chronisch progredient oder in Schüben und befällt besonders die Metakarpophalangeal-, proximalen Interphalangeal-, Metatarsophalangeal-, Hand- und Kniegelenke. Frauen erkranken viermal häufiger als Männer. Die Ätiologie der Krankheit ist noch ungeklärt. Diskutiert werden infektiöse Ursachen, genetische Faktoren und eine Immunpathogenese in Form einer Autoimmunkrankheit.

Histologisch sind in der floriden Phase der RA in der Synovialmembran exsudative und proliferative Entzündungsreaktionen nachweisbar. An der Intima der oft zottenförmig gewucherten Synovialis können eine Proliferation der Deckzellen, gelegentlich unter Ausbildung von mehrkernigen Riesenzellen, und eine Abscheidung von Fibrin beobachtet werden. In der Subintima finden sich Infiltrate von neutrophilen Granulozyten, Plasmazellen und Lymphozyten mit Ausbildung von Lymphfollikeln, eine Histiozytenproliferation und eine Neubildung von Blutgefäßen. Auch eine proliferative oder nekrotisierende Vaskulitis und die Ausbildung fibrinoider Nekrosen können in der Synovialmembran beobachtet werden. Bei 5 bis 10% der Fälle werden in der Synovialis rheumatoide Granulome gefunden. Die Granulome sind durch eine zentrale fibrinoide Nekrose gekennzeichnet, die von einem Histiozytenwall mit palisadenförmiger Anordnung der Zellen umgeben ist. Erst der Nachweis eines rheumatoiden Granuloms erlaubt morphologisch die sichere Diagnose einer RA. Bei Fehlen der Granulome kann histologisch nur die Wahrscheinlichkeitsdiagnose einer RA gestellt werden.

In der Gelenkhöhle findet sich ein Exsudat, das eine Stoffwechselstörung des Gelenkknorpels induziert. Im weiteren Verlauf der Krankheit wächst von der Synovialmembran ein zell- und gefäßreiches Granulationsgewebe (Pannus) über die Gelenkknorpelfläche. Dadurch erfolgt eine zusätzliche Schädigung des Gelenkknorpels, die sich bis zu seiner weitgehenden Destruktion entwickeln kann. Eine gleichartige Pannusbildung kann von der Gelenkkapsel

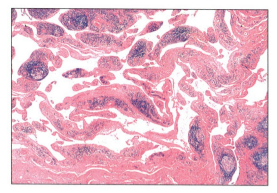

Abb. 13-59. Rheumatoide Arthritis. Zottige Synovialitis mit Fibrose und herdförmiger lymphozytärer Infiltration. HE-Fbg.

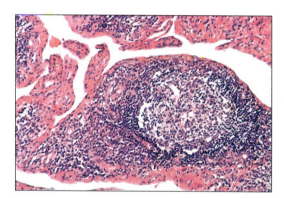

Abb. 13-60. Rheumatoide Arthritis. In den fibrös verdickten Synovialzotten finden sich herdförmige Ansammlungen von Lymphozyten, die rundliche Keimzentren bilden. HE-Fbg.

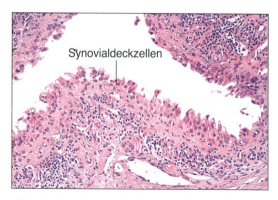

Abb. 13-61. Rheumatoide Arthritis. Proliferation der Synovialdeckzellen. Lymphozytäre Infiltration der Synovialmembran. HE-Fbg.

auch in den subchondralen Knochenraum einbrechen und dort zur Destruktion des Knochens und des Gelenkknorpels führen. Im Endstadium einer RA kann nach der Zerstörung des Gelenkknorpels in dem befallenen Gelenk eine fibröse oder knöcherne Ankylose auftreten.

In 20 bis 30 % der Fälle treten vorwiegend in Gelenknähe und besonders an mechanisch belasteten Stellen subkutane Rheumaknoten auf. Ihre Größe schwankt zwischen Glasstecknadelkopf- bis Tischtennisballgröße. Rheumaknoten können sich auch in Lunge, Herz und anderen Organen bilden. Sie signalisieren eine ungünstige Prognose der RA. Histologisch finden sich in der Knotenbildung wechselnd große fibrinoide Gewebenekrosen, die palisadenförmig von einem Histiozytenwall umgeben sind.

Klinik. Die Diagnostik orientiert sich an den Kriterien der American Rheumatism Association (ARA). Die Diagnose gilt als gesichert, wenn 4 der 7 ARA-Kriterien erfüllt sind. Allerdings handelt es sich hierbei ausdrücklich um Klassifikationskriterien, sodass noch eine umfassende Differenzialdiagnostik erforderlich ist. Im Frühstadium der Erkrankung stehen Morgensteifigkeit, teigige Schwellung und Bewegungsschmerz eines oder mehrerer Gelenke im Vordergrund. Im fortgeschrittenen Stadium finden sich charakteristische Gelenkdeformierungen besonders an den Händen und Füßen. Im Rahmen einer sekundären Arthrose zeigen sich weitere Gelenkdeformierungen, vorwiegend der großen Gelenke und Ankylosen. Die extraartikuläre Manifestation der RA wird neben dem Auftreten von Rheumaknoten vor allem durch eine digitale Arteriitis mit lokalen Weichteilnekrosen sowie durch pleuropulmonale und kardiale Affektionen auffällig.

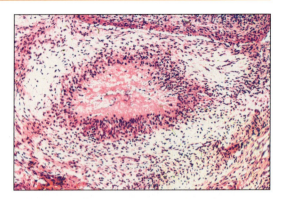

Abb. 13-62. Rheumatoides Granulom. Umschriebene eosinrote fibrinoide Nekrose, die von palisadenartig gestellten Histiozyten umgeben wird. HE-Fbg.

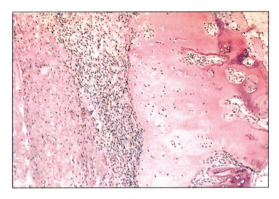

Abb. 13-63. Rheumatoide Arthritis. Partielle Destruktion des Gelenkknorpels (rechts) durch einen Pannus (links). HE-Fbg.

Spondylarthritis ankylopoetica

Die **Spondylarthritis ankylopoetica Bechterew** zählt zu den Erkrankungen des rheumatischen Formenkreises und kennzeichnet sich als eine schleichend beginnende, chronisch progrediente Entzündung, vor allem der Sakroiliakalgelenke, aber auch der kleinen Wirbelgelenke, der Rippen-Wirbelgelenke und des paravertebralen Bindegewebes. Der Entzündungsprozess hat eine ausgesprochene Ossifikationstendenz, sodass die Krankheit in der Endphase zu einer vollständigen ossären Ankylose der Wirbelsäule in hochgradiger Kyphose führen kann. Allerdings sind bei Frauen 50% und bei Männern zu 25% nur die Sakroiliakalgelenke befallen. Ein peripherer Gelenkbefall wird bei 10 bis 15% der Betroffenen beobachtet. Das Befallsmuster ist variabel, kann dem der RA ähneln und große stammnahe Gelenke bevorzugen. Männer sind wesentlich

häufiger betroffen als Frauen. Der Erkrankungsbeginn liegt vorwiegend zwischen dem 20. und 30. Lebensjahr. Ätiologie und Pathogenese der ankylosierenden Spondylarthritis sind noch unbekannt. Eine genetische Disposition wird durch die familiäre Häufung und das HLA-B 27-Antigen angezeigt, das bei über 90% der Patienten positiv ist. Als auslösende Faktoren werden bakterielle Infektionen vermutet.

Histologisch findet sich im Frühstadium eine chronische Synovialitis mit Ausbildung eines intraartikulären Pannus. Das Pannusgewebe hat große Ähnlichkeit mit dem bei der rheumatoiden Arthritis, stets fehlen aber rheumatoide Granulome. Im weiteren Verlauf zerstört das Pannusgewebe den Gelenkknorpel und leitet die zunächst bindegewebige, später ossäre Ankylosierung ein. Der periartikuläre

Bandapparat der Wirbelsäule und die Bandscheiben verknöchern gleichfalls. Durch die Ossifikation des Anulus fibrosus entstehen randständige Knochenbrücken zwischen benachbarten Wirbelkörpern *(Syndesmophyten)*, die der Wirbelsäule die Ähnlichkeit mit einem Bambusstab geben.

Klinik. Bereits im Frühstadium treten in der zweiten Nachthälfte den Schlaf störende, tief sitzende Rückenschmerzen auf, die häufig bis in die Kniekehlen ausstrahlen. Die Objektivierung einer frühen Sakroiliakalarthritis kann mittels Skelettszintigraphie versucht werden, da die konventionelle Röntgendiagnostik zunächst noch nicht hilfreich ist. Hinzu können eine eingeschränkte Beweglichkeit der Lendenwirbelsäule, Thoraxschmerzen und eine Einschränkung der Atembreite kommen. Im Spätstadium können die zunehmende Versteifung und Fehlstellung der Wirbelsäule unter Ausbildung einer Kyphose und die Thoraxstarre im Vordergrund stehen. Paraklinisch sind hierbei charakteristische Röntgenbefunde zu erheben. Rheumafaktoren fehlen (seronegative Spondylarthritis).

Arthritis psoriatica

Etwa 4 bis 10% der Patienten mit einer Psoriasis vulgaris bekommen eine chronische Arthritis. Bei den meisten Patienten tritt die Psoriasis vor der Arthritis auf, sie kann sich aber auch gleichzeitig oder erst nach der Gelenkerkrankung manifestieren. Überwiegend findet sich ein asymmetrischer Gelenkbefall, besonders der Finger und Zehen. Die Ursache dieser Verbindung von Haut- und Gelenkerkrankungen ist unbekannt. Genetische Faktoren werden diskutiert. Patienten mit Psoriasisarthritis sind häufiger HLA-B 27-positiv als die Normalbevölkerung.

Histologisch gleichen die Gelenkveränderungen weitgehend denen der rheumatoiden Arthritis. Rheumatoide Granulome sind jedoch nicht nachweisbar.

Klinik. Nach dem Muster des Gelenkbefalls und durch weiterführende serologische und röntgenologische Untersuchungen lassen sich verschiedene Unterformen der Arthritis psoriatica abgrenzen.

– **Asymmetrische psoriatische Oligoarthritis** (60 bis 70%). Hierbei findet sich häufig ein Befall aller Gelenke eines Fingers oder einer Zehe (Strahlbefall). Da die periartikulären Weichteile in den Entzündungsprozess mit einbezogen sind, kommt es zu einer diffusen schmerzhaften Anschwellung des gesamten Fingers (Wurstfinger).

– **Distale interphalangeale psoriatische Arthritis** (etwa 10%). Die Entzündung manifestiert sich an den distalen Interphalangealgelenken der Finger und Zehen. Die Mitbeteiligung der den Gelenken benachbarten Weichteile führt zu einer Schwellung und Schmerzhaftigkeit der betroffenen Finger- und Zehenabschnitte. Bei 80% der Patienten finden sich psoriatische Nagelveränderungen.

– **Mutilierende psoriatische Arthritis** (etwa 5%). Neben den entzündlichen Veränderungen im Gelenkbereich kommt es zu einem deutlichen Knochenabbau und damit zu beträchtlichen Gelenk- und Knochendeformierungen und stark eingeschränkter Funktionskapazität. Der Knochenabbau kann gelegentlich zur Verkürzung der Finger und Zehen führen (Teleskopfinger und -zehen).

– **Symmetrische psoriatische Polyarthritis** (etwa 15%). Die Abgrenzung von einer rheumatoiden Arthritis kann hierbei sehr schwierig sein. Die rheumaserologischen Tests sollen negativ ausfallen, und Rheumaknoten sollen fehlen.

– **Psoriatische Spondylarthritis** (etwa 5%). Die Befunde ähneln denen der Spondylarthritis ankylopoetica. Auch das HLA-B 27 ist sehr häufig positiv. Es gibt Verläufe mit und ohne Sakroiliakalarthritis.

Kristallarthropathien

Bei einigen Stoffwechselerkrankungen kommt es zu kristallinen Stoffablagerungen in den Gelenken. Die Auskristallisation führt zu entzündlichen und degenerativen Gelenkveränderungen, die unter dem Begriff der **Kristallarthropathien** zusammengefasst werden. Im Vordergrund steht die Ablagerung von Urat- und Kalziumpyrophosphatkristallen. Dabei kommt der polarisationsoptischen Identifizierung der jeweiligen Kristalle in der Gelenkflüssigkeit oder im Gewebe diagnostisch und differenzialdiagnostisch eine wesentliche Bedeutung zu.

Gichtarthropathie

Bei der Gelenkgicht wird im Zusammenhang mit einer familiären oder erworbenen Hyperurikämie kristallines Mononatriumurat in die Gelenkkapsel und den Gelenkknorpel abgelagert. Die Krankheit beginnt als akute Monarthritis, kann nach symptomfreien Intervallen rezidivieren und geht dann sukzessiv in eine chronische destruierende, oft polyartikuläre Arthritis über. Betroffen sind fast ausschließlich Männer.

• **Akute Gichtarthritis.** Die Erstmanifestation der Krankheit zeigt sich vorwiegend am Großzehengrundgelenk (Podagra). Seltener erkranken die Sprung- und Fußwurzelgelenke, das Kniegelenk (Gonagra), die Gelenke der Hand (Chiragra) und das Ellenbogengelenk. Ursache des akuten Gichtanfalls ist die lokale Bildung von Mikrokristallen, die von Leukozyten phagozytiert werden. Durch den

Zerfall der uratbeladenen Leukozyten werden Entzündungsmediatoren freigesetzt.

Histologisch finden sich in der Synovialmembran Mikrotophi (Tophus = Knoten), die aus Kristallen und einer amorphen Matrix bestehen. Sie werden von Histiozyten und mehrkernigen Fremdkörperriesenzellen umgeben. Neben den Tophi zeigt die Synovialis gemischtzellige Entzündungsinfiltrate. An der Synovialoberfläche sind Fibrinablagerungen nachweisbar. Die nadelförmigen und in Büscheln angeordneten Uratkristalle weisen polarisationsoptisch eine Doppelbrechung auf. Auch in den oberflächlichen Lagen des Gelenkknorpels sind Uratkristalle abgelagert. Da die Kristalle wasserlöslich sind, ist für ihre Darstellung eine Alkoholfixierung des Gewebes erforderlich.

• **Chronische Gelenkgicht.** Bei einem Teil der Patienten mit einer abgeklungenen akuten Gichtarthritis folgen nach symptomfreien Intervallen (interkritische Phasen der Gicht) weitere Gichtfälle mit Uratablagerungen oft in mehreren Gelenken, die langfristig zur Gelenkdestruktion führen.

Histologisch finden sich in der Synovialmembran zahlreiche Gichttophi und daneben eine unspezifische chronische Entzündung mit Pannusbildung. Im Gelenkknorpel erreichen die Uratnadeln auch tiefere Schichten. Pannusbildung und Uratablagerungen können größere Knorpeldestruktionen und die Freilegung und Zerstörung der subchondralen Knochenplatte zur Folge haben. Durch die Ablagerung von Uratkristallen in der subchondralen Spongiosa können auch hier Gichttophi entstehen.

Klinik. Bei dem typischen Gichtanfall entwickelt sich innerhalb kürzester Zeit eine hoch schmerzhafte Monarthritis (am häufigsten am Großzehengrundgelenk) mit starker Berührungsempfindlichkeit, Schwellung, Rötung und Überwärmung des Gelenks und der paraartikulären Weichteile. Weiterhin sind ein allgemeines Krankheitsgefühl, Fieber, eine Erhöhung der BSG und eine Leukozytose zu beobachten. Der Anfall klingt auch unbehandelt nach durchschnittlich 2 bis 3 Wochen wieder ab. Die Diagnostik der chronischen Gelenkgicht stützt sich auf die Anfallanamnese und die Hyperurikämie sowie auf den Nachweis von Tophi im Knochen, in den paraartikulären Weichteilen und an den Ohrmuscheln.

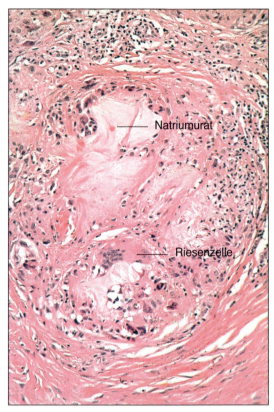

Abb. 13-64. Gichttophus. In der Umgebung von Natriumuratablagerungen finden sich unterschiedlich große, mehrkernige Riesenzellen vom Fremdkörpertyp. HE-Fbg.

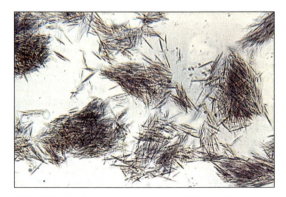

Abb. 13-65. Natriumuratnadeln. Büschelförmig angeordnete Natriumuratnadeln. Unfixiertes und ungefärbtes Nativpräparat.

Kalziumpyrophosphat-Arthropathie

Bei dieser Krankheit, die auch als **Chondrokalzinose** oder **Pseudogicht** bezeichnet wird, findet sich eine Ablagerung von Kalziumpyrophosphatdihydrat (KPPD)-Kristallen im hyalinen Gelenkknorpel, im Faserknorpel (Meniskus) und in der Synovialmembran. Unterschieden werden eine hereditäre und eine sporadische Form sowie eine mit verschiedenen Stoffwechselkrankheiten (Hyperparathyreoidismus, Hämochromatose, Hyperthyreose, Gicht u.a.) assoziierte Form. Ätiologie und Pathogenese der Kristallablagerung sind noch nicht vollständig geklärt. Lokale Störungen des Pyrophosphatstoffwechsels werden als Ursache angesehen. Hinsichtlich der Kristallablagerung in den Kniegelenkmenisken soll eine traumatische Kniegelenkvorschädigung oder ein vorangegangener operativer Eingriff am Gelenk einen wesentlichen ätiologischen Faktor darstellen. Die Ablagerung von KPPD-Kristallen kann in allen Gelenken erfolgen, bevorzugt betroffen sind jedoch die Knie-, Hüft- und Schultergelenke.

Histologisch zeigen Gelenkknorpel, Meniskus und Synovialmembran in der Hämatoxylin-Eosin-Färbung herdförmig angeordnete und scharf begrenzte, basophile Kristalldepots von unterschiedlicher Ausdehnung, die polarisationsoptisch eine Doppelbrechung aufweisen. In der Synovialmembran kann die Kristallablagerung eine Fremdkörperreaktion auslösen und zur Ausbildung von zahlreichen mehrkernigen Riesenzellen vom Fremdkörpertyp führen, die das Depot, ähnlich wie bei der Gicht, umgeben. Die kleinen tafelartigen KPPD-Kristalle bleiben auch nach Formalinfixierung im Gewebe erhalten.

Klinik. Die in die Synovialflüssigkeit gelangten KPPD-Kristalle können eine akute Arthritis mit heftigen Schmerzanfällen auslösen, die mit einem Gichtanfall vergleichbar sind (Pseudogicht). Weitere Verlaufsformen der Arthropathie zeigen sich unter dem Bild einer Arthrosis deformans infolge der Knorpelläsion oder durch gehäufte polyartikuläre entzündliche Attacken, die klinisch der rheumatoiden Arthritis ähnlich sind. Die Diagnose stützt sich auf die typischen Röntgenbefunde und den Kristallnachweis in der Synovialflüssigkeit oder im Synovialbiopsat.

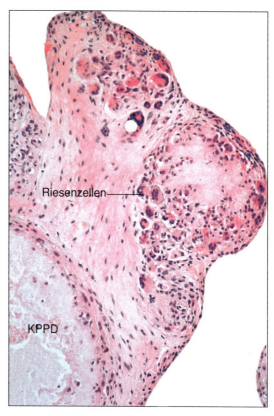

Abb. 13-66. Pseudogicht. Bläuliche Ablagerungen von Kalziumpyrophosphatdihydrat (**KPPD**). Herdförmige Ansammlungen von Riesenzellen. HE-Fbg.

Tumoren und tumorähnliche Veränderungen der Gelenke

Gelenkgeschwülste sind selten. Unterschieden werden Tumoren mit einer synovialen Differenzierung und Tumoren ohne synovialisähnliche Strukturen. Zur letzten Tumorgruppe zählen Fibrome, Lipome, Hämangiome und andere gutartige mesenchymale Geschwülste sowie die sehr seltenen nicht synovialen Sarkome. Ihr histologisches Bild entspricht dem der extraartikulär lokalisierten Tumoren. Den Tumoren mit synovialer Differenzierung werden der benigne Riesenzelltumor und das synoviale Sarkom zugeordnet.

Pigmentierte villonoduläre Synovitis (PVNS)

Gegenwärtig besteht noch keine generelle Übereinstimmung darüber, ob die PVNS die diffuse Form des gutartigen Riesenzelltumors oder eine eigenständige diffuse, chronische hyperplastische Entzündung der Synovialmembran darstellt und somit als tumorähnliche Läsion einzuordnen ist. Besonders im angloamerikanischen Schrifttum werden der lokalisierte benigne Riesenzelltumor und die PVNS als eine einzige Entität betrachtet. In der WHO-Klassifikation der Weichteiltumoren (1994) kommt diese Auffassung ebenfalls zum Ausdruck.

Die PVNS ist vorwiegend an den großen Gelenken der Extremitäten, vorzugsweise am Kniegelenk lokalisiert. Sehr selten manifestiert sich die Veränderung an der Sehnenscheide und am Schleimbeutel. Makroskopisch findet sich eine diffuse zottige und knotige Verdickung und Braunfärbung der Synovialmembran. Häufig besteht ein hämorrhagischer Gelenkerguss.

Histologisch zeigen die vergrößerten und plumpen Synovialiszotten eine Proliferation der Synovialdeckzellen. Im Zottenstroma und in der Tiefe der Synovialmembran finden sich zahlreiche Kapillaren, Siderophagen und Infiltrate von Histiozyten, Lymphozyten und Plasmazellen. Gelegentlich werden auch mehrkernige Riesenzellen angetroffen. Bei älteren Veränderungen kann eine stärkere Fibrosierung vorliegen. Eine bindegewebige Pseudokapsel fehlt. Der Prozess kann auf die Gelenkflächen übergreifen und zu Defekten an den artikulierenden Knochen führen.

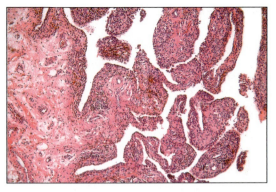

Abb. 13-67. Pigmentierte villonoduläre Synovitis. Zottig verdickte Synovialmembran mit bräunlichen Hämosiderinablagerungen und proliferierten Synovialdeckzellen. HE-Fbg.

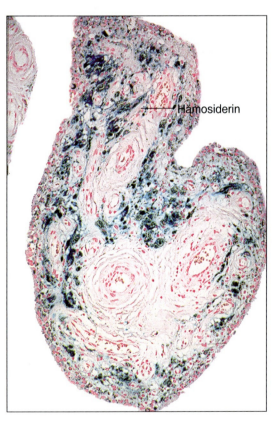

Hämosiderin

Abb. 13-68. Pigmentierte villonoduläre Synovitis. Fibrös verdickte, zottig aufgebaute Synovialmembran mit Hämosiderinablagerungen. Berliner-Blau-Reaktion.

Klinik. Die oft langzeitigen Beschwerden äußern sich in Schmerzen und einem Spannungsgefühl im betroffenen Gelenk. Hinzu kommt besonders bei Vorliegen eines Begleitergusses eine Einschränkung der Gelenkfunktion. Knochenarrosionen lassen sich im Röntgenbild nachweisen. Wegen des invasiven Wachstums der PVNS besteht nach einer operativen Behandlung eine hohe Rezidivneigung.

Benigner Riesenzelltumor

Die Diskussion, ob der benigne Riesenzelltumor einen Tumor oder eine entzündlich reaktive Läsion darstellt, ist noch nicht beendet. Man geht von einer echten Geschwulstbildung aus.

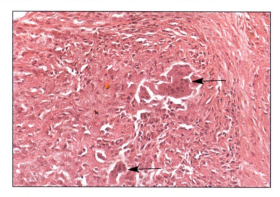

Abb. 13-69. Riesenzellentumor. Multiple mehrkernige Riesenzellen (**Pfeile**). HE-Fbg.

Der Tumor bildet sich außer in der Gelenkkapsel (15%) vor allem in der Sehnenscheide (80%) und auch im Schleimbeutel (5%). Bei artikulärem Sitz steht das Kniegelenk im Vordergrund. Die im Durchmesser 5 bis 20 mm messenden Tumoren treten überwiegend bei Frauen im 3. bis 5. Dezennium auf und entwickeln sich zu 70% an den Fingern.

Histologie. Der meist von einer kollagenen Pseudokapsel begrenzte Tumor zeigt rundliche (histiozytäre) und spindelförmige (fibroblastäre) Zellen, in die herdförmig Lipid speichernde Makrophagen (Schaumzellen) und Siderophagen sowie zahlreiche mehrkernige, osteoklastenähnliche Riesenzellen eingestreut sind. Die Riesenzellen sind oft spaltförmigen Hohlräumen angelagert, die wahrscheinlich Artefakte und keine präexistenten Strukturmerkmale darstellen. In älteren Geschwulsten findet sich eine zunehmende Fibrosierung und Hyalinisierung.In sehr seltenen Fällen ist die Entwicklung eines malignen Riesenzelltumors möglich, der sich histologisch eindeutig vom synovialen Sarkom unterscheidet.

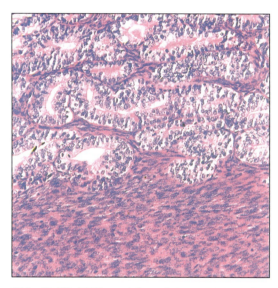

Abb. 13-70. Malignes Synovialom. Biphasisches Synovialom mit drüsenartiger (**oben**) und fibrosarkomatöser Komponente (**unten**). HE-Fbg.

Klinik. Der meist am Finger auftretende Tumorknoten kann Schmerzen verursachen und zur funktionellen Beeinträchtigung der Gelenke bzw. der Sehnenscheide führen. Bei einer unvollständigen Tumorentfernung ist ein Rezidiv zu erwarten.

Synoviales Sarkom

Synoviale Sarkome stellen etwa 10% der Weichteilsarkome im Erwachsenenalter dar. Sie sind überwiegend im paraartikulären Gewebe und nur selten in der Synovialmembran lokalisiert. Auch im Bereich von Faszien, Schleimbeuteln und Sehnenscheiden können sie entstehen. Hauptlokalisation ist die untere Extremität und hier bevorzugt die Knieregion. Betroffen sind überwiegend Patienten im

frühen Erwachsenenalter, Männer häufiger als Frauen. Die mittlere 5-Jahres-Überlebensrate liegt bei 50%. Die Ätiologie und auch die Histogenese des Tumors sind noch ungeklärt.

Histologie. Es sind ein biphasischer und ein monophasischer Tumortyp zu unterscheiden. Beim häufigeren, dem biphasischen Typ finden sich neben spindelzelligen, fibrosarkomatösen Formationen drüsenartige Spalträume, die von kubischen, epithelähnlichen Zellen ausgekleidet werden und eine schleimartige Flüssigkeit in ihren Lumina enthalten können. Beide Tumorkomponenten sind in der Regel scharf gegeneinander abgegrenzt. Die spindelzelligen Areale sind reich an Retikulinfasern. Die Mitosefrequenz ist bei den meisten Tumoren nicht sehr hoch. Häufig sind kleinherdige Verkalkungen (verkalkte Tumornekrosen) nachweisbar. Keine Riesenzellen. Beim monophasisch fibrösen Typ prägen die fibrosarkomatösen Strukturen, beim monophasisch epitheloiden Typ die epithelähnlichen Tumorzellen in adenoider oder solider Anordnung das histologische Bild. Der biphasische Geschwulsttyp ist histologisch relativ einfach zu diagnostizieren. Der monophasische Typ des synovialen Sarkoms wird dagegen zur Abgrenzung von anderen malignen Weichteiltumoren zusätzlich immunhistologische Untersuchungen erforderlich machen.

Klinik. Synoviale Sarkome können langsam wachsen und längere Zeit klinisch stumm bleiben. Hauptsymptom ist eine schmerzhafte Schwellung des paraartikulären Gewebes mit Funktionseinschränkung des betroffenen oder benachbarten Gelenks. Wegen der Verkalkungsherde kann für die Tumoreinordnung eine Röntgenuntersuchung hilfreich sein. Die Prognose hängt vorrangig von der Tumorgröße ab. Kleinere Geschwülste (Durchmesser unter 5 cm) zeigen eine deutlich geringere Tendenz zur Metastasierung. Die Metastasen treten am häufigsten in der Lunge auf. Auch bei adäquater Therapie ist bei 30 bis 60% der Fälle mit einem lokalen Rezidiv zu rechnen.

Synoviale Chondromatose

Es handelt sich um eine tumorähnliche Veränderung, bei der sich in der Synovialmembran zahlreiche, bis erbsengroße, metaplastisch entstandene Knorpelknoten finden, die oft sekundär enchondral ossifizieren (synoviale Osteochondromatose). Die Knorpelknoten können sich abstoßen und im Gelenkraum als freie Körper erscheinen. Ohne operative Behandlung können die freien Gelenkkörper zur Läsion des Gelenkknorpels und zur Arthrosis deformans führen. Die Chondromatose tritt vorwiegend monoartikulär auf und bevorzugt das Kniegelenk von Männern in der 3. bis 4. Lebensdekade. Seltener betroffen sind Ellenbogen-, Hüft- und Schultergelenk sowie Sehnenscheide und Schleimbeutel.

Histologisch finden sich in der Synovialmembran Herde von hyalinem Knorpel mit oft gruppenförmig angeordneten Chondrozyten, die meist isomorphe Kerne aufweisen. Das Knorpelgewebe kann aber auch zelluläre Atypien und Mitosen aufweisen, die nicht zur Diagnose eines malignen neoplastischen Prozesses verleiten dürfen. Die Knorpelinseln sind außen von Bindegewebe umgeben. Ossifizierte Knorpelherde zeigen im Zentrum Knochengewebe mit Fettmark. Ob eine maligne Entartung der syno-

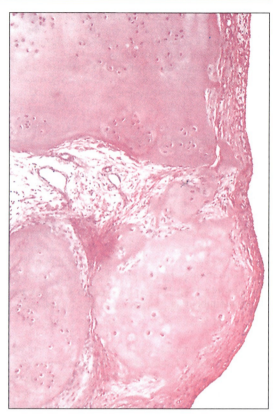

Abb. 13-71. Chondromatose. Multiple Knoten aus hyalinem Knorpel in der Synovialmembran. HE-Fbg.

vialen Chondromatose zum synovialen Chondrosarkom im Einzelfall möglich ist, wird noch kontrovers diskutiert.

Klinik. Als Symptome der Gelenkchondromatose können Kapselschwellung, Ergussbildung und bei Einklemmung von freien Gelenkkörpern eine schmerzhafte Gelenkblockierung auftreten. Im Röntgenbild können sich zahlreiche kleine Kalkherde darstellen.

Erkrankungen der Sehnenscheiden und Schleimbeutel

• Die **Paratendinitis crepitans** ist eine vorwiegend serofibrinöse Entzündung des Sehnenhüllgewebes im sehnenscheidenfreien Sehnenbereich. Sie kann durch ein lokales Trauma oder eine langzeitige Überbelastung bestimmter Muskelgruppen entstehen. Die Entzündung ist hauptsächlich an den Sehnen der radialen Handgelenkseite, seltener an der Bizeps-, Tibialis- oder Achillessehne lokalisiert.

Klinik. Bei der Sehnenbewegung entstehen Schmerzen, und bei Palpation kann ein Knarren oder Knirschen wahrgenommen werden.

• **Bursitis.** Die fortdauernde Mikrotraumatisierung exponierter Schleimbeutel führt häufig zu einer chronischen Bursitis. Die mechanische Irritation des Schleimbeutels ist oft berufsbedingt (Fliesenleger, Bergleute) und betrifft vorrangig die Bursa praepatellaris und Bursa olecrani. Durch die vermehrte Ansammlung eines überwiegend serofibrinösen Exsudates in der Bursalichtung kommt es zu einer sackförmigen Ausweitung des Schleimbeutels (= Schleimbeutelhygrom). Außerdem kann das Bursalumen Reiskörper (Fibrinkugeln) enthalten und von fibrösen Strängen durchzogen sein.

Histologisch zeigt die wandverdickte Bursa in der floriden Entzündungsphase an der inneren Oberfläche Fibrinauflagerungen, die z. T. von einem Granulationsgewebe organisiert sind. In den darunter liegenden Wandabschnitten findet sich eine chronisch granulierende Entzündung mit zahlreichen Kapillaren und vorwiegend lymphohistiozytären Infiltraten. Stellenweise sind auch Siderophagen als Zeichen vorausgegangener traumatischer Blutungen nachweisbar. Mit zunehmender Chronizität nehmen der Gefäßgehalt und die entzündliche Zellinfiltration ab und die Kollagenfaserbildung zu, bis schließlich die Bursawand nur noch Narbengewebe zeigt.

Klinik. Die chronische Bursitis kennzeichnet sich durch eine teigige oder elastische Schwellung des Schleimbeutels, die schmerzlos oder schmerzhaft sein kann. Gelegentlich kommt es zur Funktionseinschränkung des benachbarten Gelenks.

Neben der traumatisch bedingten Schleimbeutelentzündung gibt es infektiöse, rheumatoide und Kristall-Bursitiden. Der histologische Befund entspricht dem der gleichartigen Arthritisform (s. o.).

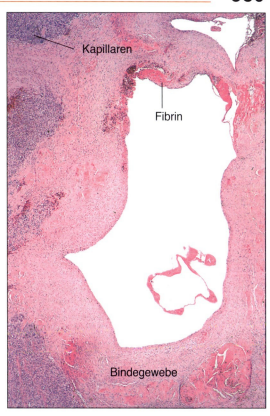

Abb. 13-72. Chronische proliferierende Bursitis. Hohlraum, der von einem straffen Bindegewebe umgeben wird und ein eosinrotes fibrinöses Exsudat einschließt. In der Wand finden sich herdförmige Wucherungen von Kapillaren. HE-Fbg.

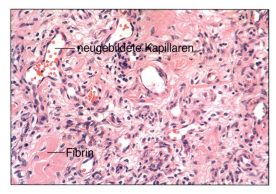

Abb. 13-73. Chronische proliferierende Bursitis. Herdförmig gewucherte Kapillaren mit enger Lichtung und eosinrot angefärbten Fibrinausschwitzungen. HE-Fbg.

Tendovaginitis

Die meisten Entzündungen der Sehnenscheiden zeigen ätiologisch und histologisch eine weitgehende Analogie zu den verschiedenen Formen der Synovialitis der Gelenke.

- Eine besondere Form stellt die **Tendovaginitis stenosans Quervain** dar. Hierbei kommt es als Folge einer wiederholten Traumatisierung oder Überbeanspruchung und wahrscheinlich auch nach einer rheumatoiden Entzündung zu einer Verdickung der Sehnenscheide und Einengung des Sehnenscheidenkanals mit konsekutiver Gleithemmung der Sehne. Hauptlokalisation ist die gemeinsame Sehnenscheide des M. abductor pollicis longus und M. extensor pollicis brevis. Auch die Sehnenscheiden anderer Finger können betroffen sein.

Histologisch zeigt die verdickte Sehnenscheide ein zellreiches fibröses Gewebe mit Kapillaren und eine metaplastische Faserknorpelbildung. Dabei stellt sich charakteristischerweise eine innere chondroide und eine äußere fibröse Zone an der Sehnenscheide dar. Ein entzündliches Infiltrat fehlt in der Regel.

Klinik. Das Leitsymptom bei den überwiegend weiblichen Patienten ist der schnellende Daumen oder Finger.

- **Ganglion.** Das Ganglion zählt zu den tumorähnlichen Veränderungen und kennzeichnet sich als eine ein- oder mehrkammrige, mit schleimiger Flüssigkeit gefüllte Hohlraumbildung an der Sehnenscheide. Die Größe kann zum Zeitpunkt der Behandlung einige Zentimeter betragen. Ätiologie und Pathogenese sind noch nicht endgültig geklärt. Wahrscheinlich kommt es initial zu einer lokalen Proliferation von Bindegewebszellen mit erhöhter Hyaluronsäuresynthese, durch die dann eine pseudozystische Umwandlung des Proliferationsherdes eingeleitet wird. Als auslösende Ursache werden rezidivierende Mikrotraumen angeschuldigt. Sehnenscheidenganglien treten häufig auf, meist an der dorsalen Seite des Handgelenks (Sehnenscheiden der Extensoren). Auch an der Gelenkkapsel können sie entstehen.

Das Ganglion zeigt histologisch im späteren Entwicklungsstadium unterschiedlich große, meist multilokuläre Pseudozysten mit fibröser Wand. Die Hohlräume sind von kollagenen Fasern oder abgeflachten Bindegewebszellen ausgekleidet und ent-

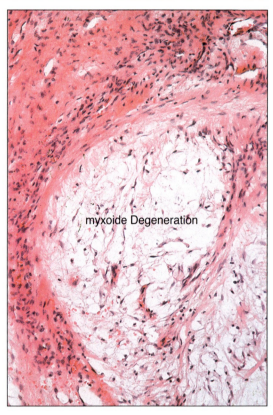

Abb. 13-74. Ganglion. Leicht basophile myxoide Auflockerung der Grundsubstanz. HE-Fbg.

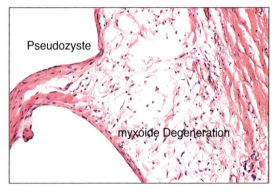

Abb. 13-75. Ganglion. Neben der myxoiden Stromaauflockerung finden sich größere, optisch leere, pseudozystische Hohlräume. HE-Fbg.

halten ein basophiles granuläres Präzipitat, in dem histochemisch saure Glykosaminoglykane nachweisbar sind. In der fibrösen Wand der Pseudozysten und im benachbarten Bindegewebe können sich kleine myxoide Herde, manchmal mit atypischen Fibroblasten und einzelnen Mitosen, finden (Tochterganglien).

Klinik. Das Ganglion fällt meist als druckschmerzhafte und die Haut vorwölbende, knotenförmige Anschwellung auf (Überbein). Es kann Ursache eines Karpaltunnelsyndroms sein. Das Auftreten multipler Ganglien ist sehr selten. Die Rezidivquote nach einer operativen Behandlung liegt bei etwa 25%. Die Rezidive werden auf die bei der Operation nicht entfernten Tochterganglien zurückgeführt. Gelegentlich ist die spontane Rückbildung eines Ganglions zu beobachten.

Muskel

Muskelerkrankungen werden aus dem klinischen Gesamtbild und den elektromyografischen bzw. neurografischen Befunden diagnostiziert. Differenzialdiagnostisch ist oft die Durchführung einer Muskelbiopsie erforderlich, bei seltenen Myopathieformen sogar unabdingbar. Diese ermöglicht eine eingehende morphologische und biochemische Untersuchung. Das schonend entnommene, schocktiefgefrorene Muskelgewebe wird zu einem Teil histologisch und histochemisch, zum anderen Teil biochemisch untersucht. Eigene Präparationsmethoden hat die Elektronenmikroskopie.

Molekulargenetisch werden bei den verschiedenen Myopathien zunehmend ursächliche Gendefekte nachgewiesen. Rein klinisch ist die Heredität einer Muskelerkrankung oft nicht sicher fassbar, so beim Vorliegen einer Spontanmutation, bei der meist kleinen Zahl von Geschwistern des Erkrankten, aber auch, wenn Angehörige weitere Erkrankungen in der Familie verschweigen. Anamnestisch ist vor allem bei autosomalen Erkrankungsformen wichtig, stets nach evtl. Konsanguinität der Eltern des Kranken zu fragen.

Morphologische Gewebesyndrome

Die lichtmikroskoskopische Diagnostik von Muskelerkrankungen erfolgt heute fast ausschließlich an Querschnittspräparaten von schocktiefgefrorenem Gewebe. Man unterscheidet drei Gewebesyndrome:

• Das **myopathische Syndrom** ist typisch für **Muskeldystrophie**. Die Muskelfasern weisen erhöhte Kaliberschwankungen, vermehrt zentral oder parazentral gelegene Zellkerne (Binnenkerne), Faserschwellung und disseminierte Fasernekrosen sowie Faserspaltungen auf. Endstadien zeigen oft nur noch inselhafte Aggregate aus Muskelfasern von abgerundetem Querschnitt inmitten von Binde- und Fettgewebe. Der Grundprozess lässt sich dann nicht mehr sicher erkennen.

• Das **myositische Syndrom.** Charakteristisch sind hierbei entzündliche lympho- und monozytäre Infiltrate im Endo- und Perimysium, meist um kleine Blutgefäße. Immunhistologisch bestehen die Infiltrate aus unterschiedlichen Typen von Zellen. Ferner findet sich eine Auflockerung der Faszikelstruktur durch Zunahme oder Ödem des endomysialen Bindegewebes, oft eine homogene Atrophie der Muskelfasern in der Peripherie der Faszikel (perifaszikuläre Atrophie) sowie eine Zunahme von Binnenkernen, Einzelfasernekrosen und eine Neutralfettspeicherung der Muskelfasern.

• Das **neurogene Syndrom** entwickelt sich in variabler Form und Ausprägung, jeweils nach einer akuten oder chronischen Schädigung des zweiten Motoneurons zwischen motorischer Vorderhornzelle und Peripherie. Die einzelne motorische Einheit ist homogen, d. h., sie besteht aus Muskelfasern jeweils nur eines Typs: Typ I (rot) oder Typ IIa und IIb (weiß). Diese Fasertypen lassen sich mit der myofibrillären ATPase-Reaktion darstellen. Das Nebeneinander von Fasern typologisch verschiedener Muskeleinheiten im normalen Muskel zeigt sich histochemisch als Mosaikmuster. Eine leichte chronische Denervierung erzeugt disseminiert einzelne leicht atrophische, »eckige« Muskelfasern mit konkaven Zellgrenzen (Angularfasern) und erhöhter Dehydrogenase-Reaktion.

Chronisch neurogene Prozesse (spinale Muskelatrophie, ALS) zeigen Gruppen oder Felder von einheitlich atrophischen neben normalen oder hypertrophischen Muskelfasern mit vermehrten Binnenkernen und Spaltbildung, letztere als Zeichen einer regenerativen Faserlängsspaltung bei erhaltener Innervation. Vereinzelt kommen auch bei chronischen denervierenden Prozessen Nekrosen von Muskelfasern, also myopathische Zeichen vor. Kompensatorisch regenerativ sprossen bei Denervationsprozessen Kollateralen aus intakten Nervenfasern aus und reinnervieren bereits denervierte Muskelfasern. Diese nehmen den Typ der reinnervierenden motorischen Einheit an (I, IIa oder IIb); deren Areal wächst und wird typhomogen (große motorische Einheit). Das normale Mosaikmuster hat sich zum Bild der Fasertyp-Gruppierung umgebildet. Fällt später auch die Innervation großer motorischer Einheiten aus, so entsteht das Gewebebild der felderförmigen Atrophie. Für die Endstadien der neurogenen Atrophie sind zentrale Kernreihen oder -haufen in »leeren« Sarkolemschläuchen charakteristisch. Die Bindegewebsproliferation ist bei den neurogenen Prozessen weniger ausgeprägt als bei myodystrophischen.

Myopathieformen

Progressive Muskeldystrophie

• **Rezessiv X-chromosomale progressive Form** (Duchenne). Nur Knaben erkranken, die Mütter übertragen lediglich das Leiden *(Konduktorinnen)*. Der Gendefekt wurde auf dem kurzen Arm des X-Chromosoms lokalisiert. Das Gen kodiert normalerweise das Protein Dystrophin, welches immumhistologisch in der Membran der Muskelzelle nachzuweisen ist, beim Duchenne-Patienten aber fehlt.

Der Prozess beginnt ab der Geburt bis zum 3. Lebensjahr und steigt von der Beckengürtel- und Oberschenkelmuskulatur über den Rumpf (M. erector trunci) bis zum Schultergürtel. Das Herz ist mit beteiligt: In 90% der Fälle findet man EKG-Veränderungen. Der progrediente Krankheitsverlauf führt zur Gehunfähigkeit ab dem 8. bis 15. Lebensjahr. Die Frühdiagnose ist aufgrund der verzögerten statomotorischen Entwicklung, der starken CK-Erhöhung im Serum in frühesten Krankheitsstadien sowie der EMG-Veränderungen (myopathisches Muster) möglich. Die Biopsie eines geeigneten Muskels zeigt ein myopathisches Gewebesyndrom.

• **Rezessiv X-chromosomale gutartige Form** (Becker; Gendefekt wie oben). Der Beginn ist später (4. bis 19. Lebensjahr), der Verlauf langsamer als beim Duchenne-Typ. Die Gehfähigkeit bleibt meist bis zum 30. Lebensjahr erhalten; eine kardiale Beteiligung ist selten. Die Betroffenen können eine Familie gründen (genetische Beratung).

• **Rezessiv autosomale Gliedergürtelform.** Die Erkrankung betrifft beide Geschlechter, der aufsteigende Verlauf beginnt um das 4. Lebensjahr oder früher, selten erst nach dem 50. Lebensjahr, und ist meist gutartiger als beim Typ Duchenne. Einzelne frühe oder schwere Verlaufsformen werden nicht selten als Typ Duchenne verkannt. Gehunfähigkeit tritt in der Pubertät oder erst Jahrzehnte später ein. 59% der Fälle werden als autosomal rezessiv erfasst, 41% als sporadisch. Ein erhöhtes Erkrankungsrisiko liegt bei Konsanguinität der Eltern vor. Die Serum-CK-Erhöhung ist geringer als beim Typ Duchenne. Differenzialdiagnostisch ist die spinale Muskelatrophie (Faszikulationen obligat) zu berücksichtigen.

• **Dominant autosomale (fazio-) skapulohumerale Form.** Es handelt sich um die einzige deszendierende Erkrankungsform. Eine Gesichtsbeteiligung (Facies myopathica) ist nicht obligat. Die Erkrankung beginnt um das 10. bis 20. Lebensjahr (auch früher); der Verlauf ist sehr langsam. Die Gehfähigkeit bleibt lange erhalten, nur in Einzelfällen kommt es zu einem Verlust bis zum 20. Lebensjahr. Die Erkrankungswahrscheinlichkeit beträgt 40 bis 50% bei den Kindern der Genträger. Die Serum-CK-Werte sind leicht erhöht.

• **Weitere Formen genetisch bedingter Myopathien:** kongenitale Muskeldystrophie (rezessiv autosomal), okuläre und okulopharyngeale Muskeldystrophie (Frühsymptom: Ptose), Myopathia distalis tarda hereditaria (Welander), Myopathia distalis juvenilis hereditaria (Biemond) (sämtlich dominant autosomal).

Myotone Erkrankungen

Gemeinsam ist diesen Erkrankungen lediglich das Symptom Myotonie, eine Kontraktions- (genauer Relaxations-) Störung des Muskels. Der Befund ist klinisch erkennbar, z. B. am persistierenden Händedruck, und an der myotonen Dellenbildung (Kontrakturnachdauer), z. B. an Daumenballen und Zunge beim Beklopfen (Reflexhammer). Diagnostisch führend sind hochfrequente, spontan oder auf mechanischen Reiz auftretende Potenzialsalven im EMG.

Das Symptom Myotonie umfasst klinisch recht unterschiedliche Krankheits- bzw. Störungsbilder.

• **Myotone Dystrophie.** Es handelt sich um eine dominant autosomale Erkrankung mit distal- und extremitätenbetonter Muskelatrophie *(Dystrophie)* und Myotonie. Es handelt sich um ein myopathisches Gewebesyndrom mit Atrophie der Typ-I-Muskelfasern sowie Auftreten von Ringbinden-Muskelfasern. Vereinzelt kommen Rundzelleninfiltrate vor. Nur bei dieser Myopathieform sind abnorme Multifaser-Muskelspindeln anzutreffen.

Klinisch kommen kardiale Symptome, im EKG Leitungsblock 1. Grades vor. Die CK-Konzentration im Serum ist mäßig erhöht. Zusätzliche Befunde sind myotone Katarakt und systemische Veränderungen des Endokriniums. Die Frühdiagnose wird anhand der Myotonie, des EMG-Befundes und der Katarakt gestellt. Ursächlich liegt ein Gendefekt auf dem kurzen Arm von Chromosom 19 vor; der resultierender Kodierungsdefekt ist noch unbekannt.

• **Myotonia congenita.** Man unterscheidet die dominant autosomale (Thomsen) und die rezessive (Becker) Form. Histologisch besteht ein leichtes myopathisches Syndrom mit Vermehrung der Binnenkerne, kaum degenerative Faserveränderungen. Generell sind die Fasern hypertroph; die Struktur der Muskelspindeln ist normal.

Klinisch liegt eine proportionierte Hypertrophie der Muskulatur (Modellathleten) vor. Bei Bewegungen besteht eine initiale Myotonie, die unter wiederholten Bewegungen vorübergehend abnimmt (Warm-up-Phänomen). Die Serum-CK ist leicht erhöht.

• **Paramyotonia congenita** (Eulenburg). Es handelt sich um ein autosomal dominantes Leiden. Histologisch sieht man eine Faserhypertrophie und allenfalls leichte myopathische Veränderungen.

Klinisch besteht eine geringer ausgeprägte Hypertrophie als bei Myotonia congenita. Es kommt zu einer Zunahme der Myotonie in Kälte mit verstärkt myotoner Aktivität im EMG bei fehlendem Warm-up-Phänomen. Die Serum-CK ist leicht erhöht.

Kongenitale Myopathien

Diesen Formen ist klinisch das Bild der Myotonia congenita gemeinsam (»floppy baby«; ursächlich kommen hierfür aber auch zentralnervale Störungen infrage). Die verschiedenen Formen kongenitaler Myopathien zeigen charakteristische Strukturanomalien der Muskelfasern.

Klinisch ergibt sich der Erkrankungsverdacht aufgrund von Muskelschwäche mit Myotonie. Die CK im Serum ist normal oder leicht erhöht, das EMG (sofern durchführbar) normal oder leicht myopathisch verändert.

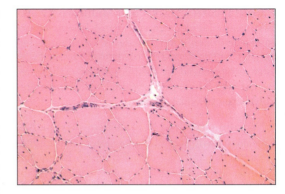

Abb. 13-76. Myotone Dystrophie. Hohe Variabilität der Querschnitte, reichlich mittelständige Kerne der Muskelfasern. HE-Fbg.

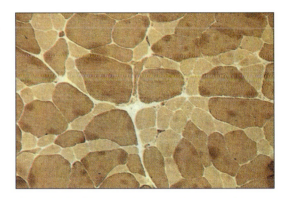

Abb. 13-77. Myotone Dystrophie. Atrophie von Typ-I-Fasern (hell) und hohe Querschnittsvariabilität der Typ-II-Fasern (dunkel). ATPase-Reaktion.

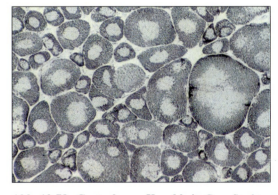

Abb. 13-78. Central-core-Krankheit. Core-Struktur der Muskelfasern durch Fehlen oxidativer Enzyme im Zentrum der Fasern. NADH-Reaktion.

• **Central-core(= Mark)- und Multicore-Krankheit.** Hierbei findet sich eine Typ-I-Faseratrophie. In den zentralen Bereichen der Muskelfasern, bevorzugt des Typ I, sind die oxidativen Enzymaktivitäten, entsprechend die Zahl der Mitochondrien, reduziert oder fehlen ganz. Analoges gilt für die glykolytischen Enzymaktivitäten.

• **Nemalin (oder Rod [= Stäbchen])-Myopathie.** Charakteristisch ist hierbei freies, stäbchenförmiges (elektronenmikroskopischer Befund) Z-Bandmaterial, das sich histologisch vor allem subsarkolemmal als dunkle Masse anfärbt. Die Faserquerschnitte sind anomal, kleine Typ-I- und Typ-IIC-Fasern (= Typ unreifer Muskelfasern) herrschen vor.

• **Zentronukleäre Myopathie** mit zentral liegenden Kernen und vermindertem Durchmesser vorwiegend von Typ-I-Fasern. Der zentrale Faserbereich zeigt histochemisch eine verminderte ATPase-Aktivität, fakultativ erhöhte oxidative und glykolytische Enzymaktivitäten.

• **Kongenitale Fasertyp-Dysproportion mit hypotrophischen Typ-I-Fasern.**

• Verschiedene, **seltene und nicht kongenitale Formen von Myopathien mit tubulären Aggregaten.** Diese stellen sich histologisch als stark basophile, vorwiegend subsarkolemmale gelegene Zelleinschlüsse dar. Nach elektronenmikroskopischen Befunden ist ihre Herkunft aus dem sarkoplasmatischen Retikulum und/oder den Mitochondrien wahrscheinlich.

Episodische Lähmungen

Diese Störungen werden dominant autosomal vererbt. Hauptform ist die **hypokaliämisch episodische Lähmung**. Sie wird im 2. Dezennium manifest: Nach körperlicher Belastung, nach kohlenhydratreichen Mahlzeiten oder Gaben von Glukose mit Insulin kommt es innerhalb weniger Stunden zu Stunden bis Tage dauernden, schlaffen Lähmungen der Gliedergürtel- und proximalen Extremitätenmuskulatur. Dabei ist das Serumkalium erniedrigt, die Serum-CK erhöht. Myopathische Zeichen sind im EMG nachweisbar. Nach wiederholten Lähmungsattacken bleibt eine dauernde, proximal betonte Muskelschwäche mit Atrophie zurück. Die Muskelbiopsie zeigt monovakuolär veränderte Muskelfasern beider Typen sowie weitere myopathische und regenerative Faserveränderungen. Die Vakuolen erscheinen im histologischen Schnitt leer,

elektronenmikroskopisch finden sich darin vielfach zelluläre Degradationsprodukte, Membranen des t- und l-tubulären Systems sowie kalziumhaltige Deponate.

• **Weitere Formen: hyperkaliämische und normokaliämisch episodische Lähmungen.** Bei einzelnen Fällen werden im EMG myotone und paramyotone Zeichen registriert. Symptomatische hypokaliämische Lähmungen kommen selten vor bei renalem oder gastrointestinalem Kaliumverlust, bei Laxanzienabusus und Mineralokortikoidtherapie.

Myopathien mit bekannten Stoffwechselstörungen

• **Myopathie bei Mangel an saurer Maltase** (1.4-Glucosidase, Glykogenose Typ II). Rezessiv autosomal. Man unterscheidet die frühkindliche schwere, innerhalb von 2 Jahren letale Form (Pompe), eine infantil juvenile und die adulte Form, die nach dem 20. Lebensjahr einsetzt und langsam verläuft. Entsprechend findet man eine unterschiedlich starke Zunahmen der Serum-CK bei diesen Formen. Die Muskelbiopsie zeigt die charakteristische multivakuoläre Degeneration der Muskelfasern beider Typen. Die Vakuolen sind voller Glykogen, und die Aktivität der lysosomalen sauren Phosphatase ist stark erhöht. Biochemisch ist der Nachweis des Stoffwechseldefekts in Muskelgewebe, Fibroblasten (-kultur), Lymphozyten und/oder Urin diagnostisch entscheidend.

• **Muskelphosphorylasemangel** (Glykogenose Typ V, McArdle-Syndrom). Es handelt sich um eine rezessiv autosomale Erkrankung, die sich in der Kindheit oder Adoleszenz durch schmerzhafte Muskelschwäche mit Muskelsteife nach körperlicher Belastung manifestiert. Es kommt zu einer Rückbildung der Symptome in Ruhe. Fakultativ tritt eine Myoglobinurie (dunkler Urin) auf. Die Serum-CK ist leicht bis mäßig erhöht. Second-wind-Phänomen: Unter fortgesetzt geringerer Belastung nach Auftreten der Beschwerden können diese abklingen, indem nun der Fettstoffwechsel der Muskulatur kompensatorisch aktiviert wird. Muskelbioptisch sind nur geringe myopathische Veränderungen nachzuweisen, histochemisch subsarkolemmale Glykogenansammlungen. Hauptbefund ist die histo- und biochemisch negative Phosphorylase-Reaktion.

- **Phosphofruktokinasemangel** (Glykogenose Typ VII, Tarui). Symptome wie beim McArdle-Syndrom. Bei Amylo-1.6-Glucosidase-Mangel (Debrancher-Enzym, Glykogenose Typ III) ist vorwiegend die Leber betroffen, eine Muskelbeteiligung nicht obligat.

- **Mitochondriale Myopathien und Enzephalomyopathien.** Diese Erkrankungen bilden eine klinisch und biochemisch heterogene Gruppe. Vorwiegend betroffen ist die Skelettmuskulatur oder das zentrale Nervensystem (MERRF-Syndrom [myoclonus-epilepsy with ragged red fibres]; MELAS-Syndrom [mitochondrial encephalomyopathy with lactic acidosis and stroke-like episodes]), oder es handelt sich um Syndrome mit chronisch progredienter Ophthalmoplegie (Kearns-Sayre-Syndrom). Biochemisch kann man vier Formen unterscheiden:
  – mit Störungen des Substrattransports in die Mitochondrien
  – mit Störungen der Substratutilisation in den Mitochondrien
  – mit Störungen in der mitochondrialen Atmungskette
  – mit Störungen der oxidativen Phosphorylierung.

Histologisch typisch ist das Bild der »ragged red« (ragged = zerlumpt) Muskelfasern. Diesem Befund entsprechen elektronenmikroskopisch subsarkolemmal gelegene Aggregate von kleinen, strukturell abnormen Mitochondrien. Histochemisch zeigen manche Fälle eine negative oder schwache Reaktion auf Cytochromoxidase als Hinweis auf einen Defekt in der Atmungskette. Die weitere Differenzierung erfolgt biochemisch.

Klinische Symptome sind rasche Muskelermüdung, Myalgien, Myoglobinurie (Rhabdomyolyse), Laktat- und CK-Anstieg im Serum nach körperlicher Belastung.

- **Lipidspeichermyopathien.** Hier sind die Myopathie bei Carnitinmangel und bei Mangel an Carnitin-Palmityl-Transferase (CPT) zu nennen. Die rezessiv autosomalen Erkrankungen manifestieren sich meist in der späten Kindheit nach längerer körperlicher Belastung durch muskuläre Schwäche, Myalgien und Myoglobinurie bei starkem Anstieg der Serum-CK. Bedrohliche Zustände dieser Art können durch Narkotika und Muskelrelaxanzien ausgelöst werden. Histochemisch zeigt sich eine charakteristische feintropfig homogene Neutralfettansammlung in Typ-I-Muskelfasern.

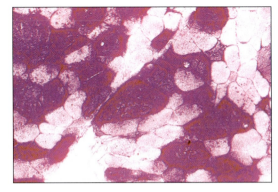

Abb. 13-79. Glykogenose Typ II (juvenile Form). Ausgeprägte Glykogenspeicherung in den Muskelfasern. PAS-Fbg.

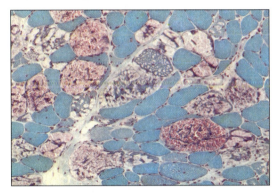

Abb. 13-80. Glykogenose Typ II. Disseminierte multivakuoläre Faserdegeneration. Serienschnitt zu der oberen Abbildung. Trichromfärbung.

Myositiden

- **Autoimmunbedingte Myositiden.** Hierzu gehören Polymyositis, Dermatomyositis, Polymyositiden bei Kollagenosen, bei Sarkoidose und bei Polyarteriitis nodosa. Klinisch entwickelt sich bei einer **Polymyositis** eine proximal-symmetrische Muskelschwäche, evtl. mit Schluckstörungen (Dysphagie) und Schwäche der Atemmuskulatur. Die BSG und die Muskelenzyme im Serum sind erhöht, das EMG ist myopathisch verändert. Die Biopsie zeigt das myositische Syndrom in unterschiedlicher Ausprägung seiner Komponenten. In den entzündlichen Infiltraten lassen sich immunhistologisch verschiedene Zelltypen unterscheiden. Die **Polyarteriitis nodosa** ist öfter durch eine Leber- oder Nierenbiopsie als durch eine Muskelbiopsie zu diagnostizieren. Die Trefferquote der Muskelbiopsie liegt bei 30%. Im histologischen Schnitt findet man perivaskuläre Rundzelleninfiltrate aus Granulozyten, Lymphozyten und Plasmazellen sowie Riesenzellen und eine fibrinoide Schwellung und Nekrose von Media und Adventitia der kleinen Arterien mit einer positiven Reaktion auf saure Phosphatase.

Über Muskelschwäche klagt ca. die Hälfte der Patienten mit **Lupus erythematodes**. Bei einem Viertel dieser Gruppe findet man in der Muskelbiopsie ein myositisches Gewebesyndrom. Eine Proliferation des Mesenchyms besteht bei einzelnen Fällen von Sklerodermie, stärker bei Fibrodysplasie ossificans progressiva und bei Myositis fibrosa generalisata. Bei Muskelsarkoidose liegt das Bild einer granulomatösen Myositis vor.

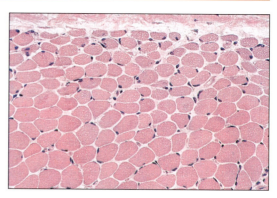

Abb. 13-81. Myositis. Perifaszikuläre Atrophie und endomysial gelockertes Fasergefüge. HE-Fbg.

• **Erregerbedingte Myalgien und Myositiden.** Hierzu zählen lokalisierte myositische Gewebesyndrome bei Muskelabszessen durch Staphylokokken, Tbc-Bazillen, Clostridien, selten bei Toxoplasmose, Borreliose und Pilzinfektionen. Zu flüchtigen Myalgien mit fokalen myositischen Befunden kann es bei Virusinfektionen (Coxsackie-Viren, ECHO-Viren, HIV-Infektionen) kommen. Eine epidemische Myalgie mit Pleurodynie wird bei Coxsackie-B-Infektionen beobachtet (Bornholm-Krankheit).

• **Muskelparasitosen** kommen bei **Trichinen**- oder **Zystizerkeninfektionen** vor. Der Verdacht ergibt sich klinisch aus chronisch rascher Erschöpfbarkeit, Muskelschmerzen und Leukozytose mit Eosinophilie im Blutbild. Die Diagnose wird durch den histologischen Nachweis des Erregers gesichert. Die **Trichinose** wird durch den Parasit *Trichinella spiralis* hervorgerufen. Es sind drei Subspezies bekannt: *T. spiralis spiralis* (vom Schwein übertragen), *T. spiralis nativa* (kommt in Alaska vor und ist kälteresistent) und *T. spiralis nelsoni* (Wildschweine). Der Erreger ist spiralförmig gestaltet und wird von einer eosinroten Kapsel umgeben.

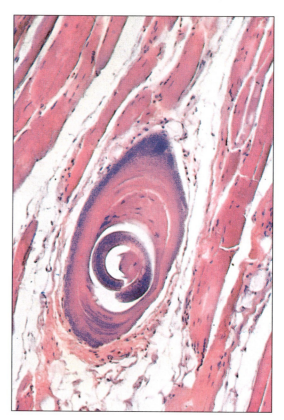

Abb. 13-82. Muskeltrichinose. Eingekapselter Parasit. Verkalkung der Kapsel. HE-Fbg.

Myasthenie

Die Myasthenia gravis beruht auf einer Blockierung der neuromuskulären Übertragung durch autoimmun gebildete Antikörper gegen den Acetylcholinrezeptor in der postsynaptischen Membran der motorischen Endplatte. Die Auslösung dieses Autoimmunprozesses ist noch unbekannt. Bei 10% der Betroffenen geht ein Virusinfekt voraus. **Klinisch** ist die rasche Erschöpfbarkeit der Muskelkraft unter Belastung typisch. Am frühesten und stärksten sind die Schulter- und Nackenmuskeln betroffen. Die oft

vorhandene initiale Ptose ist kein obligates Frühsymptom. Bulbäre Symptome (Sprechen, Schlucken) sind häufig. Die Verläufe sind unterschiedlich schwer. Etwa 70% der Kranken zeigen histologisch das Bild einer Thymushyperplasie.

Die Diagnose wird gesichert durch EMG mit Tensilon-Test, serologisch mittels des Alpha-Bungarotoxin-Tests. Eine Muskelbiopsie ist allenfalls von differenzialdiagnostischem Wert: Sie liefert normale Befunde oder zeigt bei langjährigen Verläufen in Einzelfällen spärliche interstitielle Rundzelleninfiltrate und eine meist herdförmige Atrophie von Muskelfasern. Elektronenmikroskopisch besteht eine Atrophie der terminalen Nervenendigungen und der Faltungen (= folds) der neuromuskulären Membran der motorischen Endplatte.

• Ein **symptomatisches myasthenisches Syndrom** (Lambert-Eaton) ist stets verdächtig auf das Vorliegen eines malignen Tumors, meist eines kleinzelligen Bronchialkarzinoms. Der Nachweis des paraneoplastischen myasthenischen Syndroms kann dem des Tumors um 2 bis 3 Jahren vorangehen.

Sachregister

A

Abort 259
Abscheidungsthrombus 6, 122
Abstoßung, verzögerte 241
Abstoßungsreaktionen 25, 207
– akute 114
Abszess 20
– intrakranieller 44
Abt-Letterer-Siwe-Krankheit 365
Acanthosis nigricans 294
Achondroplasie 357
Adamantinom der langen Röhrenknochen 374
Adenochondrom 97
Adenokankroid 243
Adenokarzinom 96
Adenolymphom 132
Adenom(e) 275
– hyperzelluläres 271
– mit schweren Dysplasien 151
Adenomatosis coli 152
Adenosis 246
– sklerosierende 248
Adipositas 103
AIDS 47
Akrospirom, ekkrines 300
Aktinomykose 89, 286
Aktinomyzetome 287
Alexander-Leukodystrophie 37
Alkaptonurie 16, 293
Alpha-1-Antitrypsin-Mangel 159
Alport-Syndrom 190
Altershaut (senile Elastose) 296
Altersveränderung 321
Alveolitis
– extrinsische allergische 92
– fibrosierende 84
Alzheimer-Krankheit 38
Ameloblastom 130
Amnioninfektionssyndrom 258
Amöbiasis 169
Amyloid 103
Amyloidablagerungen 60, 104
Amyloidangiopathie, zerebrale 43
Amyloidnephropathie 193
Amyloidose 17, 158, 343
Analgetika-Nephropathie 202
Anämie
– aplastische 349

– hämolytische 345
– perniziöse 349
– sideroachrestische 350
Anaphylaxie-Typ 23
Anergie 22
Angiitis 117
– bakteriell bedingte 120
– Pilz bedingte 120
– Virus bedingte 120
Angina abdominalis 5
Angina pectoris 5, 347
Angiodysplasien 145
Angiolipom 212
Angiomyom 124
Angiosarkom 125, 142
Anomalien 2
Anthrakose 322
Antigen, prostataspezifisches 228
Aortenbogenarteriitis 119
Apoptose 18
Appendicitis gangraenosa 146
Appendicitis ulcerophlegmonosa 146
Appendikopathia, neurogene 147
Appendix
– Karzinoidtumor 148
– Mukozele 147
– obliterierte 147
Appendizitis
– akute 146
– chronische 147
Arbovirus-Enzephalitis 45
ARDS (Adult Respiratory Distress Syndrome) 69
Arias-Stella-Phänomen 241
Armanni-Zellen 11
Artefakt 16
Arterienaneurysma 9
Arterienveränderungen 9
Arteriitis 9
Arteriole, Hyalinose 41, 116
Arteriosklerose 9, 115, 191
Arthritis
– infektiöse 379
– reaktive 380
– rheumatoide 380, 382
– tuberkulöse 380
Arthritis psoriatica 383
Arthropoden 288
Arthrosis deformans 376

Asbestkörperchen 76
Aschoff-Knötchen 110
Aspergillom 88
Aspergillose 50
Aspirationspneumonie 81
Asteroid-Körperchen 326
Ästhesioneuroblastom 57
Asthma bronchiale 79
Astrozytom 54
Atelektase 73
Atemnotsyndrom 69
Atherom 105
– der Aorta 115
Atherosklerose 115
Atopie 23
Atrophie 26, 102
– braune 102
Attacken, transitorische ischämische (TIA) 5
Ausreifung, asynchrone 259
Ausscheidungsnephritis 202
Autoaggressionskrankheiten 24
AV-Angiom 43
Ayerza-Krankheit 6

B
Bakteriämie 20
Balanitis plasmacellularis Zoon 229
Balanitis xerotica obliterans 229
Barrett-Syndrom 134
Basalmembran, Störungen 11
Bassen-Kornzweig-Krankheit 37
Becherzellmetaplasie 27
Begleitmyokarditis 109
Bilharziose 215
Bilharziosegranulom 169
Birbeck-Granula 365
Blasenmole 261, 262
– invasive 263
Blasten, extrafollikuläre Hyperplasie 323
Blastopathien 3
Blutbildung, extramedulläre 180, 340
Blutstauung
– akute 155
– chronische 68, 155
Blutungen 8, 41
Boeck-Krankheit 327
BOOP (Bronchiolitis obliterans mit organisierender
   Pneumonie) 78
Borderline Tumoren, seröse 233
Borrelien-Lymphozytom 289
Bourneville-Pringle-Krankheit 55
Bowen-Krankheit 305
Brenner-Tumor 235
Breslow-Index 309
Bronchiolitis obliterans mit organisierender Pneumonie
   (BOOP) 78
Bronchitis 78
Bronchopneumonie 82
Budd-Chiari-Syndrom 155
Burkitt-Lymphom 336
Bursitis 389

Bypass, aortokoronarer 114
B-Zell-Lymphom
– diffuses großzelliges 336
– großzellig-mediastinales 335
B-Zell-Prolymphozytenleukämie (B-PLL) 332
B-Zell-Reaktion, monozytoide 324

C
Calor 3
Campylobacter-Enterokolitis 150
Caput medusae 9
Carcinoma in situ 216, 223
Castleman-Krankheit 329
CDLE (chronisch diskoider Lupus erythematodes) 292
Central-core-Krankheit 393
Chagas-Krankheit 109
Charcot-Leyden-Kristalle 79
Cholangitiden, intrahepatische 166
Cholangitis
– bakterielle 166
– primär-sklerosierende 167
Cholesterinembolien 8
Cholezystitis 182
Chondroblastom 368
Chondrodystrophie 357
Chondrokalzinose 11, 384
Chondrom 97
Chondromatose, synoviale 388
Chondromyxoidfibrom 368
Chondrosarkom 369
Chordom 374
Chorionamnionitis 258
Chorionkarzinom 223, 263
Chromoblastomykose 287
Churg-Strauss-Krankheit 119
CIN (Cervical Intracpithelial Neoplasia) 242
Cirrhose cardiaque 175
Claudicatio intermittens 5
Clinging Carcinoma 250
Clostridium-difficile-Kolitis 150
Codman-Tumor 368
Colitis cystica 150
Colitis ulcerosa 149
Compound-Nävus 306
Condyloma acuminatum 154, 285
Conn-Syndrom 276
Cor pulmonale 6
Corpus-luteum-Zyste 232
Creutzfeldt-Jacob-Krankheit 52
Crohn-Krankheit 142
Curschmann-Spirale 79
C-Zell-Adenom 274

D
Defektimmunopathien 25
Defibrillation, Zustand nach 114
Degeneration, spinozerebelläre 39
Déjerine-Sottas-Krankheit 60
Dermatitis herpetiformis Duhring 291
Dermatofibrosarcoma protuberans 311
Dermatomyositis 292

Dermoidzyste 237
DHS-Schema 286
Diabetes mellitus 10, 157, 193, 278
– Typ II 60
Diapedeseblutungen 8
Diathese, hämorrhagische 8
DIC (Disseminierte intravasale Gerinnung) 4, 69
Dickdarmadenom, villöses 152
Dickdarmkarzinom 153
Differenzierungsgrad 34
DIP (desquamative interstitielle Pneumonie) 83
Diphtherie 109
Diversionskolitis 150
DNS-Tumoren 280
Drahtschlingen 38
Drüsen, ektope endometriale 321
Drüsenkörperzysten 137
Dünndarm
– Entzündungen 142
– Karzinom 142
– Tuberkulose 142
Durchblutungsstörungen, grenzwertige 42
Dysgenesie, gonadale 232
Dysgerminome 237
Dysplasie 2, 28, 242
– bronchopulmonale 69
– fibromuskuläre 116
Dystopie 27
Dystrophie, myotone 392

E

Echinokokkose 170
EC-Karzinoidtumoren 281
ECL-Karzinoidtumoren 281
Ehlers-Danlos-Syndrom 10
Eisenablagerungen 322
Ekchymosen 8
Eklampsie 156
Ektopie 27, 321
Elastin 12
Embolie 7
– septische 7, 71
Embryonalmole 261
Embryopathien 3
Emphysem
– bronchostenotisches 7
– panazinäres 74
– perifokales 74
– zentroazinäres 4
Encephalomyelitis disseminata 53
Enchondrom 367
Endangiopathia obliterans 260
Endarteriitis syphilitica Heubner 118
Endocarditis marantica 111
Endocarditis parietalis fibroplastica 112
Endocarditis ulceropolyposa 111
Endocarditis verrucosa rheumatica 111
Endokardfibrose 112
Endokarditis 111
– abakterielle 111
– pilzbedingte 112

– verruköse 111
Endometriose 241
Endometriosezysten 233
Endometriosis externa 142
Endometritis 239
– synzytiale 263
Endometrium, ruhendes 241
Endometriumkarzinom 243
Endozoonosen 288
Enteritis 142
Enteritis gravis 142
Enterobiasis 147
Enterobius vermicularis 147
Entzündung 225
– akute 19
– chronische 19, 22
– eitrige 20
– exsudative 20
– fibrinöse 20
– gangränöse 22
– granulierende 22
– granulomatöse 22
– hämorrhagische 22
– katarralische 20
– nekrotisierende 22
– seröse 20
– spezifische 19
– unspezifische 19
Enzephalitis 45
– demyelinisierende 46
Enzephalomyelitis
– hämorrhagische 46
– perivenöse 46
Enzephalopathie
– hypoxisch-ischämische 42
– spongiöse 52
Ependymom 56
Epistaxis 9
Epithelioma calcificans 302
Epitheliosis 247
Epithelkörperchen, Hyperplasie 275
Epitheloidzellreaktion, kleinherdige 324
Epizoonosen 288
Epulis granulomatosa 130
Erkrankung 2
– myotone 392
Erwachsenentoxoplasmose 48
Erweichung, puriforme 7
Erythema exsudativum 290
Erythema nodosum 297
EUG (extrauterine Gravidität) 259
Eumyzetome 287
Ewing-Sarkom 373
Exostose
– multiple osteokartilaginäre 367
– osteokartilaginäre 367
Exsudat 4

F

Fasziitis, noduläre 312
Fehlbildung 2

Fetopathien 3
Fettembolie 8, 71
Fettgewebsnekrose 18
Fettkalkspritzer 18
Fettleberhepatitis 172
Fettstoffwechsel 14
Fettzellmetaplasie 27
Feuerstein-Leber 168
Fibrinoid 14
Fibroadenom 253
Fibroelastosis endocardii 112
Fibrom 123, 236, 310
Fibromatose 311
– mesenteriale 311
Fibromatosis colli 311
Fibrosarkom 311
Fibrose
– intralobuläre 173
– portale 173
– retroperitoneale 213
Fibrose/Sklerose 11
Filariose 288
Finkeldey-Zelle 348
Fleckfieber, klassisches 49
Follikelzyste 129, 232
Follikulitis 285
Formalinpigment 16
Frakturkallus 362
Fremdkörperembolie 8
Fremdkörpergranulom 22
Fremdkörperreaktion 290
Fremdmaterial 7
Fruchtwasseraspiration, intrauterine 73
Fruchtwasserembolie 8, 71
Frühkarzinom 33
Frühsommer-Meningoenzephalitis 45
Furunkel 285

G
Gallenblase
– Carcinoma in situ 181
– Cholesteatose 181
– Karzinom 181
Gallengangskarzinom 178
Gallengangsneubildung 176
Gallepigment 16
Gallertatrophie 102
Gallertkarzinom 140, 251
Gametopathien 3
Ganglienzellen, nekrotische 42
Gangliogliome 56
Ganglion 390
Gangrän 5
Gartner-Gang-Hyperplasie 248
Gasembolie 8
Gastrinom 279
Gastritis
– akute 135
– chronische 135
Gastroenteropankreatisches System 279
Gaucher-Krankheit 16, 36, 160

Gebrechen 2
Gefäßlues 118
Gefäßprothesen 120
Gefäßveränderungen nach Bestrahlung 114
Gelbfieber 164
Genodermatosen 284
Gerinnung, disseminierte intravasale (DIC) 5, 69, 206
Gerinnungsthrombus 6, 122
Germinome 267
Gerstmann-Sträussler-Scheinker-Krankheit 52
Geschlechtskrankheiten 230
Gewebeembolie 71
Gewebereaktionen 19
Ghost-Zelle 345
Gicht 11, 293
Gichtarthritis, akute 383
Gichtarthropathie 383
Gichtniere 195
Gichttophus 384
Gierke-Krankheit 160
Glianarbe 42
Glioblastoma multiforme 55
Globoidzell-Leukodystrophie 37
Glomerulonephritis 197
– endokapilläre 197
– membranoproliferative 199
– membranöse 200
– mesangioproliferative 199
– nekrotisierende 200
Glomerulopathien, hereditäre 190
Glomerulosklerose 193
Glomustumor 124
Glutenenteropathie 141
Glykogenose 10, 16, 104, 160
Glykosaminoglykan-Stoffwechselstörungen 36
Gonadoblastom 237
Gonorrhö 230
Graft-versus-host-Reaktion 25
Granularzelltumor 315
Granulom(e)
– eosinophiles 365
– lipophage 248
– pseudotuberkulöses 22
– rheumatisches 22
– rheumatoides 382
– tuberkulöses 22, 86
Granulomatose, lymphomatoide 119
Granulosazelltumor 236
Gravidität, ektope 259
Gynäkomastie 253
G-Zellen-Karzinoid 281

H
Haarzellenleukämie 332
Hämangioblastom 57
Hämangioendotheliom 125
– epitheloides 179
– malignes 178, 274
Hämangiom
– kapilläres 124
– kavernöses 43, 124, 176

Hämangiosarkom, Leber 178
Hamartom, glioneurales 58
Hämatoidin 14, 344
Hämatom 8
Hamazaki-Wesenberg-Körperchen 91
Hamman-Rich-Syndrom 84
Hämochromatose 162
Hämoptyse 9
Hämorrhoiden 9, 154
Hämosiderose 14
Harnaustritt 195
Harnblase, Adenokarzinom 216
Harnblasenentzündungen 215
Harnsäurenephropathie 195
Hashimoto-Thyreoiditis, lymphozytäre 268
Haut
– Erbkrankheiten 284
– Fehlbildung 284
– Immunhistochemie 318
– Tumoren 298
Helicobacter pylori 136
HELLP-Syndrom 156
Hepatitis
– aggressive 165
– chronisch persistierende 165
– chronische 165
– chronische lobuläre 166
– Virus bedingte 163
Hepatoblastom 178
Heredoataxie Pierre-Marie 39, 40
Herpes simplex Typ 1 45
Herpes-simplex-Enzephalitis 45
Herzfehlerzellen 68
Herzkrankheit
– ischämische 106
– koronare 105
Herzmuskelschwiele 107
Herzmyxom 123
Herztransplantation 114
Herztumoren 123
Herzwandaneurysma, chronisches 107
Heterotopie 27
Hidradenitis 285
Hilumzelltumor 236
Hippel-Lindau-Krankheit 57
Hirnerweichung 43
Hirninfarkte 41
Hirschsprung-Krankheit 145
Histiocytosis X 339
Histiozyt, seeblauer 322
Histiozytom
– fibröses 310
– malignes fibröses 310
Histiozytose, Syndrom der seeblauen 322
Histoplasmosis capsulati 168
HIV-Enzephalitis 47
Hoden
– Atrophie 220
– Entzündungen 220
– Involution 220
Hodentumoren 221

Hodentumoren, germinative 221
– Immunhistochemie 231
– nicht germinative 224
Hodgkin-Lymphom 330
– klassisches 330
– lymphozytenreicher Typ 330
Hodgkin-Zelle 330
Homogentisinsäure 16
HPV-induzierte genitale Warzen 230
Huntington-Krankheit 39
Hyalin 12
Hyaline-Membranen-Krankheit 69
Hyalinose 12, 321
Hygrom 125
Hyperämie 3
Hyperergie 22
– Grundtyp IV 24
Hyperlipidämie 293
Hyperlipoproteinämie 322
Hyperplasie 26, 225
– adenomatöse 245
– angiofollikuläre lymphatische 329
– atypische adenomatöse 226, 245
– fokale noduläre 176
– folliculäre lymphatische 323
– glandulär-zystische 240
– noduläre 225
Hypersensitivitätsangiitis 119
Hypersensitivitätsmyokarditis 109
Hypertonie 6
– pulmonale 70
Hypertrophie 26, 102
Hypoergie 22
Hypofibrinogenämie, hereditäre 160
Hypophyse
– Adenome 266
– Fehlbildung 266
– Karzinome 266
– Kreislaufstörungen 266
– Stoffwechselstörungen 266
Hypophysitis 266
Hypoxidose 5

I

Idiotie, amaurotische 36
IgM-Nephropathie 199
Immuncholangitis 167
Immundefektsyndrom 320
– erworbenes 320
Immunhistochemie
– Harnapparat 218
– Haut/Weichteile 318
– Hodentumoren 231
– Kystadenome 236
– Lungenzellen und Lungentumoren 100
– Mammaveränderungen 254
– Pleuratumoren 100
– Prostataveränderungen 232
Immunhistochemische Reaktionen, Schwangerschaft 264
Immunkomplex-Reaktionen 24
Immunozytom 332

Immunreaktionen, zytotoxische 23
Impetigo contagiosa 285
Infarkt 5
Infarktpneumonie 72
Infarzierung 5
Infektion(en)
– mykobakterielle 326
– durch Chlamydia trachomatis 231
Infiltration, leukämische 123
Inselamyloidose 278
Inselfibrose 278
Inselzelltumoren 279
Insomnie, fatale familiäre 52
Insulinom 279
Insulitis 278
Intersexualität 232
Invasion, pseudokarzinomatöse 152
IRDS (Infant Respiratory Distress Syndrome) 69
Ischämie 5

J
Junktionsnävus 306

K
Kala-Azar 169
Kaliumhaushalt 14
Kalziumpyrophosphat-Arthropathie 384
Kandidaösophagitis 134
Kandidosis 50
Kapillarektasie 10
Kapillarveränderungen 10
Kaposi-Tumor 125, 329
Karbunkel 285
Kardiomyopathie(n)
– dilatative 103
– hypertrophe 103
– primäre 103
– sekundäre 103
Karies 129
Karyolysis 18
Karyorrhexis 18
Karzinoidtumor 93, 142, 280
– atypischer 93, 281
Karzinom
– adenoidzystisches 93
– bronchioloalveoläres 96
– diffus sklerosierendes papilläres 273
– embryonales 222
– großzellig anaplastisches 95
– hellzelliges 209
– hypernephroides 209
– inflammatorisches 252
– intraduktales 250
– klarzelliges 235
– kleinzelliges 94
– lymphoepitheliales 348
– medulläres 251
– metatypisches 299
– muzinöses 251
Kehlkopf
– Karzinom 6

– Leukoplakie 66
– Papillom 65
Keimepithelzyste 233
Keimzelltumoren, primäre 58
Keratoakanthom 299
Keratose
– aktinische (solare, senile) 305
– seborrhoische 303
Keratozyste 129
Kernpyknose 18
Kieferzysten 129
Kimmelstiel-Wilson-Krankheit 11, 193
Klarzellensarkom 212, 316
Klebsiellenpneumonie 81
Knochen
– Entwicklungsstörung 356
– fibröse Dysplasie Jaffé-Lichtenstein 358
– fibrohistiozytärer Tumor 372
– Fraktur 362
– Granulome 365
– Hämangiom 373
– Infarkt 364
– Metastasen 374
– Nekrosen 364
– resorptives Granulom 366
– Sequester 364
– vaskulärer Tumor 373
Knochenzyste
– aneurysmale 375
– juvenile 375
Knorpeltumoren 367
Knötchen, neuroblastisches 277
Knotenstruma 270
Koagulationsnekrose 18
Koagulopathien 8
Kohlenhydrate, Speicherung 16
Kohlepigment 16
Kolitis
– ischämische 145
– kollagene 150
Kollagen, Verminderung 12
Kollagenosen 12, 292
Kollagensynthese 11
Kolliquationsnekrosen 18
Kolloidstruma 269
Komedokarzinom 250
Koronarsklerose 105
Koronarthrombose 105
Kortikalisdefekt, fibröser 372
Krabbe-Krankheit 17
Kraniopharyngeome 58
Krankheit(en) 2
– mütterliche 258
– demyelinisierende 53
– immunologische 22
– neurodegenerative 38
– schwangerschaftsinduzierte hypertensive (SIH) 258
Kreislaufinsuffizienz 4
Kreislaufstörungen 3
Kreislaufversagen 4
Kristallarthropathien 383

Krukenberg-Tumor 238
Kryptenabszesse 149
Kryptokokkose 50, 169
Kugelblutung 42
Kugelzellanämie 345, 350
Kuru-Krankheit 52
Kystadenokarzinom
– seröses 235
– muzinöse 236
Kystadenom
– gutartiges seröses 235
– Immunhistochemie 236
– makrozystisches pseudomuzinöses 184
– mikrozystisches seröses 184
– muzinöses 236

L
Lacunarzelle 330
Lähmung, episodische 394
Langerhans-Zell-Histiozytose 339
Larva-migrans-Syndrom 288
Läsion, benigne lymphoepitheliale 132
Lateralsklerose, amyotrophische 41
Leber
– Abszesse 167
– akute Dystrophie 163
– Cholestase 160
– Gumma 168
– medikamentös-toxische Schädigung 172
– Metastasen 180
– Verfettung 157
Leberzelladenom 176
Leberzellkarzinom 177
Leberzirrhosen 173
– biliäre 175
– postdystrophische 175
– septale 174
Legionärskrankheit 81
Leiden 2
Leiomyoblastom 140
Leiomyom 244, 314
Leiomyomatose 244
Leiomyosarkom 244, 314
Leishmaniose, kutane 289
Lennert-Lymphom, lymphoepitheloides 337
Lentigo maligna 308
Lentigo-maligna-Melanom 308
Lepra 60
Leptomeningitis, eitrige 44
Leukämie 348
– akute 352
– akute lymphatische 352
– akute myeloische 352
– chronische 353
– chronische lymphatische 180
– chronische lymphatische vom B-Zelltyp 332
– chronische myeloische 353
Leukodystrophie, metachromatische 37
Leukoplakie 128
Leydig-Zell-Tumor 224
Libman-Sacks-Endokarditis 111

Lichen ruber planus 295
Lichen sclerosus 246
Lichen sclerosus et atrophicus 296
Lipidosen, neuroviszerale 36
Lipidspeichermyopathie 395
Lipofuszinose 162
Lipom 313
Liposarkom 313
Lobärpneumonie 80
Lobomykose 287
Löhlein-Herdnephritis 202
Lues 168, 230
– meningovaskuläre 49
– parenchymatöse 49
Lues connata 231
Lungen
– Alveolarproteinose 77
– Amyloidose 77
– Anthrakose 76
– Asbestose 76
– Aspergillose 88
– Embolien 71
– Emphysem 73
– Fibrose 84
– Fremdkörper-assoziierte Fibrose 84
– granulomatöse Fibrose 84
– hämorrhagischer Infarkt 72
– Histoplasmose 89
– Immunhistochemie 100
– Kalzinose 77
– Kokzidioidomykose 89
– Kryptokokkose 89
– Lipidspeicherung 77
– Mykosen 88
– Ödem, akutes 67
– Parasitosen 88
– Sarkoidose 91
– Silikose 75
– Tuberkulose 85
Lupus erythematodes
– chronisch diskoider 292
– kutaner 292
– systemischer 328
Lupusnephritis 201
Lymphadenitiden, retikulohistiozytär abszedierende 324
Lymphadenitis Kikuchi, nekrotisierende 325
Lymphadenopathie, dermatopathische 322
Lymphangiitis 10
Lymphangiografie, Zustand nach 327
Lymphangiom 125
Lymphangiosarkom 125
Lymphangiosis 10
Lymphangiosis carcinomatosa 97
Lymphgefäßveränderungen 10
Lymphknoten
– Metastase 341
– parakortikale Hyperplasie 323
– reaktive Veränderungen 323
Lymphom
– follikuläres 335
– lymphoplasmazytisches 332

Lymphom
– malignes 39, 140, 142, 180, 224, 348
– plasmozytisches 334

M

Magen
– inflammatorischer fibroider Polyp 138
– Karzinom 139
– Scheimhautadenome 138
– Schleimhautdysplasien 138
– Ulkuskrankheit 137
Makrometastase 341
Makrophagen 141
Malariapigment 344
Malformationen, vaskuläre 43
MALT-Lymphom 348
Mammakarzinom
– intralobuläres 250
– invasives duktales 251
Mammaveränderungen, Immunhistochemie 254
Mantel-Zell-Lymphom 334
Marfan-Syndrom 10
Marmorknochenkrankheit 358
Masern 348
Masernpneumonie 83
Masernvirus 46
Mastitis 248
Mastopathie 247
Mastozytom 316
Mastozytose, generalisierte 340
Matrixdefekte, angeborene 10
Maturitätsarrest 259
Medianecrosis Erdheim-Gsell 116
Mediaverkalkung Mönckeberg 116
Medulloepitheliom 57
Mekoniumileus 141
Meläna 8
Melanin 14
Melanom
– akral-lentiginöses 308
– malignes 308
– superfiziell spreitendes 308
Meningiome 59
Meningitis, lymphozytäre 44
Meningitis tuberculosa 44
Meniskopathie 378
Meniskusdegeneration, primäre 378
Meniskusläsion, traumatische 379
Merkel-Zell-Tumor 302
Mesaortitis luica 118
Mesotheliom, malignes 99
Metaplasie(n) 26
– ableitende Harnwege 214
– drüsige 214
– enterale 27
– nephrogene 214
Meyenburg-Komplex 176
Mikrogliavermehrung 53
Mikrokarzinoid 140
Mikrokarzinom 33
– papilläres 273

Mikrometastase 341
Mikrostadium nach Clark 309
Miliartuberkulose 87
Milz
– anämischer Infarkt 342
– Entzündung 343
– Speicherkrankheit 343
Mineralhaushalt 14
Minimalläsion, glomeruläre 197
Missbildung 2
Molekularschicht, Gliose 43
Molluscum contagiosum 285
Mononukleose 325, 347
Monozytenangina 347
Morbus 2
Mukokarzinoid 281
Mukoviszidose 141, 183
Mukozele 128
Mundhöhlentumoren 128
Muskeldystrophie, progressive 392
Muskelparasitose 396
Muskelphosphorylasemangel 394
Myasthenie 396
Mycosis fungoides 317
Myelinabbau 53
Myeloblastenleukämie, undifferenzierte 352
Myelopathie, vakuoläre 47
Myelose, funikuläre 41
Mykobakteriose, atypische 87, 326
Mykosen 50
Myocarditis rheumatica 12
Myokardinfarkt 106
– in Organisation 107
Myokarditis
– bakterielle 108
– granulomatöse 110
– parasitär bedingte 109
– parenchymatöse 109
– rheumatische 110
Myokardsiderose 104
Myokardverfettung 103
Myokardverkalkungen, metastatische 104
Myopathie
– kongenitale 393
– mitochondriale 394
Myositiden 395
Myositis, proliferative 316
Myositis ossificans 315
Myotonia congenita 392
Myozytolyse 106
Myzetome 287

N

Naevus sebaceus 301
Nahtmaterial, Fremdkörperreaktion 290
Narbe, radikuläre 248
Narbenkeloid 312
Narbenleber 173
Natriumhaushalt 14
Natriumuratnadeln 384

Nävus
– blauer 307
– dysplastischer 307
– erworbener 306
– kongenitaler 306
Nävuszellnävus 306
Nebennierenmark 277
Nebennierenrindenadenom 276
Nebennierenrindenkarzinom 276
Negri-Körper 46
Nekrose
– cholämische 196
– fibrinoide 12, 14, 18, 117
– gangränöse 18
– hypoxämische 156
– käsige 18
Nekrosetod 18
Neoplasie
– prostatische intraepitheliale 226
– zervikale intraepitheliale 242
Nephrokalzinose 193
Nephrom, mesoblastisches 210
Nephropathie, AIDS-assoziierte 201
Nephrosklerose, maligne 191
Nervenscheidentumoren 61
Nervensystem, Tumoren 54
Nesidioblastom 279
Neuritis 60
Neuroblastom 57, 277
Neuroblastoma in situ 277
Neuroendokrines System 280
Neurofibromatose 284
– Typ I 58
– Typ II 58
Neurofibrom 61
Neurolipidosen 36
Neurolues 49, 231
Neuropathie(n)
– Alkoholabusus-induzierte 60
– hereditäre 60
– Neuritiden 60
– periphere 60
Neurozytome, zentrale 56
NHL (Non-Hodgkin-Lymphom) 332
– immunoblastisches 336
– zentroblastisches 336
Niemann-Pick-Krankheit 36, 159
Niemann-Pick-Syndrom 17
Niere
– Fehlbildungen 188
– Infarkt 5, 192
– Insuffizienz 206
– Karzinom 209
– Nekrosen 192
– Rindenadenom 208
– Rindennekrose 192
– Transplantat 207
– Tuberkulose 204
Nierenbeckentumoren 210
Nierenblastem, persistierendes 213

Nierenerkrankung
– polyzystische (Potter Typ I) 188
– Potter Typ IIa/b 189
– Potter Typ III 188
– Potter Typ IV 189
– vaskuläre 191
Nokardiose 89, 286
Non-Hodgkin-Lymphom siehe NHL
Normergie 22

O
Oatcell-Karzinom 94
Ochronose 293
Ödemsklerose 11
Oligodendrogliom 55
Omphalophlebitis 9
Onkozytom 271
Orchitis
– akute 220
– granulomatöse 220
Organisation 6
Ormond-Krankheit 11, 213
Ösophagusvarizen 9
Ösophagusverätzung 134
Osteoblastom 370
Osteochondrom 367
Osteochondrosis dissecans 378
Osteodystrophie bei Hyperparathyreoidismus 360
Osteogenesis imperfecta 10, 358
Osteoidosteom 370
Osteomyelitis
– akute eitrige 363
– chronische 363
Osteomyelitis sicca Garré 363
Osteomyelosklerose 361
Osteopathie
– endokrine 360
– renale 360
Osteopetrose Albers-Schönberg 358
Osteoporose 359
Osteosarkom 371
Osteosklerose 361
Ostitis deformans Paget 361
Ovar(ien)
– Fehlbildungen 232
– polyzystisches 232
Ovarialtumoren 235
Ovarialzysten 234
Oxalose 193
Oxyuren 147

P
Paget-Karzinom der Mamma 254
Paget-Krankheit 302
Palmarfibromatose 312
Pancarditis rheumatica 111
Panenzephalitis, sklerosierende 46
Pankreas
– endokrines 278
– Karzinom 184
– zystische Fibrose 183

Pankreatitis, akute 183
Panmyelophthise 349
Papillarmuskelinfarkt 107
Papillitis necroticans 203
Papillom, keratotisches 304
Papillomatose 247
Papillomatosis cutis 303
Papulose, bowenoide 285
Paragangliome 282
Paralyse, progressive 49
Paramyotonia congenita 393
Paraneoplasien, kutane 294
Paranephritis fibroplastica 214
Parasiten 71
Paratendinitis crepitans 389
Parenchymembolien 8
Parkinson-Krankheit 38
Parodontitis, apikale 129
Parodontopathien 129
Parotis epidemica 131
Partialmole 261
Pautrier-Abszess 317
Peliosis hepatis 156
Pemphigoid, bullöses 291
Pemphigus vulgaris 291
Perfusionsstörung, intervillöse 260
Pericarditis calcarea (Panzerherz) 113
Pericarditis tuberculosa 112
Perikarditis
– fibrinöse 112
– fibrinös-eitrige 113
– hämorrhagische 113
– käsige 113
Perikarditis in Organisation, fibrinöse 113
Perikardmesotheliom 123
Perikardverwachsung 113
Peritonealmesotheliom 185
Peritonitis 185
Petechien 8
Peutz-Jeghers-Syndrom 142
Pfeiffer-Drüsenfieber 347
Pfropf-Eklampsie 258
Pfropf-Präeklampsie 258
Phäochromozytom 277
Phenazetinniere 202
Phlebektasien 121
Phlebitis-Thrombophlebitis 9
Phlebolithen 7
Phlebothrombose 6, 10
Phlegmone 20
Phosphofruktokinasemangel 394
Phylloidtumor 253
Pick-Krankheit 39
Pigmente 322
Pigmentstörungen 14
Pigmenttumoren, gutartige 306
Pigmentzirrhose 175
Pilomatrixom 302
Pilonidalsinus 154
Pilzmyokarditis 108
PIN (prostatische intraepitheliale Neoplasie) 226

Pinealoblastom 57, 267
Pinealzellentumoren 267
Pineozytome 267
Plantarfibromatose 311
Plaques, senile 38
Plasmozytom 334
Plasmozytomniere 196
Plattenepithelkarzinom 95, 298, 348
Plattenepithelmetaplasie 26, 214, 226, 239
Plazentatumoren 262
Pleurametastasen 99
Pleuratumor(en) 99
– bösartige, Immunhistochemie 100
– gutartiger fibröser 99
Pleuritis
– fibrinöse 98
– fibröse 98
– seröse 98
Pleuritis in Organisation 98
PNET (primitive neuroektodermale Tumoren) 56
– Lokalisation 57
Pneumokoniosen 75
Pneumonie
– chronische karnifizierende 82
– desquamative interstitielle 83
– gewöhnliche interstitielle 83
– hypostatische 80
– interstielle 83
– interstitielle mit Bronchiolitis obliterans (BIP) 83
– interstitielle mit Riesenzellen (GIP) 83
– intraalveoläre 80
– käsige 86
– lymphozytische interstitielle (LIP) 83
– pseudoxanthomatöse 82
Pneumozystis-Pneumonie 89
POEMS-Syndrom 329
Poliomyelitis 46
Polyarteriitis nodosa 117, 156, 205
Polycythaemia vera rubra 354
Polyp
– hyperplastischer 138
– endometrialer 245
– juveniler 151
Polyposis ventriculi 138
Polyradikuloneuropathie, entzündlich demyelisierende 60
Polyvinylpyrrolidon 327
– Granulom 290
Polyzythämie 354
Porphyrie, erythropoetische 159
Portiokarzinom 243
Porzellangallenblase 182
Poststreptokokken-Arthritis 380
Potter Typ I, Niere 188
Potter Typ IIa/b, Niere 189
Potter Typ III, Niere 188
Potter Typ IV, Niere 189
Präkanzerosen 229
Präneoplasien 28, 226
Primärkomplex, tuberkulöser 85
Prinzmetal-Angina 105

Prostata
– Atrophie 226
– Karzinom 227
– Konkrement 225
Prostata-saure Phosphatase (PSP) 228
Prostataveränderungen, Immunhistochemie 232
Prostatitis 225
Proteine 321
Proteoglykane 10
Protozooninfektion 261
Pseudoasbestkörperchen 76
Pseudogicht 11, 384
Pseudohypertrophie 102
Pseudolymphom 289
Pseudomelanosis coli 145
Pseudomembranen 20
Pseudomyzetom 287
Pseudotumor, inflammatorischer 328
Pseudoxanthoma elasticum 284
Psoriasis vulgaris 295
Pulpahyperplasie, bunte 323
Pulpitis 129
Purinstoffwechsel 11
Purpura 8
– idiopathische thrombozytopenische 345
Purpura cerebri 41
Purpura Schönlein-Henoch 297
PVC-Lymphadenopathie 327
Pyelonephritis
– chronische 203
– xanthomatöse 204
Pylephlebitis 10
Pyodermien 285

Q
Quervain-Thyreoiditis, subakute, nicht eitrige 268

R
Rachitis 357
Reaktion(en)
– allergische 22
– exsudative 86
Recklinghausen-Krankheit 284, 360
Reflexdystrophie, sympathische 359
Refluxnephropathie 195
Refluxösophagitis 133
Reifungsstörung 261
– dissoziierte 259
Rhabdoidtumor 212
Rhabdomyom 123, 314
Rhabdomyosarkom 314
Rhexisblutungen 8
Rhinopathie, vasomotorische 64
Rhinophym 301
Rickettsiosen 49
Riedel-Thyreoiditis, sklerosierende 268
Riesenkondylome 230
Riesenzellarteriitis temporalis Horton 119
Riesenzellbildung 28
Riesenzellen, Asteroid-Körperchen 91
Riesenzellgranulom des Kiefers, reparatives 366

Riesenzellkarzinom 95
Riesenzellmyokarditis, idiopathische 110
Riesenzellreaktion der kurzen Röhrenknochen 366
Riesenzelltumor
– benigner 387
– ossärer 372
Ringblutung 42
Rosai-Dorman-Krankheit 340
Rubor 3

S
Salpingitis, akute 238
Sanfilippo-Krankheit 36
Sarkoidose 110, 326, 327
Sarkoidosegranulom 22
Sarkom, synoviales 109
Schaumann-Körperchen 91
Schilddrüsenadenom, folliküläres 271
Schilddrüsenkarzinom
– anaplastisches 273
– folliküläres 272
– medulläres 274
– papilläres 272
Schilddrüsenlymphom (MALT-Typ), malignes 274
Schistosomiasis 169
Schock 4
Schönlein-Henoch-Purpura 199
Schwannome 61
SCID (Severe Combined Immunodeficiency) 320
Seminom
– anaplastisches 221
– granulomatöses 221
– klassisches 221
– spermatozytisches 221
Sepsis 20
Sertoli-Leydig-Zellen-Tumor 238
Sertoli-Zell-Tumor 224
Sex-cord-Tumor 237
Sézary-Syndrom 317
Shigellose 150
Sialadenitis, postoperative 131
Sialolithiasis 131
Sichelzellanämie 345
Siderin 14
Siderose 162, 322, 344
Siechtum 2
Siegelringzellkarzinom 139
Sinushistiozytose 324
– mit massiver Lymphadenopathie 340
Sinusitis/Rhinitis
– allergische 64
– chronische 64
Sjögren-Syndrom 131
Skabies 289
Sklerodermie, systemische 292
Sklerose 11
– multiple 53
– tuberöse 55
Speicheldrüse, Adenom, pleomorphes 132
Speichelgranulom 128
Speicherkrankheiten 16, 36

Sphärozytose 345
– hereditäre 350
Sphingomyelin 17
Spiradenom, ekkrines 300
Spitz-Nävus 307
Spondylarthritis ankylopoetica 382
Sporotrichose 286
Stachelzellhyperplasie, vulväre 246
Stachelzellkarzinom
– adenoides 299
– spindelzelliges/polymorphzelliges 299
Staphylokokkenpneumonie 81
Status cribrosus 41
Status lacunaris 41
Staubzellgranulom 75
Stauungsinduration 4
Stauungsmilz 342
Sternberg-Reed-Zelle 330
Stewart-Treves-Syndrom 125
Stimmbandpolyp 65
Stoffwechselstörungen 10
Strahlenösophagitis 134
Streptokokkenpneumonie 80
Stromatumor, gastrointestinaler (GIST) 140
Strongyloides stercoralis 142
Struma
– blande 269
– diffuse hyperthyreote 270
Struma basedowificata 270
Struma parenchymatosa 269
Sturge-Weber-Krankheit 43
Sudeck-Knochenatrophie 359
Suffusionen 8
Sugilationen 8
Symptomenkomplex 2
Syndrom 2
– Infekt-assoziiertes hämophagozytisches 340
– myelodysplastisches 351
– myopathisches 391
– myositisches 391
– nephrotisches vom finnischen Typ 190
– neurogenes 391
Syndrom der dünnen Basalmembran 190
Synovialitis, pigmentierte villonoduläre 386
Synovialom, malignes 387
Syringom, chondroides 300
Syringozystadenom, papilläres 300

T
Tabes dorsalis 49
Takayasu-Arteriitis 119
Tangier-Krankheit 37
Tay-Sachs-Krankheit 36
Teleangiektasien
– kapilläre 43
– kavernöse 43
Tendovaginitis 390
Tendovaginitis stenosans Quervain 390
Teratokarzinom 223
Teratom
– malignes 237

– monodermal differenziertes 237
– reifes 222
– unreifes 222
Thalassämie 349
Thekom 236
Thorotrastfibrose, Strahlen-induzierte 173
Thorotrastose 344
Thrombangiitis obliterans 118
Thrombembolie 7, 71
Thromben
– gemischte 6, 122
– hyaline 6, 122
Thrombophlebitis 6
Thrombose 6, 121
– in Organisation 122
Thrombozythämie, essenzielle 354
Thrombus siehe Thromben
Thymome 346
Thymus
– Hyperplasie 346
– Hypoplasie 346
– Involution 346
– Karzinoidtumor 346
Thyreoiditis 268
TIA (transitorische ischämische Attacken) 5
TNM-System 34
Tollwut (Rabies) 46
Tonsillentumoren 348
Tonsillitis 347
Tophus 293
Touton-Riesenzelle 293
Toxoplasma gondii 109
Toxoplasmose 48
– konnatale 48
– Lymphadenitis bei 325
Toxoplasmose-Myokarditis 109
Transplantatglomerulitis 208
Transplantatglomerulopathie 208
Transplantatimmunologie 25
Transsudat 4
Trichinose 396
Trichoepitheliom 301
Trichomoniasis 231
Trypanosoma cruzi 109
Trypanosomiase, afrikanische 48
Tuberkulose
– azinös-nodöse 87
– produktive 86
– rein exsudative 86
  verkäsende 326
Tumor(en) 229, 238
– Ausbreitung 33
– Dignität 31
– endometrioide 235
– Knochen bildender 370
– Kodierung 33
– neuroektodermale 54
– odontogene 130
– okkulter 341
– Ovarialtumoren 235
– paratestikuläre 228

Tumor(en)
– primitive neuroektodermale 56
Tumordiagnose 33
Tumorembolien 8
Tumorimmunologie 26
Tumorlet 93, 281
Tumorperikarditis 113
Tumorstadium 34
Typhus abdominalis 142
T-Zell-Lymphom
– anaplastisches großzelliges 338
– angioimmunoblastischer Typ 338
– enteropathieassoziiertes 142
T-Zonen-Lymphom 337

U

Übergangszellkarzinom 215, 348
Übergangszellpapillom 215
Ulcus molle 230
Ulcus pepticum, chronisches 137
Unwohlsein 2
Urämie 206
Ureteritis cystica 213
Ureteritis follicularis 213
Urethralkarunkel 217
Urticaria pigmentosa 316

V

Varikosis 121
Varizen 121
Vaskulitiden 297
Vaskulopathien 8
Venenarterialisation 9
Venenveränderungen 9
Verkalkungen
– dystrophe 14
– metastatische 14
Verruca plana juvenilis 285
Verruca plantaris 284
Verruca vulgaris 284
Villitis 260
VIPom 280
Virusenzephalitis 45
Viruserkrankungen 284
Virusmyokarditis 108

Vitamin-B12-Mangel 40
Vulvaerkrankung, chronische 246

W

Wabenlunge 84
Warthin-Tumor 132
Warzen 284
Wegener-Granulomatose 92, 119
Weichteilsarkom, alveoläres 316
Werlhof-Krankheit 345
Whipple-Krankheit 141
Wilms-Tumor 211
Windmole 261
Winiwarter-Buerger-Krankheit 118

X

Xanthoastrozytom, pleomorphes 55
Xanthom 315
Yersinia-enterocolitica-Infektion 143
Yersinia-pseudotuberculosis-Infektion 143
Yersiniose, enterale 142
Yolksac-Tumor 223

Z

Zahn-Infarkt 156
Zementoblastom 130
Zentrales Nervensystem siehe ZNS
Zeroidlipofuszinose 36
Zervizitis 239
ZNS-Krankheiten, parasitäre 48
Zottendegeneration 263
Zotteninfarkt, echter 260
Zottenreife, vorzeitige 259
Zwerchfellplaques 76
Zygomykose 51
Zylindrom, dermales 300
Zyst- siehe auch Kyst-
Zyste
– epidermale 304
– follikuläre 304
– radikuläre 129
– trichilemmale 304
Zystizerkeninfektion 396
Zytomegalie 131, 204
Zytomegalie-Hepatitis 164
Zytomegalie-Plazentitis 260
Zytomegalie-Pneumonie 83